FRÜHE NEUZEIT

Band 23

Studien und Dokumente zur deutschen Literatur
und Kultur im europäischen Kontext

In Verbindung mit der Forschungsstelle
„Literatur der Frühen Neuzeit"
an der Universität Osnabrück

Herausgegeben von
Jörg Jochen Berns, Klaus Garber, Wilhelm Kühlmann,
Jan-Dirk Müller und Friedrich Vollhardt

Irene Ewinkel

De monstris
Deutung und Funktion von Wundergeburten auf Flugblättern im Deutschland des 16. Jahrhunderts

Max Niemeyer Verlag
Tübingen 1995

Gedruckt mit Unterstützung der Johanna und Fritz Buch-Gedächtnisstiftung

Die Deutsche Bibliothek – CIP-Einheitsaufnahme

Ewinkel, Irene:
De monstris : Deutung und Funktion von Wundergeburten auf Flugblättern im Deutschland des 16. Jahrhunderts / Irene Ewinkel. – Tübingen : Niemeyer, 1995
(Frühe Neuzeit ; Bd. 23)
NE: GT

ISBN 3-484-36523-4 ISSN 0934-5531

Printed in Germany.
Gedruckt auf alterungsbeständigem Papier
Satz und Druck: Allgäuer Zeitungsverlag GmbH, Kempten
Buchbinderei: Heinrich Koch, Tübingen

Inhalt

1. Einleitung

In der vorliegenden Arbeit soll der Versuch unternommen werden, die theologischen, naturkundlichen und gesellschaftspolitischen Zusammenhänge darzustellen, die zu einer umfassenden Publikation einer bestimmten Gruppe der Monstra im 16. Jahrhundert führten. Hierbei handelt es sich um die sogenannten "Wundergeburten", deren Auftreten in besonders großer Zahl auf Flugblättern gemeldet und gedeutet wurde. Entgegen dem heutigen Gebrauch des Wortes Monstrum wurde der Terminus im 16. Jahrhundert nicht nur für von der menschlichen Physiognomie entscheidend abweichende und die Betrachter erschreckende Phantasiewesen benutzt, sondern darunter wurden ebenso die nach damaliger Auffassung real existierenden, durch ihr außergewöhnliches Aussehen auffallenden, in entlegenen Gebieten der Welt angesiedelten Monstravölker wie die realen 'Wunder-' oder auch 'Mißgeburten' subsummiert.

Während es sich bei den Monstrarassen um ganze Völker handelte, die sich z.B. durch außergewöhnlich große Ohren oder besonders kleine Münder auszeichneten und schon in der antiken Literatur bei Plinius vermerkt worden waren, so handelte es sich bei den Wundergeburten um mißgestaltete Kinder, die als Einzelfall auftraten. Und gerade letzteres Phänomen beschäftigte im 16. Jahrhundert sowohl die Flugblattautoren als auch Ärzte und Kontroverstheologen, die ausgehend von einer umfangreichen Kompilation der bisher dokumentierten Fälle umfassende Studien zu dieser Gruppe der Monstra erstellten. Allein die Diskurse, die um diese Monstragruppe geführt wurden, sollen in dieser Arbeit untersucht werden.

In der Forschungsliteratur herrschte bisher die Meinung vor, daß sich über solche Monstradarstellungen in der Flugblattpresse des 16. Jahrhunderts kaum etwas sagen lasse, das über die Tatsache, daß ihre Verbreitung Ausdruck eines vermeintlichen Sensationsinteresses war, hinausgeht. Die Beachtung, die die Geburt von Monstra in dem Jahrhundert durch ein Anwachsen der Flugblattproduktion sowie anderer Publikationen zu diesem Thema erfuhr, wurde in der bisherigen Literatur lediglich als Kuriosum am Rande behandelt. Mit dem erstaunten Kopfschütteln des 'aufgeklärten' Menschen des 20. Jahrhunderts wird auf die damalige Flut von Publikationen verwiesen - als Ausdruck der 'naiven Neugierde' am 'Unwesentlichen und Überflüssigen', die die menschliche Aufmerksamkeit beherrsche. Das Phänomen scheint zwar durchaus erwähnenswert, aber einer umfassenderen

Untersuchung offensichtlich nicht würdig zu sein. Es wird ungeachtet der Tatsache, daß sich nachweislich auch die 'Intelligenz' der Zeit mit der Frage nach der Funktion von Monstra innerhalb der Welt beschäftigte, als Ausdruck der Volkskultur und des Aberglaubens einfältiger Dorfpfarrer eingeschätzt.[1]

Die Bewertung der Monstradeutung als nebensächliche Erscheinung basiert auf einer Betrachtungsweise, die jene Strömungen, die der Entwicklung zu einer rationalen Weltsicht entgegenstanden, als Irrwege und deshalb irrelevant ansieht.[2] Doch können gerade diese 'überholten' Systeme zur Erklärung der Welt bei einer anderen Fragestellung wichtig werden: Ihre nähere Untersuchung gibt Einblicke in eine Wahrnehmung und Interpretation der Umwelt, die im Lauf der Jahrhunderte verdrängt und schließlich gänzlich verlorengegangen ist. Monstraflugblätter, die einen beachtlichen Teil der damaligen Welle an Publikationen zum Gebiet der 'Wunderzeichen' oder auch 'Prodigien'[3] ausmachen, können somit nicht nur vom heutigen Standpunkt aus als Ausdruck der allgemeinen Neugier gelesen werden. Es muß vielmehr gefragt werden, worin die Gründe für das alle Schichten umfassende Interesse an diesen Bildern und den erläuternden Berichten lagen.

Dem Monstrum wurde in der damaligen Zeit eine sehr weitreichende Bedeutung zugeschrieben, da es als göttlich gesandtes Zeichen innerhalb der als weise Schöpfung verstandenen Welt aufgefaßt wurde. Schon die reguläre Natur war für die Menschen im 16. Jahrhundert voller bewußt von Gott gesetzter Zeichen, die den Menschen die bessere Nutzung ermöglichen sollten. Dieser Ansicht waren zumindest die Vertreter der Signaturenlehre, die von Giovanni Battista della Porta,[4] aber auch von Paracelsus bzw.

---

1 Robert Muchembled, Kultur des Volks - Kultur der Eliten. Die Geschichte einer erfolgreichen Verdrängung, Stuttgart 1982 (Culture populaire et culture des élites dans la France moderne, Paris [1]1978), S. 30.

2 Deshalb meinen selbst etablierte Wissenschaftler sich vor dem Vorwurf der Beachtung des Marginalen verteidigen zu müssen, wenn sie sich mit solchen Gebieten wie z.B. der Weissagung beschäftigen, deren Legitimation auf heute überholten Denksystemen beruhte. In seinem Aufsatz über "Sebastian Brants Verhältnis zu Wunderdeutung und Astrologie" bemerkt Dieter Wuttke: "Man sieht sich der Gefahr ausgesetzt, von den Fachgenossen als ein Kuriositätensammler abqualifiziert zu werden, der den wirklich großen Fragen der Vergangenheit angeblich ausweicht." (S. 273).

3 Außer mit dem lateinischen Begriff 'prodigia/Prodigien' wurden die Wunderzeichen auch als 'ostenta' oder 'portenta' bezeichnet. Allen Ausdrücken ist die Bedeutung 'Wunderzeichen, Ungeheuerlichkeit' gemein. Im folgenden verwende ich den Begriff 'Prodigium', wenn von dem ganzen Spektrum der Wunderzeichen die Rede ist. In diesem Sinn benutzte ihn auch Rudolf Schenda, als er seine Bibliographie 1963 mit 'Die deutschen Prodigiensammlungen' überschrieb.

4 Magia Naturalis.

seinen Nachfolgern vertreten wurde.[5] Diese Lehre ging davon aus, daß Pflanzen durch ihre Gestalt und Steine durch ihre bildhafte Maserung mit bestimmten Zeichen versehen seien, die auf das Organ, dem sie hilfreich waren, hinwiesen.

Beschäftigten sich mit dieser unmittelbaren Nutzung der Zeichen hauptsächlich Ärzte, so wurden in der Natur auch Zeichen gesehen, die nicht nur für das Individuum, das sie aufwies oder dem sie zuzuordnen waren, von vorausweisender Bedeutung waren, sondern denen auch für den Lauf der Welt allgemeine Bedeutung zugeschrieben wurde. In diese 'bezeichnete' Welt brachen nun die außergewöhnlichen Naturereignisse wie Meteore, Naturkatastrophen und eben auch Monstra ein, denen aufgrund ihrer Außergewöhnlichkeit eine besondere aktuelle Bedeutung zugesprochen wurde. Nur infolge einer solchen Wirklichkeitsauffassung hatten die Monstra für die Menschen im 16. Jahrhundert jene Bedeutung, die der auslösende Faktor für die zahlreichen Publikationen war.

Die Flugblätter waren zwar in diesem Fall das Medium, ihre Aussagekraft und Wirkung beruhte jedoch auf der Tatsache, daß es sich um Abbildungen in der Realität aufgetretener Fälle handelte, d.h., sie beruhten auf der den realen Monstra zugeschriebenen Hermeneutik, die diese aufgrund der Annahme besaßen, daß Gott sie unmittelbar als Zeichen erschaffen habe. Wichtig für das Verständnis dieser Monstradarstellungen ist die Unterscheidung zu jenen, bei denen es sich um phantastische Konstrukte handelte, die entweder jeder Bedeutung entbehrten oder als 'illustrative' Zeichen zur 'Versinnfälligung' bestimmter Sachverhalte vom Künstler geschaffen wurden.

Aus diesem Grund wird in dieser Arbeit nicht nur die Rezeption der Monstraflugblätter untersucht, sondern auch deren Grundlage: die Bedeutung, die den real geborenen Monstra zugesprochen wurde. Das heißt, es wird einem kulturhistorischen Phänomen - der Deutung der Monstra - nachgegangen, das sich in den visuellen Medien der Zeit manifestierte. Und hierin liegt auch der kunstgeschichtliche Ausgangspunkt der Arbeit: die Flugblätter sind im 16. Jahrhundert ein wichtiges Transportmittel zur Verbreitung der Deutung, der die Monstra unterzogen werden. Die Grundlagen dieser Auslegung transparent zu machen, ist Ziel der Untersuchung. Um diesem Anspruch gerecht zu werden, galt es, sowohl die theologische als auch die naturkundliche Diskussion über die Bedeutung der Wundergeburten zu erforschen und ihre Funktion in der Gesellschaft des 16. Jahrhunderts nachzuvollziehen. Dafür mußte ich mich jedoch weit von den gängigen Methoden der Kunstgeschichte entfernen, da das Thema mit traditionellen Vorgehensweisen des Fachs kaum umfassend behandelt werden kann. Wenngleich die Bereiche Wahrnehmung und bildliche Umsetzung immer

---

[5] Liber de Imaginibus, Cap. VII-IX.

wieder im unterschiedlichen Kontext untersucht werden, kann doch nur interdisziplinär - d.h. unter Einbeziehung der zeitgenössischen theologischen und naturkundlichen Literatur zum Thema - der Frage nach der Funktion der Monstra in der frühen Neuzeit nachgegangen werden.

Der Schwerpunkt der Untersuchung liegt auf der zweiten Hälfte des 16. Jahrhunderts. Doch gab es bei der Beachtung und Deutung außergewöhnlicher Naturerscheinungen außer der antiken sowohl über die Autoren des Mittelalters als auch über die Originaltexte überlieferten Tradition auch unmittelbare Vorläufer, die zu berücksichtigen sind. Um 1500 wurden die Prodigien und Monstra von den Gelehrten am Hof Kaiser Maximilians I. genau beobachtet und im Zusammenhang mit der Politik Maximilians gedeutet. Einen zweiten entscheidenden Impuls bilden die Wunderzeichendeutungen im Zusammenhang mit den reformatorischen Auseinandersetzungen. Es wird zu untersuchen sein, inwiefern ein Bedeutungswandel bei der Auslegung der Wunderzeichen im Lauf des 16. Jahrhunderts eintritt.

Anhand der Gebiete, in denen die Monstra eine Rolle spielten, habe ich mich von verschiedenen Seiten der Monstradeutung, wie sie mittels der Monstraflugblätter verbreitet wurde, genähert und sie aufgrund ihres Nutzungszusammenhangs in 'Diskurse' eingeteilt, die unterschiedlichen Fragen nachgehen. Durch die Untersuchung der Diskurse über die Monstra in Theologie und Naturkunde bzw. der Auseinandersetzung zwischen beiden sowie der Deutung von Monstra vor dem Hintergrund der patriarchal dominierten Gesellschaft des 16. Jahrhunderts soll aufgezeigt werden, aufgrund welcher Motivationen und Ideologien Monstraflugblätter eingesetzt wurden.

Wie anfangs schon festgestellt, gibt es zu diesem Gebiet kaum ernsthafte umfassende Untersuchungen.[6] Bisher ist weder der Versuch unternommen worden, das System, auf dem die Auslegung der Physiognomie der Monstra beruhte, zu beschreiben, noch ist der theologischen Legitimation der Auslegung und ihrer gesellschaftspolitischen Bedeutung nachgegangen worden. Selbst in der Theologie - der Disziplin, die im 16. Jahrhundert für die Monstradeutung prägend ist - gibt es heute keinen Verweis mehr auf dieses Kapitel ihrer Wissenschaftsgeschichte.

Eine grundlegende Hilfe war die kommentierende Bibliographie von Rudolf Schenda zu den Prodigiensammlungen im 16. Jahrhundert.[7] Norman

---

6 Den ersten Versuch einer überblicksartigen, materialreichen, beschreibenden Darstellung von Monstraflugblättern unternahm 1921 der Arzt Eugen Holländer. Die Panoptiken seiner Zeit kritisierend, die ihm mit der Schaustellung von deformierten Menschen noch ganz der Einstellung des 16. Jahrhunderts verhaftet schienen, ist seine Arbeit ganz von der Tendenz bestimmt, zur Überwindung solcher die Masse der Zuschauer durch erfundene Geschichten verdummender Schaustellungen beizutragen.

7 In seiner 1961 erschienen Dissertation hat Rudolf Schenda die Erzählstoffe der französischen Prodigienliteratur des 16. Jahrhunderts untersucht. Rudolf Schenda, Die französische Prodigienliteratur in der zweiten Hälfte des 16. Jahrhunderts. Münchner Romanistische Arbeiten, 16. Heft, 1961.

Smith hat in seiner literaturwissenschaftlichen Dissertation 'Loathly Births Off Nature: A Study of the Lore of the Protentous Monster in the Sixteenth Century'[8] die Monstraliteratur im Hinblick auf den Grad der Aristotelesrezeption untersucht. Umfassend hat Jean Céard in 'La nature et les prodiges, l'insolite au XVIe siécle, en France'[9] mit seinem philosophiegeschichtlichen Ansatz die französische Prodigienliteratur behandelt. Diesen Arbeiten verdanke ich wichtige Verweise auf Primärliteratur.

Vom Material der Flugblätter und -schriften sowie der zeitgenössischen Literatur über Monstra ausgehend, sollen hier die speziellen Zusammenhänge untersucht werden, die dazu führten, daß in Deutschland in der zweiten Hälfte des 16. Jahrhunderts diesem Bereich solche Aufmerksamkeit zuteil wurde. Wenngleich die Prodigienlehre eine 'internationale' Bewegung war, wie an der französischen und englischen Monstraliteratur deutlich wird, und - durch die lateinische Sprache als internationale Gelehrtensprache - ein wissenschaftlicher Austausch erfolgte, fanden entsprechend der unterschiedlichen gesellschaftspolitischen Situation in den verschiedenen Ländern spezifische Rezeptionen statt, was eine auf ein Land bezogene Untersuchung rechtfertigt. Ebenfalls ist eine zeitliche Schwerpunktsetzung unabdingbar. Da im 16. Jahrhundert die Monstradeutung im Zusammenhang mit der 'Reaktivierung' des Prodigienglaubens in Anlehnung an die antike Tradition wiederauflebte und sich besonders in der zweiten Hälfte des Jahrhunderts in der Materialfülle an Flugblättern und Literatur zu diesem Thema dokumentiert, habe ich die Entwicklung ihrer sich wandelnden Rezeption im 16. Jahrhundert untersucht und verweise nur an einzelnen Stellen auf die Entwicklung im 17. Jahrhundert. Die Veränderungen im 17. Jahrhundert bedürfen einer eigenständigen Untersuchung über die Infragestellung der Monstra als Prodigien, die letztendlich zum Rezeptionswandel und damit zur 'Profanierung' der Monstra führten.[10] Erst durch diese räumliche und

---

8 University of Illinois, 1978. Dissertation in Comparative Literature. Einen kurzen Einblick in die Prodigienliteratur bietet Smiths Aufsatz 'Portent Lore and Medieval Popular Culture', in: Journal of Popular Culture XIV/1 (Summer 1980), S. 47-59. Ebenfalls den naturkundlichen Aspekt heben Katherine Park und Lorraine J. Daston in ihrem Aufsatz 'Unnatural Conceptions: The Study of Monsters in Sixteenth- And Seventeenth-Century France And England' hervor, wenn sie der Bedeutung der Erforschung der Monstrabildung in der Entwicklung des naturwissenschaftlichen Konzepts von Francis Bacon nachgehen (in: Past & Present, Nr. 92, S. 20-54).

9 Genève 1977.

10 Bei den Monstraflugblättern läßt sich im 17. Jahrhundert ein Wandel feststellen. So nehmen Berichte zu, die von prophezeienden Monstrageburten berichten, die durch deutliche Zeichen am Körper noch darüber hinausgehende Informationen tragen (Strauß/Alexander, Woodcut, Nr. 378, 709). Außerdem werden immer mehr Texte in Reimform verfaßt mit der Aufforderung, sie nach bestimmten bekannten Melodien zu singen (Strauß/Alexander, Woodcut, Nr. 338, 378, 454, 709). In bezug auf die Literatur macht Schenda in seiner Bibliographie anhand von Johannes Prätorius' 'Anthropodemvs Plvtonicvs' von 1666 darauf aufmerksam, daß sich die Behandlung des Themas

zeitliche Begrenzung wird die Funktion der Deutungen in Deutschland sichtbar.

im Lauf des 17. Jahrhunderts immer mehr wandelt (Sp. 667). Park/Daston weisen darauf hin, daß die Prodigien Ende des 17. Jahrhunderts ganz aus der 'wissenschaftlichen' Literatur verschwunden sind und nur noch auf Flugblättern Verbreitung finden (S. 24).

2. Monstraflugblätter - Aufbau und Typen

In der zweiten Hälfte des 16. Jahrhunderts wurde eine beträchtliche Anzahl von Flugblättern produziert, durch welche die Geburt von Monstra einer breiten Öffentlichkeit bekannt gemacht werden sollte.

Diese Monstraflugblätter bildeten nur eine Gruppe innerhalb der Blätter, die die Publikation von ungewöhnlichen Naturzeichen (Kometen, verdoppelten Sonnen, Überflutungen, Feuersbrünsten etc.) zum Inhalt hatten. In ihrer Gesamtheit vermittelten solche Blätter zu ihrer Zeit den Menschen den Eindruck, daß die Natur immer häufiger von dem gewohnten, für den Menschen nutzbaren und angenehmen Weg abwich und sich gegen ihn stellte: Meteore und andere Himmelszeichen versetzten die Bevölkerung in Angst und Schrecken; durch Naturkatastrophen erlitt sie unmittelbaren Schaden. Die Verbreitung der Fälle mittels der Flugblätter wurde nicht nur als 'schnöde' Sensationspresse verstanden, sondern hatte eine pädagogische Aufgabe: Da als Urheber dieser Katastrophen der erzürnte Gott - als Schöpfer und Lenker der ganzen Welt - gesehen wurde, sollte ein durch das Schreckenszeichen ausgelöster Läuterungsprozeß nicht nur auf die unmittelbar betroffene Stadt oder Gegend beschränkt bleiben, sondern darüber hinauswirken. Durch den größten Teil der außergewöhnliche Naturzeichen beschreibenden Flugblätter zieht sich diese Deutung als Schwerpunkt.

Innerhalb dieser 'Wunderzeichen' kam den Monstra eine besondere Bedeutung zu. In ihrem Fall war die eigene Gattung - der Mensch - ganz unmittelbar und fundamental vom Aufstand der Natur betroffen, und das christliche Fundament von der Ebenbildhaftigkeit des Menschen mit Gott wurde durch ihre Existenz grundsätzlich angegriffen. Da die Darstellung und Deutung der Monstra im 16. Jahrhundert spezielle theologische, gesellschaftspolitische und naturkundliche Fragen innerhalb der Prodigienlehre aufwarfen, habe ich mich hauptsächlich auf die Monstraflugblätter beschränkt.

Die Blätter haben - gemäß der typischen Gestaltung von Flugblättern in der zweiten Hälfte des 16. Jahrhunderts - einen stereotypen Aufbau: Überschrift, Bild, kommentierender Text. Ein typisches Beispiel dafür ist das Flugblatt zum Monstrum von Renchen (Abb. 1):

Die Überschrift hat die Aufgabe, deutlich zu machen, daß es sich um eine wahrheitsgemäße Berichterstattung handelt. Während bei einigen Blättern dieser Effekt durch die Nennung von Ursprungsort, Name und

Geburtsjahr des Monstrums erreicht werden soll,[1] wird in der Mehrzahl der Blätter dieser Anspruch mit der Beifügung "wahr" oder "wahrhafftig" erhoben.[2] Außerdem wird - wie hier mit der Bezeichnung "newe Zeittung" - auf die Aktualität des Berichtes verwiesen.

Darunter folgt die bildliche Darstellung des Monstrums, die entweder über dem ausführlichen Text steht (Abb. 2) oder - wie hier (Abb. 1) - von diesem eingeschlossen wird. Die Illustrationen sind in überwiegender Zahl einfache Holzschnitte.[3] Im Gegensatz zum Wahrheitspostulat in der Überschrift scheinen sie unterschiedlich 'naturgetreu' den Fall wiederzugeben.

Im beschreibenden und oft durch eine Auslegung auch kommentierenden Text wird durch die Angabe des Ereignisortes, der Nennung der Namen der Eltern[4] und von weiteren Zeugen,[5] die den Ortspfarrer,[6] die Hebamme,[7] die Amtsleute des Ortes,[8] den beauftragten Maler[9] und schließlich auch eine große Menge der Einwohnerschaft umfassen konnte, die Authentizität des dargestellten Falles nochmals betont.[10]

---

[1] Zum Beispiel Abb. 6, 9, 17, 19, 23, 24, 25, 29, 30, 31, 32, 49, 56, 58.

[2] Vgl. Abb. 1, 3, 5, 7, 10, 11, 12, 14, 16, 18, 20, 21, 22, 43, 44, 45, 50, 51, 53, 55, 59.

[3] Erst Anfang des 17. Jahrhunderts setzt sich der Tiefdruck bei der Illustration von Flugblättern durch (Schilling verweist darauf, daß im ersten Jahrzehnt des 17. Jahrhunderts erstmals die Zahl der gravierten Blätter die der geschnittenen übertrifft. Bildpublizisitik, S. 18). Ausnahmen hiervon sind im 16. Jahrhundert die italienischen Blätter. Sie weisen auch keinen umfassenden Text auf, sondern die Beschreibung ist gleich mit in die Platte graviert worden (vgl. z.B. Abb. 41).

[4] Zu der Geburt des Kindes von Beersweiler im Elsaß 1565 wird bemerkt: "Der Vatter haisset Kůhioerg ain Raebman/ sein Eegemahel vnnd Haußfraw Vrsula/ in welcher Kindsnoetten seind zůgegen gewesen Affra/ Veltin Stellen Eegemahl/ sampt ettlichen der naechsten Nachparin. Vnnd nach der gepurt eegenannter Veltin/ Thomas Reychart/ vnd anndere mehr Personen daselbst/ [...]." (Abb. 2).

[5] 1619 wird in Kempten anläßlich der Ausstellung eines Monstrums bemerkt: "Viel hundert seynd, die's gesehen han/ Vnd mit Haenden betastet an/ Ward gstalt als hie abcontrafet/[...]." (Strauß/Alexander, Nr. 336).

[6] Z.B. Johann Gölitz (vgl. Abb. 30).

[7] Bei der "Contrafaytung einer Mißgeburt" von 1588 wird neben den Namen der Eltern der Name der Hebamme - Janneken Spuefels - als weitere Gewährsfrau angeführt (Abb. 16). In Abb. 17 wird die Hebamme neben anderen Zeugen genannt.

[8] 1606 wird anläßlich der Straßburger Mißgeburt darauf verwiesen: "Solche Geburt ist von vilen fuernemen Personen in der Statt Straßburg/ mit grosser verwunderung angesehen/ vnd ermeldtem Stephan Schwartzen/ von einem Ersamen Rath daselb/ ein ehrliche verehrung gegeben worden." (Abb. 58).

[9] "Und ist solliche geburt zu warer vrkund/ durch den Edlen vnd vesten Joergen von Schwangaw/ Pflegern daselbs/ mit einem gantzen Gericht besichtiget/ Darbey auch gewesen der Edel vnd vest Onoferus von Berwang/ zu Vogach/ mitsampt etlichen andern vilen ehrlichen leütten/ Und ist letstlich durch Maister Columbanum Bertschin Illuminierer zu Augspurg/ warhafftig abcontrafect/[...]." (Vgl. Abb. 5, Abb. 56).

[10] Weitere Blätter, in denen die Zeugen benannt werden: 1, 2, 3, 6, 18, 19, 24, 25, 30, 40, 48, 49, 58 etc.

Anläßlich einer Mißgeburt in Burck Berna wird 1569 notiert:

> [...] solche wunderbarliche vnd vbernatürliche erschroeckliche Geburt/ haben nicht allein die Kirchendiener vnd der Schultheiß obgemelts orts/ sonder fast die gantze Gemein doselbsten sampt andern vmbligenden Flecken vnd Doerffern/ etlich Hundert Personen gesehen. (Abb. 10)

Während die Nennung der Zeugen für die Authentizität des Ereignisses bürgte, hatte die beigefügte Abbildung die Aufgabe, das Aussehen der Monstra zu dokumentieren und den Betrachtern als Beweis ihrer Existenz vor Augen zu führen.

Trotz dieses einheitlichen Charakters der Flugblätter wird bei ihrer näheren Betrachtung deutlich, daß sie Differenzen in der Darstellung und Textgestaltung aufweisen. Der unterschiedliche Grad der Illustrationen an 'Realitätsnähe' läßt sich auf die Intention zurückführen, die die Produktion des jeweiligen Blattes bestimmte. Diese unterschiedliche Ausrichtung der Flugblätter hat auch die Struktur dieser Arbeit bestimmt.

Im weitaus größten Teil der Monstraflugblätter wird der eschatologische Zusammenhang betont, in dem das Monstrum zu sehen ist: Die Monstra werden als von Gott "gesandte" Wunderzeichen gedeutet, die die Bevölkerung zur Buße und Umkehr zur christlichen Lebensweise ermahnen sollen. Da die physiognomischen Abweichungen des Monstrums häufig als interpretierbare, in dieser spezifischen Form von Gott planmäßig erschaffene Zeichen verstanden werden, wird die demonstrative Betonung des Wahrheitsgehalts verständlich. Sowohl Ereignis als auch Abbildung mußten der Wahrheit entsprechen, damit die Aussage überhaupt einen Wert hatte. Bei genauerer Betrachtung der Darstellungen wird jedoch deutlich, daß dieser Anspruch nicht immer mit einer naturalistischen Abbildung einhergehen muß.

Häufig sind die Darstellungen schematisiert: Es wird ein wohlproportioniertes Kleinkind dargestellt, das entsprechend der beschriebenen Mißbildung verändert wird. Bei dem Monstrum von Beersweiler (Abb. 2) etwa werden auf einen standardisierten Körper zwei Köpfe gesetzt und ein dritter Arm an die Stelle eingezeichnet, wo normalerweise der Kopf an den Rumpf anschließt.[11]

Die Standardisierung wird dadurch erhöht, daß die Monstra aufgrund der fast ausschließlich verwandten senkrechten Darstellung meist zu stehen

---

[11] In dem dazugehören Text lautet die Beschreibung folgendermaßen: "Diß kind hat gleich andern neuwgebornen Kindlin ein rechten wolgeformten Leib von der Brust an/ hinabwertz mit zwayen fuessen gehept/ Obenauß aber hat es zween koepff/ vnd drey arm gehapt/ deren zween seind im auff seinem bauch gelegen/ der dritt arm ist vbersich zwischen den zwayen koepffen hinnauffwertz gestreckt gewesen/ an dessen finger negel gestannden/ krumm vnd vberhengig gleich sam es klawen weren:[...]".

scheinen.[12] Dieser Eindruck entsteht einerseits, weil es sich bei einigen Darstellungen um ein in Aufsicht gezeichnetes, liegendes Monstrum handelt, bei dem der Untergrund, auf dem das Monstrum liegt - z.B. die Kissen in seinem Bett -, weggelassen worden ist. Während bei einigen Darstellungen durch die leeren oder geschlossenen Augen oder auch die Darstellung der Nabelschnur trotz des 'stehenden' Effekts deutlich wird, daß es sich um die Präsentation eines gerade geborenen, schon verstorbenen Monstrums handelt (Abb. 3, 4, 5), wirken andere, als schwebten oder liefen sie (Abb. 6, 7, 8, 9). Diese lebendige Bewegtheit wird ferner unterstrichen, wenn die Monstra mit geöffneten Augen sich und ihre Mißbildung dem Betrachter gleichsam zu präsentieren scheinen (Abb. 2, 10, 11, 12). Andererseits wurde das Monstrum bewußt vom Illustrator als stehend dargestellt, indem unter die Füße eine Erdscholle oder ein Wiesenstück gezeichnet wurde (z.B. Abb. 13, 14, 15, 16, 17, 18, 19, 20, 21, 22, 23, 24, 25, 26). Selbst wenn der Text berichtet, das Monstrum sei wenige Stunden nach der Geburt gestorben, wird es trotzdem in den meisten Fällen lebendig und stehend abgebildet.

Aus welchem Grund bildete sich diese Standardisierung heraus? Aus heutiger Sicht erweist sich die standardisierte Darstellung doch als viel weniger erschreckend als eine naturgetreue Darstellung, die damit die mit dem Monstrum verbundene eschatologische Aussage noch unterstützt hätte.

Zum einen spielte die Überlieferungslage eine Rolle. In einigen Fällen wurde die Illustration wahrscheinlich erst nachträglich nach einer Beschreibung angefertigt. Dabei behalfen sich die Illustratoren mit dem Rückgriff auf die Darstellung einer normalen Kinderphysiognomie, die entsprechend verändert wurde. Welche unterschiedlichen Resultate dabei herauskommen konnten, zeigt die Abbildung des Monstrums von Rain, die Stefan Locher 1500 unter dem Titel 'Carmen heroicum de partu monstrifero in oppido Rhain' publiziert und gedeutet hat. Während auf der mehrseitigen Flugschrift eine am Bauch zusammengewachsene Zwillingsgeburt dargestellt ist, wird die Mißbildung auf dem Flugblatt ganz anders umgesetzt: Einem Rumpf werden einfach zwei Köpfe, vier Arme und vier Beine angefügt (Abb. 27, 28).

Zum anderen konnte diese Standardisierung mit dem Interesse des Drukkers übereinstimmen, möglichst schnell das Blatt auf den Markt zu bringen und es deshalb mit einem einfachen, schnell herstellbaren Holzschnitt auszustatten. Drittens konnte diese Schematisierung mit der Zensurpolitik der Obrigkeit zusammenhängen, die ein Interesse daran hatte, nicht allzu realistische und damit erschreckende Abbildungen in Umlauf gelangen zu lassen. Denn im 16. Jahrhundert befürchtete man entsprechend der gängigen Wahrnehmungstheorien negative Auswirkungen auf die Ausbildung eines

---

[12] Eine Ausnahme bildet hier allein das Flugblatt zum Königsberger Monstrum (Abb. 53 und 54).

Kindes, wenn die Mutter während der Schwangerschaft negativen visuellen Eindrücken ausgesetzt werde.[13]

Offensichtlich standen diese Darstellungsformen in den Augen der Zeitgenossen nicht im Kontrast zur Hervorhebung der Authentizität der Fälle. Die Illustration hatte die Aufgabe zu erfüllen, das besondere Aussehen des Monstrums zu verbreiten, das die Grundlage für die Auslegung bildete. Durch die für ein Neugeborenes völlig untypische stehende Haltung bei gleichzeitiger Fixierung der Betrachter wurde letztendlich die göttlich gesandte, prophezeiende Bedeutung, die von diesem außergewöhnlichen Naturzeichen ausging, sogar noch unterstrichen.

Neben diesen Darstellungen gibt es auch einige, bei denen die Gestaltung der Monstra durch die Phantasie der Illustratoren beeinflußt zu sein scheint. Dieser Eindruck entsteht, weil die Illustratoren versucht haben, die Mißbildungen der Monstra durch Rückgriffe auf bekannte Gegenstände, denen sie ähnelten, bildlich umzusetzen. Aus diesem Grund wird ein Monstrum mit einem merkwürdigen Anzug bekleidet dargestellt (Abb. 29, 30) oder mit einem 'Schweinekopf', 'Kalbsohren' (Abb. 31, 32) oder einem Schwert als Arm (Abb. 33) versehen. Bei diesen Abbildungen mag einerseits die Schwierigkeit der illustrativen Umsetzung eine Rolle gespielt haben, andererseits konnte die Form der Umsetzung schon in den - interpretierenden - Berichten begründet sein, auf die die Illustratoren bei der Umsetzung zurückgriffen. Weiterhin kann eine solch 'anschauliche' Darstellung aber auch unter dem Blickwinkel der Attraktivitätssteigerung des Flugblattes für die potentiellen Käufer betrieben worden sein: Die Geburt eines Kopfes und unentwickelter Gewebemassen war weniger sensationell als der Bericht, daß eine Frau in Augsburg einen Kopf, ein Schwein und ein Fisch-Frosch-Mischwesen geboren habe (Abb. 34).

Trotz dieser für heutige Augen unrealistischen und deshalb unglaubwürdigen Wiedergabe hatten diese Darstellungen keinen geringeren Anspruch auf Wahrhaftigkeit als die oben angeführten. An der 'Wunderzeichenliteratur' und naturkundlich teratologischen Literatur des 16. Jahrhunderts wird deutlich, daß sie von den Zeitgenossen als wahrheitsgemäße aktuelle Fälle rezipiert wurden.

Eine kleine Gruppe der phantastisch anmutenden Monstra bilden jene, bei denen zur Veranschaulichung der Mißbildung nicht auf Vergleiche mit der Tierphysiognomie oder der Kleidermode zurückgegriffen wurde, sondern auf Elemente der im 16. Jahrhundert durch Illustrationen bekannten Physiognomie des Teufels: Die vermeintlichen Monstrageburten wurden mit Hörnern, Fledermausflügeln, Krallenhänden, Bocksbeinen, Raubvogelfüßenklauen und anderen 'teuflisch' anmutenden physiognomischen Versatzstükken versehen (Abb. 35, 36, 37, 38, 39, 40, 41, 42, 43, 44, 45, 46, 47). Wurde durch die ikonographische Besetzung dieser Attribute die damit

[13] Vgl. dazu Kapitel 6.

angezeigte negative Bedeutung des Monstrums deutlich, so stellt sich die Frage, wie diese Monstra im 16. Jahrhundert rezipiert wurden. Wurden auch sie in den Kanon der göttlich gesandten Wundergeburten eingereiht?

Weichen letztgenannte Monstra im extremen Maß von der standardisierten Monstradarstellung der Flugblätter ab, indem sie besonders phantastisch anmuten, so ragen einige wenige Monstraflugblätter hervor, weil die Monstra unter Unterlassung jeglicher Schematisierung mit großer Exaktheit wiedergegeben zu sein scheinen (Abb. 48, 49, 50, 51, 52, 53, 54, 55). Grundvoraussetzung für eine solche Darstellung muß eine vor Ort angefertigte Skizze des Monstrums gewesen sein. Während aber auch von anderen Darstellungen aufgrund der Gestaltung der Monstra anzunehmen ist, daß sie ursprünglich auf einer originalen Abzeichnung beruhten (Abb. 4, 5), die jedoch im Lauf der Übertragungsprozesse immer weiter schematisiert und vereinfacht worden waren, wodurch die Drastik ihrer Abbildung 'entschärft' worden war, war bei diesen Flugblättern dieser Prozeß - noch - nicht eingetreten: Leblos nach hinten weggekippte Köpfe, geschlossene Augen, offene Münder sowie schlaff herabhängende Glieder (Abb. 48, 49, 50) zeigen deutlich, daß es sich um die Darstellung einer Totgeburt bzw. eines schon verstorbenen Kindes handelt. Der Eindruck einer vor Ort angefertigten realistischen Wiedergabe wird dadurch gestützt, daß das Monstrum weder 'schwebend' noch auf einem Grasstück stehend, sondern in dem Präsentationsumfeld, in dem es die Zeitgenossen begutachten konnten - auf einem Kissen liegend - dargestellt wurde. Durch die Aufnahme des Umfeldes in die Darstellung verliert das Monstrum an 'prophetischer Aussagekraft' und wird zu einem naturkundlichen Anschauungsobjekt. Um eine genaue Betrachtung des Monstrums zu ermöglichen, wird es auch mehransichtig, meist in Vorder- und Rückenansicht gezeigt (Abb. 51, 50, 56, 57).

Der darin vermutete Anspruch auf genauere Berichterstattung wurde allerdings nicht unbedingt erfüllt, wenn die Mehransichtigkeit wiederum einer Vereinfachung der Darstellung zum Opfer fiel (Abb. 58, 59). Zum Beispiel konnte ein Monstrum zwar in Vorder- und Rückenansicht dargestellt werden (Abb. 9), doch wird bei genauer Betrachtung deutlich, daß es sich gar nicht um eine exakte Wiedergabe beider Ansichten handelt: Der Winkel der beiden zusammengewachsenen Körper bleibt bei beiden Darstellungen der gleiche, und die Frage, wie die beiden Monstra im Schulterbereich zusammengewachsen sind, wird durch einfache Hintereinanderstaffelung der beiden Schultern ebenfalls übergangen. Als Mittel, den Eindruck zu erwekken, daß es sich um die rückseitige Darstellung handelt, wird der Auswuchs auf dem Gesäß des linken Kindes bei der vermeintlichen Rückenansicht auf die rechte Seite gemalt.

Im Kontrast dazu heben sich diese Abbildungen (Abb. 48, 49, 50) durch die Genauigkeit gerade bei der schwierig darstellbaren Mißbildung hervor. Diese Genauigkeit verweist meiner Meinung nach auf die von den anderen Monstraflugblättern sich unterscheidende Intention, mit der diese Monstrageburten verbreitet wurden: Sie richteten sich vorrangig an ein naturkundlich orientiertes Publikum, das an einer exakten Wiedergabe interessiert war. Diese Ausrichtung wird auch an der beigefügten ausführlicheren naturkundlichen Beschreibung des Monstrums deutlich.

Die in den Darstellungen zum Ausdruck kommende unterschiedliche Nutzung der Monstra soll in den folgenden Kapiteln näher untersucht werden.

3. Grundlagen: Der theologische Diskurs

3.1. Die Erneuerung der Prodigiendeutung in der 2. Hälfte des 16. Jahrhunderts

In der zweiten Hälfte des 16. Jahrhunderts trat eine regelrechte Flut an Publikationen über Monstrageburten und andere außergewöhnliche Naturzeichen auf. Diese sogenannten 'Wunderzeichen' wurden als Ausdruck des göttlichen Zorns über die Lebensweise der Menschen gesehen und in diesem Sinne als Ermahnung zur Buße und Läuterung gedeutet.

Um die Intention, mit der diese Berichte geschrieben wurden, und ihr Wirkungsfeld näher bestimmen zu können, soll einleitend untersucht werden, ob sich die Urheber dieser Flugblattberichte auf eine bestimmte Gruppe beschränken lassen. Können die im 16. Jahrhundert ebenfalls publizierten Bücher, in denen die Geburt von Monstra und andere Wunderzeichen in der Natur verkündet und gedeutet wurden, hauptsächlich auf protestantische Autoren zurückgeführt werden, so stellt sich die Frage, ob sich auch die Autorenschaft der Flugblätter zu diesem Thema entsprechend einkreisen läßt.[1]

---

[1] Auf die Dominanz der protestantischen Autoren auf diesem Gebiet ist auch immer wieder in der neueren Sekundärliteratur hingewiesen worden: angefangen bei der im 19. Jahrhundert von Johann Janssen beschriebenen 'Wunder- und Schauerliteratur' (Geschichte des deutschen Volkes, Bd. 6, 2. Buch, Kap. 5, S. 410) und Diefenbachs Feststellung (Lutherische Kanzel, S. 23/24) über die 1963 erschienene Bibliographie Schendas zu deutschen Prodigiensammlungen (Sp. 672) und über den 1974 veröffentlichten Aufsatz Denekes zu dem Prodigienautor Goltwurm in Wolfgang Brückners 'Volkserzählung und Reformation' (Deneke, Goltwurm, S. 140) bis hin zu der 1978 erschienen Dissertation von Norman Smith 'Loathly Births off Nature' (Smith, Births, S. 5). Gisela Ecker stellt in ihrer Dissertation über Einblattdrucke fest, daß es sich nicht sagen lasse, ob katholische Kräfte aktiv an der Wunderzeichenliteratur beteiligt gewesen seien. Als Argument für eine allgemeine Verbreitung der Blätter führt sie an, daß die "Anrufe zur Buße so unspezifisch gehalten" seien, daß sie aus allgemeiner Angst heraus Menschen aller Konfessionen ansprachen (S. 247). Diese Äußerung schränkt sie jedoch gleich wieder ein, indem sie darauf hinweist, daß bei von katholischen Autoren verfaßten Prognostiken mehr auf traditionelle Legitimationsquellen wie z.B. das Auftreten an geheiligten Orten zurückgegriffen werde (Ecker, Einblattdrucke, S. 247). Dieter Wuttke, der sich mit der Prodigienrezeption bei Brant und somit mit dem vorreformatorischen Zeitraum beschäftigt, äußert ebenfalls zaghaften Zweifel an

Außergewöhnliche Naturzeichen, wie sie in Unwettern, Himmelszeichen und eben auch Monstra zutage traten, waren immer von den Menschen bemerkt, gedeutet und in Chroniken festgehalten worden. Mit der Entwicklung der Reproduktionsmedien wurde jedoch die Verbreitung dieser Fälle um ein Vielfaches beschleunigt und erhöht. Die steigende Anzahl von Meldungen führte bei den Gelehrten des 16. Jahrhunderts zu der Auffassung, daß ihre Zunahme eine Bedeutung haben müsse. Um dieses zu dokumentieren, wurden Kompendien aller außergewöhnlichen Fälle, die durch Flugblätter oder mündliche Erzählung übermittelt wurden, zusammengestellt und zur Vervollständigung der Sammlung auf ältere Literatur zurückgegriffen.

Die im ersten Jahrhundert von Cajus Plinius Secundus verfaßte 'Naturalis historia', die im 16. Jahrhundert noch eifrig rezipiert wurde, bot mit ihrer Erwähnung von Kometen, Meteoren, Blitzen, sonderbaren Regen, Erdbeben und außergewöhnlichen Geburten einen Überblick über die Vielzahl der ungewöhnlichen Naturzeichen, denen ein über das bloße Ereignis hinausweisender Sinn zugeschrieben wurde. Plinius wies anhand der Kometen und Meteore explizit darauf hin, daß das auf sie folgende Unglück nicht von ihnen ausgelöst worden sei, sondern sie als Vorboten des ohnehin eintreffenden Unheils anzusehen seien.[2] Von ebenfalls großer Bedeutung für die Wunderzeichenrezeption im 16. Jahrhundert war ein Kompendium der Prodigien, das im vierten Jahrhundert Julius Obsequens zusammengestellt hatte. Mit dem humanistischen Interesse am Studium römischer Originaltexte war auch eine nicht mehr ganz vollständige Handschrift von seinem 'ab anno urbis conditae quingentesimo quinto prodigiorum liber (imperfectus)' entdeckt und 1508 in Venedig gedruckt worden.[3] In dieser Schrift hatte er eine reine Chronik der Prodigien zusammengestellt, um damit die Erfolge und Mißerfolge des römischen Volkes zu untermauern.[4] Während diese

---

der Zuspitzung dieser Literaturart auf ausschließlich protestantische Autoren, ohne jedoch diesen weiter zu begründen (Wuttke, Brant, 1976, S. 166, Anm. 48). Allein Scribner geht davon aus, daß diese Form des Wunderglaubens eher der Praxis des allem Wunderbaren gegenüber aufgeschlossenen katholischen Glaubens zuzurechnen sei, wenn er zu seinem Erstaunen feststellt, daß auch die Protestanten den Prodigienglauben teilten (Scribner, Sake, S. 120).

[2] Vgl. zu Plinius besonders Buch 2, Abs. 25-29, 52-54, 56, 57, 83, 84 und Buch 7, Abs. 3, 8, 9, 10. "Sie sind zwar Vorboten großer Unglücksfälle gewesen, allein ich glaube, daß diese nicht deswegen eintrafen, weil jene Erscheinungen vorausgingen, sondern daß jene vorausgingen, weil diese eintreffen sollten,[...]" (Buch 2, 27. Zit. nach Plinius d. Ältere, Naturkunde, hrsg. von Roland König, Gerhard Winkler u.a.). Die Bedeutung von Plinius' Naturkunde wird an seiner großen Verbreitung deutlich. Zwischen 1469 und 1799 erschienen 222 komplette und 281 Auswahlausgaben (Plinius, Naturkunde, Ausg. König, Winkler, Bd. 1, S. 339).

[3] Obsequens' Sammlung wurde von Aldus Pius Manutius herausgegeben. Vgl. zu Obsequens: Pauly, Realenzyklopädie, Halbbd. 34, Sp. 1743-44.

[4] Schmidt, Obsequens, S. 73.

ausschließliche Sammlung von Prodigien und ihren Folgen in der antiken Literatur einzigartig war,[5] führte ihre Publikation im 16. Jahrhundert zu vielen Nachahmungen hauptsächlich von protestantischen Autoren.

Nachdem 1552 Julius Obsequens' 'Prodigiorum Liber' zusammen mit zwei neueren Schriften zu Wunderzeichen von Polydor Vergil und Joachim Camerarius von dem Protestanten Conrad Wolffhart, genannt Lycosthenes, der Professor und Diakon in Basel war, herausgegeben worden war,[6] erschien 1556 der erste Band der Sammlung von 'Wunderzeichen' von Jobus Fincel, einem Protestanten aus Jena,[7] der sich bemühte, alle Wunderzeichen von 1517 bis 1555 aufzuführen. 1557 gab Lycosthenes seine eigene umfassende Chronik der Wunderzeichen 'Prodigiorum ac Ostentorum Chronicon' heraus, die 3959 v.Chr. beginnt und ein Jahr vor dem Erscheinungsjahr endet.[8] Noch im selben Jahr veröffentlichte der protestantische Autor

---

[5] Dabei ist die Intention, mit der Obsequens diese Sammlung erstellt, nicht klar zu ermitteln (Schmidt, Obsequens, S. 80). Viele Autoren berichten von Prodigien gemäß ihrer Bedeutung für das Staatswohl. So erwähnt auch Livius in seiner regelmäßigen Berichterstattung gewissenhaft Prodigien und ihre Sühnung in der Zeit von 218-167 v.Chr. (Wülker, Entwicklung, S. 76/77). Enthält die erste Dekade nur wenige Prodigien, so werden in den Büchern XXI-XLV fast zu jedem Jahr Prodigien, z.T. listenweise angeführt. Jedoch distanziert sich Livius von diesem Prodigienkult, wenn er in Buch 24, 10, 7-13 darauf hinweist, daß sie bei den einfachen und ängstlichen Leuten besonderes Gehör fanden und entsprechend weiter erzählt wurden (Livius, Römische Geschichte, Buch 24-26).

[6] Julii Obsequentis Prodigiorum Liber. Vgl. dazu auch Schenda, Prodigiensammlungen, Sp. 649-651.

[7] Schenda, Prodigiensammlungen, Sp. 652-653. Vgl. zu Fincel und seinem Werk: Schilling, Fincel, S. 326-392. Der zweite Teil der Wunderzeichen erschien während Fincels Zeit als Professor der Philosophie an der neu gegründeten Universität Jena. Job Fincel (Jobus Fincelius/Hiobus Fincelius) (1526/1530 Weimar - ca.1589): Studium in Erfurt, Jena und Wittenberg (bei Melanchthon), 1549 Magister Artium, danach Beginn eines Medizinstudiums. Fincel war mit dem Wittenberger Professor für lateinische Sprache, dem von Karl V. zum 'Poeta Laureatus' gekrönten Johannes Stigel befreundet und verfaßte unter dessen Einfluß in den 50er Jahren eigene Werke. Fincel folgte Stigel nach Jena, wo jener einen Lehrstuhl an der 1548 von Johann Friedrich dem Großmütigen neu eingerichteten Hohen Schule erhielt. 1559 wurde Fincel an der nun zur Universität gewordenen Hohen Schule Professor für Philosophie. Nachdem er durch eine Neugliederung der den Lehrstühlen zugeordneten Lehrgebiete seine Professur verlor, beendete er 1562 sein Medizinstudium mit der Doktorpromotion. Während der Jahre 1556-1562 verfaßte er seine drei Wunderzeichenbücher. 1563 wurde er Assessor an der medizinischen Fakultät und veröffentlichte sein Pestbuch (Von der Heuptkranckheit und Pestilentz, 1564). Nach einer Tätigkeit als Stadtphysikus in Weimar (1565-1566) kehrte Fincel nach Jena zurück, um wieder zwei Jahre lang als Assessor an der medizinischen Fakultät zu arbeiten. 1566 edierte er den Nachlaß des 1562 verstorbenen Johannes Stigel. 1568 ging Fincel als Stadtphysikus nach Zwickau (Schilling, Fincel, S.327-331).

[8] Neben Obsequens dienen auch Livius und Valerius Maximus' "Facta ac dicta memorabilia" den neuzeitlichen Kompilatoren als Quellen.

Johann Herold eine freie Übertragung dieser Chronik ins Deutsche: 'Wunderwerck oder Gottes unergründliches Vorbilden'.[9]

Diese Schriften weisen nicht nur bezüglich der Gegenstände, die sie für erwähnenswert halten, eine Parallele zur antiken Prodigienlehre auf,[10] sondern auch in der Tendenz ihrer Deutung. Ausgehend von der Prämisse, daß die Prodigien als unmittelbare göttliche Zeichen zu deuten sind, betont Obsequens durch die Aufzeichnung des Prodigiums und seiner Folgen, daß es jenen, die ein Prodigium als Zeichen göttlichen Zornes mit der richtigen Sühnung beantworten, besser ergehe[11] als jenen, die es mißachteten und

---

Conrad Wolffhart (gen. Lycosthenes) (8.8.1518 Rufach (Elsaß) - 25.3.1561 Basel): 1539 beendet Lycosthenes sein Studium der Geschichte, Theologie und Philologie in Heidelberg mit der Promotion. Ab 1542 ist Lycosthenes Professor für Grammatik und Dialektik in Basel sowie Diakon. Die Diakonspfründe erlauben es ihm, seine großen enzyklopädischen Werke zu verfassen. Neben seiner 'Chronicon' publizierte er verschiedene Schriften: Compendium Bibliothecae Gesneri, De priscis Romanorum legibus, Calendarium historicum. Außerdem ist er der Begründer des 'Theatrum vitae humanae', das von Theodor Zwinger fortgeführt wurde (Jöcher, Bd. 2, Sp. 2619; Killy, Bd. 12, S. 412-413 (W. Harms); Schenda, Prodigiensammlungen).

9 Johannes (Basilius) Herold (17.12.1514 Hochstätt a.d. Donau - Basel 1567): Nach der Lateinschule in Donauwörth fristete Herold ein zehnjähriges Scholarendasein. Aufgrund seiner unehelichen Herkunft war es ihm unmöglich, in Basel ein Examen abzulegen. Herold lebte - unterbrochen von einer Anstellung als Dorfpfarrer - vorwiegend in Basel und hielt sich zeitlebens im universitären Spektrum als "Zugewandter" auf, was ihm einige Privilegien aber keine finanzielle Absicherung verschaffte. Ohne einen offiziellen Abschluß ist es ihm auch nie gelungen, in den akademischen Schichten der Stadt Anerkennung und seinen Platz zu finden. Geplagt von der täglichen Sorge nach dem Broterwerb, hatte er niemals die Möglichkeit, seine breit gefächertes Wissen durch solide Bildung zu untermauern. 1556 erhielt er in Basel die Bürgerrechte und fügte seitdem Basilius seinem Namen hinzu. Seine Werke, bei denen es sich vorwiegend um die Edition und Übersetzung humanistischer Texte sowie historischer Materialien zur Reichsgeschichte handelt, sind Auftragsarbeiten für die Basler Verleger. Neben seiner Übersetzung von Lycosthenes' Chronicon (1557) verfaßte er zahlreiche literarische, historiographische und theologische Schriften: u.a. Heydenwelt und irer Götter anfängcklicher ursprung (Basel 1554), Historia belli sacri continuata (Basel 1569), Leges antiquae Germanorum (Basel 1557), Pannoniae Chronologie (Frankfurt 1581 u.1606) (Jöcher, Bd. 2, Sp. 1553, Zedler, Bd. 12, Sp. 1776; Killy, Bd. 5, S. 254-255 (H. Holeczek); Schenda, Prodigiensammlungen, Sp. 652; ausführl.: Burckhardt, Herold, S. 93ff.).

10 Es werden bei Obsequens folgende ungewöhnliche Naturzeichen angeführt: doppelte Sonne, dreifacher Mond, feurige Himmelserscheinungen, Sonne am nächtlichen Himmel, Sonnenfinsternis, Erdbeben, schwitzende Götterbilder, das Auftreten von ungewöhnlichen Stoffen wie Blut, Milch und Honig an heiligen Orten, Blut führende Flüsse, Regen von Steinen, Blut und anderen ungewöhnlichen Stoffen, Blitzschläge, Bewegungen von Standbildern, unerklärliche Geräusche, redende Tiere oder Kleinkinder, Geburt eines Androgynen sowie andere abnorme Geburten bei Mensch und Tier (Wülker, Entwicklung, S. 7-22, bes. S. 14-15).

11 Obsequens, Book, Kap. 8, 12, 13, 49, 52.

daraufhin Unheil erlitten.[12] Die Prodigienautoren des 16. Jahrhunderts gehen von derselben Bedeutung der Prodigien aus, wenn sie davor warnen, die außergewöhnlichen Naturereignisse als Vorzeichen des Jüngsten Gerichts nicht ernst zu nehmen und das Verhalten nicht entsprechend zu ändern.

Die protestantischen Prodigienbücher waren zum einen Resultat einer konstant bestehenden Prodigienrezeption, zum anderen trugen sie zu einer gesteigerten Sensibilität bei, die das Verfassen weiterer Sammlungen auslöste und schließlich auch die Herausgabe von Büchern bewirkte, die sich grundsätzlicher mit der Bedeutung der Prodigien beschäftigten. In diesem Zusammenhang können das 'Wunderzeichenbuch' (1557) des Pfarrers Kaspar Goltwurm[13] und 'De monstris' (1585) vom Pfarrer Christoph Irenäus[14] genannt werden.

---

12 Obsequens, Book, Kap. 24, 27b, 33, 55, 56, 58, 64, 72.

13 Kaspar Goltwurm (ca. 1524 Sterzing - 1559 Weilburg): Goltwurm begann sein Studium in Italien. Von 1539-1541 studierte er Theologie bei Luther und Melanchthon in Wittenberg. Zwischen 1542-45 arbeitete er in Marburg als Hauslehrer. Für das Jahr 1544 wird er noch an der dortigen Universität als immatrikuliert geführt. Um 1545 wurde er von Graf Philipp III. zu Nassau und Saarbrücken zum Hofkaplan bestellt und wird 1546 Superintendent von Nassau-Weilburg. Er war maßgeblich an der Gestaltung der Kirchenordnung Nassau-Weilburgs beteiligt. 1548 kontrollierte er das Gebiet als Visitator. Sein 'Wunderwerck vnd WunderzeichenBuch', das nach 1557 noch 1567 und 1573 aufgelegt wurde, diente späteren Autoren wie Andreas Hondorff und Zacharias Rivander als Quelle für Exempel. Daneben hat Goltwurm noch weitere Werke verfaßt: Schemata Rhetorica, Teutsch (1545), Tröstliche Allegorie (1552), Historisch Calendarium (1553), Biblische Chronica (^{1}1558, ^{3}1576), Prognosticon. Weissagungen vnd Vrtheyl, von betrübungen vnnd grossen anfechtungen Europe (Anthonius Torquatus, verdeutscht von Goltwurm, ^{1}1558, ^{3}1594). Am erfolgreichsten war sein Kirchen Calender (1559), der zum letzten Mal in 9. Auflage 1612 erschien (Killy, Bd. 4, 267-268 (M. Schilling); ausführl.: Deneke, Goltwurm, S. 125-126, S. 170-177).

14 Christoph Irenäus (geb. in Schweidnitz; weder Geburts- noch Todesjahr bekannt): Nach dem Studium bei Melanchthon in Wittenberg wurde er Diakon in Aschersleben, dann zweiter Hofprediger in Weimar. Da er den Flacianern nahestand, ging er nach deren Sturz als Pfarrer von St. Peter nach Eisleben, wurde aber 1568 als erster Hofprediger von Herzog Johann Wilhelm nach Weimar zurückgerufen. Irenäus agierte heftig gegen Jacob Andreä und dessen Bemühungen um Einigung im protestantischen Lager. Dies führte schließlich 1572 nach Protesten von Kurfürst Friedrich von der Pfalz zu seiner Strafversetzung als Superintendent nach Neustadt an der Orla. Als Flacianer verlor er schon nach kurzer Zeit auch diese Stellung und schloß sich dem Kreis um Flacius beim Grafen Vollrath zu Mansfeld an. Ab 1580 ging er wie viele Flacianer nach Österreich. Gemäß seiner Überzeugung beschäftigen sich viele seiner Schriften mit Flacius' Position zur Lehre von der Erbsünde. Vor seinem 'De monstris' (1585), in dem er sich in einem Kapitel auch mit der durch Monstra demonstrierten göttlichen Kritik an den übrigen 'abweichenden' theologischen Richtungen der Zeit beschäftigte, verfaßte er diverse Schriften, die - wahrscheinlich geprägt durch den internen Streit um die rechte lutherische Lehre - pessimistische Zukunftsprognosen angesichts von Naturkatastrophen verbreiteten: Wasserspiegel (1566), Prognosticon (1578) (ADB, Bd. 14, S. 582; Schenda, Prodigiensammlungen, Sp. 657-664).

Inwiefern läßt sich die protestantische Urheberschaft ebenfalls in den Flugblättern und den etwas umfangreicheren Flugschriften, die sich auf die Beschreibung und Deutung eines bestimmten Monstrums beschränken, nachweisen?[15] Die Informationslage über Autor und Druckort ist in diesem Bereich nicht so gut wie bei den Büchern. Jedoch kann aufgrund vereinzelter Informationen in vielen Fällen auf eine protestantische Autorenschaft geschlossen werden.

Zu den grundlegenden Informationen, die auf allen Monstraflugblättern angeführt werden, gehört neben der Nennung des Ereignisjahres und der Eltern auch die des Ereignisortes. Dieser lag häufig nicht weit entfernt von dem Produktionsort.[16] Bei der Betrachtung der Produktionsorte der Monstraflugblätter wird deutlich, daß es sich vornehmlich um protestantische bzw. wie bei Augsburg um gemischt-konfessionelle Orte handelt.[17] Vorrangige Druckorte sind Augsburg, Nürnberg, Straßburg und Frankfurt, also klassische Orte des Druckgewerbes und besonders auch des Tagesdruckge-

---

[15] Dabei ist zu berücksichtigen, daß eine große Zahl der Einblattdrucke des 16. Jahrhunderts nicht erhalten ist und das vorhandene Material zum großen Teil aus der Sammlung von Wunderzeichenberichten stammt, die der reformierte Pfarrer Johan Jacob Wick, der ab 1557 zweiter Archidiakon am Großmünster in Zürich war, in den Jahren 1559-1588 anlegte. Aus dem Vergleich mit den bei Fincel, Goltwurm und Irenäus aufgenommenen Flugblattberichten ergibt sich jedoch eine große Übereinstimmung der genannten Fälle, so daß davon ausgegangen werden kann, daß Wick die bekanntesten Wunderzeichen seiner Zeit aufgrund seines weitreichenden Informantenkreises in seine Sammlung aufgenommen hatte. Wie an der Vorsehungsauffassung Melanchthons in 'Initia doctrinae physicae' und Zwinglis in 'De providentia' deutlich wird, bestand zwischen der lutherischen und der reformierten Kirche bezüglich der Bedeutung, die den Zeichen als Ausdruck göttlicher Vorsehung zugeschrieben wurde, kein Unterschied.

[16] Z.B.: Abb. 3 (Rostock/Grevesmühlen in Mecklenburg, 1577), Abb. 13 (Nürnberg/Spalt b.Nürnberg, 1511), Abb. 32 (Augsburg/Lauterbrunn b.Augsburg, 1561), Abb. 48 (Zürich/Schaffhausen, 1543), Abb. 55 (Breslau, 1551).

[17] Zur Konfessionsgeschichte der einzelnen Städte : Joseph Schmidlin, Die kirchlichen Zustände in Deutschland vor dem 30jährigen Krieg, 3.Teil: West- und Norddeutschland, Freiburg 1910 (Erläuterungen zu Janssens Geschichte des deutschen Volkes, hrsg. von Ludwig Pastor, VII. Bd., 5. und 6. Heft). Allgemein für bayerische Gebiete: Matthias Simon, Die evangelische Kirche, München 1960, (Historischer Atlas v. Bayern, Kirchl. Organisation, 1. Teil); Wolfgang Zorn, Augsburg. Geschichte einer deutschen Stadt, Augsburg 1972; Leonhard Lenk, Augsburger Bürgertum im Spätmittelalter und Frühbarock (1580-1700), Augsburg 1968 (Abhandlungen zur Geschichte der Stadt Augsburg, 17); Geschichte der Stadt Augsburg, hrsg. von Gunther Gottlieb u.a., Stuttgart ^{2}1985 (^{1}1984). Speziell zu den Augsburger Druckern: Adolf Dresler, Augsburg und die Frühgeschichte der Presse, München 1952; Friedrich Bothe, Geschichte der Stadt Frankfurt a.M., Frankfurt a.M. 1913; Hanns Hubert Hofmann, Nürnberg-Fürth, München 1954 (Hist. Atlas von Bayern, Franken 1,4).

werbes der Flugblätter und -schriften.[18] Daneben treten noch einzelne Blätter aus anderen protestantischen Städten wie Schmalkalden, Breslau, Eisleben, Rostock.[19] Hierbei konnte auch auf die Kapazitäten, die der Gebrauch des Flugblattes als veranschaulichendes Medium im konfessionellen Streit in der ersten Hälfte des 16. Jahrhunderts auf protestantischer Seite aufgebaut hatte, zurückgegriffen werden. Die Blätter kamen häufig aus Druckereien wie z.B. von Berger, Hug, Hamer, Zimmermann,[20] die vor-

---

[18] Hellmann hat auf der Grundlage der Flugblätter zu prodigiösen Himmelserscheinungen eine Statistik für das 16. Jahrhundert erstellt.

Stadt	Drucker	Veröffentlichungen
Nürnberg	25	65
Augsburg	16	39
Erfurt	9	23
Straßburg	7	15
Basel	3	11
Köln	6	10
Prag	4	10
Wittenberg	6	10
Magdeburg	3	7

Zit. nach Strauß, Bd. 1, S. 6 (Hellmann, Meteorologie, S. 1-31).
Ein ähnliches Verhältnis läßt sich auch bei den Monstraflugblättern feststellen: Augs burg, Nürnberg und Straßburg bilden auch hier die Zentren solcher Flugblattproduktion in der zweiten Hälfte des 16. Jahrhunderts. Zu den Druckorten von Berichten über prodigiöse Naturerscheinungen bemerkt schon Schottenloher, daß es sich hierbei hauptsächlich um Augsburg, Nürnberg, Straßburg sowie Basel handele (Schottenloher, Flugblatt, S. 184). Auch zum Zeitraum, in dem diese Blätter besonders verbreitet wurden, stellt Hellmann ein Ansteigen in der zweiten Hälfte des 16. Jahrhunderts fest: Wurden in der Zeit von 1500-1529 nur 8 außergewöhnliche Himmelsereignisse registriert, zu denen insgesamt 30 Publikationen erschienen, so werden 1550-1559 66 Publikationen über 33 Ereignisse am Himmel, 1560-69 97 über 41, 1570-79 103 über 64 Himmelsereignisse veröffentlicht. Danach ist wieder eine Abnahme zu konstatieren: 1580-1589 87 über 55 Ereignisse und 1590-1599 48 über 33 (Strauß, Bd. 1, S. 7 / zit. nach Hellmann, Meteorologie, S. 1-31).

[19] Zu den Orten vgl. Sehling, Evangelische Kirchenordnungen, Bd. 1/2, 3, 5, 8; Hans Bernitt, Zur Geschichte der Stadt Rostock, o.O. 1956; H. Aubin u.a., Geschichte Schlesiens, 2. Teil, 1526-1740, hrsg. von Ludwig Petry und J. Joachim Menzel, Darmstadt 1973.

[20] Thiebold Berger ist in der Flugblattsammlung von Strauß nur mit Flugblättern vertreten, die 'aktuelle' Berichte verbreiten (Strauß, Woodcut, S. 106-115). Stefan Hamer hat auch häufig Holzschnitte Erhard Schöns, unter dessen Namen die Augsburger monströse Geburt publiziert wurde (Abb. 34), gedruckt (vgl. Strauß, Woodcut, S. 391). Die außergewöhnlichen Himmelserscheinungen bildeten bei den Blättern zu Wunderzeichen die größte Gruppe. Dies läßt sich zumindest in bezug auf die Wicksammlung sagen. Vgl. die Statistik von Marlies Stäheli: 98 Blätter zu außergewöhnlichen Himmelsereignissen (24 astronomischer und 74 meteologischer Art), 84 außergewöhnliche Naturerscheinungen (davon 55 zu menschlichen Monstra, 15 zu tierischen und 14 zu pflanzlichen). Viel weniger (37) sind Blätter zu politischen Ereignissen vertreten (Strauß, Woodcut, S. 6).

wiegend kleines Schrifttum wie Einblattdrucke und Flugschriften herstellten. Andere wie z.B. Franck, Gülfferich, Schmuck wiesen ein umfangreicheres Verlagsprogramm auf.[21]

Der Absatzmarkt für diese Art von auslegenden Berichten war offensichtlich gut. Aufgrund dieser Tatsache erschienen fast identische Berichte eines Falles bei verschiedenen Druckern. Der Nachdruck erfolgreicher Blätter war eine Praxis, die häufig von nicht so finanzkräftigen Druckern ausgeübt wurde, um das finanzielle Risiko zu verringern.[22] Zu dem Fall von 1563, der sich in Bischen im Elsaß ereignete, erschienen in Straßburg sowohl bei Thiebold Berger (Abb. 7) als auch bei Peter Hug (Abb. 8) jeweils bis auf den Satz und kleine Details im Holzschnitt identische Flugblätter.[23] 1569 druckten Hug (Abb. 1) und Berger (Abb. 17) je ein Flugblatt anläßlich der Geburt eines Monstrums, die sich in Renchen bei Straßburg ereignet hatte. Auch hier sind Holzschnitt und Text, abgesehen von inhaltlichen Umstellungen, identisch.

Seltener wurden in den größeren Druckorten aus Mangel an örtlichen Ereignissen auch Fälle aus entfernteren Gebieten publiziert. Als Vorlage dienten häufig in den jeweiligen Ereignisorten erschienene Blätter, die dann exakt oder leicht variiert nachgedruckt wurden.

1564 erschien bei Thiebold Berger in Straßburg[24] ein Flugblatt zur 1563 vielfach publizierten Geburt eines Kindes in 'Landsknechtmode' (Abb. 30) in Werningsleben bei Erfurt, das eine ausführliche Auslegung des örtlichen Seelsorgers Johann Gölitz enthielt. Im selben Jahr wurde es von Hans Zimmermann in Augsburg als Flugschrift mit demselben Text veröffentlicht.[25] Von Michael Schmuck in Schmalkalden ist demgegenüber aus dem Jahr 1563 noch eine Kurzfassung erhalten, die nur den Ereignisbericht des

---

21 Vgl. allgemein Benzing, Buchdrucker, 1982; zu Schmuck: Brauer, Beziehungen, S. 59.

22 Ecker, Einblattdrucke, S. 67.

23 Strauß nimmt an, daß Berger einige Druckstöcke Hugs nach dessen Tod übernommen und nachgedruckt hat (Strauß, Woodcut, Bd. 1, S. 105).

24 Thiebold Berger (Straßburg) druckte z.B. 1554 ein Blatt über außergewöhnliche Himmelserscheinungen in Ingolstadt, Regensburg und Nürnberg (Strauß, Woodcut, S. 106) und im selben Jahr eines, das den Kampf zweier Heere in den Wolken bei Nürnberg wiedergibt (Strauß, Woodcut, S. 107). 1566 druckte er ein Blatt zur Geburt von Fünflingen in der Nähe von Augsburg (Strauß, Woodcut, S. 114). Bei allen Drucken handelte es sich um Kopien von an den jeweiligen Orten erschienenen Blättern. Ein weiteres Beispiel ist die Rezeption des Straßburger Falls von 1606 durch Tobias Negele, Augsburg (Abb. 58).

25 Ein Erschrockenliche Geburt/ und Augenscheinlich Wunderzeychen deß Allmechtigen Gotes/ so sich auff den IIII. tag des Christmonds, dises 1563. Jars/ inn der nacht/ inn dem Dorff Werungschleben/ in eines Erborn/ Hochweisen Raths/ der alten loeblichen Statt Erdfurdts gebiete/ zugetragen hat. Getruckt zu Augspurg/ durch Hanns Zimmerman (dreiseitige Flugschrift, GNM, NW 3352[b]).

Johann Gölitz ohne die bei Thiebold Berger ergänzte Bußpredigt wiedergibt (Abb. 29).[26]

Manchmal wurden aufgrund der Handelsverbindungen besonders populäre Fälle sogar aus dem Ausland bis in die Druckerstädte getragen und von den dort ansässigen Druckern - mehr oder weniger ergänzt - in deutscher Sprache und mit neuer Abbildung veröffentlicht.[27]

Über die Autoren dieser Flugblätter läßt sich nur wenig sagen,[28] da ihr Nachweis noch häufiger weggelassen wurde als der des Erscheinungsortes und des Druckernachweises.[29] Als geistliche Autoren sind nur Johann Gölitz (Abb. 30),[30] Simon Pauli (Superintendent von Rostock/Abb. 3),

---

[26] Der Nachdruck war bekanntlich nicht nur bei den Flugblättern in der Zeit weit verbreitet und konnte dem Buchdrucker empfindliche finanzielle Einbußen zufügen. Da er sich kein Privileg für den Druck verschafft hatte, wandte sich Michael Schmuck vor dem ersten Teil von Chr. Spangenbergs Adelsspiegel 1591 an seine Kollegen, das Werk nicht unerlaubt nachzudrucken, da er es mit nicht geringen Kosten erkauft und gefertigt habe (vgl. Albrecht Kirchhoff, Ein Mahnruf an die Nachdrucker, in: Archiv f. Gesch. d. dt. Buchhandels, 1880, Leipzig, N.F. 5, S. 310-311). Mit der Buchdruckergeschichte beginnt auch die Geschichte der unerlaubten Nachdrucke. Einer der prominentesten Ankläger dieser Methode war Luther, der 1525 seiner Auslegung der Episteln und Evangelien eine Vorrede an die Drucker voranstellte und sie des Diebstahls seines geistigen Gutes bezichtigte (vgl. Kliemann, Versuche, S. 252ff.).

[27] Diese Verbreitung wird am Beispiel des venezianischen Monstrums von 1575 (Abb. 12, 60, 61, 62) und den italienischen Monstra von 1578 (Abb. 41, 42, 44, 45) deutlich.

[28] Zur Aufgabenverteilung im Druckgewerbe vgl. Strauß, Woodcut, S. 3-4. Dieser weist darauf hin, daß bei den einfachen Blättern auch häufig der Drucker der Autor sein konnte. Am Beispiel der Wicksammlung stellt Weber folgende Statistik bezüglich der Autorenschaft aller mit Titel erfaßten Einblattdrucke auf: Von den 388 Titeln der Sammlung ist bei 72 Blättern der Autor bekannt. Während nicht von allen der Berufsstand festzustellen war, handelt es sich bei den zu identifizierenden um 13 Geistliche (vornehmlich der Wittenberger Schule), 15 Dichter (worunter auch einige Theologen fallen), 7 Gelehrte, 4 Drucker und Verleger, 2 Künstler (Reißer) und 9 als Briefschreiber oder Erzähler titulierte Autoren (Weber, Winkeldrucker, S. 28).

[29] Allgemein zu den Druckern und der Autorenschaft vgl. Ecker, Einblattdrucke, S. 58ff./ 64ff. Sie geht davon aus, daß bei ca. 50% der Einblattdrucke in der zweiten Hälfte des 16. Jahrhunderts der Druckort oder der Drucker genannt sind. Ecker weist darauf hin, daß der Druckernachweis manchmal zur Wahrung des Ansehens der Stadt auf Veranlassung des Rates weggelassen werden mußte (Ecker, Einblattdrucke, S. 83). "Das gemehl des wunderzaichens, so zu Venedig gesehen worden, soll mann nachzutrucken vergönnen, doch mit der bescheidenheit, das nit darzu getruckt, wo diß gemehl außgangen."(12.1.1557 Hampe, Ratsverlässe, Nr. 3644). Schuster weist darauf hin, daß es aufgrund der Uneindeutigkeit der Lebensläufe schwierig sei, selbst die bekannten Drucker bestimmten konfessionellen Richtungen zuzuschreiben, da selbst für den Protestantismus eintretende Drucker auch Aufträge von katholischer Seite ausführten (Schuster, Abstraktion, S. 115).

[30] Er bezeichnet sich selbst als Seelsorger von Weringsleben, bzw. Erfurt. Obgleich Erfurt seit 1530 an Kurmainz gefallen war und die Situation der evangelischen Kirche unsicher war, hatte die evangelische Lehre hier frühzeitig Anhänger gefunden. Die gegenreformatorischen Maßnahmen unter Kurfürst Daniel seit 1574 hatten in Erfurt nur

Christoph Vischer (Superintendent von Schmalkalden/Abb. 59),[31] Dietmar Merula (Abb. 21),[32] Johannes Gambstad und Ambrosius Taschen (Abb. 22)[33] sowie Petrus Renovius und Petrus Victorius bekannt (Abb. 52).[34] Von Joachim Cimdarsus ist überliefert, daß er ein in Königsberg ansässiger Philologe war (Abb. 54).[35] Generell kann über die Autorenschaft gesagt werden, daß die Texte höchstwahrscheinlich von ortsansässigen Gelehrten verfaßt wurden. Neben der Reimbildung lassen die Beispiele bei einigen Blättern auf die theologische Bildung des Autors schließen.[36]

Welche Verbreitung diese Formen der Auslegung bei Sammlern wie Wick, Fincel, Irenäus etc. fanden und wie häufig sie Nachahmer anregten, wird an dem Flugblatt von 1578 (Abb. 44) deutlich, dessen Autor nicht nur das bekannte Piemonter und das Novareser Monstrum (Abb. 41, 42) aufgreift und mit einem Unwetter in Württemberg in Zusammenhang bringt, sondern sich darüber hinaus als Legitimation dieser Auslegung auf die Deutung des Grevenmühlener Monstrums durch den "ehrwürdigen und hochgelehrten" Simon Pauli (Abb. 3) beruft. Kommentierend meint er zu dessen Flugschrift, die er auf der Frankfurter Fastenmesse gesehen habe: "vnd darbei eyne schöne Erinnerung vnd vermanung ausgehenckt/ dahin wir dan die Leut wöllen gewisen haben."

Sowohl die bekannten Autoren und Sammler als auch die Druckorte, die genannten Ereignisorte und die gleichbleibende Deutung in den Monstraflugblättern, die der der Prodigienbücher und der autorisierten Einblattdrucke und Flugschriften entspricht, lassen somit darauf schließen, daß sie zu großen Teilen dem protestantischen Schrifttum zuzurechnen sind.[37]

---

wenig Erfolg (Vgl. Sehling, Kirchenordnungen, Bd. 1, 2. H., S. 362).

[31] BrottRoda, der Ort, an dem dieses Monstrum geboren wurde, gehörte zum Bereich Schmalkalden. Vgl. zu Christoph Fischer ADB, Bd. 7.

[32] Merula fand mit seiner Deutung des Monstrums von HohenEich als Beispiel für eine besonders ausgezeichnete Auslegung Aufnahme im 7. Kapitel von Irenäus' 'De monstris'.

[33] Als Archidiakon und Subdiakon von Querfurt. Gedruckt wurde das Blatt in Eisleben. Querfurt, das zum Erzbistum Magdeburg gehörte, bekannte sich ab 1542 zur Reformation (Sehling, Kirchenordnungen, Bd. 1, 2. H., S. 458).

[34] Die beiden Autoren bezeichnen sich als Prediger des Ortes. 'Beschreibung und Deutung der zweyen Missgeburten', 1580 (Flugschrift, Titelblatt, Abb. 52).

[35] Zu Cimdarsus vgl. Harms, Flugblätter, Bd. 1, I, 227, S. 466.

[36] Z.B. Abb. 23.

[37] Die Tendenz, daß das Medium Flugblatt generell mehrheitlich von protestantischen Autoren genutzt wird, stellt Harms auch noch für das 17. Jahrhundert fest (Harms, Flugblätter des Barock, S. X).

3.2. Protestantische Prodigiendeutung und Wunderablehnung

Die Protestanten hatten offensichtlich ein Interesse an der Deutung der Monstra. Am Beispiel der Unterscheidung Luthers zwischen erlaubter und verbotener Weissagung aus Wunderzeichen soll dargestellt werden, auf welche theologische Grundlage sich die Beachtung und Deutung der Prodigien, deren Ursprung auf die antike heidnische Religion zurückgeführt werden konnte, berief.

Im Gegensatz zu der weitverbreiteten Praxis der Prodigienauslegung in der zweiten Hälfte des 16. Jahrhunderts hatte Luther die Deutung von Naturzeichen, die er im konfessionellen Streit populär gemacht hatte, trotz des offensichtlichen Erfolges des 'Mönchskalbs' (Abb. 64) nicht weiterbetrieben.

Dennoch stand für ihn außer Frage, daß den außergewöhnlichen Naturzeichen, deren anzeigende Funktion auch durch biblische Belege überliefert war, eine unmittelbare Aussagekraft innewohnte.[38] Dem regelmäßigen wie dem unregelmäßigen Lauf der Natur wurde eine solche Bedeutung zugemessen, da die Natur neben der Bibel als das Kommunikationsmedium gesehen wurde, durch das Gott als ihr Schöpfer zu den Menschen sprach.[39]
Nach Luthers Erzählung war sogar sein eigenes Leben durch ein solches Naturzeichen - einen Blitz am 2. Juli 1505, der unmittelbar neben ihm einschlug - geprägt worden, da er in dieser Situation das Gelübde gegeben hatte, Mönch zu werden.[40] Doch blieben seine Aussagen zu den Prodigien auf den privaten Bereich beschränkt. Anläßlich des Todes des Kurfürsten Friedrich schrieb er am 23.5.1525 an seinen Schwager Job Rühel:

> Das Zeichen seynes tods war eyn Regenbogen, den wyr, Philipps vnd ich, sahen, ynn der Nacht ym nehesten Winter, uber der Lochaw, vnd eyn Kind alhie zu Wittenberg on heupt gebom, vnd noch eynes mit vmbgekereten Füßen.[41]

---

[38] Lämmel weist darauf hin, daß Luther allein den außergewöhnlichen Naturerscheinungen am Himmel und auf der Erde eine vorausweisende Bedeutung für die menschliche Gemeinschaft zuerkennt (Lämmel, Luthers Verhältnis, S. 311-312). Neben den biblisch überlieferten Zeichen im eschatologischen Zusammenhang gehören auch die Zeichen bei Christi Geburt und Tod (Matth. 27,54) hierzu. Dubenus nimmt dieses zum Anlaß, 1591 eine ganze Schrift über die Prodigien zu Christi Geburt zu verfassen (Dubenus, Catalogus Prodigiorum).

[39] So weist Luther auf die ursprüngliche Verbindung der Bibel und der Natur am Beispiel Adams hin, für den die Natur noch einfach zu verstehen gewesen sei (Tischreden, Nr. 116). Doch auch in dem regulären Lauf der Natur sah er den Hinweis auf das göttliche Wirken tagtäglich manifestiert. In seiner Predigt "Von unsrer seligen Hoffnung" führt er in diesem Zusammenhang das Beispiel des säenden Bauern an (WA 19, S. 345).

[40] Kähler, Luther, S. 3.

[41] WA Br 3, Nr. 874, S. 507/508. Vgl. auch Warburg, Weissagung, S. 50, Anm. 94. Immer wieder weist Luther in seinem Briefwechsel auf ihm bekannt gewordene Monstrageburten oder andere Naturkatastrophen hin. Vgl. WA Br 2, 560,9; Br 3, 15,10;

Bei den abendlichen Tischgesprächen deutete er die Wandlung eines Sterns, der 1516 für kurze Zeit nach vorheriger Farbänderung als Kreuz am Himmel erschien, als göttlichen Wink für die Durchführung der Reformation.[42]

Im Gegensatz zu der von ihm akzeptierten Bedeutung der außergewöhnlichen Naturzeichen, denen er auch häufig eine eschatologische Zeichenfunktion zuschrieb, stand er anderen Medien der Weissagung bedeutend skeptischer gegenüber. Besonders die Astrologie verurteilte er als anmaßenden Versuch des Menschen, den göttlichen Plan über das gebührende Maß hinaus zu entschlüsseln:[43]

> Gott will und soll allein Schöpfer und Meister und regierender Herr seyn, ob er wol das Gestirn geordnet hat, daß sie sollen Zeichen seyn. Und so fern sie in ihrem Cirkel bleibt, dazu sie von Gott geordnet ist, ist sie eine schöne Gabe Gottes; wenn sie aber weiter schreit, und will von künftigen Dingen sagen und weissagen, wie es einem gehen, was er für Glück und Unglück haben wird, wie die Astrologi pflegen zu sagen, soll, man sie nicht billigen.[44]

Seiner Ansicht nach führte der Glaube an die zukunftsweisende Kraft der Sterne zu deren Abgötterei und untergrabe damit das unmittelbare Vertrauen auf Gott. Die Astrologieanhänger übersähen, daß die Sterne als göttliche Schöpfungen unmittelbar Gottes Vorsehung unterstünden.[45]

1527 nutzte er im Vorwort zu einer deutschen Ausgabe der Weissagungen Lichtenbergers die Gelegenheit, die Dürftigkeit jeglicher Art menschlicher Weissagung darzustellen:[46] Sofern die menschliche Weissagung nicht vom Teufel unterstützt werde,[47] sei ihr Zutreffen zufällig und stehe in keinem Vergleich zur geistlichen Prophetie.[48] Deshalb sei sie letztendlich überflüssig, da der Lauf der Welt von der göttlichen Vorsehung bestimmt

---

Br 3, 17,2; Br 3, 61,9; Br 3, 583,5ff.; Br 4, 118,11.

[42] Aurifaber, Colloquia, S. 428v-429r.

[43] Vgl. Förstemann, Tischreden, Bd. V: Luther zu Zeichen und Wettern, Kap. LXXI, S. 585; Von der Astronomie und Sternkunst, Kap. LXX, S. 573.

[44] Dabei grenzt er die Astronomie noch nicht begrifflich von der Astrologie ab. Förstemann, Tischreden, Bd. IV, Kap. CXX,2, S. 574.

[45] Dementsprechend äußert er öfter den Satz: "Credere astris est idolatria, quia contra primum praeceptum." (WA TR 1, 1026). Zu Luthers ablehnender Haltung zur Astrologie vgl. Lämmel, Luthers Verhältnis. Vgl. auch das Vorwort zu Lichtenbergs Weissagung: "Christen sollen nichts nach solcher Weissagunge fragen, denn sie haben sich Gott ergeben, durffen solchs drewens und warnens nicht!" (WA 23, S. 11).

[46] "[...]/ mussens nu die sterne vnd natur thun/ das Gott vnd die Engel thun/[...]" (WA 23, S. 10). Luthers Vorwort zu Lichtenbergers Weissagungen ist in WA 23, S. 7-12 abgedruckt. Lichtenbergers Weissagungen erschienen 1488 in der 1. Auflage in lateinischer Sprache: Pronosticatio in Latina, o.O. und o.J. (Heidelberg, Heinrich Knoblochtzer 1488). Im selben Jahr folgten noch zwei deutsche Übersetzungen. Von 1488-1565 erschienen 41 Ausgaben (vgl. Kurze, Lichtenberger, Bibl. S. 81ff.).

[47] WA 23, S. 10.

[48] Als Beispiel führt er Daniels Traumdeutung (Dan. 2) an. WA 23, S. 8.

sei. Wenn sich das irdische Geschehen vom ursprünglichen Plan entferne, so greife Gott selbst ein. Bei kleineren Abweichungen korrigierten die Engel in seinem Auftrag durch Eingebungen und Glücksfälle:

> Wilchs also zu gehet/ das die lieben Engel da sind vnd durch ynnwendige anregen plotzlich einen rad odder synn eingeben/ odder eusserlich ein Zeichen vnd anstoss ynn weg legen/ damit der mensch gewarnet odder gewendet wird diese zu thun/ das zu lassen/ diesen weg zu zihen/ diesen zu meyden/ auch offt widder den ersten fursatz.[49]

Weiche hingegen der Weltenlauf zu sehr vom Plan ab, so setze Gott selber Zeichen, die die Menschen ermahnen sollen: die Prodigien.[50] Diese bedürften aufgrund ihrer Offensichtlichkeit keiner weiteren Auslegung, da mit diesen Zeichen Gott selbst die Gottlosen auffordere, sich zu bekehren:

> [...] so sollen sich die gottlosen herren vnd lender fur allen solchen weissagungen furchten/ vnd nicht anders dencken/ denn es gelte yhn/ Nicht vmb yhrer Kunst willen/ die offt feylen kan vnd uns/ sondern vmb der zeichen vnd warnunge willen/ so von Gott vnd Engeln geschicht/ darauff sie yhre kunst woellen grunden/ denn die selbigen feylen nicht/ des sollen sie gewis sein/ Als zu vnsern zeiten haben wir viel sonnen/ regenbogen vnd der gleichen am hymel gesehen. Hie ist kein sternkundiger/ der gewis hette koennen odder noch koennen sagen/ es gellte diesem odder dem konige/ dennoch sehen wir/ was dem konige zu Franckreich/ Denemarck/ Hungern gewislich widderfahren ist/ vnd wird noch andern konigen vnd fursten auch gehen gewislich.[51]

Demgemäß hob Luther in einer Tischrede sogar die größere Einsicht der Heiden über die Bedeutung der Wunderzeichen im Vergleich zur dürftigen Aussage der Astrologie hervor, wenn er darauf hinwies, daß selbst diese mehr die Prodigien und Monstra als Sonne und Mond gefürchtet hätten.[52]

Die Position, daß außergewöhnliche Naturzeichen eine besondere von Gott intendierte Bedeutung haben, wird 1553 im Zusammenhang mit der Frage nach den erlaubten Weissagungsformen auch durch den protestantischen Arzt und Theologen Caspar Peucer[53] in seinem 'Commentarius de

---

[49] WA 23, S. 9.

[50] WA 23, S. 10: "Vber das thut Gott ym hymel auch seine zeichen/ wenn sie ein vngluck treffen sol/ vmd lest schwantz-sterne entstehen/ odder Sonn vnd Mond schein verlieren/ odder sonst ein vngewoenliche gestalt erscheinen. Item auff erden grewlich wunder geborn werden/ beyde an menschen vnd thieren/[...]"

[51] WA 23, S. 11.

[52] "Et gentes non tam stultae, sed portenta ac monstra coluerunt pariter et timuerunt." WA TR 3, 2834a, S. 12,11ff., vgl. Lämmel, Luthers Verhältnis, S. 305.

[53] Caspar Peucer (6.1.1525 Bautzen - 25.9.1602 Dessau): Sein Studium bei Melanchthon in Wittenberg beendete er 1545 mit dem Magister Artium und schloß ein Medizinstudium an. 1550 heiratete er Melanchthons Tochter Magdalena. 1554 wurde er Professor für Mathematik. 1559 erhielt Peucer, der die Lehren Paracelsus' weiterzuentwickeln trachtete, die Professur für Medizin und wurde 1570 kurfürstlicher Leibarzt. In den 60er Jahren edierte er Melanchthons Schriften und führte dessen 'Chronicon Charions' fort. Melanchthons Lehre (den sog. Philippismus) fixierte er im

praecipuis generibus divinationum' bekräftigt, der neben Delrios 'Disquisitiones' das grundlegende Werk für alle folgenden sich mit der Weissagung auseinandersetzenden Schriften des 16. und 17. Jahrhunderts ist.[54] Als Ursache für das Entstehen der Wunderzeichen und für die gestörte Kommunikation mit Gott, die sich in der Schwierigkeit der zutreffenden Auslegung der gewöhnlichen und der ungewöhnlichen Naturzeichen ausdrükke,[55] sieht er die Disharmonie, die durch den Sündenfall verursacht wurde.[56]

Ein weiteres Problem, das sich neben der Frage nach der Akzeptanz solch ursprünglich heidnischer Praktiken ergab, war, inwieweit die Prodigienlehre der Ablehnung jeglicher Wundergläubigkeit, wie sie im Protestantismus vertreten wurde, widersprach. Hatte Luther zwischen Prodigien und anderen Wahrsagungsobjekten unterschieden und nur erstere als den Willen Gottes ausdrückende Wunderzeichen gebilligt, so differenzierte er auch zwischen dem Wahrheitsgehalt der göttlichen 'Wunder-Zeichen', der Prodigien, und dem der traditionellen 'Wunder'.[57]

Im 41. Kapitel von Aurifabers 'Colloquia oder Tischreden Luthers', das 1566 erschien, hatten die protestantischen Pfarrer eine Sammlung von

---

Corpus Doctrinae Philippicum. Als Haupt der Philippisten wurde er 1574 von Anhängern der gnesiolutherischen Orthodoxie gestürzt und als Kryptocalvinist in strenger Kerkerhaft gehalten. Erst 1586 wurde er aus der Haft entlassen und Leibarzt und Rat am Anhalter Hof (Zedler, Bd. 27, Sp. 1170-1171; ADB, Bd. 25, S. 552-556; LTK (Franzen); Biographisches Lexikon, Bd. 4, S. 579).

54 Fischer, Disquisitionum, S. 142.

55 Commentarius, S. 9r/9v.

56 Wenn die einmal angeordnete Ordnung durch nichts unterbrochen worden wäre, so hätte sich die Natur gemäß dieser Ordnung entwickelt, es wäre nichts Ungewöhnliches oder Mißgestaltetes entstanden und die Seelen der Menschen viel stärker geschont worden: "[...],si nuspiam interrupta fuisset aut conuulsa, si suo quaelibet loco perstitisset, iustoque et conuenienti ordine tum primae paruisset causae, tum in debitum destinatumque naturae suae opus accerrimo conatu contendisset: nihil inusitatum, quodue a naturae constitutione euariaret, deforme nihil aut foedum extitisset, quod magnopere animos perculisset nostros, quodue non protinus, in quem excitaretur finem, peruidissemus, denique perfectas et orainatas causae suo loco omnes actiones edidissent." (Commentarius, S. 445r/445v). So weist er darauf hin, daß der Schöpfer der Welt völlig unabhängig von dem einmal von ihm initiierten Lauf der Welt sei und jederzeit - damit er vom Menschen verehrt werde - in diesen Lauf durch Beschneidungen und Veränderungen eingreifen könne: "Sed ut saepe dictum est, liberrime agit prima causa, quae totam mundi machinam uerbo procreauit ex nihilo, non coacta, sed liberrime, sua uoluntate, propter hominem, a quo agnosci uoluit et coli, & eandem liberrime sustentat & gubernat, mutans, compescens, sistens, extimulans, a sese ordinata & constituta suo consilio." (Commentarius, S. 444r).

57 Dabei ist nach der Form der wunderbaren Ereignisse zu unterscheiden, da in der Vulgata die 'traditionellen' Wunderformen außer mit dem dominanten Begriff 'mirabile' auch mit 'prodigium' und 'portentum' bezeichnet werden (vgl. Grimm, Wörterbuch, Wunder, Sp. 1792). Zur besseren Unterscheidung werde ich die Prodigien und Monstra als 'Wunderzeichen', die traditionellen Wunder als 'Wunder' bezeichnen.

Aussprüchen Luthers zu Mirakeln und Wunderzeichen zur Verfügung, die dem Blickwinkel der lutherischen Ausleger der zweiten Hälfte des 16. Jahrhunderts entsprachen. Luther vertritt hier die Ansicht, daß die traditionellen Wunder, (die er als leibliche Mirakel bezeichnet), die Christus und später die Apostel vollbracht hätten, für deren Zeit angemessen gewesen seien, da sich der christliche Glaube gegen die heidnischen Götter habe behaupten müssen und Wunder aufgetreten seien, um durch diesen göttlichen Beweis falsche Lehre verdrängen zu können:

> Und solche leibliche Wunderzeichen solten nur so lang wehren und geschehen/ biß daß das Evangelium und die Tauffe bestetigkt wuerden/[...][58]

Handelte es sich somit bei den traditionell als Wunder bezeichneten außergewöhnlichen Begebenheiten um eine Phase der Vergangenheit, so sieht er - in Auseinandersetzung mit dem katholischen Glauben - in den 'geistigen Wundern' deren neuzeitliche Form, die sich darin ausdrücke, daß sich die Menschen vermehrt zum 'wahren' christlichen Glauben bekennen, d.h. sich der Reformation anschließen. Damit kontrastiert er die neue religöse Auffassung, die dazu beitrage, daß täglich Menschen für den richtigen christlichen Glauben gewonnen werden, mit der von den Katholiken betriebenen Perpetuierung der traditionellen Wunder, die letztendlich einen solchen Beitrag zur Läuterung des Christen nicht leisteten. Diese Bewertung der traditionellen Wunderformen wurde auch an der strikt formulierten Ablehnung allen traditionellen Heiligenkultes wie Heiligenverehrung, Reliquienkult und Wallfahrtswesen deutlich.[59] In all diesen Frömmigkeitsformen sah Luther die Gefahr der Abschweifung vom eigentlichen Glauben, für den eine christliche Handlungsweise im Alltag viel nützlicher sei als jene äußerliche Frömmigkeit, die den Gläubigen eher vom wahren Glauben wegführe und deshalb dem Teufel zuzurechnen sei.[60]

---

58 Aurifaber, Colloquia, S. 428r.

59 Gegen die Verehrung von Reliquien richtet Luther sich in seiner Schrift: 'An die geistlichkeit zu Augsburg' (WA 30 II; Reiter, Heiligenverehrung, S. 29). Gegen die Wallfahrt äußert er sich in 'An den christl. Adel deutscher Nation', 20. Punkt (WA 6, S. 404-469, S. 447). Bei Luthers Aussagen zu diesem Bereich, die zum großen Teil der Tagespolemik entstammen und somit nicht systematisch entwickelt sind, fällt deren Uneinheitlichkeit auf. Da sich darüber hinaus Luthers Haltung zu dieser Frage im Lauf der Jahre änderte, läßt sich keine einheitliche 'Lehre' Luthers zu diesen Problemen herauskristallisieren (vgl. Reiter, Heiligenverehrung, S. 18).

60 Diese prangert Luther auch im Galaterbriefkommentar 1519 an (WA 2, S. 567; Reiter, Heiligenverehrung, S. 23). Nicht zuletzt auch aus ökonomischen Gründen - da die Arbeit verlassen werde - und moralischen Gründen - da eine solche Reise von vielen Versuchungen begleitet werde - lehnte Luther die Wallfahrt schärfstens ab. Seinen besonderen Zorn richtete er gegen Rom als Wallfahrtsort, wie er es 1520 in seiner Schrift 'An den christlichen Adel deutscher Nation' in Form des neuen Wallfahrtsteufelgespenst formuliert hatte (WA 6, 404; Reiter, Heiligenverehrung, S. 20/28).

In seiner Weihnachtsansprache am 26.12.1528, in der er über die Zeichen Gottes predigt, mahnt er zur Vorsicht gegenüber angeblich göttlichen Zeichen, da Gott auch falsche Wunder zuließe, wie an den 'papistischen' Wundern deutlich werde.[61] Als Kriterium für das Erkennen der wahren Wunder sollen sich die Gläubigen auf die Übereinstimmung mit dem Glauben und der alten Lehre verlassen. Die Heilswunder der neueren Zeit könnten nur teuflischen Ursprungs sein.[62]

An diese Verdammung der von den Katholiken als göttlicher Gnadenbeweis für ihren Glauben propagierten, noch immer existenten Formen der traditionellen Wunder schließt sich 1588 der protestantische Pfarrer Andreas Engel in seinem 'WiderNatur und Wunderbuch' an.[63] Er kontrastiert sie aber nun mit den Wunderwerken des Himmels, der Luft, des Wassers und der Erde.

In seinem Versuch, die göttlichen von den teuflischen Wunderwerken zu unterscheiden, zählt er die katholischen Mirakel wie z.B. jene, die auf Wundertaten von Marienstatuen zurückgeführt werden, zu den teuflischen. Da das Papsttum mit der Anrufung Mariens gegen das erste Gebot verstieße und der Teufel zum Bruch der Gebote verleite, sei es offensichtlich, wer der Urheber dieses Kultes sei.[64] Während die wahren göttlichen Wunderzeichen die Aufgabe hätten, als Gnaden- und Zornspiegel die Gläubigen zu ermahnen[65] und zu bekehren, so sei es Ziel der teuflischen, die Abkehr vom wahren Gott zur Abgötterei und zum falschen Gottesdienst zu bewir-

---

Luthers Haltung zu dieser Frage wurde im Lauf der Jahre immer radikaler (Reiter, S. 28).

61 WA 27, S. 510ff.; Reiter, Heiligenverehrung, S. 28.

62 Reiter ist bei diesbezüglichen Äußerungen Luthers erstaunt darüber, daß er nicht das Wunder an sich anzweifele, sondern die richtige Urheberschaft. Hieran wird auch Luthers Befangenheit hinsichtlich solcher Fragen deutlich. Schon Erasmus hatte in bezug auf solche Wunder eher natürliche Ursachen oder menschliche Arglist als deren Ursache ins Felde geführt (Reiter, Heiligenverehrung, S. 28). Auch das Wallfahrtswesen schreibt Luther dem teuflischen Einfluß zu. Hierbei mache es sich der Teufel zur Aufgabe, das Volk von den wahren geheiligten Orten fortzuziehen, damit sie ihre Aufmerksamkeit vom Heiligen zum Profanen richteten (Reiter, Heiligenverehrung, S. 20).

63 Andreas Engel (Angelus) (16.11.1561 Strausberg - 9.8.1598 Strausberg): Nach seinem Studium in Frankfurt/Oder war Engel Rektor in Strausberg, dann Konrektor in Neu-Brandenburg. Zwischen 1585-90 arbeitete er als freier Historiograph. 1585 nahm er erneut die Stellung eines Konrektors in Berlin an. Ab 1592 war er als Pastor und Inspektor in seiner Geburtsstadt Strausberg tätig. Dort starb er 1598 während einer Pestepedemie. Neben seinen zahlreichen historischen Werken über die märkische Geschichte, hat Engel auch viele an den Laien gerichtete theologische Werke verfaßt: Theuerungs-Spiegel, Trost-Spiegel des Leidens Christ, Jäger-Hörnlein, Bettler-Mantel, Capita pietatis et religionis christianae sowie das WiderNatur und WunderBuch (Zedler, Bd. 2, Sp. 265; Jöcher, Bd. 1, Sp. 413-414; ADB, Bd. 1, S.456-457 (Wlth).

64 WiderNatur und Wunderbuch, S. 48.

65 WiderNatur und Wunderbuch, S. 79.

ken. Gemäß der Dämonologie argumentierend, führt Engel als weiteres Unterscheidungskriterium an, daß die göttlichen Wunderzeichen dadurch zu erkennen seien, daß sie wider den Lauf der Natur entständen,[66] wohingegen die teuflischen nur mit Hilfe der Natur bewirkt werden könnten, indem der Teufel die den Menschen unbekannte Wirkung der Natur nutze.[67] Die Außerkraftsetzung der Naturgesetze sei neben der biblischen Legitimation der Prodigien als Vorzeichen des Weltenuntergangs[68] ein Indiz für den göttlichen Ursprung der Prodigien.[69]

Der Titelholzschnitt zu Lycosthenes' Wunderzeichensammlung (Abb. 65) verdeutlicht, daß die Prodigien unter diesen beiden Aspekten gesehen wurden: als aktuelle Form der göttlichen Naturüberwindung, die auf das Weltenende verweist.[70] Unmittelbar um die in der Mitte in einem Kreis befindliche Darstellung Christi als Weltenrichter herum sind zentrale wunderbare Begebenheiten aus seinem Leben dargestellt, die seine Gottesabstammung belegen: Verkündigung der Geburt an die Hirten, Tod am Kreuz, Auferstehung und Himmelfahrt. Bei diesen Begebenheiten handelte es sich um vergangene Formen göttlichen Einwirkens durch Wunder und Zeichen. Sie dienten dazu, die Besonderheit seines Sohnes hervorzuheben und hatten die Aufgabe, die Menschen zum christlichen Glauben zu führen. Aus protestantischer Sicht äußert sich der göttliche Einfluß nun anders: Rund um diese Darstellungen werden die zeitgenössischen Prodigien wie Unwetter, ungewöhnliche Himmelserscheinungen, Kometen und Monstra als zeittypische Form der göttlichen Überschreitung der Naturgesetze gruppiert.

Mit der auffällig gesteigerten Beachtung der natürlichen Wunderzeichen im Gegensatz zur konsequenten Ablehnung des von den Katholiken betriebenen Wunderkultes beschäftigt sich auch Georg Witzel,[71] der Anfang der 30er Jahre des 16. Jahrhunderts zum katholischen Glauben rekonvertierte Geistliche.

Im Vorwort seines 'Chorus Sanctorum omnium' von 1563, einer Neuauflage von Heiligenviten, setzt er sich mit dieser speziellen Form der 'Zeichen-Kommunikation' Gottes mit den Protestanten auseinander. Nachdem er sich über die Ablehnung der Lektüre der Heiligenviten und die

---

66 Vgl. zu der Auseinandersetzung, ob die Wunderzeichen wider den Lauf der Natur entständen, das Kapitel: Der naturkundliche Diskurs.

67 WiderNatur und Wunderbuch, S. 10.

68 WiderNatur und Wunderbuch, S. 68ff.

69 WiderNatur und Wunderbuch, S. 44.

70 Der Holzschnitt wird auch als Titelbild in der Übersetzung Herolds verwendet.

71 Zu Witzel : J.J.I. v. Döllinger, Die Reformation, ihre innere Entwicklung und ihre Wirkungen im Umfange des lutherischen Bekanntnisses, 1. Bd., Regensburg 1846, S. 18-125; ADB, Bd. 43, 1898, S. 657-662 (P. Tschackert); Winfried Trusen, Um die Reform und Einheit der Kirche. Zum Leben und Werk Georg Witzels (Kath. Leben und Kämpfen im Zeitalter der Glaubensspaltung 14), Münster 1957.

Bevorzugung weltlicher Lektüre, die die Erkenntnis jeglicher Mirakel verhindere, beschwert hat,[72] zieht er den Schluß, daß es deshalb auch nicht verwunderlich sei, daß sich die Protestanten den heidnischen Zeichen, wie sie von Obsequens tradiert wurden, zuwenden. Er kontrastiert somit diese Form der Wiederanknüpfung der Protestanten an einen heidnischen Glauben mit ihrer Ablehnung der von der frühen christlichen Kirche überlieferten Heiligenviten, die im frühen Christentum in Konkurrenz zu den heidnischen Zeichen standen:[73]

> Es muß freilich ein eigene plage seyn/ daß dise leute die wunder geschicht/ so vorzeiten bey den heiden geschen seyn sollen/ gleuben vnd rhümen: Item gleuben die Ostenta/ daruon Julius Obsequens/ und diser zeit Camerarius geschrie/ben/ ja gleuben alle jtzige newe zeitung/ so von jnen gedruckt teglich ausgehn/ von zeichen/ die von jnen allein/ vnd in jren Landen allein/ in wolcken gesehen/ und von gesichten die sie auch der verlornen Victorien rhümen/ all geschen oder vnd vnler der erden sc. wie denn jre Charten darüber ausgangen/ on furcht und schame dieser leute mitbringen/ müssen also den offentlichen lügen gleuben/ die der warheit allen glauben entziehen. Es kan zu disen jaren kein figment/ vnd kein gerücht so grob und falsch ausgehē/ das diß verfüret/ vnd nu auch erzoernt volck nicht gleube/ nachsage vnd schreibe. Allein Christi unsers Erloesers alte und warhafftige zeitung und wirckung/ gehet jnen eyn/ wenn mans erzelet/ als den febricitanten gesundte speis. Solchs muß freilich Satan wircken/ auff daß er die leute an seinem dienst erhalte. Man gleubt Vitis Plutarchi/ darin sehr viel heidnisches wunders gelesen wird/ und Valerius Maximus de prodigiis & miraculis Ethnicismi verzelet mehr/ denn alle Eusebii und Hieronymi/ sonderlich wenn etwas von vnerhoereten wunderzeichen furfelt. Gott lebt/ vnd ist allzeit derselbig wirckend und regierend Gott/ wie er von anbegin war/ zu dem die kyrch alwege geschrieben hatt/[...].[74]

---

[72] Chorus Sanctorum omnium, S. 3v.

[73] In der Auseinandersetzung zwischen christlichen Wundern und römischen Wunderzeichen nutzte Augustinus letztere im Rahmen einer Polemik gegen die heidnischen Götter, die ihren Gläubigen so übel mitspielten. Nach der Aufzählung verschiedener Prodigien meint er: "Was nun von all dem würden unsere Gegner in ihrer unlogischen Art, unter der wir zu leiden haben und auf die wir uns einlassen müssen, nicht der christlichen Religion zuschreiben, wenn sie derlei in den christlichen Zeiten vor sich gehen sähen? Aber ihren Göttern schreiben sie diese Verheerungen beileibe nicht zu; sie bestehen vielmehr deshalb auf deren Verehrung; damit sie die jetzigen, doch geringeren Übel nicht zu ertragen bräuchten, während jene größeren gerade die zu ertragen hatten, von denen damals die Götter noch verehrt wurden." (Civitas Dei, 3,31).

[74] Chorus Sanctorum omnium, S. 5r. Er bezieht sich hier auf Joachim Camerarius' 'De ostentis', Wittenberg 1532, das Lycosthenes zusammen mit Obsequens' und Polydor Vergils Schrift wiederaufgelegt hatte. 1548 äußert sich Witzel in ähnlicher Weise zu diesem Phänomen: "Daß es in Schlesien stark blitzt, ist das ein Wunder? Der Nordwind trägt Dächer ab, eilt denn deßwegen der Herr vom Himmel herab zum Gerichte? Man hat feurige Kohlen gesehen, die Erde hat gebebt, der Donner gekracht, der Blitz geleuchtet, eine sehr dichte Wolke hat eine Stadt überschattet, aber geschieht denn solches selten in der Welt? Zu Breslau ist ein Thurm zusammengestürzt, sieh da, welches Wunder! In Schlesien hat ein Weib nicht auf gewöhnlichem Wege, sondern aus der Seite geboren. Das ist ja erstaunlich zu hören, aber wie soll dergleichen unter die

Witzel betont ausdrücklich - nicht ohne Spitze gegen ihre Glaubwürdigkeit-, daß diese Wunderzeichen nur in protestantischen Ländern aufträten und wehrt die protestantische Deutung ab, daß diese auch als Ausdruck besonderer Fürsorge gelesen werden könnten, wofür das Auftreten von Prodigien nach verlorenen Schlachten als Beispiel diente.

Witzel stand mit seiner Kritik nicht allein; auch der katholische Geistliche Johann Oldecop kontrastiert in seiner Chronik diese vorrangige Beachtung der natürlichen Wunderzeichen bei den Protestanten mit ihrer ablehnenden Haltung gegenüber den Mirakeln.[75] Er verweist darauf, daß sie sonst so kritisch gegenüber Wunderzeichen seien, daß - wenn die Katholiken diese Wunder für sich in Anspruch nähmen - sie binnen kürzester Zeit deswegen von den protestantischen Predigern beschimpft würden.[76]

Gegen den Vorwurf, daß sich die Prodigiendeuter wieder heidnischem Glauben zuwenden, richtet sich Fincel in seinem 'Wunderzeichen', wenn er darauf hinweist, daß für die Christen, die an den wahren Gott glaubten, die Bedeutung solcher Zeichen noch viel größer sei als für die Römer, die sie auch beachtet hätten.[77]

Zeichen der Wiederkunft des Herrn gehören? O ihr tröstlichen Ausleger! Die neuen Evangelisten sollten neue Wunder und Zeichen darthun; da sie aber dazu keineswegs im Stande sind, so dringen sie uns Donnerschläge, Winde, Meteore, eingestürzte Gebäude und ihre gebärenden Weiber als Zeichen und Wunder auf. Diese erheben sie mit außerordentlichem Aufwande rhetorischer Wortmacherei und rufen Wunder über Wunder, damit das Volk, derart bethört, sich selbst tröste, daß es ihm vergönnt sei, in der Zeit der Wunder Gottes zu leben, und damit es den Papisten den Mund stopfen könne, wenn sie nach Wundern fragen." (zit. nach Janssen, Geschichte, Bd. 6, S. 428-429).

75 Auslöser für diese Bemerkung ist ein Flugblatt, das Johannes Agricola Sprembergensis anläßlich eines 1561 in vielen Teilen Deutschlands gesehenen Wunderzeichens am Himmel verfaßte (Gedr. bei Pankratz Kempff in Magdeburg; Strauß, Woodcut, S. 506). Dieser deutet das Himmelszeichen als Vorbote für die drohende Strafe Gottes angesichts der sittenlosen Verhaltensweisen auf Erden, da das Wort, das den Menschen durch Martin Luther offenbart worden sei, und die damit verbundene Gnade nicht richtig erkannt worden seien. Er kommt zu dem Schluß, daß aus diesem Grund der Papst nun wieder vordränge, um die Verkündigung des wahren Wortes einzuschränken. Um das Vordringen des dem Antichrist gleichgesetzen Papstes einzuschränken, ließe Gott zur Unterstützung und Bekräftigung des Wortes diese Zeichen erscheinen.

76 Johann Oldecop, Chronik, S. 474-475 (vgl. auch Deneke, Goltwurm, S. 140). Wie aus der Gegenschrift des Konstanzer Pfarrers Philadelphius Regius 'Von lutherischen Wunderzeichen' deutlich wird, hatte der Weihbischof von Konstanz eine andere Methode angewandt, wenn er die erschreckenden Wunderzeichen, die Lutheranern und besonders lutherischen Predigern zugestoßen waren, als Zeichen des göttlichen Zorns gegen die lutherische Lehre auslegte (vgl. Gustav Freytag, Flugschriftensammlung, Nr. 3172).

77 Ebenso wendet er sich gegen den Vorwurf, das heidnische Augurenwesen wiederzubeleben, indem er sich von den 'Superstitionibus', die ihre Zeichen künstlich erzeugten und deshalb dem Aberglauben zuzurechnen seien, abgrenzt. Die Wunderzeichen, die er aufzähle, hätten ihren Beleg in der heiligen Schrift (2. Buch, Vorrede, o.S.).

Daß die Protestanten diese Form der Wunderauslegung besonders intensiv betrieben, wird nicht nur durch die große Menge an Prodigienliteratur, sondern auch am Frankfurter Meßkatalog von 1619 deutlich. Von den darin angeführten 17 Kometenpredigten, die anläßlich des Kometen von 1618 erstellt und gedruckt wurden, gehörte nur ein Autor der katholischen Konfession an.[78]

3.3. Die katholische Einschätzung der Bedeutung der Monstra

War der Vorwurf Witzels und Oldecops, daß sich protestantische Geistliche bei der Beachtung der Wunderzeichen in der Natur besonders hervortaten, gerechtfertigt? Gab es keine Werke katholischer Autoren über Prodigien und falls doch, wurden sie mit anderer Intention verfaßt?

Schon 1536 wetterte Georg Witzel gegen die protestantische Vorliebe - hier noch besonders gegen Luther gerichtet -, außergewöhnliche Naturzeichen als Zeichen für das nahende Weltenende zu deuten, um dadurch die Menschen zum neuen Glauben zu bekehren:

> Um die Welt zu erschrecken, und dann zu seiner Lehre zu ziehen, hat Luther erdichtet, der letzte Tag stehe bevor und es seien Zeichen da, daß der Antichrist gekommen sei [...]. Er hat von den Zeichen der bevorstehenden Ankunft Christi geschrieben, und fährt fort, seine früher schon widerlegte Meinung mit Gewalt seinen Zuhörern einzutreiben. Seltsame Hartnäckigkeit des Mannes, diesen Wahn zu vertheidigen. Da sollen es Zeichen sein, daß der Tiber in Italien ausgetreten ist, daß Gent in Flandern gefallen ist, es soll die baldige Ankunft Christi bedeuten, daß rauhe Winde wehen und Seestürme sich ereignen. Doch werden diese Thorheiten von Vielen nicht nur gelesen, sondern mit gläubiger Verehrung, wie die Orakelsprüche eines himmlischen Hierarchen angenommen. Keiner von ihnen besieht und erwägt aber die Orakel des Evangeliums bei Matthäus und Lucas, sondern alle pflichten den bloßen Vermuthungen solcher Büchelchen bei.[79]

Wenn er die Praxis der Auslegung von Prodigien einzig den Protestanten zuschreibt, so läßt er dabei unberücksichtigt, daß auch von katholischer Seite - wenn auch in geringerem Maße - Schriften zu solchen Naturzeichen verfaßt wurden. Eine gewisse Beachtung solch außergewöhnlicher Naturbegebenheiten, wie sie in den Monstra und anderen Prodigien deutlich wurden, war beiden Konfessionen gemein, da ihre negative endzeitliche Bedeutung durch biblische Überlieferung belegt war. So erwähnt sogar der Hil-

[78] Diefenbach, Kanzel, S. 20. Unterstrichen wird die Dominanz der evangelischen Prediger auf diesem Gebiet ex negativo auch durch den Katalog Welzigs zu deutschsprachigen katholischen Predigten, in dem bis in das 17. Jahrhundert hinein keine entsprechende Predigt überliefert ist (vgl. Welzig, Katalog).

[79] Zit. nach Janssen, Geschichte, Bd. 6, S. 428.

desheimer katholische Geistliche Johan Oldecop, der sich im übrigen kritisch über den Wunderzeichenglauben der Protestanten äußert,[80] in seiner Chronik, die die Jahre 1500 bis 1573 umfaßt, außergewöhnliche Naturerscheinungen und stellt - deren Bedeutungen eingrenzend - fest, daß ein Feuerzeichen am Himmel ein Erdbeben oder eine Pestepedemie nach sich ziehe, Kometen den Tod von Herrschern ankündigten.[81]

Lassen sich dennoch konfessionelle Unterschiede in der Prodigienliteratur im 16. Jahrhundert feststellen?

1531, d.h. vor der großen Welle der Monstraauslegungen, die seit den 50er Jahren einsetzt, behandelt der in Großbritannien als päpstlicher Gesandter tätige italienische Geistliche Polydor Vergil das Thema unter anderer Schwerpunktsetzung.[82] Entsprechend der durch das humanistische Quellenstudium belebten Aristotelesrezeption stuft er in seinem in Basel erschienenen 'De Prodigiis' die Prodigien übereinstimmend mit der aristotelischen Naturlehre als gemäß der Natur ein und spricht ihnen jegliche weissagende Funktion in bezug auf die Erkenntnis des göttlichen Willens ab - eine extreme Position, die in der Folge von keinem der Prodigienautoren mehr vertreten wird.[83]

Ebenfalls vom humanistischen antiken Quellenstudium herkommend, verfaßt der spätere Wiener Bischof Friedrich Nausea von Weißenfeld seine 1532 in Köln erschienenen 'Libri Mirabilium septem'.[84] Doch ist seine Intention eine ganz andere als die Polydor Vergils, da er bemüht ist, die Prodigien in den Kanon der traditionellen Wunder einzugliedern. Mit dem Hinweis darauf, daß eine Verunsicherung in bezug auf die Einschätzung der Bedeutung der Prodigien herrsche und er deshalb zu dieser Schrift immer wieder aufgefordert worden sei, weist er in fünf Büchern nach, daß die verschiedenen Wunderzeichen, deren vorauszeigende Bedeutungen aufgrund historischer Belege nicht anzuzweifeln seien, zu den Wundern zu zählen seien.[85] Um diese aus dem antiken Wunderglauben überlieferten Wunderzeichen in den christlichen Glauben einfügen zu können, grenzt er sich von

---

80 Oldecop, Chronik, S. 474, Z. 36.

81 Oldecop, Chronik, S. 176, Z. 19; S. 598, Z. 1; S. 116, Z. 21, vgl. dazu auch Scholz, Aufzeichnungen, S. 26.

82 Vgl. hierzu Smith, Births, S. 194, S. 300ff.

83 Darüber hinaus stützt er sich auf Ciceros ablehnende Haltung gegenüber der Weissagung in dessen 'De Divinatione'. Vgl. dazu Smith, Births, S. 289/299. Vgl. dazu auch das Kapitel: Der naturkundliche Diskurs.

84 ADB, Bd. 23, S. 321-325. Ebenfalls aus der humanistischen Tradition kommend und eine Chronologie der Prodigien verfassend, publiziert Anfang des 16. Jahrhunderts der Leibarzt Papst Alexanders VI., Gaspar Torella sein 'Iudicium universale de portentis, praesagiis, et ostentis rerum admirabilium/ ac solis et lunae defectibus/ atque cometis', das 1578 vom Bayerischen Rat Anselm Stoeckl erneut publiziert wird. Vgl. Schenda, Prodigiensammlungen, Sp. 639-640.

85 Nausea, Libri, 3. Buch.

dem heidnischen Ansatz der Autoren der Antike ab.[86] Er vertritt die Ansicht, daß die Wunderzeichen die göttliche Allmacht unterstrichen, da es sich bei den Prodigia und Ostenta nicht um selbständige Entwicklungen der Natur handle.[87] Wenn er auch zu bedenken gibt, daß es sich hierbei um sehr unklare göttliche Zeichen handle, die nur schwer von Täuschungen zu unterscheiden seien,[88] so könnten sie zumindest entsprechend der Bedeutung negativer ungewöhnlicher Naturzeichen im biblischen Kontext als eschatologische Zeichen verstanden werden. Deren Funktion hat er schon im Vorwort betont, wenn er darauf hinweist, daß der durch diese Wunderzeichen ausgelöste Schrecken vor Gott eine Quelle des wahren Lebens und der Sieger über den Tod sei, da er die Sünde vermeiden helfe. Deshalb lehre jeder gute Prophet mittels dieser Wunderzeichen die Furcht vor dem Herrn.[89]

Diese Ansichten teilte auch 50 Jahre später - von einer ganz anderen Fragestellung herkommend - Gabriele Paleotti, Bischof von Bologna. Dieser hatte 1563 an der letzten Session des Tridentiner Konzils teilgenommen,[90] in der ein kurzer Beschluß über die Verehrung der Bilder und die Beseitigung von damit zusammenhängenden Mißbräuchen verabschiedet worden war. Paleotti verfaßte 1582 eine Schrift über Anweisungen des Bildgebrauchs in der katholischen Kirche: 'Discorso intorno alle imagini sacre et profane', die 1594 in lateinischer Sprache unter dem Titel 'De imaginibus

---

[86] "Libro nimirum praesenti de significationibus mirabilium, quibus de nobis sermo hactenus generatim fuit, dicturus, nolim mihi vel tantillum cum stulta illa gentilitate ea in re constare, verum malim per omnia mihi [...] conuenire cum Christiana pietate. Quae quum prorsus vanam & superstitiosam illam veterum Romanorum aliarumque prophanarum gentium circa prodigia, omnia, & ostenta obseruationem repudiauerit, & omnia ad diuinam prouidentiam pie & sapienter retulerit,[...]" (Lib. 3, Cap. 1).

[87] Da sie jedoch dem göttlichen Willen entsprechend entstünden, könnten sie als gemäß der von ihm geschaffenen Natur bezeichnet werden. "Quando quidem contra naturam ee ne queant sed super naturam, que dei fiunt voluntate, quum voluntas tanti vtique conditoris conditae rei cuiusque natura sit." (Lib. 2, Kap. 5., Fol. IXr).

[88] "Sic itaque nobis sufficiat scire, deum per eiusmodi prodigiosa sua mirabilia nobis nonnunquam prodigiosi ora, vel refragante natura, proinde significare, quamquam sic obscure, vt nemo facile de ijs citra fallaciam diuinare valeat, nec eti annum est, quo quispiam magnopere deinde diuinare contendat verum sat sit vnicuique, vt per haec portentosa mirabilia se in timore domini contineat, qui eiusmodi mirabilibus paulo horribilioribus timeri vult,[...]" (Lib. 3, Cap. I, Fol. XVv).

[89] "Quandoquidem religiosa rerum admirabilium cognitio non possit non excitare timorem domini, sapientiae prinicipium, vsque adeo homini necessarium, vt nisi ille in eo se constanter teneat, eius sit cito subuertenda domus, quoniam timor domini verae sit fons vitae mortisque victor, nempe peccati malum vel non admittens vel admissum protinus expellens. Hinc Propheta ille regius timorem domini docturus se primum in mirabilibus exercere conatus est, haud nescius, quam foret eorum scilicet admirabilium cognitio ad timorem domini plane necessaria." (Ir/Iv sowie Lib. 5, Cap. 4, wo er noch ausführlicher auf ihre endzeitliche Bedeutung zu sprechen kommt).

[90] Jedin, Tridentinum, S. 331.

sacris et profanis' in Ingolstadt erschien. Sein Bestreben war hierbei, aufgrund des Tridentiner Dekrets für den Bildergebrauch und der dort postulierten Aufsichtspflicht der Bischöfe eine als Leitfaden dienende kunsttheoretische Schrift zu verfassen.[91] Im zweiten Buch, in dem auf die Mißbräuche in der Themenwahl in der Kunst eingegangen wird, behandelt er im 36. Kapitel auch Bilder, die Monstra und Prodigien abbilden: "De picturis monstri, & prodigii similitudinem habentibus".

Er unterscheidet in diesem Kapitel die Monstra nach ihrem Ursprung und teilt sie in vier Gruppen ein:[92] erstens jene, die der Natur entspringen, wozu er abweichende Entwicklungen in der Natur wie Riesen und Zwerge oder auch die Erdrandbewohner zählt, zweitens jene, die allein aus der menschlichen Phantasie entspringen, wie sie die antiken Dichter mit den Chimären und anderen mythologischen Gestalten schufen, und drittens jene, die schriftlich überliefert sind, jedoch durch die menschliche Phantasie erst ins Bild übersetzt werden, wie es bei manchen Stellen der Bibel, z.B. bei Daniel, Kap. 7, der Fall sei. Jene Monstra und Prodigien, die von Obsequens aufgeführt werden, ordnet er entsprechend seiner Definition weder als der menschlichen Phantasie noch als der Natur entsprungen ein, sondern definiert sie als übergeordnete göttliche Zeichen.

Wie schon Nausea fordert er jedoch äußerste Vorsicht im Umgang mit diesen Zeichen, da sie aufgrund ihrer Ungewöhnlichkeit erst eingehend geprüft und im Zusammenhang mit ihren Folgen gesehen werden müßten, bevor sie gedeutet und verbreitet werden, damit man nicht von ihnen getäuscht werde.[93] Schon bei Matth.24 werde davor gewarnt, daß sich Pseudochristen und Pseudopropheten der Prodigien und Monstra bedienen, um die Christen in die falsche Richtung zu locken.[94]

Konnte er aufgrund der für Christen unbestreitbaren Bedeutung solch außergewöhnlicher Naturzeichen deren Auslegung nicht prinzipiell verdammen, so kann in der massiven Aufforderung zu vorsichtiger und authorisierter Auslegung eine Kritik an der im protestantischen Lager geübten Auslegungspraxis gesehen werden.

Auch der Jesuit Martin Delrio warnt in seinen 1599 verfaßten 'Disquisitionum Magicarum libri sex', in denen er sich mit allen Formen der Weissagung auseinandersetzt, vor dem Anspruch, mittels einer genauen Deutung

---

91 Jedin, Tridentinum, S. 331-339.

92 De imaginibus, S. 299ff.

93 "[...]; quae si pictura excipienda sint, prudentia, & ratione temperari debent, neque enim ista etiam temere inculcanda, propriisque inuentis facienda sunt, nec quisquam tam audax esse debebit, qui ista statim arripiat, licet ab aliis tradita, & sripta fuerint; haec enim cum noua, & inusitata sint, maturius consilium requirunt, vt opportune fiant, & veritatem postulant, ne quis in fraudem inducatur." (Imaginibus, S. 303). Als biblische Quellen führt er 2. Makkabäer, 5; 2. Mose, 7; Josua, 10 sowie die Vorzeichen der Zerstörung Jerusalems in Matthäus 22,7 und Lukas 21,20 an.

94 De imaginibus, S. 304.

der Monstra Informationen über die Zukunft erlangen zu wollen, akzeptiert jedoch ihre allgemeinste Deutung als Warnung Gottes.[95]

Es kann also in diesem Zusammenhang nicht von einer definitiven Ablehnung der Prodigiendeutung von katholischer Seite gesprochen werden. Vielmehr schien während der Bestrebungen zur innerkirchlichen Reform der katholischen Kirche, die in Deutschland in den 60er Jahren einsetzten, kein Bedarf an der exzessiven Auslegung dieser Zeichen zu herrschen.[96] Die den Gläubigen beruhigende und tröstende Funktion, wie sie von den traditionellen 'Wundern' ausging, stand anscheinend im Vordergrund.[97]

Dies läßt sich auch am forcierten Auftreten von traditionellen 'Wundern' während der Gegenreformation feststellen. In der letzten Session des Tridentiner Konzils wurde die Lehre bekräftigt, daß es gut und nützlich sei, sich an die Heiligen zu wenden.[98] Neben der von den Katholiken zur Legitimation ihres Heiligenkultes betriebenen Legendenforschung[99] setzte deshalb in der zweiten Hälfte des 16. Jahrhunderts auch eine ganz bewußte Betonung der noch immer geschehenden Wunder im katholischen Gebiet ein, die als göttliche Beweise für die Richtigkeit der katholischen Lehre gewertet wurden. Dazu parallel lief die von den Jesuiten im Verlauf der Gegenreformation betriebene Wiederbelebung bestimmter Wallfahrtsorte, deren Wunder bewußt als Mittel gegen die Häretiker, die keine Wunder aufzuweisen hatten, ausgespielt wurden. Im Gegensatz zu der zu interpretierenden Form der göttlichen Sprache, wie sie im protestantischen Wunderzeichen deutlich wird, kommunizierte demnach Gott zu den Katholiken durch das Wunder auf ganz unmittelbare Weise.

---

95 Vgl. hierzu Fischer, Disquisitionum, S. 85/86. "Non licet ea curiose obseruare ad fortuitos euentus certò praedicendos:" (Disquisitionum, S. 560).

96 Vgl. u.a. Krasenbrink, Congregatio Germanica; Franzen, Visitationsprotokolle, S. 1-85.

97 Schenda äußert diese Vermutung im Vergleich der Prodigienliteratur mit der Tradition der katholischen Legendensammlungen (Schenda, Prodigiensammlungen, Sp. 674). Diese Tendenz läßt sich auch an Werner Welzigs Katalog gedruckter deutschsprachiger katholischer Predigtsammlungen nachweisen, in denen die Kasualpredigten, zu denen die Prodigienauslegungen zu zählen wären, eine verschwindend geringe Rolle spielen und aus dem 16. Jahrhundert - aus dem er allerdings auch nur wenige Sammlungen angeben kann - gar keine vertreten ist. Vielmehr stehen die durch das Kirchenjahr bestimmten Predigttypen und -anlässe im Vordergrund wie Sonn- und Feiertagspredigten, Adventspredigten, Fastenpredigten, Heiligenpredigten (vgl. Welzig, Bd. 1, S. 12).

98 Geschichte der ökumenischen Konzilien, Bd. 11, S. 593/594.

99 Schenda, Rauscher, S. 187.

3.4. Die Monstradeutung im konfessionellen Streit

Allein im konfessionellen Streit wurde vereinzelt von katholischen Autoren an die durch Luther und Melanchthon 1523 populär gewordene Form der Monstraauslegung als von Gott geschaffenes wahres Abbild des konfessionellen Gegners angeknüpft.

Luther und Melanchthon hatten mit ihrer Auslegung selbst auf die seit 1500 betriebene Praxis zurückgegriffen, Prodigien mit ihrer eschatologischen Bedeutung unter anderem als Zeichen für die Korruption der Papstkirche zu deuten.[100] Solche Deutung wurde auch von den Humanisten am Hof Maximilians I. wie dem Hofgenealogen Jacob Mennel oder dem Dichter Jacob Locher verbreitet, wenn letzterer in der Tiberüberschwemmung 1495 die Strafe für die untragbaren Zustände im Papsttum sah, da Frömmigkeit, Ehrlichkeit und Beständigkeit Rom verlassen hätten.[101]

Aus den Fluten einer solchen Tiberüberschwemmung war auch 1496 der Papstesel (Abb. 63) an das Ufer Roms geworfen worden, jenes Monstrum, das Anlaß zu vielfältigen Interpretationen gab. Wurde es einerseits im allgemeinsten Sinn als ein Zeichen göttlichen Zorns und einer Warnung vor Krieg und Pestilenz gedeutet, so spielte andererseits aufgrund des Fundortes auch die Kritik am Papsttum eine entscheidende Rolle. Schon 1497/98 war es als Abbild des lasterhaften Papstes Alexander VI. gedeutet worden, und es wurde als 'göttliche Kritik' am Papst 1498 auch von den Waldensern und den auf Jan Hus folgenden 'böhmischen Brüdern' rezipiert.[102] 1523 wurde die Tradition der Deutung dieses Monstrums nun von Melanchthon aufgegriffen und ausgebaut, um an der außergewöhnlichen Physiognomie die Verfehlungen des Papsttums detailliert aufzuzeigen und in überarbeiteter Form[103] zusammen mit Luthers Deutung des in Freyberg in Meissen im Dezember 1522 geborenen Mönchskalbs (Abb. 64) zu publizieren.[104]

---

[100] Delumeau, Angst, Bd. 2, S. 330-336.

[101] Jacob Mennel: "De signis portentis prodigiis tam antiquis quam novis et de antiquorum tum presencium coniecturis Jacobi Mennel de Pregentz artium liberalium magistri opusculum." Mennel führt hier als Entstehungsgrund für die aktuellen Prodigien neben dem drohenden Türkenvorstoß auch die korrupte Kirche an (Nat. Bibl. Wien, Cod. 4417; zit. nach Lhotsky, Mennel, S. 293; vgl. Smith, Birth, S. 128-129). Zu Locher vgl. Heidloff, Untersuchungen, S. 303ff./ S. 334-335; Bibl. V: Locher, 'Carmen de diluvio Romae effuso'.

[102] Zur Entstehungs- und Rezeptionsgeschichte des Papstesels hat Lange 1891 eine sehr ausführliche Studie verfaßt (vgl. Lange, Papstesel, S. 96).

[103] WA 11, S. 358-359.

[104] WA 11, S. 375-85, "Deuttung der zwo grewlichen Figuren, Bapstesels zu Rom und Munchkalbs zu freyberg in Meissen funden." Philippus Melanchthon. D. Martinus Luther. Eine Deutung dieser Figur hatte Melanchthon schon früher veröffentlicht, und diese erfuhr zusammen mit Luthers Mönchskalb eine überarbeitete Neuauflage mit der Bezeichnung als 'Papstesel, Figur des Antichristlichen Bapsts und seiner Synagog' (WA 11, Kommentar 358/59). Die Illustrationen aus der Cranach-Werkstatt sind den Schrif-

Da gemäß der traditionellen Auffassung solche außergewöhnlichen Zeichen sich nicht auf einzelne Personen bezogen, sondern nur auftraten, wenn es große Veränderungen in Regimenten anzuzeigen galt,[105] sahen Melanchthon und Luther beide Monstra als Allegorien auf den inneren Zustand des Papsttums bzw. seines Ausführungsorgans, des Mönchsstands. Sich selbst stellten Luther und Melanchthon als göttliche Werkzeuge dar, die nur die Versprachlichung der offenkundigen göttlichen Unmutsäußerung übernehmen[106] in der Hoffnung, der Kritik am Papstum mit diesem Zeichen den entsprechenden Nachdruck zu verschaffen.[107] Die Autorität des Urhebers unterstreicht die Bedeutung beider Monstra und die Notwendigkeit ihrer Auslegung:

> Aber weil es die hohe göttliche Majestät selbs geschaffen und dargestellt hat, sollte billig die ganze Welt sich dafür entsetzen und erzittern, als daraus man wohl merken kann, was er gedenkt und im Sinn hat.[108]

Wenngleich Luther einschränkend zu bedenken gibt, daß er nicht die volle prophetische Bedeutung des Mönchskalbs darzulegen vermag und er sich aufgrund der Physiognomie des Monstrums auf den offensichtlichsten Aspekt - die göttliche Mißfallensäußerung am Mönchsstand - beschränkt, so legitimieren seiner Meinung nach die Monstra selbst durch den Fundort,[109] ihr Aussehen und die durch die abweichenden Glieder verbildlichten Eigenschaften, die durch Bezüge zur Bibel gedeutet werden, ihre Auslegung.[110] Wie es die Aufgabe des Predigers sei, aus dem Buch der Bücher zu zitieren

---

ten schon ab 1523 beigegeben (Koepplin/Falk, Cranach, S. 370).

105 "So mag solch wunder nicht einen man odder person, sondern muß ein gantzen hauffen, eyn regiment viler person bedeutten, wie aller wundr und gesicht art ist ynn der schrift." (Mönchskalb, Wa 11, S. 385).

106 Zu Luthers und Melachthons Deutung bemerkt Saxl: "No doubt both Luther and Melanchthon were absolutely sincere when they wrote these sentences [...] without a doubt they believed that God sent these extraordinary miracles to warn humanity, and they were at the same time frightened and elated to see that the signs were multiplying in their day." (Lectures, Bd. I, S. 260). Diese Ansicht wird auch in der Einleitung zur "Deutung der zwo greulichen Figuren,[...]" in der Weimarer Ausgabe von Luthers Werken vertreten: "Wir dürfen aber [...] das Mönchskalb nicht für einen Fastnachtsscherz des Reformators halten. Er sah wirklich in jenem Monstrum ein Anzeichen und Vorzeichen göttlichen Gerichts über das Mönchthum." (WA 11, S. 358).

107 "Hie mit will ich yederman gewarnet haben, das man solch groß zeichen Gottis nicht verachte und sich fur dem verfluchten Antichrist huete und fur seynem Anhang." (WA 11, S. 379).

108 Luther im Schlußwort zu einer erneuten Ausgabe des Papstesels 1535. Luther, Werke, Erlanger Ausgabe (1826-1857), Bd. 28, Polemische Schriften, Bd. 3, S. 7.

109 WA 11, S. 379.

110 "Dise deuttung gebe ich zu richten yederman, denn ob die deuttung gleich sich nicht reymette, so ist sie doch an yhr selb unnd ynn der schrifft vorhyn gnugsam gegrund,[...]" (WA 11, S. 385).

und die Worte zu interpretieren, so liegt es für Luther und Melanchthon ebenso im Bereich des Möglichen, aus dem Buch der Natur, das denselben Urheber habe, zu zitieren und zu deuten.

Gemäß der Auffassung, daß Gott durch diese Monstra den Menschen ein aktuelles, ungeschöntes Abbild der kirchlichen Institution vorhalten will, um sowohl die Vertreter der Kirche zur Besserung zu ermahnen als auch die Christen vor der römischen Kirche zu warnen, betreiben beide eine ausführliche Exegese der Monstra, um anhand ihrer Abweichungen die Vergehen und Fehler dieser Institutionen aufzuzeigen.

Ausgehend von der Analogie zwischen menschlichem Körper und Staatsform sieht Melanchthon im Körper des Monstrums den Leib, d.h. Apparat der Kirche, dessen artfremde Extremitäten Ausdruck der falschen Entwicklung des Papsttums und seiner Institutionen sowie dessen Unterstützung durch die weltlichen Herrscher seien:

Der Eselskopf über dem menschlichen Leib verbildliche die Widersinnigkeit eines Menschen - des Papstes - als Haupt der christlichen Gemeinde, da ihr Haupt nur Christus sein könne. Ist der Esel per se für ihn Ausdruck des fleischlichen Wesens, so stehe die rechte Hand, die wie ein Elefantenfuß geformt sei, für die Unterdrückung der Seelen durch die unzähligen Gesetze des geistlichen Regiments des Papstes. Die menschliche linke Hand sei der weltliche Anspruch des Papstes, der entgegen Lukas 22,25 beanspruche, das Oberhaupt aller weltlichen Könige zu sein. Während der rechte Ochsenfuß die geistliche Unterdrückung, die durch die Diener des Papstes ausgeübt werde, verbildliche, stehe der linke Greifenfuß für die geistlichen Diener des weltlichen Anspruches des Papstes, die Kanoniker. Der weibliche Bauch und die Brust bildeten den Körper des Papsttums ab, d.h. jene Kardinäle, Bischöfe, Pfaffen, Mönche etc., die ihr Leben ganz den sinnlichen Genüssen verschrieben. Die Fischschuppen an Armen, Beinen und Hals, die für das 'Meer Welt' und somit für die weltlichen Menschen ständen, zeigten das Verhalten der weltlichen Herrscher, die, obgleich sie das päpstliche Wirken nicht unterstützen wollten, doch an ihm hingen. Demgegenüber sieht er im Kopf des alten Mannes am Gesäß des Esels schon das nahende Ende verdeutlicht, da "das Angesicht kommen" oder "der rucke oder hinderst" das Weggehen ausdrücke. Dieses werde auch durch die Tatsache unterstrichen, daß das Monstrum tot aufgefunden worden sei. Der daraus hervorgehende Drache sei das letzte Aufbäumen des Papsttums durch das Aussenden von Bullen und lästerlichen Büchern.[111]

Luther beschränkt sich beim Mönchskalb auf die Kritik am Mönchtum. Er interpretiert die an mönchische Kleidung erinnernde Physiognomie des

[111] Wa 11, S. 375-379. Aurnhammer weist am Beispiel des Papstesels darauf hin, daß in der antipäpstlichen Polemik gerade der Hinweis auf die "Mannweiblichkeit" eine große Rolle spielte und als Bild der sexuellen Perversion langanhaltend diskreditiert wurde. Aurnhammer, Androgynie, S. 133.

Kalbs als einen Verweis auf das besondere Mißfallen Gottes an diesem Stand. Anhand der Bedeutung des Kalbs bei Aaron, das Ausdruck des Götzendienstes war,[112] sowie seiner Eigenschaften und seines Aussehens kritisiert er die Aufgaben, die die Mönche im Dienst des Papsttums ausüben, und ihre Verfehlungen im Lebenswandel:

Während er anfangs den Mönchstand allgemein kritisiert, indem er in dem Grasfressen des Kalbs die unbeschränkte Völlerei der Mönche auf Erden und in der zerrissenen Kutte die Uneinigkeit der Orden untereinander sieht, so geht er in der Folge - angefangen mit der Predigergebärde des Kalbs - auf die unvollkommene Glaubensvermittlung durch diesen Stand ein: Neben der Blindheit des Kalbs ständen die Ohren an der Kutte für die Tyrannei der Beichte, die Zunge symbolisiere die Verbreitung unnützer Lehre, die beiden Warzen auf dem Haupt machten deutlich, daß es ihnen nicht gelinge, das Evangelium zu predigen (Micha 4,13). Die Starrheit der Kutte am Hals spiegele den verstockten Sinn der Mönche, die offene Kutte die weltliche Ausrichtung. Die menschliche Unterlippe und kalbähnliche Oberlippe ständen letztendlich für die beiden verschiedenen Arten der Predigt, die Predigt des Evangeliums und die Gesetzespredigt.[113]

Papstesel und Mönchskalb erfuhren sowohl von protestantischer als auch katholischer Seite eine langanhaltende Rezeption.[114] Je nach Standort des Autors wurden die Zeichen entweder als Warnung vor der Reformation[115] oder als Endzeichen des Papsttums und seiner Institutionen gelesen.[116] Vielfach wurden sie jedoch auch nur als Naturwunder unter Auslassung der konfessionellen Deutungen tradiert.[117]

---

[112] WA 11, S. 381-382.

[113] WA 11, S. 380-385.

[114] Vgl. hierzu Lange, Papstesel, S. 87-96 sowie Smith, Births, S. 383-387.

[115] Schon vor Luthers Deutung hatte es eine Auslegung des Mönchskalbs als Vorzeichen für Luthers Wirken gegeben. Hierauf scheint er in seinem Text zu reagieren, wenn er darauf hinweist, daß solche Monstra nicht als Folge auf das Wirken einzelner Personen entstünden, sondern nur bei bevorstehenden Veränderungen in größeren Verbünden aufträten (WA 11, S. 385. Vgl. dazu WA 11, Vorwort, S. 357). Der Jesuit Caspar Schott weist in seiner 'Physica curiosa' neben der allgemeinen eschatologischen Deutung des Papstesels als Allegorie auf den Sittenverfall nur auf die Deutung verschiedener Häretiker hin, die er jedoch nicht anführt (S. 627).

[116] Christoph Irenäus führt die Deutung Luthers noch 1584 in seinem 'De monstris' zur Erklärung des Mönchskalbs an (7. Kap. o.Pag.). Und Mathias Flacius versieht 1546 die Auslegung Melanchthons erneut mit einer Vorrede (vgl. Preger, Flacius, S. 544).

[117] So führt Lycosthenes in seinem 'Chronicon' die Deutung nicht an. Die Naturkundler bemühen sich im Lauf des 16. Jahrhunderts um eine Einordnung dieser außergewöhnlichen Lebewesen in die Systematik der monströsen Erscheinungsformen. Jacob Rueff führt in seinem Hebammenlehrbuch in dem Teil über die Wundergeburten als 16. Beispiel für eine menschliche Mißgeburt das Mönchskalb an. Er setzt es in Verbindung mit Martin Luther, da er als Geburtszeitpunkt das Jahr, in dem Luther das Evangelium zu verkünden begann, angibt (HebammenBuch, Ausg. 1563, S. 114). J.G. Schenck von

Während von protestantischen Autoren an diese Praxis der kontroverstheologischer Auslegung der Monstra in der zweiten Hälfte des 16. Jahrhunderts kaum mehr angeknüpft wurde, so rezipiert sie der Hofprediger und spätere Bischof von Nevers Arnaud Sorbin in seinem 'Tractatus de monstris', das 1570 erschien.[118] Er nutzt die allegorische Auslegbarkeit der Monstra nochmals offensiv zur polemischen Agitation gegen die Glaubensgegner, indem er sie als Abbilder der zur selben Zeit begangenen Ketzereien deutet. Vierzehn ausgewählte Monstra aus der Zeit Konstantins des Großen bis 1570 werden in Beziehung zu gleichzeitigen Ereignissen in der Kirche gesetzt und so als Vorzeichen für die in ihrer Folge einsetzenden Angriffe auf die katholische Kirche interpretiert.[119] In diesem Zusammenhang deutet er auch das im 16. Jahrhundert berühmte Monstrum von Ravenna als Vorzeichen für die lutherische Ketzerei.[120]

Nur in einem Flugblatt wird an die Deutung des Monstrums als Abbild des konfessionellen Gegners angeknüpft (Abb. 6). Die Geburt eines Monstrums wird hier in Auseinandersetzung zur verbreiteten protestantischen Deutung der Prodigien nun im gegenreformatorischen Sinn ausgelegt. Möglicherweise von einem italienischen Flugblatt ausgehend, nimmt der Autor die Geburt eines Monstrums in Balduina bei Ferrara 1579 zum Anlaß, auf die vielen in jener Zeit im In- und Ausland geborenen Monstra hinzuweisen. Sich auf die protestantische "tölpische Deutung" beziehend, kehrt er diese um und sieht darin Zeichen der Abkehr von der katholischen Kirche:

> Zwar wir sehen/ daß sich so scheußliche/ vnd zumahl Doelpische in Glaubens sachen Kluegler hin vnd wider herfuer thun/ daß tieffsinnige Leuthe/ etwa nicht vnrecht moechten abnemmen/ Vnd entlichen dahin deutten/ gleich wolte der Almechtig Gott mit diesen und dergleichen Zaichen/ der Christenhait gleichsam vorsagen/ vnd fuermahlen/ Zu was Aberglauben durch solche gefaehrliche Absonderungen von seiner Catholischen Kirchen/ das Christenthumb zugerahten/ vnd zubesorgen/.

Den protestantischen Abfall vom Christentum sieht er auch in den Kontakten protestantischer Fürsten zum türkischen Herrscher - dem 'personifizierten Antichrist'.[121] Angesichts der Zunahme und des Machtgewinns von Sek-

---

Grafenberg reiht es - ohne Luthers Deutung zu erwähnen - sicherheitshalber in seiner 'Monstrorum Historia Memorabilis' 1610 sowohl bei den tierischen als auch bei den menschlichen Mißgeburten ein (Historia, 6. Gruppe; vgl. dazu auch Smith, Births, S. 386-387).

[118] Tholosanorum theologi et regii ecclesiatae tractatus de monstris, quae a temporibus constantini hucusque ortum habuerunt, ac iis, quae circa eorum tempora misere acciderunt, ex historiam cum graecarum tum latinarum testimoniis. Parisiis 1570.

[119] Lange, Papstesel, S. 93ff.

[120] Schenda, Monstrum, S. 222.

[121] "[...]/daß nun vor neun hundert Jahren/ eben auß vrsachen solcher absonderung von der Kirchen/ in Orient der Mahomet sein Doelpische Ketzerey/ welche er von Sergio/ ainem außgetretnem vnd Eutychianischem Muench in Syria/ mit zusammen geflicktem

ten, zu denen er neben dem Islam auch den Protestantismus zählt, fordert er dazu auf, für die eigene Unbeirrbarkeit und die Stärkung der katholischen Kirche zu beten.[122]

Doch diese gegen die Protestanten ausgerichtete kontroverstheologische Argumentation bei der Auslegung der Monstra bildet eine Ausnahme im deutschsprachigen Raum.

Erst Mitte des 17. Jahrhunderts - 1647 - wird auf katholischer Seite durch den Jesuiten Georg Stengel eine umfassende Darstellung aller Formen von Monstra und ihrer Bedeutung in der theologischen Lehre verfaßt.[123] Dieses Unternehmen, den Begriff des Monstrums theologisch aufzuarbeiten und in die Lehre zu integrieren, geschah zu einer Zeit, als die exzessive Deutung der Monstra auf protestantischer Seite zum Erliegen gekommen war und Monstra auf Flugblättern hauptsächlich noch aufgrund ihres Schaustellungswertes publiziert wurden.[124]

In seinem 'De monstris' erwähnt Stengel die prodigiöse Bedeutung der Monstra,[125] die jedoch nur eine unter vielen Funktionen ausmache, die

---

Juedischem vnd Mißverstendigem Christlichen Glauben außgegossen/ nit etwa wir auch in Occident/ eben solches zugewarten haben: Dann wo etlicher Koenigreichen/ vnd hohen Potentaten/ gehaime habende Gemainschafft vnd verwandtnuß/ mit den Türken vnd Moschowitten hin zugeraichen/ mage ein jeder halb verstendiger woll ermessen." Die protestantischen Fürsten hatten in den 40er Jahren lange Zeit gegenüber dem Kaiser mit Verhandlungen mit den Türken gedroht, gegen die dieser zum Kampf aufrief.

122 "Nun aber sehe ein jeder guthertziger frommer Christ auff sich selbs/ Wache/ vnd bitte GOTT mit demuetigem zerschlagnem Bußfertigem hertzen/ vmb gnade/ solche vmbschwaiffende irrige verfuerische Gayster zuerkennen/ vnd wir in gehorsam vnd erkandtnuß der ainigen waren Catholischen Kirchen/ sicher vnd vnverfuehrt/ biß zu end vnsers lebens standhafftig bleiben moegen/".

123 "De monstris et monstrosis, quam mirabilia, bonus et iustus, in mundo admimistrando, sit Deus, monstrantibus."
Georg Stengel (23.4.1584 Augsburg - 10.4.1651 Ingolstadt):
1601 trat Stengel in den Jesuitenorden ein und studierte Theologie und Philosophie in Ingolstadt. 1607-1610 lehrte er Poesie in Puntrut und München, nach dem Theologiestudium in Ingolstadt ab 1614 Philosophie in Dillingen. 1618-1629 war er in Ingolstadt Professor für Moral und scholastische Theologie. 1622 hält er z.B. Vorlesungen über Kontroverstheologie. Ab 1640 war er Rektor des Jesuitenkollegiums in Dillingen. 1643 kehrte er nach Ingolstadt zurück und leitet die große lateinischen Kongregation. Stengels Werk umfassen ca. 70 Schriften. Dazu zählen sowohl theologische und philosophische Disputationen als auch dichterische Werke. Er zählt damit zu den großen Schriftstellern des Jesuitenordens Anfang des 17. Jahrhunderts. Ein großer Teil seiner Schriften erschien in deutscher Übersetzung (ADB, Bd. 36, S. 49; Killy, Bd. 11, S. 171-172 [F.G. Sieveke]).

124 Vgl. zur Monstraliteratur des späten 17. Jahrhunderts Schenda, Prodigiensammlungen.

125 Als ersten sittlichen Grund für ihr Auftreten sowie das anderer ungewöhnlicher Naturerscheinungen sieht er ihre Funktion als Zeichen Gottes (Cap. VI:"Prima moralis Monstroum caussa, ut sint signa Dei, monere, aut sanare volentis", bes. Paragraph I: "Per Monstra aliquid significari" und Paragraph XIV: "Praesaga hominum monstra").

körperliche Abweichungen von der Norm in der Welt zu erfüllen hätten.[126] Er differenziert die Monstra nach drei Funktionen, die sie innehaben können: als Strafe,[127] als Vorzeichen[128] und als Auszeichnung.[129] Als Strafzeichen klagt das Monstrum individuelle Verfehlungen seiner Eltern an.[130] Als Vorzeichen verweist es auf kommendes Unheil für die Allgemeinheit und das Land.[131] Bei seinen Ausführungen hierzu, die sich zum großen Teil auf antike Historien stützen, beschränkt sich Stengel ganz auf die antike Funktion der Monstra als Zeichen für den Staat.

Stengel geht von einer über die Zeichenfunktion hinausgehenden Monstrabegrifflichkeit aus, die jede Stigmatisation einschließt. Im Gegensatz zu den Monstrakompilatoren des 16. Jahrhunderts, die sich allein der Entschlüsselung der Aussage der Monstra widmen, betont er auch die soziale Komponente, die die gesellschaftliche Diskriminierung körperlicher Monstrosität mit sich brachte. Er versucht dagegen zu argumentieren, indem er auf die prüfende, auserwählende Funktion, die diese haben konnte, hinweist. So stellt er an verschiedenen Stellen fest, daß ein Monstrum kein Grund zum Klagen oder Zweifeln an der göttlichen Schöpfung sei, sondern es als göttliche Vorsehung zu bewundern sei.[132] In einem anderen Kapitel betont Stengel die göttliche Fürsorge, die sich in der Möglichkeit der Kompensation einer Behinderung von bestimmten Gliedmaßen durch andere ausdrükke.[133] Und schließlich weist er anhand verschiedener Heiligenviten auf eine weitere positive Funktion hin, wenn die Mißgestalt als Schutz vor Anfechtungen diene.[134]

---

126 Cap.I, Paragraph 1: "Inter hos autem errores, potissime sunt Monstra & Monstrosa, quae sine diuina voluntate non accidunt, atque ipsa sine diunina voluntate non accidunt, atque ipsa raritate sua nos inuitant ad meditandum,[...]."

127 Cap. VII.

128 Cap. VI.

129 Cap. XI.

130 "Quando vel ipsi parentes in monstrosa prole(m), vel alij per alia prodigia instruuntur, vel plectuntur. Immo poenam saepe monstra & significant secuturam, & post se, aut secum ipsa non raro trahunt." (Cap. VI, Paragraph I, S. 193).

131 Zur staatspolitischen Funktion der Monstra: Paragraph III und IV sowie XIV. Dabei bezieht Stengel alle abweichenden Entwicklungen am menschlichen Körper sowie ihr plötzliches Auftreten ein.

132 Cap. III: "Iniquas hominum de Monstris & monstrosis querelas compesci ex eo, quod monstra & monstrosi sint Dei opus, & eorum irrisores divinitus puniantur." sowie im Epilog: "Epilogus huius, de monstris & monstrosis, tractatus, ostendens, non esse in his caussam querelarum; sed occasionem diuinae prouidentiae & bonitatis admirandae." (S. 633).

133 Cap. XVI: "Defectus monstrorum & naturae plerumque aliunde compensari".

134 Cap. XI: "Tertia moralis monstroum caussa, ut non tam poena, quam medicina; divinorum que sacramentorum commendatio, & procuratio virtutis, conservatioque castitatis sit.", bes. Paragraph 10ff., wo er auf wunderbare göttliche, verstümmelnde Eingriffe eingeht, die geholfen hätten, die Keuschheit zu bewahren: "Virginitatis servandae caussa, spontaneo vulnere denasatae." (Paragr. XII).

Auch im 17. Jahrhundert wurde die Vorzeichenfunktion der Monstra somit auf katholischer Seite nur ganz begrenzt aufgegriffen, und es bestimmen wiederum andere Akzente - wie die positive Bedeutung der Mißbildung als Auserwählung - die Diskussion um die Monstra.

3.5. Exkurs: Die fiktiven Monstra - Monstra als illustrative Zeichen

Parallel zu den nachweislich auf authentischen Fällen basierenden Monstra und ihrer hermeneutischen Auslegung, die sich auf eine dem Auslegungsgegenstand innewohnende, von Gott beabsichtigte Aussage beruft, wurden phantastische, aus verschiedenen ikonographischen Versatzstücken zusammengesetzte Monstra publiziert.

Nicht die Erkenntnisgewinnung aus der Dokumentation eines durch die Natur vorgegebenen Objekts war hier die Grundlage der Monstradarstellung, sondern die Verbildlichung von gedanklichen Konzeptionen. Die Monstra wurden nicht als hermeneutische Zeichen, die eine 'Sinnerschließung' zum Ziel haben, gedeutet, sondern wurden illustrativ zur 'Versinnfälligung' eines Sachverhaltes genutzt.[135]

Einer der bekanntesten Autoren, der im 16. Jahrhundert diese Form der Allegorie - auf ältere Personifikationsdichtungen des 14. und 15. Jahrhunderts zurückgreifend - anwandte, war Hans Sachs. In seiner Dichtung "Die böß gesellschaft mit ihren neun aygenschaftn" stattete er menschenähnliche

---

[135] Vgl. zur Geschichte des Definitionspaares Hermeneutik - Illustration, das mir in bezug auf die verschiedenen Formen der Monstradarstellung im 16. Jahrhundert am ehesten zutreffend erscheint, Christel Meier: "Diese Bestimmung will in Hinblick auf die Allegorie besagen, daß sich auf der einen Seite eine Art Erkenntnisgewinnung vollzieht, aus einem Vorgegebenen nach einer bestimmten Methode ein Sinn ermittelt wird, während auf der anderen Seite etwas vorher gedanklich Konzipiertes mit bildlichen Mitteln erkennbar, anschaulich, sinnfällig gemacht wird. Es stehen sich also Sinnerschließung und Versinnfälligung gegenüber." (Meier, Überlegungen, S. 41-42). Wenngleich dieses Begriffspaar, an dem Meier wie an allen Gegensatzpaaren Kritik aufgrund seiner Ausschließlichkeit übt, aus dem literaturwissenschaftlichen Zusammenhang kommt, scheint es mir geeignet, die unterschiedliche Wertigkeit, die den Monstradarstellungen aufgrund der damit verbundenen Autorenschaft zugesprochen wird, deutlich zu machen. Zum Begriffspaar Versinnfälligung - Sinnerschließung vgl. Ohly, Bedeutungsforschung, S. XVII/XVIII. Auf die unterschiedliche Wertigkeit bezüglich ihrer Aussage weist im 12. Jahrhundert in der Nachfolge von Augustinus Hugo von St. Victor hin. Er gesteht der profanen Literatur nur die "signisficatio" der Sprache zu, die vom Menschen ausgehe, während in der Heiligen Schrift auch die "res" eine "significatio" besäßen, die auf der Natur und dem Willen ihres Schöpfers beruhten. Er unterscheidet zwischen der Lautsprache der Menschen und der Dingsprache Gottes, die sich an den Menschen richte (vgl. Brinkmann, Zeichenhaftigkeit, S. 9).

Körper mit tierähnlichen Versatzstücken aus.[136] Sachs ordnete den einzelnen Körperteilen entsprechende Eigenschaften zu, um die daraus resultierenden Laster anzuprangern.[137] Seine Dichtung 'Das feindtselig laster/ der heymlich Neyd/ mit seinen zwelff aygenschafften' bleibt nicht nur bei der Beschreibung des monströsen Aussehens des Neids und der Auslegung der einzelnen Teile, die das Wesen des Neids charakterisieren, stehen, sondern wird auf einem Flugblatt ins Bild umgesetzt: der Neid wird zum Monstrum (Abb. 66).[138]

Im Rahmen der reformatorischen Auseinandersetzungen hatte diese Art der 'Versinnfälligung' auch bei der Charakterisierung des konfessionellen Gegners, dessen 'wahre Gestalt' durch Drachen, Ungeheuer oder sonstiges Getier sowie durch Aufnahme von Versatzstücken dieser oder entsprechender teuflischer Assistenzfiguren abgebildet werden sollte, sowohl bildlich als auch verbal reiche Blüte getrieben.[139] Hierzu konnte in der zweiten Hälfte des 16. Jahrhunderts auf einen festen Kanon der Physiognomie des Teuflischen, zu der u.a. die dunklere Hautfarbe, Fledermaus- bzw. Insektenflügel, zottlige Behaarung, lange Ohren, Hörner, Raubtierzähne, Mehrgesichtigkeit, Bocksbeine und mit Krallen versehene Hände und Füße gehörten,[140] zurückgegriffen werden. Diese Kürzel der teuflischen Physiognomie wurden z.B. durch Gemälde des Jüngsten Gerichts (Abb. 67, 68), durch Illustrationen der Apokalypse (Abb. 69, 70), durch das Tagesschrifttum (Abb. 66) und durch populäre Theaterstücke[141] konsolidiert und konnten durch ihre große Verbreitung sofort identifiziert werden.

Einerseits diente eine solche beigestellte teuflische 'Assistenzfigur' zur Veranschaulichung des lasterhaften Verhaltens der Dargestellten: Hans Weiditz (Abb. 71) verbildlicht seine Kritik am monastischen Stand, indem er zwei schwätzenden statt betenden Nonnen einen Teufel als Verursacher beigesellt. Mit einem zweiten 'mitstenographierenden' Teufel verweist er auf die 'Abrechnung', die ein solches Verhalten am Jüngsten Tage nach sich ziehen werde. In einer Illustration bei Wick wird der teuflische Einfluß,

---

136 Sachs, Werke, Bd. 3, S. 444-449.

137 Theiß, Allegorik, S. 32-36.

138 Das Blatt über das Laster des Neides erscheint bei Wolfgang Resch. Der Neid wird als nackte, ausgezehrte Frau dargestellt, die hier ebenfalls u.a. mit Fledermausflügeln und zwei Hörnern am Kopf ausgestattet ist. Laut des beschreibenden Textes sind die Hörner Zeichen dafür, daß der Neid jenen, den er befällt, störrisch mache wie ein wildes, gehörntes Tier, so daß er sich gar nicht mehr mäßigen könne. Die Fledermausflügel werden als Zeichen der nächtlichen Aktivität des Neides gesehen, der dadurch heimlich und tückisch sei.

139 Vgl. Schuster, Abstraktion, S. 160-164, S. 188-200.

140 Diese gängigsten Darstellungsformen werden seit dem 12. Jahrhundert verwendet (Erich, Darstellung, S. 63). Zwischen dem 10. und 16. Jahrhundert herrschte die größte Vielfalt dämonischer Figurationen (Brenk, Teufel, Sp. 296).

141 Zur Entwicklung der Teufelsdarstellungen bei Jüngstes Gericht-Dramen vgl. Meyer, Heilsgewißheit.

dem der Mörder unterliegt, durch einen mit einem Blasebalg hantierenden Teufel veranschaulicht (Abb. 72). In der Graphik des Matthias Gerung (Abb. 73, 74) wird die päpstliche Kurie in den verschiedensten Situationen durch die Beigabe dämonischer Wesen als dem Teufel verfallen dargestellt.[142]

Andererseits wurde der konfessionelle Gegner auch direkt mit dem Teufel gleichgesetzt. Auf einem Holzschnitt in Matthias Gnidius' 'Murnarus Leviathan vulgo dictus Geltnerr' von 1521 wird Luthers katholischer Kontrahent, der Franziskaner Thomas Murner, zu dessen Füßen als Leviathan, der katzenköpfige Drache der Endzeit, dargestellt (Abb. 75).

Die abgebildeten Teufel hatten die Aufgabe, als Veranschaulichung des nicht abbildbaren teuflischen Einflusses in der Welt zu dienen. War es bei den Katholiken der falsche Glaube, so bei den schwatzenden Frauen die mangelnde Innerlichkeit beim Gebet. Urheber dieses Verhaltens war in beiden Fällen das böse Prinzip, als dessen Protagonist der Teufel fungierte. Elemente der teuflischen Physiognomie wurden somit hier in jenem Abstraktionsgrad eingesetzt, der auch an den protestantischen Teufelsschriften deutlich wird: Der Teufel ist das Synonym der verschiedenen angeprangerten Laster.[143]

Während bei diesen Monstra die negative Besetzung der Teufelsikonographie genutzt wurde und sie somit auf einer anderen Grundlage als die Gruppe der Monstra mit Prodigienfunktion basierten, so knüpften einige dieser illustrativen Monstradarstellungen jedoch bewußt an den Typus der Monstra mit Vorzeichenfunktion an. Sie weisen auf den ersten Blick die Kennzeichen der Monstraflugblätter auf wie die Informationen über Zeit, Ort und Name der Eltern, die die Glaubwürdigkeit des Falles unterstreichen sollen. Dieser Eindruck wird jedoch durch weitere im Text folgende Informationen und durch die Illustration gebrochen, die ein aus verschiedenen -

---

[142] 1545. Beim Schiffbruch der katholischen Kirche sitzt z.B. ein geflügeltes, aus Reptilien- und Insektenelementen kombiniertes teuflisches Monstrum genau über dem Papst.

[143] Bernhard Ohse kommt in seiner Untersuchung der Teufelsliteratur im Vergleich mit der Teufelsvorstellung Luthers und den spätmittelalterlichen Moralspiegeln zu dem Schluß, daß es sich bei den behandelten Teufeln der in der zweiten Hälfte des 16. Jahrhunderts auftretenden Teufelsliteratur um "äußerliche Lastereinkleidungen [... handle], die dem Zweck der moralischen Besserung der Leser und der Veranschaulichung abstrakter Verfehlungen dienen sollen" und darin der Funktion der Narren Brants glichen, wodurch deutlich werde, daß der moralische Grundcharakter für die Gattung der Teufelsschriften grundlegend sei (Ohse, Teufelsschriften, S. 122-123). Diese Funktion wird auch durch die Einleitung des Herausgebers des 'Theatrum Diabolorum' (einer Sammlung dieser Schriften) Sigmund Feyrabend, deutlich. Den Titel der Sammlung entschuldigend, erklärt er: "[...] da man beynah nichts fuer Suende helt/ nicht wol glaubt/ daß ein Teuffel sey/ [...] daß man keine Suende nenne oder mahle/ ohn des Teufels namen und bild/ ob doch etliche dadurch von solcher schaedlichen sicherheit moechten abgeschreckt werden." (Theatrum Diabolorum, S. 2).

z.T. der Teufelsikonographie entlehnten - Versatzstücken zusammengesetztes Monstrum zeigt.

Als Beispiele für diese Gruppe können zwei Flugschriften angeführt werden, in denen das Monstrum nur den 'Aufhänger' für umfangreiche Ausführungen bildet. Anlaß sind die in den 70er Jahren des 16. Jahrhunderts herrschenden Auseinandersetzungen um die Konkordienformel (1577), die den Konsens der Lehre der Anhänger des Augsburger Bekenntnisses fixieren sollte.[144]

Bei einer in Wicks Sammlung nur handschriftlich überlieferten Flugschrift, die mit der für Monstraflugblätter typischen Überschrift "Eigentliche Beschribung eines erschrokenlichen Monstriß" (Abb. 36) betitelt ist, wird schon durch die Fortführung "welches in Sachsen von einer schwäbischen huren geborenn worden" die gewöhnliche Beschreibung, die die Eltern grundsätzlich als unbescholtene, fromme Eheleute bezeichnet, verlassen und durch die dadurch erzeugte Irritation auf die illustrierende Funktion des Monstrums hingewiesen. Das Monstrum, das einerseits gängige 'teuflische' physiognomische Merkmale aufweist wie Krallenfüße und -hände, Bocksbeine, Schweif, Fledermausflügel und einen Schlangenauswuchs am Rücken, andererseits jedoch auch von diesem Schema abweicht, wenn es anstelle der Nase einen Krug, aus dem Wasser spritzt, oder ein Täfelchen an einem seiner Hörner hängen hat, soll eine 'Versinnfälligung' der Konkordienformel darstellen, auf die in der Überschrift schon durch das Adjektiv "schwäbisch" angespielt wird, da der Hauptinitiator der aus Württemberg stammende Jacob Andreä war. In dem auslegenden Text werden das Aussehen des Monstrums und der Jahrzehnte währende Vorgang seiner 'Geburt' als immer wiederkehrende Bilder benutzt, um die Geschichte des Zustandekommens der Konkordienformel in allegorischer Form zu beschreiben.

An diese Tradition knüpft eine 1591 erschienene Flugschrift an. Entspricht die Überschrift des "Bergischen Monstrums" (Abb. 35) wiederum auf den ersten Blick dem gängigen Typus der Monstrablätter, so wird durch den Verweis "welches zu Berg fuer Magdeburg/ im Land zu Sachsen empfangen/ und zu Dreßden in Meissen/ anno 1580 ans liecht geboren" schon deutlich, daß das Monstrum wiederum im illustrativen Sinn als Veranschaulichung der 'Geburt' einer vom Autor als 'monströs' aufgefaßten Meinung verstanden werden soll. Dieses Ansinnen wird auch durch die Darstellung des Monstrums verstärkt: das Monstrum weist einen Frauenkopf mit langen, am Hinterkopf zusammengesteckten Haaren auf. Der Leib ist am Bauch und der weiblichen Brust blank, während der Rücken und die Arme, die in Vogelklauen enden, gefiedert sind. Die katzenartigen Beine laufen in Tatzen aus, während das Gefieder am Rücken in einem Fischschwanz endet. In der rechten Klaue hält das Monstrum ein aufwendig gebundenes Buch.

---

[144] Zur Entwicklung der Konkordienformel: Bekenntnisschriften, S. XXXII-XLIV; Wolf, Konkordienformel.

Wenngleich das Monstrum vielleicht für die Zeitgenossen in Kenntnis des Papstesels und anderer prophetischer Monstra noch im Bereich des Möglichen hätte liegen können, so wird durch das in seinen Krallen befindliche Buch die bekannte Darstellung der Monstra gebrochen und dadurch auf den eigentlichen Zweck, die bewertende Visualisierung eines nicht abbildbaren Vorgangs - die Entwicklung der Konkordienformel und ihrer Fixierung im Konkordienbuch (der Zusammenfassung der lutherischen Bekenntnisschriften) - verwiesen. Den Zeitgenossen werden die Orte Bergen (als Ort, in dem die endgültige Fassung der Konkordienformel ausgearbeitet wurde) und Dresden (als Druckort) sowie die Jahreszahl, die mit dem Druck des Konkordienbuches zusammenfällt, genug gesagt haben, um den Zusammenhang erkennen zu können.[145] Im Text schließlich wird das Monstrum als Traumvision des Autors beschrieben, das er sich in einem zweiten Traum von seinem inzwischen verstorbenen Lehrer Melanchthon - Bezug nehmend auf die protestantische Tradition der Wunderzeichendeutung - auslegen läßt.

Der aufgrund dieser 'Standortbestimmung' dem Kreis der Philippisten bzw. Kryptocalvinisten, die von der Verfassung der Konkordienformel ausgeschlossen waren, zuzurechnende Autor setzt sich bei der nun folgenden Exegese des Monstrums anhand von dessen Abweichungen mit den strittigen Punkten in der Konkordia wie der Abendmahlsfrage auseinander. Die sogenannten Kryptocalvinisten hatten seit den 50er Jahren des 16. Jahrhunderts im zweiten Abendmahlsstreit die 'Ubiquitätslehre' Luthers, die von einer Gegenwart Christi beim Abendmahl ausging, in Frage gestellt und sich der reformierten Position angenähert, die Brot und Wein nur "als Zeichen der geistlichen Gemeinschaft mit Fleisch und Blut Christi"[146] sah. Das auslösende Moment für die Verfassung einer weiteren Streitschrift gegen die Konkordienformel mag die erneute Verfolgung des offiziell verbotenen Kryptocalvinismus 1591 gewesen sein.[147]

Mittels der Verbindung zu Melanchthons Auslegung des Papstesels, an die das Monstrum durch die Vermischung verschiedener tierischer und menschlicher Elemente erinnert, sollen die Vertreter der 'Concordia', dessen Buch das Monstrum in Händen hält, in Zusammenhang mit dem Urheber jenes Monstrums - dem Papsttum - gebracht werden. Ihr Wirken wird als genauso verderblich angesehen wie das des Papstes.

Beide Monstra bilden mit ihrer offensichtlich aus einzelnen Versatzstücken zusammengesetzten Physiognomie - mit der die Autoren auf die reformatorische Tradition zurückgreifen, mittels monströser Abbilder die

---

[145] Während seit 1578 verschiedene Teile des Konkordienbuches in Dresden von Matthes Stöckel und Gimel Bergen vorbereitet und gedruckt wurden, erschienen die ersten vollständigen Ausgaben 1580 (vgl. dazu Bekenntnisschriften, S. XLII/XLIII).

[146] Iserloh, Kampf, S. 371.

[147] Erwin Iserloh, Der Kampf um die rechte Lehre im Luthertum: Der Abendmahlstreit, S. 370-376, bes. 376. In: Handbuch der Kirchengeschichte, Bd. IV.

verwerfliche 'innere' Physiognomie des religiösen Gegners darzustellen - die Ausgangsbasis für eine längere Abhandlung über das Unvermögen der religiösen Kontrahenten im eigenen evangelischen Lager. Die Gleichsetzung von der Entwicklung abweichender theologischer Grundsätze mit der Geburt von etwas vom normalen Lauf der Natur Abweichenden ist die Grundlage für diese Form der Umsetzung.

3.6. Die positive Deutung der Prodigien

Lehnten die Protestanten die traditionellen 'Wunder' als Beweis der göttlichen Zustimmung zum Katholizismus ab, so stellt sich die Frage, ob sie in den Wunderzeichen eine Bestätigung des protestantischen Glaubens sahen. Im Gegenzug zur protestantischen Ablehnung der Existenz von Wundern wurden die Protestanten von katholischer Seite immer wieder gerade wegen des Fehlens von traditionellen Wundern angegriffen, da hierin ihre mangelnde Verbindung zum 'göttlichen Segen' und damit die Unrechtmäßigkeit ihrer Religion dokumentiert werde.[148] Gemäß dieser Auffassung schlug der katholische Geistliche Johann Rasser 1577 anläßlich des Streites wegen der Konvertierung des Kolmarer Rates zum Protestantismus dessen Leiter Michael Buob, einem überzeugten Protestanten, eine Glaubensprobe mit dem protestantischen Prediger des Ortes vor, damit der Rat wieder vom rechten Glauben überzeugt werde. Er hegte keinen Zweifel, daß Gott diesbezüglich ein Zeichen setzen werde:

> Die Lutherischen haben auch nie kein Wunderzeichen getan, viel weniger einen Teufel ausgetrieben. Die catholischen Priester aber vermögens in und durch die Kraft göttlichen Wortes,[149] [...] Und damit Ewer Weisheit recht verstehen, wie gewiß ich meines

---

[148] Nicht nur im 18. Jahrhundert war diese Argumentation noch lebendig (vgl. dazu Daxelmüller, Disputationes, S. 167ff.), sondern von katholischer Seite wird noch heute das Wunder mit seinem offenbar werdenden Einbruch in die Naturgesetze dem direkten Eingreifen Gottes als Schöpfer dieser Gesetze zugeschrieben und hat die Funktion, als göttliches Zeichen zu dienen. Daraus wird noch heute der Anspruch abgeleitet, daß damit die Wahrheit der entsprechenden religiösen Botschaft besiegelt werde (Monden, Wunder, S. 11). Die katholische Kirche versteht deshalb das Monopol auf die großen wahren Wunder, die es durch einen Prüfkanon untersucht, als Ausdruck ihrer göttlichen Legitimation (Monden, S. 166). Die Ablehnung der traditionellen Wunder hat im heutigen protestantischen Glauben zum Fehlen jeglicher Wundererwartung geführt (Monden, S. 286). Die Frage des Verhältnisses des Wunders, d.h. der außergewöhnlichen Naturerscheinung zur naturwissenschaftlichen Erklärbarkeit, wird noch heute zwischen Theologie und Naturwissenschaften diskutiert.

[149] Zur Unterstreichung seiner Ansicht hatte er wohl noch eine Flugschrift zu einer erfolgten Teufelsaustreibung beigelegt : "[...]wie Ewer Weisheit in beyliegenden Abtrucks zu ersehen hat." (zit. nach Bücking, Rasser, S. 31).

> Glaubens bin, so darff ich zu Gott bitten und öffentlich begeren, wann der alt Catholisch Glaub ungerecht ist, daß er dem Teufel Befelch gebe, mich vor meniglichen und vor aller Welt am Bein hinweg zu füren;[...].[150]

Die Beachtung außergewöhnlicher Naturzeichen auf protestantischer Seite mag deshalb auch als Gegengewicht zu dem von katholischer Seite erhobenen Vorwurf gefördert worden sein, daß sich der protestantische Glaube schon durch seinen Mangel an Wundern disqualifiziere.[151] Denn die Wunderzeichen besitzen für ihre Ausleger trotz ihrer eschatologisch ausgerichteten Deutbarkeit in versteckterer Form auch eine positive Aussage, vergleichbar jener der traditionellen Wunder: Der Eingriff Gottes in die Naturgesetzlichkeit wird als Selbstoffenbarung und Demonstration der göttlichen Macht zum Ziel der inneren und äußeren Bekehrung der Menschen gedeutet, d.h., er bewirkt eine Läuterung zum richtigen Glauben und zu einem christlichen Lebenswandel.[152]

Diese Auslegung der außergewöhnlichen Naturzeichen konnte durch biblische Belege legitimiert werden. Den natürlichen Lauf der Natur übersteigende Wunderzeichen kommen im Neuen wie im Alten Testament vor.[153] Während es sich bei den alttestamentarischen Wundern hauptsächlich um Zeichen handelt, die die Überlegenheit des christlichen Gottes über die Götter der anderen Völker und seine Fürsorge für das auserwählte Volk demonstrieren sollen, indem ihm die Natur sowohl zum Nutzen als auch zum Schaden der Menschen gehorcht,[154] wird im Neuen Testament die Fähigkeit, die Gesetze der Natur zu beeinflussen und dadurch Wunder zu vollbringen, auf Christus übertragen, der dadurch seine unmittelbare Ver-

---

150 Zit. nach Bücking, Rasser, S. 32.

151 Monden stellt fest, daß die Polemik zwischen Katholiken und Protestanten im 16. Jahrhundert zu keiner eindeutigen Stellungnahme geführt hätte (Monden, Wunder, S. 16). Erst im 19. Jahrhundert macht die katholische Kirche die ersten lehrhaften Aussagen zum Wunder, die dann im 1. Vatikanischen Konzil formuliert werden, wenngleich auch hier keine eindeutige Definition gegeben wird, was denn nun ein Wunder sei: "Wer sagt, die göttliche Offenbarung könne durch äußere Zeichen nicht glaubwürdig werden, sie müsse also durch rein innere Erfahrung eines jeden oder durch persönliche Erleuchtung die Menschen zum Glauben bewegen, der sei ausgeschlossen. Wer sagt, Wunder könnten nicht geschehen, deshalb seien alle Wunderberichte, auch die in der Heiligen Schrift enthaltenen, unter die Legenden und Mythen zu verweisen; oder die Wunder könnten niemals sicher erkannt werden, und niemals könne durch sie der göttliche Ursprung der christlichen Reglion rechtmäßig bewiesen werden, der sei ausgeschlossen." (Denz.1812, zit. nach Monden, Wunder, S. 18-19).

152 So formuliert es noch Paul Heigel in seiner 1677 erschienen Dissertation "Disputatio theologica de miraculis", Helmaestadi 1677 (vgl. Daxelmüller, Disputationes, S. 164-165).

153 In der Bibel gibt es keine einheitliche Bezeichnung als Wunder, sondern sie werden als Zeichen oder als staunenerregende Dinge bezeichnet (Bibellexikon, Wunder, S. 545).

154 Dies wird an den Wundern beim Auszug des Volkes Israel und in der Wüste deutlich (2 Mose, 7-16).

bindung zu Gott beweist. Nach seinem Tod besitzen die Apostel als Zeichen ihrer Legitimation diese Fähigkeit. Bei diesen Wundertaten[155] steht der einzelne Mensch im Mittelpunkt, zu dessen Wohl die Einwirkungen auf die Natur vorgenommen werden. Hierbei handelt es sich um Exorzismen,[156] Heilungen[157] und Rettungswunder.[158] Christus besitzt somit nur eine auf das Wohl einer bestimmten Gruppe oder einer einzelnen Person beschränkte Gewalt über die Natur. Im Gegensatz zu dem die Naturgewalten entfachenden Gott kann er sich nicht unmittelbar über die Naturgesetze hinwegsetzen, sondern nur mittels seiner besonderen Verbindung zum Schöpfer der Welt eine Wendung zum Positiven bewirken.

Während sich das mittelalterliche und nach der Reformation das katholische Wunderverständnis, bestärkt durch die Wiederholung der Wunder in den Heiligenviten, ganz auf die neutestamentarische Form des Wunders konzentriert, so richten die Protestanten ihre Wahrnehmung auf die unmittelbare göttliche Natureinwirkung, wie sie im Alten Testament[159] zum Ausdruck kommt und - zum großen Teil in ihrer negativen Bedeutung - auch im Neuen Testament als Vorzeichen des Weltenendes, des Moments, in dem der Schöpfer erneut massiv in den Naturprozeß eingreift, verkündet wird.

Diese direkte Einflußnahme Gottes auf den Lauf der Natur hat im 16. Jahrhundert nur selten positive Folgen für die Gläubigen, wie es im Alten Testament z.B. durch die Meereshindurchführung beschrieben wird. Ausnahmen bilden Kornregen,[160] die mehrährigen Weizenhalme,[161] die als

---

155 Zur Begrifflichkeit der Prodigien im NT: Es treten 3 verschiedene Vokabeln in diesem Zusammenhang auf: prodigia/ portenta (im Sinn von wunderbarem Geschehnis, befremdlicher Abweichung vom gewöhnlichen Lauf der Dinge), virtutes (Machthandlungen) und signa (Zeichen, durch das deutlich die Bedeutung eines Erkennungszeichens in den Vordergrund gestellt wird). Der Begriff Prodigium wird nun allerdings nie für sich benutzt, sondern nur im Zusammenhang mit einem Begriff oder beiden zusammen. Dadurch wird betont, daß das Wunder im christlichen Sinn nicht so sehr ein erstaunliches Ereignis als vielmehr ein Eingriff der Macht Gottes und Zeichen seiner erlösenden Botschaft ist (Monden, Wunder, S. 26).

156 Mk 1, 23-27; 5, 1-20; 9, 14-27.

157 Z.B. Mk 1, 29-31; 40-45; Mt 8, 5-13.

158 Z.B. Mk 4, 36-41 (Befehligung zur Beruhigung von Wind und Meer); 6, 31-44; 8, 1-9 (Fisch- und Brotvermehrung).

159 Diefenbach weist auf dieses auf alttestamentarische Formen aufbauende, als besonderes angenommene Verhältnis zwischen den Protestanten und Gott hin, das von diesen in die Gegenwart verlegt worden sei, nicht ohne als katholischer Autor der Jahrhundertwende die darin liegende Selbstüberschätzung zu kritisieren (Diefenbach, Kanzel, S. 23-24).

160 Flugblatt zum Kornregen zu Weimar und Auerschstädt in Thüringen 1515; Stefan Hamer, Nürnberg (Strauß, Woodcut, S. 397).

161 "Es geschehen gleichwol alle tag Mirackel von Gott bey den Menschen/ das er mit wenigem die gantze Welt speiset [...] Ist derhalben hiebey abzunemen die guete Gottes/ also wañ wir vnns in ein guts vnnd buoßfertiges leben stellen/ so wuerde er vnns vnsere Erndt vnd Fruecht vilfeltig mehren vnd bessern/ In summa/ Wenn wir theten was wir

Zeichen der Fürsorge Gottes für eine ausreichende Ernährung der Menschen gelesen werden, oder die göttliche Zustimmung signalisierende Sonne mit regenbogenfarbigem Kranz, die 1584 nach der Verhinderung der Abschiebung des evangelischen Predigers Georg Milius (oder auch Müller) durch seine Gemeinde über Augsburg erscheint (Abb. 76, 77).[162]

Wurde an diesem Beispiel die unmittelbare göttliche Anteilnahme am Wohl dieses protestantischen Geistlichen deutlich, so wird auch in anderen Flugblättern von der 'göttlichen Unterstützung' der Predigten der Pfarrer berichtet. In einem Flugblatt von Georg Lang von 1593 wird dieses Verständnis anläßlich einer Himmelserscheinung über Wittenberg aktualisiert. Der Autor weist - mit historischen Beispielen seine Ansicht bekräftigend - darauf hin, daß Gott solche Zeichen nicht vergebens sende, "Sonder Gott neben seim Wort auch dadurch vom Himel herab Predige vnnd zur Buße vermahne [...]" (Abb. 78). Angesichts einer "seltzamen erschrecklichen Wundergeburt zu Rhena" (Abb. 79) weist der Autor darauf hin:

> Gott prediget vns in der Kirchen/ dahiem in dem Hauß/ auff dem Felde/ in den Lüfften/ mit Regenbogen/ Feuwerzeichen vnnd allerley Gesichten/ warnet uns durch alter vnd junger Leuth wunderbarliche gestalt/ Wort/ Geberden vnd Werck.

Ein solches Ereignis wiederholt sich laut einem anderen Flugblatt 1556 in Wittenberg. Dort wird das außergewöhnliche Zeichen am Himmel abgebildet, das die Predigt zum zweiten Adventssonntag - an dem über die Beschreibung des Weltengerichts bei Lukas gepredigt wird - bekräftigt habe (Abb. 80).[163]

Auf den ersten Blick haben diese Zeichen eher eine negative, strafende Bedeutung, indem sie auf die apokalyptischen Zeichen im Neuen Testament

---

solten/ So thet auch Gott wz wir wolten/[...]." [Hans Zimmermann, Augsburg, 1569 (Strauß, Woodcut, S. 1207). Auch bei Paul Reffler, Frankfurt, 1578 (Strauß, Woodcut, S. 858). Ein Flugblatt über Weizenregen als Zeichen besonderer Fürsorge erschien bei Stefan Hamer, Nürnberg 1550 (Strauß, Woodcut, S. 397). Ein Flugblatt über Kornregen publizierte Michael Manger, Augsburg 1570 (Strauß, Woodcut, S. 666)]. Wogegen eine sog. "bärtige Weintraube" 1560 in einem Blatt von Hans Glaser, Nürnberg, auch als Ausdruck des Zornes Gottes über die Trunkenheit interpretiert werden kann (Strauß, Woodcut, S. 361).

162 "Als dises mit mir ist geschehen//Ließ Gott ein sonders Zachen sehen// Am Himel/vmb die selb stund eben// Bingweiß die lieb Soñ war vmbgeben// Mit einem Regenbogen klar." (Lucas Mayer, Nürnberg, 1584). Diese Geschichte von der besonderen göttlichen Anteilnahme an dem Werdegang des protestantischen Pfarrers Milius (oder auch Müller) in Augsburg zog auch entsprechende Schmähschriften gegen diesen falschen Lehrer von katholischer Seite nach sich (vgl. Drews, Abb. 46).

163 "Die Zeichen an der Sonnen/ ist zu Wittembergk/ am andern Sontag des Advents/ gleich vnter der Predigt des Evanglii Luc.21. Es werden zeichen geschehen an der Sonnen/ Mond/ vnnd Sternen/ gesehen worden/[...] Solchs alles eben zu der stund/ Ein jeder Mensch fein sehen kundt/ Als des HERRN jhesu Christi wort/ Dem Volck fuergeprediget ward/" (Gabriel Schnellboltz, Wittenberg).

verweisen und die Menschen in Angst und Verzweiflung stürzen. Bei genauerer Betrachtung wird aber deutlich, daß sie auch als Zeichen der göttlichen Unterstützung der ermahnenden Predigten verstanden werden, denen dadurch mehr Nachdruck verliehen wird.

Daß vor diesen Naturzeichen und den Folgen letztendlich aber nur die Ungläubigen Angst haben müssen, macht Herold in der Überschrift seiner Übersetzung von Lycosthenes' Chronik deutlich. Zu der Funktion, weshalb Gott diese Zeichen schaffe, schreibt er: "den Ausserwoelten zur uebung und Christlichem nachsinnen/ den boesen zur straaff jres unglaubens/"[164] In diesem Sinne verstehen auch die protestantischen Prediger die verängstigende, aufrüttelnde Wirkung dieser Zeichen. Sie interpretieren sie als Hinweis auf die besondere Fürsorge Gottes, der dadurch einerseits ihren Predigten Unterstützung gewähre,[165] andererseits sich aber auch besonders den Gläubigen und den 'noch nicht' Bekehrten annähme: Während die Katholiken weiterhin durch die in ihren Augen teuflischen Wunder betrogen würden, sei in diesen Wunderzeichen, die sich darüber hinaus noch vornehmlich in den protestantischen Gebieten zutrügen, ein besonderer Gottesbeweis zu sehen.

Dieses einschüchternde Gotteszeichen bietet, wie aus den Flugblättern, Büchern und Predigten ersichtlich wird, den 'Auserwählten' - zu denen selbst die Zweifler und Ungläubigen gezählt werden, indem ihnen durch die warnende Vorankündigung Zeit zur Umkehr vor dem Weltengericht gegeben wird - eine Chance zur Läuterung, um dadurch das ewige Leben zu erlangen.[166]

---

[164] Herold, Wunderwerck.

[165] Dies wird auch in dem bei Gabriel Schnellboltz (vgl. Abb. 80) gedruckten Flugblatt deutlich. Da die protestantischen Pfarrer durch die göttlichen Zeichen sichtbare Unterstützung in ihrer Klage über den mangelnden Glauben ihrer Gemeinde erhalten, wird dadurch unterstrichen, daß es sich bei ihrer Predigt um die richtige Verkündigung des Wortes handelt: "So wird doch eine grausam straff// Vom Himel einst komen herab// Vber so stoltze Spoetter all/[...] Welche sie wird erinnern fein// Was fuer Herrn sie gewesen sein// Das sie alles verachtet han// Was des Herrn Christi wort zeigt an[...] Das Er erhalt sein Wort aus gnad// Welchs Er vnns wider geben hat// Vnnd das es fort gepflantzet werd// In viel mehr lender hie auff Erd/[...]".

[166] Vgl. z.B. Abb. 32: "Die alle seind warnungen/ das wir boeß thuon/ vnnd von sünden sollen abstehn/[...]". In der Flugschrift, die sich auf Abb. 79 bezieht, wird bemerkt: "[...]/ Himmel vnd Erden stehen wider vns/ zeugen von vnser Missethat vnnd Boßheit/ vermahnen vns zu ernstlicher bekehrung vnd besserung/ die Kugel wil zum end lauffen/ zeit ist es/ sich auff ein seliges end/ [...] zu rüsten/die Gnade Gottes vns zu Christo angebotten/ zuerkennen vnd mit dankbarem Hertzen anzunemmen/[...]" (Flugschrift anläßlich des Monstrums zu Rhena, 1590). "So warnet vns doch alle semptlich hohes vnd nidriges Standes/ der getrewe Gott/ vnd vermanet vns doch solche vnd dergleichen Zeichen zur Busse." meinen Johannes Gambstad und Ambrosius Taschen, 1571 (Abb. 22).

Zu einem Monstrum, das 1569 in Burck Berna geboren wurde, wird demgemäß bemerkt:

> Laßt derhalben vnns Gott der Herr durch solche zeychen warnen vnd zur Bůß vermanen. Dañ wiewol Gott ohn das vnserer grewlichen Sünd halben hilliche vrsach het zustraffen/[...] Jedoch so braucht er der Herr als ein Barmhertziger/ guetiger vnnd langmuetiger Gott/ der nicht straff eylet/ sonder lange zeyt zur besserung gibt/ zuuvo allerley mittel/ gelegenheit vñ weg/[...]. (Abb. 10)

Als Reaktion auf die Vorwürfe, daß die Lutheraner keine Wunder mehr erführen, werden die außergewöhnlichen Naturzeichen vor der Gemeinde als "Bußwecker" ausgelegt, also letztendlich als positive, läuternde Sanktionen gelesen, die die Richtigkeit des Glaubens belegen und die Prediger unterstützen, für den aufrichtigen Glauben in der Gemeinde zu kämpfen.

150 Jahre später wird in Zedlers Universallexikon in dem Artikel über die Wunderzeichen der Zwiespalt zwischen positiver und negativer Deutung nochmals zusammengefaßt:

> Es ist bey dieser Materie noch zu untersuchen übrig, ob GOtt dergleichen Wunder-Zeichen geschehen lassen wolle, die uns unser bevorstehendes Unglück kund machen müssen? Die solches behaupten, geben vor, er bediene sich derselben als Buß-Wecker, und weil er mitten im Zorn seine Liebe gegen die Menschen nicht gänzlich fallen läßt, so wolle er sie damit ermuntern, von ihrer Bosheit abzustehen, und sich von Hertzen zu ihm zu bekehren. Denn ob er uns gleich in der Heil. Schrifft gnugsam zur Busse vermahne, so sey doch das Buch der Natur auch nicht gänzlich zu verwerffen. [...] Nun geht es wohl an, daß man diejenigen Wunder-Zeichen, welche in der That schon Schaden anrichten, als da sind Sturmwinde, Erdbeben, Wasser-Fluthen und dergleichen, für Vorbothen des fernen göttlichen Zorns halte [...].[167]

Jedoch unterscheidet sich die Ansicht zu diesem Problem Mitte des 18. Jahrhunderts von der im 16. Jahrhundert durch einen naturkundlich begründeten, wenn auch nicht genau belegten Skeptizismus gegenüber diesen Zeichen:

> So man aber eigentlich und genau reden will, so sind die Wunder-Zeichen nicht Vorbothen eines gewissen bevorstehenden Unglücks.

Im folgenden versucht der Autor rationale Gründe gegen eine solche umfassende Deutung der Wunderzeichen anzuführen. Einerseits seien viele dieser Naturzeichen auf den natürlichen Lauf der Dinge zurückzuführen (wie z.B. die Mondzu- und abnahme), andererseits könnten sie aufgrund der Allgemeingültigkeit des Zeichens nichts Bestimmtes ankündigen, sondern ihre Bedeutung könne erst aus den eintretenden Ereignissen erraten werden. Hätte Gott wirklich durch solche Zeichen etwas anzeigen wollen, so hätte er

---

[167] Zedler, Universallexikon, Bd. 59, Sp. 2164-65.

sie in ihrer Aussage eindeutiger formuliert. Diesen Skeptizismus weiterführend, meint der Autor abschließend, daß es letztendlich auch unverständlich sei, weshalb Gott, der es sonst vorziehe, den Menschen im Ungewissen zu lassen, hier nun eine Ausnahme vornehme. Zu guter Letzt spreche gegen die Interpretation solcher Zeichen, daß die damit verbundenen Bedeutungen sehr selten wirklich einträfen, und dieses führe nicht zur Läuterung der Gläubigen, sondern bestärke eher ihren Atheismus.[168]

Die schwindende Bedeutung der Prodigien in der ersten Hälfte des 18. Jahrhunderts wird auch an dem Artikel 'Prodigia' in Zedlers Universallexikon deutlich, in dem der Gebrauch dieses Ausdrucks im 16. Jahrhundert gar nicht mehr erwähnt wird:

> PRODIGIA, waren gewisse Anzeigungen, welche sonst gantz natürlich zugehen mochten, von abergläubischen Römern aber als etwas sonderliches angenommen wurden.[169]

Die Prodigien haben im 18. Jahrhundert ihre zukunftweisende Funktion eingebüßt, indem sie nur noch als abergläubische vergangene Praxis gesehen werden. Demgemäß finden sich auch in neueren theologischen Lexika keine Hinweise mehr auf die rege Prodigienauslegung im 16. Jahrhundert, sondern diese Praktiken werden der Magie zugeschrieben.[170]

Abschließend kann aufgrund der dargestellten Fakten festgestellt werden, daß sowohl die Prodigienliteratur als auch die Flugblätter und -schriften zu diesem Thema vorrangig von Protestanten verfaßt wurden. Nur in den konfessionellen Auseinandersetzungen wurden speziell die Monstra - anknüpfend an die bekannten Auslegungen von Luther und Melanchthon - von beiden Seiten eingesetzt. Doch spielte diese Form der Auslegung in der zweiten Hälfte des 16. Jahrhunderts eine untergeordnete Rolle neben der generellen eschatologischen Bedeutung, die den Monstra gegeben wurde.

Bei der Frage, weshalb es im 16. Jahrhundert zu dieser Beachtung der Monstra kam und wie diese legitimiert wurde, mußte von der Bedeutung, die den 'lebendigen' Wunderzeichen zuerkannt wurde, ausgegangen werden. Die Monstraflugblätter erhielten ihre Aussagekraft nur, weil es sich bei

---

[168] Prediger reden offt von Wunder=Zeichen daß das Wasser im Teich zu Blut, ein Nächtliches Geheule gehöret worden sc. Und das müssen ihnen Vorboten des Kriegs, Feuers=Brünste, Sterbens seyn. Wir fürchten aber sehr, daß wann die Deutung hernach nicht eintrifft, die Zuhörer durch dergleichen Dinge eher zur Atheisterey verleitet, als den Lastern gesteuret werde." (zit. nach der dt. Übersetzung von "Menckes 2. Rede von der Charlataneria oder Marcktschreyerey der Gelehrten," p. 282; Universallexikon, Bd. 59, Sp. 2165).

[169] Zedler, Universallexikon, Bd. 29, Sp. 750. Es befindet sich nur ein Verweis auf den Art. 'Wunderzeichen' am Ende des Abschnitts.

[170] ²RGG, Bd. 4, 1930, Sp. 697, Stichwort: Omen.

ihnen um die Berichterstattung und die Illustration authentischer Fälle handelte.

Beim Vergleich der Stellung Luthers und anderer protestantischer Geistlicher zu den traditionellen Wundern und den Wunderzeichen wurde deutlich, daß die Wunderzeichen ihre Bedeutung in der Abhebung zum traditionellen Wunderkult hatten, der von protestantischer Seite abgelehnt wurde. Die Wunderzeichen wurden im Gegensatz zu den traditonellen Wundern als authentische Gottesbeweise gewertet. Dadurch war die Beachtung und Deutung der Wunderzeichen generell theologisch legitimiert. Obgleich sie auf den ersten Blick eine warnende Bedeutung hatten, indem sie an apokalyptische Vorzeichen erinnerten, konnte ihnen auch eine positive Bedeutung zugewiesen werden, da diese ermahnenden Eingriffe Gottes nach Ansicht der Deuter Zeichen des besonderen göttlichen Interesses an der christlichen Entwicklung der Protestanten waren.

4. Der gesellschaftspolitische Diskurs

4.1. Die hermeneutische Tradition der Monstradeutung

Das große Interesse, das den außergewöhnlichen Naturerscheinungen im 16. Jahrhundert entgegengebracht wurde, basierte nicht allein auf der Angst, die diese offensichtlich vom normalen Lauf der Natur abweichenden Erscheinungen auslösten, sondern stützte sich auf die christliche Tradition der allegorischen Naturwahrnehmung, durch die den Zeichen erst eine so weitgehende Bedeutung zugemessen werden konnte. Die besondere Bedeutung der Monstra und die daraus ableitbare Funktion wird in dem Flugblattext zum Monstrum, das 1569 in Renchen geboren wird, programmatisch beschrieben:

> Allen verstendigen gottsfoerchtigen menschen ist von alter erfarung her/ wol bewußt vnd bekantlich/ das seltzame abscheuliche Wundergeburten/ sich nicht schlechtiglich/ oder/ wie man pflegt zusagen/ vngefahr erheben vnd furgehen/ Sondern viel mehr vnd ohne zweifel auß Gottes des Allmechtigen vnerforschlichen schickungen/ den menschen dadurch zu drewen vnd etwas mercklichs anzudeuten oder für zubilden. Vnnd obwol das selbige so bald nicht zu jedermanns erkentnis gelanget/ wie gemeine erfahrung außweiset/ So haben doch verstendige weise leuth/ vber solchen Wundergeburten/ ihr feine gotselige gedancken/ was solche bedeuten/ Auch zu was warnungen allerlei Stenden der menschen dienstlich sein moechten. Dann solche ding ja ihre bedeutungen (wiewol der rolosen welt verborgen) werden haben/ Dieweil Gott der aller weisest nichts ohne besondere vrsachen schaffet/ schicket vnd verhenget. Doch pflegt man soliche Wundergeburten gemeinlich dafür zuhalten/ das sie gern andeuten schreckliche Verenderungen/ so nachmals erfolgen/ es seye gleich an Obern oder Vnderthonen/ naher vnd weitgelegner oerter/ Nach dem dann auch die scheutzliche geburt an jhrer leibsgestalt geschaffen oder mißschaffen ist/ Auch kan der mensch auß ihm selbs freilich nicht mehr/ dann auß fürgefallenen vmbstenden seine gedancken schoepffen vnnd mutmassen/ Vnd solle billich der Ewigen Weißheit alle gepürende ehre zuschreiben als die allein alles weiß/ versteht/ schicket/ vnnd vnderweilen auch dem menschen offenbaret/(Abb. 17)

Die Grundlage der Auslegung bildet das auf Erfahrung basierende Wissen von der anzeigenden Bedeutung solcher Wundergeburten, durch die Gott den Menschen nahendes Unheil abbilde. Berufen für die Auslegung ist jedoch nicht jedermann: Nur Gelehrte können das Zeichen, das in seiner Bedeutung universal ist, da es sich sowohl auf die Herrschenden als auch die Untertanen, sowohl direkt auf den Ort des Geschehens als auch auf weiter entfernt liegende Orte oder den ganzen Staat beziehen kann, aufgrund ihrer Kenntnis der Umstände deuten und in der Folge die Warnungen an einzelne Stände oder die gesamte Bevölkerung aussprechen. Ausgangspunkt für die Deutung bildet dabei der anzeigende Charakter der aufgetretenen Mißbildungen.

Die Monstra wurden aufgrund ihres von der gewöhnlichen Physiognomie des Menschen abweichenden Aussehens von den Menschen des 16. Jahrhunderts als Zeichen verstanden, mit denen Gott seinen Willen in bezug auf Korrekturen im Lauf des irdischen Lebens ausdrücken wollte.

Bei der Auslegung der Monstra handelte es sich demnach nicht um ein von den Gelehrten bewußt eingesetztes Mittel, um die Ängste, die durch ungewöhnliche, als negativ empfundene Naturerscheinungen bei den Menschen hervorgerufen wurden, in bestimmte, die Allgemeinheit disziplinierende Bahnen zu lenken. Vielmehr waren die Deuter dieser Zeichen in den meisten Fällen wohl selbst der Ansicht, daß es ihnen auf diesem Wege möglich sei, den Zeichen innewohnenden Hinweisen Gottes, dem als Schöpfer aller Dinge die Autorenschaft zugeschrieben wurde, näherzukommen.[1] Da die Deutung jedoch durch die jeweilige Sicht der Auslegenden auf die Zeitumstände geprägt war, beinhaltete sie letztendlich das Ziel, das Verhalten der Menschen gemäß den Vorstellungen, die die Interpreten als die gottgemäßen ansahen, zu beeinflussen. Aus diesem Grund hat die Monstraauslegung um 1500 im Umfeld Sebastian Brants einen anderen Schwerpunkt als die um 1550.

Aufgrund welchen Verständnisses der Natur und ihrer Prozesse konnte es jedoch zu einer so weitgehenden und bedeutungsvollen Deutung der Monstra kommen?

Eine Grundlage für die Auslegung der Monstra sahen die Deuter schon allein in dem Begriff 'monstrum' begründet, wobei sie sich auf die der mittelalterlichen Theologie verpflichtete Lehre der Etymologie als Mittel der Bedeutungsfindung beriefen.[2]

Im 5. Jahrhundert greift Augustinus auf eine etymologische Ableitung zurück, um das Auftreten mißgebildeter Menschen innerhalb der seiner Meinung nach doch sonst so weise durchdachten göttlichen Schöpfung zu erklären. Gemäß seiner Ableitung des Wortes Monstrum von 'monstrando'

---

[1] In bezug auf die Frage, ob von Propaganda in diesem Zusammenhang gesprochen werden kann, wendet sich Harms gegen eine allzu einseitige Zuspitzung: Harms, Flugblätter, Bd. 1, S. IX: "Nicht mehr sach- und epochengemäß wäre es, das Verhältnis von 'Propaganda' und Religiosität so zu stilisieren, als könnten religiöse Normen, Werte und Motive instrumentalisiert in den Dienst propagandistischer Kalkulation gestellt werden: Religiöse Ziele von Aussagen illustrierter Flugblätter sind in jener Zeit für Autoren und Adressaten zu gleicher Weise verbindlich."

[2] Seit der Zeit Philo von Alexandriens waren Etymologie und Zahlensymbolik Mittel, um im Text Anhaltspunkte für die Auslegung zu finden (Ebeling, Hermeneutik, Sp. 246).

verweist er ganz allgemein darauf, daß es seine Funktion innerhalb der Schöpfung habe, da es etwas anzeige.[3]

Die zeitgenössische römische Praxis der Prodigienauslegung, die durch die Prodigien bestimmte Ereignisse angekündigt sieht, lehnt Augustinus ab, weil er die Richtigkeit einer derartig spezifischen Auslegung der Zeichen der Natur anzweifelt.[4] Da er die Monstra als Produkt der göttlichen Schöpfung in die Natur integrieren will, sind für ihn die Prodigien als Abweichungen im Naturverlauf Zeichen für die Eingriffe Gottes in diesen und dadurch ein ganz allgemeiner Beweis göttlicher Allmacht und damit auch letztendlich der Macht des Christentums.[5]

Demgegenüber nähert sich im 7. Jahrhundert Isidor von Sevilla wieder mehr der spezielleren antiken Bedeutung des Wortes an. Ebenfalls von der Wortbedeutung her kommend, erklärt er in seiner Enzyklopädie 'Etymologiae', die in ihrem Aufbau antiken Vorbildern folgt,[6] die Funktionen der einzelnen Dinge der Welt. Im 3. Kapitel des 11. Buches mit der Überschrift "De Homine et Portentis" kommt er, nachdem er vorher den gewöhnlichen Lauf der Natur in bezug auf die Physiognomie und die Entwicklung des Menschen behandelt hat, auf die Abweichungen zu sprechen. Gemäß der die Bedeutung der Dinge entschlüsselnden Etymologie belegt er, daß die 'portenta' wie auch die 'ostenta', 'monstra' und 'prodigia' aufgrund ihrer Herkunft von entsprechenden Verben alle einen zeigenden, vorhersagenden Charakter haben. Aber darüber hinaus leitet er Monstrum außer von 'monstrare' auch von 'monitus', der Ermahnung, Warnung ab und gibt damit die Tendenz des Zeichens an.[7] Alle Portenta - als Teil der Schöpfung, die ganz dem Willen Gottes unterliege - haben für ihn aufgrund ihrer Außergewöhnlichkeit die Aufgabe, als Medium zwischen Gott und den Menschen zu

---

3 Civ.Dei XXI, 8. Weiterhin weist er auf die Bedeutung jener Begriffe hin, die ebenfalls Zeichenfunktion erfüllen: 'ostenta' (Hinweise, die sich von 'ostendendo' ableiten), 'portenta' (Ankündigungen, von 'portendendo'), 'prodigia' (Fernkündigungen, d.h., daß das Prodigium etwas in der Ferne liegendes aussagen soll, was sich von 'porro dicere' ableitet).

4 Civ.Dei XXI, 8: "Es mögen jedoch ihre Ausleger mit sich abmachen, wie sie auf Anlaß solcher Wunder sei es bald in die Irre gehen, bald auch die Wahrheit vorhersagen auf Antrieb von Gestirnen, denen daran liegt, Menschenseelen, die solche Strafen verdienen, in die Netze schädlicher Neugier zu verstricken, bald lediglich deshalb zufällig etwas Wahres vorbringen, weil sie eben vieles verkünden."

5 In Civ.Dei, XXI, 8 weist Augustinus in diesem Zusammenhang auf das menschliche Unvermögen, den Naturprozeß zu durchschauen, hin. In Civ.Dei XVI, 8, betont er, daß Gott der Schöpfer aller sei.

6 Brehaut, Encyclopedist, S. 41ff.

7 Isidor, Etymologiae, III, 2 und 3: "Monstra vero a monitu dicta, quod aliquid significandum demonstent, sive quod statim monstrent quid appareat et hoc proprietatis est; abusione tamen scriptorum plerumque corrumpitur."

fungieren, indem Gott durch sie bevorstehende negative Ereignisse anzeige.[8]

Isidors 'Etymologiae' besaß auch im 16. Jahrhundert noch große Popularität, so daß zwischen 1477 und 1577 zehn Editionen erschienen.[9] Auf diese Tradition der grundsätzlichen Sinngebung der Dinge durch ihre Bezeichnung - die sich auch noch in den naturkundlichen Werken des 16. Jahrhunderts wie Conrad Gesners 'Historia animalium' findet, wenn er die Abschnitte über die einzelnen Tiere jeweils mit der Etymologie der Bezeichnung einleitet[10] - berufen sich auch die Zeichenausleger des 16. Jahrhunderts, wenn sie zu Beginn ihrer Werke auf die etymologische Herkunft der verschiedenen Vorzeichen verweisen und dadurch die Richtigkeit der Auslegung der abweichenden Naturerscheinungen als Vorzeichen bekräftigen. Dabei sind sie in der Definition, welche Wunderzeichen die lateinischen Begriffe 'prodigium', 'ostentum', 'portentum', 'monstrum', 'miraculum' umfassen, durchaus nicht einheitlich.[11]

Bezüglich der Monstra stellt Irenäus 1585 in seinem 'De monstris' fest:

> Wie denn allwege/ wenn von einem Weibsbilde/ etwan ein abschewlich Monstrum / oder Wundergeburt geborn wird/ was grosses vnd schreckliches vorhanden ist vnd folget/ Als die Erfahrung gibt vnd bezeuget. Daher es auch den Namen hat vnd Monstrum heist: a monstrando, Gleich wie ostentum ab ostendo, & portentum a portendo. Als das es was sonderlichs zeige/ weise vnd bedeute.[12]

Doch die etymologische Ableitung war nicht die einzige Ebene, auf der die Bedeutung der Monstra nachgewiesen werden konnte. Sie war nur ein Bereich jener Bedeutungslehre, nach der im Mittelalter komplexe Verbindungssysteme zwischen verschiedenen 'Wahrnehmungsebenen' entwickelt

---

[8] Isidor, Etymologiae, III,4: "Quaedam autem portentorum creationes in significationibus futuris constitutae videntur. Vult enim Deum interdum ventura significare per aliqua nascentium noxia,[...]."

[9] Brehaut, Encyclopedist, S. 17.

[10] Harms, Eisvogel, S. 480.

[11] Fincel, Wunderzeichen, 2. Buch, 1566, o.P.; Heroldt, Wunderwerck, Vorrede, o.P.; Engel, WiderNatur und WunderzeichenBuch, S. 12ff. Schon die Beschreibungen dieser drei differieren in ihren Zuordnungen. Da alle Begriffe die Bedeutung 'Wunderzeichen' und 'Ungeheuer/Scheusal' umfassen, ist die Zuordnung, welcher Begriff für welche Art von Wunderzeichen steht, auch recht willkürlich. Der Begriff Prodigium mit seiner umfassenderen Bedeutung 'Ungeheuerlichkeit' eignet sich am ehesten als Oberbegriff.

[12] 1. Kapitel, Seite 1: Was ein Monstrum sey. o.P.; Engel, WiderNatur und Wunderbuch, S. 12ff.: "Ostenta unnd Monstra werden die vbernatuerliche Wercke genennt, ab ostendendo & monstrando, daß sie etwas zukuenfftiges anzeigen/ und die Leute gleich erinnern/ Daß sie auff das jenige/ was folge wirt/ gut Achtung geben sollen." (S. 15). Demgegenüber führt Caspar Posner, Tractat, 1702, eine die übertragene hermeneutische Bedeutung negierende etymologische Deutung des Monstrums an, wenn er zur etymologischen Abkunft des Begriffes Monstrum ganz profan meint, daß dieses so benannt worden sei, weil man mit Fingern auf so etwas zeige.

wurden.[13] In dieser Lehre galt das Deutungsinteresse nicht nur außergewöhnlichen Zeichen, sondern auch der gewöhnliche Lauf der Natur bot hierfür genügend Ausgangspunkte.[14] Aufgrund der von der Theologie dominierten Weltsicht, die den Menschen und sein Verhältnis zu Gott in den Mittelpunkt allen Interesses stellte, wurden die Aussagen der Bibel und der Natur, die in der Patristik neben der Bibel zum 2. Buch Gottes[15] geworden war, in ihrer Bedeutsamkeit für den Menschen geprüft.[16]

Mittels der Deutung beider wurde versucht, Informationen über dieses Verhältnis zu erlangen, die über die normale sichtbare Ebene hinausgingen. Die Grundlage dieser Allegorese war die Annahme, daß die Sprache der Bibel - als göttliches Buch im Gegensatz zu den von Menschenhand verfaßten Büchern - nicht nur aus 'voces', d.h. nur aus der reinen Lautsprache, sondern auch aus 'res' bestand, die eine 'zweite Sprache' beinhalten konn-

---

[13] Die Erforschung der mittelalterlichen Bedeutungslehre wird seit den 50er Jahren, ausgehend von der Forschung Friedrich Ohlys, betrieben. Publikationsorgane sind die Münsterschen Mittelalter-Schriften und die Frühmittelalterlichen Studien. Ohly definiert die Erforschung: "Die mittelalterliche Bedeutungsforschung hat zum Gegenstand die durch die Geistesbewegung der Allegorese herbeigeführte, auf Gott und den Menschen bezogene Sinngebung der durch die Bibel und über sie hinaus ins Licht der Wahrnehmung getretenen Welt der Schöpfung und der Heilsgeschichte." (Ohly, Schriften, S. IX).

[14] "[...] ist schon die Theologie als die Wissenschaft von der Auslegung des Wortes eine Mutter der Philologie und das Trivium im Mittelalter eine theologische Propädeutik, so war die Theologie als die Wissenschaft von der Auslegung auch der Natur als einer 2. Sprache und Offenbarung Gottes durch das 'Buch der Schöpfung' auch die Mutter einer allgemeinen Lehre von den Zeichen im Sinne einer Signifikanz der sprachlichen und außersprachlichen Signa, wie sie in der Schrift, in der Geschichte und in dem Buch der Natur gegeben waren." (Ohly, Schriften, Einleitung, S. XI. Vgl. auch Meier, Argumentationsformen, S. 117).

[15] Augustinus formulierte zuerst die Theorie von den beiden Büchern Gottes, durch die er zu den Menschen spricht und die sich in ihrem Aussagewert nicht für den Menschen unterscheiden. Vgl. Hist. Wörterbuch der Philosophie, Bd. 1, Sp. 957 (De Gen. ad. litt., PL 32, 219ff.); Meier, Gemma, S. 33-34.

[16] Diese Bedeutungslehre war im frühen Christentum von Origines entwickelt worden. In der Folge wurde sie von der alexandrinischen Schule unter Philo von Alexandrien - ausgehend von den verschiedenen Bedeutungsschichten der heiligen Schrift, die es durch die Entschlüsselung der vorhandenen Analogien aufzudecken galt - auf die in der Bibel vorkommenden natürlichen Dinge und schließlich auf alle Dinge der Natur als Entschlüsselungsschema übertragen. Hierbei spielte auch das Analogiedenken des Platonismus eine entscheidende Rolle (Meier, Argumentationsformen, S. 117-118). Diese von den Alexandrinern betriebene Art der Allegorese bestimmte - trotz der im 3. - 5. Jahrhundert aufkommenden Kritik durch die antiochenische Schule, die nur die offensichtlich allegorischen Stellen der Bibel auch allegorisch deuten wollte - die exegetische Praxis der Patristik und des Mittelalters (Freytag, Theorie, S. 17-20). Wobei auch in der patristischen und mittelalterlichen Allegorese immer wieder darauf hingewiesen wurde, daß der Mensch nur versuchen könne, den dem Schriftwort innewohnenden Gedanken näher zu kommen.

ten.[17] Diese Vorstellung von den verschiedenen Bedeutungsebenen wurde im folgenden auf die in der Bibel genannten natürlichen Dinge ausgedehnt. Und schließlich wurden nicht nur die Dinge der Natur, die in der Bibel erwähnt wurden, zum Ausgangspunkt der Allegorese, sondern die ganze real existierende Natur.[18] Die Auffassung, daß jedes Teil des von Gott geschaffenen Kosmos auch Hinweise auf diesen beinhalte, beruhte auf der schon von Augustinus angeführten Stelle im Brief des Paulus an die Römer (Rom I,20), wonach Gottes Wesen in seiner Schöpfung und seinen Werken erkannt werde.[19] Aus diesem Grund näherte man sich mit ähnlichen Methoden den Dingen der Natur, wie sie auch zur Entschlüsselung des immerwährenden Sinns der Bibel angewandt wurden, um die darin verborgenen Mitteilungen zu entziffern.[20]

In seiner 'De doctrina christiana' differenziert Augustinus nach dem Grad der Zeichenhaftigkeit, den die Dinge der Natur haben konnten.[21] Die zeichenhaften 'res' - die 'signa' - werden in 'signa naturalia' und 'signa data' unterschieden. Bei ersteren handle es sich um natürliche Zeichen, die ohne Intention auf etwas verweisen (wie z.B. das Feuer als Zeichen Rauch von sich gibt),[22] während letztere aus einer bewußt herbeigeführten Zeichen-

---

17 Brinkmann, Hermeneutik, S. 21-25. Brinkmann benutzt hier, von Augustinus' Sprach-Zeichentheorie ausgehend, die für das ganze Mittelalter prägend war, diesen Begriff von der zweiten Sprache (vgl. auch S. 260ff.). Dies beruht auch auf der Annahme der Einzigartigkeit der Heiligen Schrift, der zur Hervorhebung von den anderen Schriften ein zusätzlicher Sinn hinzugerechnet wurde (Ohly, Sinn, S. 2). "[...] während die profane Literatur nur einen historischen oder Buchstabensinn des Wortes einschließt, enthält das Wort der Heiligen Schrift neben dem historischen oder Buchstabensinn [...] einen geistigen Sinn, einen sensus spiritualis." (Ohly, Sinn, S. 3). Wie Ohly später anmerkt, findet diese Form der Textinterpretation auch in der christlichen Allegorisierung antiker Texte Verwendung (Ohly, Sinn, S. 25).

18 Meier, Gemma, S. 33-34, S. 31: "[...] die allegorische Weltdeutung des Mittelalters ist im wesentlichen Naturallegorese, da sie von der Deutung der Schöpfungswelt Gottes ausgeht: Weil Gott den Kosmos geschaffen hat, ist auch jeder Teil von ihm Hinweis auf seinen Schöpfer." Chydenius bezeichnet diese allegorische Weltdeutung als 'universalen Symbolismus' (Theory, S. 8ff.).

19 Meier, Gemma, S. 31; Chydenius, Theory, S. 9; Augustinus, De Trinitate 6, 10,12 (PL 42,932); Rom I,20: "Invisibilia Dei per es quae facta sunt, intellecta conspiciuntur.", d.h., der nicht sichtbare Gott kann durch das, was er geschaffen hat, erkannt werden. Meier stellt fest, daß sich die Dinge der Bibel und des Kosmos nach mittelalterlichem Verständnis in ihrem Aussagewert nicht für den Menschen unterschieden (Meier, Gemma, S. 33-35).

20 Chydenius, Theory, S. 5ff., bes. 6; Meier, Gemma, S. 38 (Augustinus, De doctrina christiana, II, 7ff. u. III); Brinkmann, Hermeneutik, S. 21 ff./236; Ebeling, Hermeneutik, Sp. 249. Ohly weist darauf hin, daß sich die unterschiedlichen Theorien über den geistigen Sinn der Dinge in den Vorworten der Allegorischen Wörterbücher vom Mittelalter bis ins 18. Jahrhundert nachlesen lassen (Ohly, Sinn, S. 21).

21 Zur Augustinischen Zeichentheorie vgl. Ebeling, Hermeneutik, Sp. 248.; Meier, Gemma, S. 38ff.

22 Chydenius, Theory, S. 5-6; Brinkmann, Hermeneutik, S. 25.

funktion resultierten und entweder auf ihrem äußerlichen Zeichencharakter beruhen blieben ('signa propria')[23] oder aber als 'signa translata' darüber hinaus noch einen weiteren Sinn enthielten, der nur den kundigen Interpreten offenbar werde.[24]

Als Mittel, der verborgenen Bedeutung der Dinge näherzukommen, dienten die ihnen zugeschriebenen 'proprietates' (d.h. die bedeutungserschließenden Momente in den Eigenschaften der Dinge), denen eine umfassende Vielfalt innewohnte und die von der einfachen bis zur komplexen, aus verschiedenen Dingen zusammengesetzten 'proprietas' reichten. Sie bildeten den Ausgangspunkt, von dem aus die Zeichenfunktion der Sache bestimmt wurde.[25] Die 'proprietates', die aus einer Ähnlichkeit mit dem Sinnträger resultierten, erhielten eine solche Eigenständigkeit, daß ein und derselbe Sinnträger die verschiedensten Bedeutungen haben konnte. Das erklärt auch die unterschiedlichen Deutungen eines Sinnträgers in den verschiedenen Kommentaren, da die Wahl der zutreffenden 'proprietas' aus dem jeweiligen Textzusammenhang resultiert.[26]

In der Praxis wurde die Erschließung der 'proprietas' der 'res' in 'forma', d.h. äußere Form, und 'natura', d.h. innere Eigenschaften, aufgefächert.[27] So wie zwischen 'vox' und 'res' unterschieden wurde, hatte diese Einteilung auch Auswirkungen auf die Verstehensebenen, den 'sensus litteralis' (oder 'historia') und den 'sensus spiritualis'. Letzterer, der in der

---

23 Es kann auch als deskriptives Zeichen benannt werden. Augustinus wendet dieses im Hinblick auf die Sprachzeichen an. Das Wort bezeichne den Gegenstand auf einfachster Ebene, so wie der Terminus 'Ochse' das Tier auf einfachster Ebene bezeichne (Chydenius, Theory, S. 8).

24 Es wird auch als interpretatives Zeichen benannt. Als Beispiel hierfür: Der Ochse kann auch zum Zeichen für den Evangelisten werden (vgl. hierzu Chydenius, Theory, S. 8-13; Meier, Gemma, S. 39-40). Die Terminologie entlehnt Augustinus der Rhetorik, in der davon ausgegangen wird, daß die Worte in doppelter Weise Zeichen sein können (Eberling, Hermeneutik, Sp. 249).

25 Meier, Gemma, S. 45; Ohly, Geistiger Sinn, S. 6. Die weite Spannbreite der 'proprietates' wird auch an der Einteilung, die Meier nach den Eigenschaften der Edelsteine vornimmt, deutlich. Hierzu zählen nicht nur Farbe, Lichtwirkung, physische Beschaffenheit, sondern auch Größe, Gewicht etc.

26 "Es bedarf auch bei den Dingbedeutungen einer Sinninterpretation aus dem Zusammenhang, um aus der theoretisch beliebigen Zahl von Bedeutungen die jeweils richtige zu erfassen." (Ohly, Sinn, S. 10). Vgl. dazu auch Meier, Gemma, S. 46-49 und 52. Feste Regeln für die Auslegung wurden erst spät und unvollkommen formuliert (Meier, Gemma, S. 55).

27 Diese Unterteilung macht deutlich, daß eine Sache zwei unterschiedliche Aussagen beinhalten konnte, je nachdem, ob von der 'natura' oder der 'forma' her interpretiert wurde. So führt Richard von St. Viktor das Beispiel des Schnees an, dessen 'natura' - die Kälte - für die Auslöschung der Begierden stehe, dessen 'forma' - die Erscheinung - die Farbe, die Reinheit des sittlichen Handelns verbildliche (Ohly, Sinn, S. 6; Brinkmann, Hermeneutik, S. 229).

'signum'-Ebene der 'res' begründet war, fächerte sich in drei geistige Ebenen.[28] Der allegorische (oder auch typologische) Sinn richtete sich auf die Heilsgeschichte, die Geschichte von Christus und der Kirche, der tropologisch-moralische auf das Heil des einzelnen Menschen (d.h. das Handeln des Christen), der anagogisch-eschatologische schließlich auf die letzten Dinge, d.h. das Jüngste Gericht, aber auch auf die Glückseligkeit des ewigen Lebens im Jenseits.[29]

Diese mit der Methode des 'vierfachen-Schriftsinns' - die neben dem Bezeichnungssinn, dem 'sensus litteralis', die genannten drei Sinnebenen kannte - differenzierende Sicht der Dinge prägte die Deutung der in der Natur auftretenden Dinge.[30]

Die grundsätzlich dieser Lehre innewohnende Auffassung von den versteckten Aussagen der sichtbaren Welt blieb - wenn auch nicht mehr gemäß dem strengen System der Schriftexegese - aufgrund des theologisch bestimmten Weltbildes bis weit in die frühe Neuzeit lebendig.[31] Dies läßt sich in den naturkundlichen Werken nachweisen, wenn bei Conrad Gesner und Ulysses Aldrovandi noch allegorische und empirische Naturbetrachtung nebeneinander stehen.[32] Allerdings war das Verhältnis zwischen Allegorik

---

[28] Meier, Gemmma, S. 50.

[29] Vgl. Meier, Gemma, S. 50; Brinkmann, Hermeneutik, S. 226-259. Der Verfasser des Vorwortes zur "Allegoriae in universam sacram scripturam" führt diese verschiedenen Ebenen entsprechend aus: "Die 'historia' regt den Leser durch ihre Beispiele zur Nachfolge an, die 'allegoria' führt durch Enthüllungen des Glaubens zur Erkenntnis der Wahrheit; die 'tropologia' macht mit den sittlichen Forderungen bekannt und bewirkt so die Liebe zur 'virtus'; die 'anagogia' offenbart die Freuden in der Ewigkeit und weckt das Verlangen nach ewiger Glückseligkeit." [Brinkmann, Hermeneutik, S. 232 (Migne 112, 849c)]. Vgl. zur Zuordnung auch Kurz, Metapher, S. 47. Der vierfache Schriftsinn basierte auf dem von Origines entwickelten dreifachen Schriftsinn: somatische (buchstäbliche), psychische (moralische) und pneumatische (allegorisch-mystische) Sinnebene (Ebeling, Hermeneutik, Sp. 247). Anhand des Auszugs aus Ägypten lassen sich diese verschiedenen Ebenen der Allegorese verdeutlichen: Allegorisch bedeutet er die Erlösung durch Christus, tropologisch die Wandlung der Seele aus der Sünde in den Stand der Gnade und anagogisch den Eingang einer heiligen Seele in die Freiheit der Herrlichkeit (vgl. Brinkmann, Zeichenhaftigkeit, S. 8).

[30] Vgl. zu den Auswirkungen in der Dichtung: Ulrich Engelen, Die Edelsteine in der Deutschen Dichtung des 12. und 13. Jahrhunderts. München 1978 (Münstersche Mittelalterschriften, Bd. 27).

[31] Kleinschmidt, Denkform, S. 390; Harms, Reinitzer, Natura, S. 7; Schings, Tradition, S. 110-124. "Was dem modernen Beobachter als mechanische Bildeinkleidung erscheint, dürfte für den spätmittelalterlichen Leser durchaus noch etwas vom Glanz der christlichen, sich durch biblische Bildbenutzung legitimierenden Vorstellung von den Dingen als göttlich-gewollten Sinnzeichen gehabt haben." bemerkt Schmidtke zum Gebrauch der Gartenallegorie (Schmidtke, Studien, S. 415).

[32] Vgl. Meier, Argumentationsformen, S. 121. Harms, Reinitzer, Natura; Harms, Gesner; Harms, Eisvogel. Vgl. dazu auch Kuechen, Wechselbeziehungen. "Die Anfänge der neueren Naturwissenschaften im 16. und 17. Jahrhundert haben so sehr die Erkenntnis Gottes als Ziel und sind so selbstverständlich propter nos, für den Menschen, unter-

und Naturwissenschaft, aus der erstere ihre Grundlagen bezog, weit größeren Schwankungen unterworfen als im Mittelalter, in dem der verhältnismäßig starre Kanon des naturkundlichen Wissens und der sich daraus ableitenden 'proprietates' durch die Enzyklopädien festgeschrieben worden war.

Ebenso läßt sich das Fortleben der mittelalterlichen Bedeutungslehre auch in der theologischen Literatur nachweisen. Die katholische Kirche empfahl dieses hermeneutische Modell noch im 17. Jahrhundert als Mittel zur Befragung der Dinge. Deshalb beriefen sich katholische Autoren - nicht zuletzt unterstützt durch die Unterstreichung der kirchlichen Tradition auf dem Tridentinum[33] - weiterhin auf dieses System.[34]

Die reformatorische Ablehnung der mittelalterlichen allegorischen Tradition und die damit einhergehende Betonung des 'sensus litteralis' bei der Schriftauslegung führten im protestantischen Bereich zur Auflösung der nach mittelalterlicher Tradition geformten biblischen Allegorese.[35] Wie bei Luther, Melanchthon und Zwingli deutlich wird, blieb demgegenüber die anzeigende Bedeutung der unmittelbar dem göttlichen Willen unterworfenen Natur sowohl in ihrem regulären als auch besonders in ihrem außergewöhnlichen Lauf unbestritten.[36]

Inwieweit beeinflußte die in der mittelalterlichen Bedeutungslehre entwickelte Auffassung von der Auslegbarkeit der Natur auch die Methode und Richtung der Monstradeutung?

Nach der Einschätzung im 16. Jahrhundert handelte es bei den Monstra aufgrund ihrer ungewöhnlichen Physiognomie um Zeichen der Natur, die über ihre Existenz hinaus auf andere Bedeutungsebenen verwiesen. Das Monstrum war somit nach der Einteilung in der mittelalterlichen Bedeutungslehre ein 'signum translatum'. Die verborgen liegende Aussage konnte nur von kundigen Gelehrten aufgedeckt werden, die fähig waren, mittels der

---

nommen, daß die Verbindung zu Lehre und Erkenntnis von Tugenden und heilsgeschichtlichen Inhalten, zur allgemeinen Sapientia, fast stets erhalten bleibt." (Harms, Eisvogel, S. 490).

33 Ebeling, Hermeneutik, Sp. 252.

34 Dies wird z.B. an Masens 'Speculum' deutlich: "Die Heilige Schrift gibt nicht nur eine Fülle von Beispielen für die Bildersprache her - nach Masens Auffassung ist sie sehr viel reicher an Figuren und Zeichen als an eigentlicher Rede - sie ist nicht allein ein entscheidendes Dokument der änigmatischen - biblischen Sprache Gottes, sondern sie stellt überdies im Medium ihrer exegetischen Druchdringung die hermeneutischen Kategorien bereit, auf die hin jedes Ding in seiner Verweisungsrelevanz betrachtet werden kann." (Schings, Tradition, S. 117).

35 Vgl. Schings, Tradition, S. 120-124. Als eher den Sinn verunklarendes Mittel der Bibelhermeneutik wird sie mit der Entwicklung einer protestantischen Hermeneutik durch die 1567 entstandene "Clavis scripturae sacrae" des Matthias Flacius, der die 'poetische Allegoristerei' der vor der Reformation liegenden Schriftgelehrten ablehnte, nicht mehr angewandt (Moldaenke, Schriftverständnis, S. 121ff.).

36 Zu Luther vgl. Wernle, Allegorie, S. 73-74. Bei Melanchthon wird diese Auffassung in 'Initia doctrinae physicae' deutlich, bei Zwingli in seiner Schrift 'De providentia'.

'proprietates' die Analogien zwischen dem Monstrum und der Sache, die es als Zeichen verkünden sollte, aufzudecken.

Diese 'proprietas' - die bedeutungsgebende Eigenschaft - war bei einem Monstrum ganz offensichtlich: Die Abweichungen von der normalen Physiognomie des Menschen bildeten die speziellen Anhaltspunkte für die Auslegung eines Monstrums. In der Unvollkommenheit des Monstrums, die eine Unordnung im Lauf der Natur widerspiegelte und deshalb nur eine negative Bedeutung haben konnte, sahen die Deuter die generelle Aussage des Monstrums: Es sollte auf Unvollkommenheiten auf einer anderen Bedeutungsebene aufmerksam machen.

Handelte es sich bei einem Monstrum um eine Abweichung in der Natur, so schlossen die Deuter, daß es sich bei der Ebene, auf dessen Unvollkommenheit das Monstrum aufmerksam machen sollte, um die geistige handeln mußte: Nach ihrem Ermessen wurde in den Monstra eine göttliche Kritik an dem Zustand des christlichen Glaubens, wie er von dem Einzelnen und insgesamt in der Gemeinde ausgeübt wurde, gesehen. Diese Bezugsherstellung zwischen dem Auftreten des Monstrums und dem Menschen wurde - neben dem damaligem Verständnis, daß letztendlich alle Aussagen in der Bibel und der Natur dem Menschen galten[37] - noch unterstrichen, da das Monstrum innerhalb des menschlichen Geschlechts auftrat.

Verfolgt man die Frage, wie die Deuter auf diese Analogien kamen, so zeigt sich, daß bei der Erschließung der Gebiete, auf die die Bedeutung der Monstra bezogen wurde, noch immer eine Orientierung an der Systematik der hermeneutischen Praxis der mittelalterlichen Bedeutungslehre zu entdecken ist. Wie dort neben dem allegorischen Sinn der tropologisch-moralische und der anagogisch-eschatologische den 'sensus spiritualis' der biblischen Worte und der Dinge der Natur entschlüsselte, so wird auch bei der Bedeutungsfindung der Monstra nach ihrem tropologisch-moralischen und anagogisch-eschatologischen Sinn gefragt: Bei der tropologischen Bedeutung, die sich auf das Handeln der Christen bezieht und gemäß der mittelalterlichen Anwendung die Gefahren für Leib und Seele betont,[38] stellen nun die Deuter des 16. Jahrhunderts angesichts der Mißbildungen des Monstrums die Laster des Einzelnen, die durch die Mißformungen abgebildet werden, in den Mittelpunkt. Die anagogische Bedeutung, die anzeigt, wo die Dinge hinstreben[39] und die auf das Jenseits verweist, sehen die

---

[37] Ein Infragestellen mit allen dazugehörigen verunsichernden Faktoren dieses zentralen Standpunktes des Menschen wurde erst in der Folge der naturkundlichen Entdeckungen, von denen eine die Veränderung des Weltbildes durch Kopernikus ist, im Laufe des 17. Jahrhunderts ausgelöst (vgl. dazu Blumenberg, Lesbarkeit, S. 81).

[38] Bei der tropologischen oder auch moralischen Auslegung spielte seit jeher das aktuelle Verständnis des Auslegers und ihre konkrete Anwendung auf das soziale Verhalten im gesellschaftlichen Leben eine entscheidende Rolle (vgl. Brinkmann, Hermeneutik, S. 249/259/395).

[39] Gemäß des Merkverses zum vierfachen Bedeutungssinn: "quo tendas anagogia".

Ausleger bei dem Zeichen 'Monstrum' in der erschreckenden Drohung mit der ewigen Verdammnis. Hierbei können sie sich auch auf die apokalyptische Bedeutung der Auflehnung der Natur gegen den Menschen, wie sie durch die Erschaffung der Monstra zutage tritt, stützen. Schließlich spiegelt das Monstrum, ausgehend von seiner tropologischen Bedeutung als Zeichen für den sittlichen Verfall des Einzelnen, in der Vielzahl seines Auftretens den Zustand der Gesamtheit der christlichen Gemeinde wider.

Dieses System, auf dem die Auslegung der Monstra beruht, faßt der Flugblattautor von 1569 folgendermaßen zusammen:

> Doch pflegt man soliche Wundergeburten gemeinlich dafür zuhalten/ das sie gern andeuten schreckliche Verenderungen/ so nachmals erfolgeñ/ es seye gleich an Obern oder Vnderthonen/ naher vnd weitgelegner oerter/ Nach dem dann auch die scheutzliche geburt an jhrer leibsgestalt geschaffen oder mißschaffen ist/ (Abb. 17)

4.2. Die tropologisch-moralische Deutung der Monstra - Monstra als Lasterabbilder

Die tropologische Deutung einzelner Monstra im 16. Jahrhundert besaß ein Äquivalent in der schon im Mittelalter praktizierten moralischen Auslegung der ungewöhnlichen Physiognomie, die die 'Wundervölker' auszeichnete, die nach mittelalterlicher Auffassung die Randgebiete der Erde besiedelten. Seit der Erwähnung in Plinius' Naturgeschichte gehörte die Beschreibung ihres Aussehens und ihrer ungewöhnlichen Gebräuche und Eigenschaften zum Repertoire der Enzyklopädien.[40] Im Zusammenhang mit dem Ausbau der "allegorischen Perspektive und Deutung der Welt [...] zu einem umfassenden System"[41] traten Bearbeitungen dieser Berichte auf, die die ungewöhnliche Physiognomie dieser Völker und die ihnen zugeschriebenen Verhaltensweisen wie andere Erscheinungen der Natur mittels ihrer 'proprietates' im tropologischen Sinn deuteten.

Im 175. Kapitel der um 1330-40 verfaßten 'Gesta Romanorum' mit der Überschrift 'De mirabilibus mundi' sowie in einer Bearbeitung von Thomas von Cantimprés 'Liber de monstruosis hominibus orientis' aus dem frühen 14. Jahrhundert wurden die Physiognomien dieser Völker sowohl als Verweise auf tugendsames als auch lasterhaftes Verhalten gedeutet.[42] In den 'Gesta' werden z.B. die Menschen mit dem kleinen Mund, die ihre Nahrung nur mit dem Strohhalm aufnehmen können, als Allegorie auf die richtige

---

[40] Zur Geschichte der Rezeption der Wundervölkerberichte vgl. Claude Lecoutreux, monstres.

[41] Wittkower, Wunder, S. 112. Zur allegorischen Deutung der Erdrandbewohner vgl. Wittkower, Wunder, S. 109-115.

[42] Vgl. Perrig, Erdrandsiedler, S. 43-45 sowie Friedman, Races, S. 122-130.

Lebensweise der Klosterleute gedeutet, die ebenso mäßig im Essen und Trinken sein sollen, und die Menschen in Skythien werden aufgrund ihrer Riesenohren zu Abbildern jener, die gern Gottes Wort hören.[43]

Nach ähnlichem Muster interpretierte auch der Mönch, der Thomas von Cantimprés Kapitel über die Erdrandbewohner im 14. Jahrhundert bearbeitete, deren Anomalien, wenn er einerseits jene Menschen mit sechs Händen als Abbilder der Freigebigkeit deutet,[44] andererseits die Gefräßigkeit der einäugigen Arimaspi als eine Allegorie auf die schlechten Sitten und die Eigennützigkeit der geistlichen Würdenträger auslegt.[45]

Für die Deuter des 14. Jahrhunderts waren die Erdrandbewohner Zeichen im Buch der Natur, durch die positive und negative Lebensweisen, die in der westlichen Welt anzutreffen waren, bildlich dargestellt wurden.

Die Ausleger der Monstrageburten im 16. Jahrhundert knüpften an diese exegetische Tradition an, wenn sie gemäß der tropologischen Bedeutung der Dinge in der physiognomischen Abweichung von Gott gesandte, warnende, abbildende Zeichen für christliches Fehlverhalten in der Lebensführung der Gläubigen sahen. Wies nach der traditionellen Bedeutungslehre der 'sensus tropologicus' auf die innere Haltung des Gläubigen - die er in der Bibel gleich einem Spiegel in positiver wie negativer Sicht vorgehalten bekam[46] und die auch den Bereich der ethischen Gesetze und des werkgelenkten Handelns mitumfaßte -,[47] so griff nach Ansicht der Ausleger des 16. Jahrhunderts Gott aufgrund der äußerst kritischen Situation im Hinblick auf die Glaubenslage unter den Christen zu aktuelleren und drastischeren Mitteln, um auf den Glauben positiv einzuwirken.

Im Gegensatz zur variablen Deutung der Erdrandbewohner waren sich die Ausleger im 16. Jahrhundert über den grundsätzlich negativen anzeigenden Charakter der Monstrageburten einig: Während es sich bei den Erdrandbewohnern um ganze Völker handelte, um die seit Augustinus eine Diskussion darüber kreiste, wie diese Schöpfung Gottes einzuschätzen sei, so waren die Monstrageburten Einzelfälle, die vom normalen Lauf der Natur abwichen. Durch die spezifische Auslegung des Monstrums stellten die Deuter Analogien zwischen seiner äußeren Mißgestaltung und den inneren sittlichen Verformungen bei den Gemeindemitgliedern und der ganzen Gemeinde her.

Da die Verknüpfung der Monstraphysiognomie mit der Situation in der Gemeinde letztendlich auf der spezifischen Deutungsfähigkeit und Sichtweise des Auslegers beruhte, rechtfertigten sich die Deuter, daß sie die

---

[43] Gräße, Mähren- und Legendenbuch, S. 130-131. Vgl. hierzu auch Perrig, Erdrandsiedler, S. 44.

[44] Hilka, Bearbeitung, Nr. XXI, Sp. 903-928; Nr. XV, Sp. 521-48.

[45] Hilka, Bearbeitung, Nr. XVII, Sp. 719-776.

[46] de Lubac, Sinn, S. 18.

[47] Meier, Überlegungen, S. 29.

Auslegung dieses Zeichens wagten und betonten, daß sie bestrebt seien, nach bestem Wissen der intendierten Aussage Gottes so nahe wie möglich zu kommen.

Die beiden Autoren der Auslegung zweier Monstra zu Havelsberg (1581), die dortigen Prediger Petrus Rinovius und Petrus Victorius, versuchen sich gegen den Vorwurf einer anmaßenden Auslegung zu schützen, indem sie die Möglichkeit einer anderen Interpretation als der ihren einräumen.[48] Sie hätten jedoch - nach langem Bitten ihrer Mitbürger - als Prediger das Beste zur Auslegung dieser Monstra getan. Jegliche Kritik an seiner Auslegung des Monstrums von 1588 vorwegnehmend, meint ein anderer Flugblattautor, daß die Bedeutung so offensichtlich sei, daß selbst die Ungläubigen seiner Deutung zustimmen müßten (Abb. 16).

Der Rostocker Superintendent Simon Pauli bemerkt bezüglich der erwarteten Kritik an seiner Auslegung des Grevesmühler Monstrums 1578:

> Es kan nichts so recht und wol gemeinet und gethan werden/ das boese Leute nicht boeßhafftig verstehen und verkehrē koennen/ und nimpt boeser argwohn/ mißtrawen/ verkeren vnd verleumbden/ jetzt leider also die vberhand/ das weder maß noch ende sey [...]. Ob wol aber ich weiß/ daß auch etliche diese meine eriñerung vñ vermanung von dem vnnatuerlichen Kinde/ welches Bildniß mir ein Burgermeister auß Grevesmuele zugeschicket hat mit der lincken hand annemen/ das ist vbel deuten vnd verkehren werden/ da ich sie doch mit der rechten hand gegebē/ das ist/ wol gemeint habe [...].[49]

Welches falsche Verhalten der Gemeindemitglieder sahen die Ausleger durch welche Mißbildung in den Monstra veranschaulicht?

Das Monstrum wurde selten als unmittelbare Strafe für einen Verstoß gegen ein Gebot gesehen. Allein bei der Geburt eines Monstrums, das sowohl menschliche als auch tierische Glieder aufwies, erörterten die Gelehrten im 16. Jahrhundert die Frage, ob es ein Resultat und sichtbares Strafzeichen der Sodomie sei (Abb. 31).

Da die Deuter die Aufgabe der Monstra darin sahen, als mahnende Abbilder die verschiedenen Laster, die von vielen der Zeitgenossen ausgeübt wurden, anzuklagen, wandten sie sich vielmehr meist energisch gegen eine solche Auslegung, die allein die Eltern verantwortlich machte und damit die Allgemeinheit von der Frage, ob sie am Entstehen der Monstra Schuld habe, entlastete.

Bei den konkreten Zuschreibungen gehen die Deuter von den aufgetretenen Mißbildungen aus, deren Erscheinungsbild auf ein bestimmtes Laster, das in der Gemeinde überhand nehme, verweise. Die Geburt eines Hermaphroditen (Abb. 26) wird aufgrund seiner Zweigeschlechtlichkeit als eindeutiger Verweis auf die herrschende Unkeuschheit, das Laster der Luxuria, gesehen:

---

[48] Beschreibung und Deutung der zweyen Mißgeburten.

[49] Pauli, Bildtnuß, S. 21.

Gros vnkünscheit syg vnder vns kan
Mit zu trincken füllen vnd üppigkeit
Dan einer almal zum anden seit
Von brassen bulen vnd zu triben
Es syg von töchtren ald e wibren
Kupplen ars welben vnd dero ley [...]

Auch die zwanghafte Verbindung zweier Individuen bei einer zusammengewachsenen Doppelgeburt wird 1547 entsprechend interpretiert:

Es zeyget ein straff der sünden an
Das etwan Frawen vnd die Man
Vor Gott/ der solches alzeyt sieht
Ohn zucht vnnd forcht/ dah in gericht
Allein den fürwitz da zu büssen
Tretten ehr vnd scham mit füssen
als denn thut Gott nach seinem willen
Furmiert verborgen vnd inn stillen
Ein vnnatürlichs menschen bildt [...]. (Abb. 19)

Ausgangsbasis für die Deutung ist in diesem Fall die auf dem Flugblatt dargestellte Doppelgeburt mit zwei Körpern unterschiedlichen Geschlechts, die nur einen Kopf aufweist.

Auf dem Flugblatt von 1588 (Abb. 16) ist ebenfalls eine Doppelgeburt dargestellt, wobei es sich um zwei an der Brust zusammengewachsene Individuen handelt. Hier ist jedoch weniger die Mißbildung als das Verhalten eines der Kinder die Grundlage für die Deutung: Wenn das eine Kind von dem anderen gebissen und halb verzehrt werde, so verbildliche es dadurch Habgier und Geiz.

Am häufigsten wird aufgrund der vorhandenen Mißbildungen eine Parallele zu der zeitgenössischen Mode gezogen und damit das Laster des Hochmuts angeklagt. Gemäß der zu der Zeit heftig geführten Diskussion um die angemessene Kleidung, wie sie sich auch in Andreas Musculus' Kritik an der Landsknechtmode in seinem 'Hosenteufel' manifestiert,[50] wird durch die Monstra Kritik an der hoffärtigen Mode von 'höchster Stelle' geäußert. Die außergewöhnliche Hautbeschaffenheit eines 1563 geborenen Kindes, dem die Haut ähnlich der zeitgenössischen üppigen Stoffverarbeitung in der Herrenmode locker um die Glieder hängt, deutet der Prediger Johann Gölitz als göttliche Warnung gegen diese Kleidungshoffart (Abb. 29, 30).[51] Die Darstellung des Monstrums zeigt ein an Armen und Beinen in

---

50 Theatrum Diabolorum, S. 430rff.

51 "Zaigts auch der Welt hoffart gar fein." Kritik an hoffärtiger Kleidung wird schon seit dem Mittelalter betrieben. So verurteilt schon Kunrat von Ammenhausen im 'Schazabelbuch' das 'Zerschneiden' der Kleidung (vgl. Ulrike Lehmann-Langholt, Kleiderkritik in Mittelalterlicher Dichtung, S. 245-246).

zusammengeschnürte Stoffbahnen gekleidetes Monstrum. Die Nachdrucke lassen auf die große Nachfrage dieser Auslegung schließen.[52]

Wenngleich bei dem Monstrum von Renchen 1569 die Warnung vor der Hoffart durch die Illustration nicht so deutlich hervorgehoben wird, indem ein - wie im Text betont - wohlproportioniertes Kleinkind dargestellt wird, so weist die Verdickung am Handgelenk laut der Auslegung auf die überhandnehmende Putzsucht der Zeit. (Abb. 1, 17)

> [...]/ der rechte arm ist oben herab biß an die handt recht vnd natürlich/ aber am gleych der ahndt/ da man Corallen vnd anderen ornat pflegt zu bengen/ hat es ein solche gestalt als were dem kindlein daselbst etwas groß angebunden/ die handt ist gantz blaw und geschwollen.

Der Pfarrer Christoff Vischer sieht in dem Monstrum von BrottRoda (Abb. 59), das am Hals eine Verdickung aufweist, eine Parallele zu dem die weibliche Kleidung der Zeit kennzeichnenden Gekröse am Hals. Vischer beläßt es aber nicht bei dieser allgemeinen Hoffartskritik, sondern nimmt einen weiteren Faktor in seine Deutung mit auf: Da dieses Kennzeichen weiblicher Kleidung an einer männlichen Geburt auftrete, meint er hoffen zu können, daß Gott darauf verweisen wolle, daß die 'weibliche' Eigenschaft der Furchtsamkeit - "ein Weibisch/ verzagt/ vnd flüchtig hertz" - unter den Menschen um sich greifen werde und sie dadurch leichter für Mahnungen zugänglich und somit bußfertiger würden. In diesem Fall ist der Illustrator vom gängigen Abbildungsschema abgewichen und hat der Vorderansicht des Monstrums noch eine Rückenansicht hinzugefügt, um die Mißbildung am Hals darstellen zu können.

Selbst im 17. Jahrhundert, in dem die Kleidungskritik in Form der Alamode-Blätter um sich greift,[53] hält die Parallelisierung von den Besonderheiten der Mode und den Mißbildungen, die die Monstra in der Natur aufweisen, an, wenn diese als Spiegel der Hoffart bezeichnet werden.[54]

---

[52] Vgl. z.B. Abb. 29 (Michael Schmuck) und Abb. 30 (Thiebold Berger).

[53] Vgl. Harms, Flugblätter Bd. 1, Nr. 120-130.

[54] "Eygentliche Abbildung vnnd Contrafactur/ eines newen Hoffart-Spiegels/ vnd wunderbarlich gestalten Kinds/[...]" bei Christoff Krausen in Kempten 1619 (Strauß/Alexander, Woodcut, S. 336). 1640 erscheint ein Blatt bei Johann Weyrich Rösslein in Stuttgart (Strauß/Alexander, Woodcut, S. 454), das das Monstrum ebenfalls als Spiegelbild der unchristlichen Werte der Gesellschaft bezeichnet: "Ein Spiegel vns thut stellen für/ darinn wir jetzt vns sehen/ O Christliches Hertz schauw mit Begier/ thu von Sünden abstehen/ den Ubermuth vnd grossen Pracht/ der arme ist so hoch veracht/ abschewlich thut verschmähen."
Nachdem die physiognomischen Abweichungen als Spiegel der Hoffart erkannt worden sind, wird abschließend festgestellt, daß die Hoffart das Tor weiterer Laster sei, die sie mit sich bringe: "Die Ohren so gantz wundersam/ so auff den Achslen stehen/ das thut anzeigen Fraw vnd Mann/ thu ich mit Warheit sehen/ die vnbillich Vermessenheit/ Ehrgeitz/ Hoffarth/ Betrug vnd Neidt/[...]."

1612 sieht ein Autor anhand einer Drillingsgeburt letztendlich den ganzen Kanon von Modeerscheinungen verdammt (Abb. 25):

> Das erste war gantz abschewlich/ mit Rippen vnd Beinen einem todten Coerper/ oder Figur wie man den Tod abmalet/ nicht vngleich/ [...] Das ander hatte ein schwartzes stück Fleisch gleichsam einer schwartzen Federn auff dem Kopff darneben an beiden seyten bey den Ohren gleichsam zwey ysen wie heutigs tags die Frawen vnd Jungfrawen tragen/ deßgleichen an beyden hüfften zween Vronck oder Wülst/ wie die heutigs tags unter den Edeln/ja auch noch wol schlechten Frawen im gebrauch seind. Das dritte hat ein großlangs gekrös vmb den Hals/ in gestalt der langen Lobben oder Krägen/ die heutigstags vnter reich vnd armen/ nu viel zu gemein seind/ war darneben dasselbe Krös also außgefätzt nicht anderst als ob es mit Syelterwerck besetzt gewesen: [...] In summa auß aller gestalt dieser Mißgeburt konte man sehen daß Gott die Hoffart diese jetzigen welt/vnd sonderlich des Weibsvolcks/ gleichsam in einem Spiegel hat für die Augen stellen/ vñ meniglich zu verstehe geben woellen/ wie hoechlich im dieselbe mißfalle.

Bei der Darstellung der Monstra wird das erste, einem Gerippe gleichende Kind vom Illustrator in die Mitte zwischen die beiden Hoffartzeichen gestellt - und als Verweis auf die Vergänglichkeit aller Hoffart zum 'memento mori'.

Zusammenfassend wird deutlich, daß in der außergewöhnlichen Physiognomie der Monstra durch vermeintliche Parallelen zur 'künstlichen' Veränderung des Körpers durch Kleidung, Schmuck und Haartracht insbesondere eine göttliche Warnung vor dem Laster des Hochmuts (Hoffart) gesehen wurde. Aber auch Zeichen der herrschenden Unkeuschheit, des Geizes, Neides und des Betrugs als einer Folgeerscheinung wurden von den Deutern an der Physiognomie abgelesen.

Während sich die Autoren der Flugblätter mit ihrer Auslegung auf einen Punkt konzentrieren mußten, der in dem der Illustration folgenden Text hervorgehoben wurde, konnten die Autoren, die umfassendere allegorische Flugschriften über die Geburt eines Monstrums verfaßten - wie 1577 Dietmar Merula oder 1581 Petrus Rinovius und Petrus Victorius - die Einzelteile differenzierter deuten. Letztere nutzen die Tatsache, daß es sich um monströse Zwillinge handelt, indem sie an den Mißbildungen der ersten Geburt die Laster der Zeit kritisieren und in der zweiten Geburt schon die drohenden Strafen wie Krieg, Seuchen und Hunger angekündigt sehen.[55]

Als Beispiel für die umfassende Exegese eines Monstrums kann die im 16. Jahrhundert vielbeachtete Flugschrift des Rostocker Superintendenten Simon Pauli[56] zum Grevesmühlener Monstrum angeführt werden. Dem

---

[55] Beschreibung und Deutung der zweyen Mißgeburten.

[56] Simon Pauli (28.10.1534 Schwerin - 17.7.1591): Sein in Rostock begonnenes Studium beendete er 1555 als Magister Artium in Wittenberg. Auf Empfehlung Melanchthons wurde er von Herzog Johann Albrecht I. zum Professor der Theologie an die Universität Rostock berufen. Außerdem ernannte ihn dieser zum Domprediger. 1560 wurde er Pastor von St. Jacobi und fürstlicher Professor der Theologie in Rostock. 1561

Text ist eine Illustration vorangestellt, die ein Kleinkind in Aufsicht zeigt (Abb. 3). Der Körper ist nicht mißgebildet. Aber der Kopf, der von einem Turban bekrönt scheint, weist statt Mund und Augen nur Mundhöhle und Augenhöhlen auf. Wie deutet nun Pauli diese Geburt?

Gemäß der von ihm im Gottesdienst angewandten paraphrastischen Predigtmethode, bei der der Bibeltext in einzelne Stücke zerlegt wird, die in der Folge ausgelegt werden, beschreibt Pauli zuerst die Mißbildungen des Kindes, um dann die dahinter versteckte Botschaft Detail für Detail zu entschlüsseln. Bei der Beschreibung der einzelnen sichtbaren Abweichungen dieses Monstrums legt Pauli durch die Wahl des Begriffs, mit dem er die nicht zu beschreibende Mißbildung doch in anschauliche Worte zu kleiden sucht, häufig erst den Grundstein für die weitere Interpretation. Erst die mit dem beschreibenden Begriff verbundene Proprietät ermöglicht ihm die Verbindung zu entsprechenden biblischen Stellen[57] und zur aktuellen Situation. So stehe der das Gesicht verdeckende Hautlappen gemäß 2. Kor. III für die 'Blindheit' der Zeit, die neue christliche Lehre zu verstehen,[58] der hochgestellte Hautlappen, der dadurch die Form eines Türkenhutes an-

---

promovierte Pauli in Rostock zum Doktor der Theologie. In den innerprotestantischen Auseinandersetzungen stellte sich Pauli als Anhänger David Chyträus und eifriger Lutherverfechter gegen Melanchthon und die Kryptocalvinisten und Flacianer. Seit Anfang der 70er Jahre war er Superintendent der Stadt Rostock (ADB (Krause), Bd. 25, S. 273-274).

57 Diese Art der Legitimation der Auslegung wird auch in anderen Flugblättern betrieben (vgl. u.a. Abb. 14 und 23).

58 Ebenso spricht er von der "hirnlosen Zeit" in Anbetracht der Tatsache, daß das Kind kein Hirn habe. Meist verwendet er folgenden Argumentationsablauf: Beschreibung der Abweichung, kurze Deutung, Beleg dieser Deutung durch biblische Stellen, die daraufhin wiederum mit der Gegenwartssituation in Bezug gesetzt werden. Darauf folgen wieder Parallelen zur biblischen Erzählung (S. 17-18): "Zum achten/ das die unnatuerliche Kindes geburt/ keine Augaepffel gehabt/ sondern die augen innwendig roetlich wie blut unnd fewr gewesen sein/ bedeutet ohn zweivel/ das unsere Leute nicht solche augen haben/ damit sie etwas sehen koennen/ unnd das darauff rote blutige augen in disem/ unnd feuwrige brennende Augen inn jhenem Leben volgen werden. Es wirdt/ wie an den Juden geschahe/ auch an unseren Leuten erfuellet/ was Esaie am sechsten Capitel geschrieben stehet/ Gehe hin und sprich zu diesem Volck/ Hoerets und verstehets nicht/ sehet unnd merckts nicht. Verstocke das hertz dieses Volcks und laß ihre augen dicke sein/ und blende ihre augen/ das sie nicht sehen mit jhren augen/ noch hoeren mit ihren Ohren/ noch verstehn mit ihren hertzen/ unnd sich bekehren unnd genesen. Wo findet man nun Augen die da recht sehen das gegenwertige unnd baldkuenfftige/ schrecklich groß ellend unnd unglуecke? Seind nicht alle/ inn allen Stenden/ so gar blind/ als wenn sie gar keine Augen hetten? Daher werden zu erst in diesem Leben wie gemeldet rote blutige augen ervolgen/vnd wirt den unbußfertigen in jhenem Leben in der Hellen ewig/ das Fewr zu den augen außschlagen unnd außbrennen. Nachdem aber der Herr beides/ ein hoerendes Ohr unnd sehends Aug machet/ wie Proverb. XX. geschrieben stehet: so bitte ich den Vatter unsers lieben Herre(n) Jesu Christi/ er uns auch hoerende Ohren vnnd sehende Augen/ gnediglich geben woelle/ auff das wir was heilsam ist sehen/ und demselbigen volge leisten moegen."

nimmt, einerseits für die drohende göttliche Strafaktion durch die Türken, andererseits für die Hoffart (wofür er zusätzlich als Indiz den Schneiderberuf des Vaters anführt), da diese nur durch das Tragen von auffälliger, kostbarer, exotischer Kleidung befriedigt werde.[59] Die fehlende Hirnschale verweise dagegen auf die mangelnde Wahrnehmung der drohenden Gefahr durch päpstliche Rückeroberungen. Wie die fehlenden Ohren auf die 'Taubheit', die fehlenden Augäpfel auf die 'Blindheit' der Gläubigen in bezug auf die Erkenntnis der evangelischen Lehre hindeuteten, so verkünde der schreiende Mund den Schrecken, der mit dem Strafgericht einhergehen werde. Die fehlende Zunge wertet er demgegenüber als Zeichen für die mangelnde Glaubenspraxis sowohl der Gemeinde als auch der weltlichen und geistlichen Obrigkeit. Die flache Nase, die ihn an die von Schoßhunden erinnert, ist für ihn eine Kritik an Predigern, die sich anstelle kompromißlosen Eintretens für die Verbreitung der Lehre gleich Schoßhündchen unauffällig verhalten. Der lange Hals verkörpere die Halsstarrigkeit der Menschen, die Gott mit seinen Strafen leicht brechen werde. Während Pauli in der geöffneten rechten Hand die Austeilung der 'rechten', protestantischen Lehre sieht, verkörpert die geschlossene Linke für ihn das falsche Verständnis der christlichen Lehre.

Obgleich auch Pauli Laster wie die Hoffart kritisiert, läßt er es dabei nicht bewenden, sondern sieht in dem Monstrum die Gefahren für den noch

---

[59] Dieses Beharren auf der traditionellen ständeorientierten Kleidung wird auch an der Ausführlichkeit, mit der er sich diesem Gebiet widmet, deutlich. Er kritisiert sowohl den Kleider- und Stoffluxus, der die Ständehierarchie in Unordnung bringe, als auch die verschwenderische Kleidermode der zerschnittenen Wamse und die unsittliche Kürze der Männerröcke. Auch an diesem Beispiel läßt sich der allegorische Bildgebrauch nachweisen. So argumentiert Pauli, daß sich die Menschen z.B. durch freiwilliges Tragen der Reussenmode deren Herrschaftsbereich unterordnen und den Grundstein für einen baldigen Angriff der Reussen legen. Er wendet sich damit also im nationalen Sinne gegen die Einführung fremder Sitten und Kleidung, die letztendlich die Okkupation zwangsläufig nach sich ziehe. Diese Argumentation unterstreicht er nochmals anhand der Erzählung über die eingelöste Prophezeiung eines Predigers (S. 12-13). Dieser liefländische Prediger habe schon lange Zeit, bevor Liefland von den Reussen eingenommen wurde, gegen das Tragen der Reussenmode sowie gegen allzu viel Luxus gepredigt, da sonst die Reussen ihrer Mode folgen würden. Von diesen weitreichenden Folgen der Kleidermode abgesehen, lasse die Kleidung Schlüsse auf die Individualität des Trägers zu: "Ein newe ungewoehnliche/ scheutzliche Kleides form und gestalt/ zeiget an/ das der junge/ so die Kleidung tregt/ eines newen ungewohnlichen/ scheutzlichen/ unnatuerlichen gemuets/ sinnes und hertzen vor andern sey. Denn wie der Vogel auß seinen Federn unnd gesange / also wirt der mensche auß seinen kleidern und worten erkannt." (S. 11). Bei der Wiedergabe dieser Beschreibung in Irenäus 'De monstris', 2. Kapitel, hat dieser - wohl in Erinnerung der Auslegung in bezug auf die Kleidermode - aus dem Vater einen Spielmann gemacht, um im folgenden auf die Mißbildungen an Armen und Beinen einzugehen, die so gestaltet seien wie jene, die so große unflätige, weit und lang niederhängende Ärmel und große, dicke Hosen trügen.

lange nicht in den Gemeinden stabilisierten protestantischen Glauben angezeigt, die zum einen von außen in Gestalt des Eroberungszugs der Türken und der gegenreformatorischen Bestrebungen drohen, zum anderen aber im Innern durch zu zaghafte Prediger nicht ausreichend bekämpft werden. Mit dieser umfassenderen Deutung verweist Pauli auf den größeren Bedeutungszusammenhang, in dem die Monstra gesehen wurden.

4.3. Die eschatologische Deutung der Monstra

Die Monstra verbildlichten nicht nur einzelne Laster, sondern konnten auch in einem umfassenderen politischen Zusammenhang gedeutet werden: Analog zu der in ihnen offenbar werdenden Unordnung der Natur wurden sie als göttliche Abbildungen der in der Gesellschaft herrschenden Unordnung gelesen, die sich durch Verstöße gegen die gesellschaftlichen Regeln ausdrückte.

Grundlage für diese auf die Verhältnisse im Staat gelenkte Deutung der Unordnung in der Natur war die Annahme, daß sowohl die Ordnung der Natur als auch die der Gesellschaft - da Gott die Natur wie die Menschen lenke - unmittelbar dem göttlichen Willen entsprangen und unterstanden. Dies führt Melanchthon in seiner 'Initia doctrinae physicae' aus, wenn er beide Ordnungen der Vorsehung Gottes, die sich auf das passive Voraussehen beschränken, aber auch steuernd eingreifen könne, unterstellt. Aufgrund dieser unmittelbaren Verbindung von Natur und Gesellschaft sowie der biblischen Belege für die göttliche Vorsehung, die sich der Natur bediene, um den Menschen Zeichen zu setzen, war es naheliegend, die Monstra auch in diesem übergeordneten Zusammenhang zu verstehen: Verstöße gegen die Ordnung der Gesellschaft wurden durch Abweichungen in der Ordnung der Natur gestraft.[60]

Diese Auffassung formuliert ein Flugblattautor, wenn er für das Auftreten der Monstra die Abweichungen von den Grundwerten der christlichen Gesellschaft, d.h. Einheit in den Glaubensfragen und Einhaltung der Regeln der Gesellschaftsordnung, verantwortlich macht:

> So haben wir schließlichē auß solcher gewirter menschlicher zůsamen verknupffter/ auch verkerter/ oder in einander geschrenckter mißgeburt/ anderst nichts/ dañ ein sunderli-

---

[60] "Usitatum est vocare providentiam, et cognitionem, qua Deus omnia cernit et prospicit, et gubernationem, qua naturam universam servat, id est, ordinem motuum, vices temporum, foecunditatem terrae et animantium, et curat et servat genus humanum, custodit politicam societatem, imperia, iudicia, iusticiam, punit atrocia scelera pugnantia cum lege naturae, in qua voluntatem suam nobis ostendit, et tendem iniuste oppressos liberat." (Melanchthon, Initia, CR XIII, S. 203/203-206, vgl. hierzu auch Büttner, Gott, S. 50).

chen vnfall vnd straff vnsers suendtlichen wesens eigentlich abzunemmen: Es seie nun in was wege dz woelle/ mit verkehrung der reinẽ lehr/ oder Christlicher Policeyordnungen/ wie es dañ hiebeuor an orten/ da auch solche oder gleichformige geburt an tag kommen/ nit auß bliben sein. (Abb. 12)[61]

Auch Job Fincel benennt als Grundlage für seine Sammlung von Prodigien diese Verbindung von außergewöhnlichen Naturerscheinungen mit der Entwicklung in der Gemeinde, wenn er im 3. Buch auf die Veränderungen und "Zerrüttungen" in der Kirche und Gesellschaft hinweist:

> Dz aber zu dieser zeyt nicht allein obgemelte [...] Straffen gemein unnd vber uns ergehen sollen/ sondern daß auch sonderliche straffen mit schrecklicher veraenderunge/ unnd zerruettunge der Christlichen Kirchen und Policey verhanden/ dz zeugen uber andere vielfeltige/ auch etliche sonderliche neuwe Wunderzeichen [...].[62]

Der Pastor Caspar Goltwurm läßt es in seinem 1557 erschienenen 'Wunderwerck- und Wunderzeichenbuch' nicht bei einem allgemeinen Hinweis bewenden, sondern zählt detailliert alle Formen der Unordnung und des Aufstands in der christlichen Gesellschaft auf, die er im Zusammenhang mit der Geburt von Monstra sieht.[63] Aus diesem Grund soll hier seine Einschätzung von der Aussagekraft der Monstra exemplarisch vorgestellt werden.

Im Kapitel über die 'Irdischen Wunderzeichen'[64] führt er jegliches die Autorität der Obrigkeit in Zweifel ziehende Verhalten - wie z.B. die Wallfahrt nach Niklashausen - und jegliche Empörung der Untertanen gegen ihre Obrigkeit an. Sie könnten als Indiz der Unordnung der Zeit gelesen werden, da damit gegen den geordneten - und das heißt für Goltwurm und seine Zeitgenossen den von Gott so eingerichteten - Lauf der Welt verstoßen

---

61 In einem anderen Flugblatt wird darauf verwiesen, daß auf Monstra "gemeinlich Zerrüttung in der Religion vnd Regiment" erfolge (Abb. 25).

62 3. Buch, o.S.

63 Von derselben Wahrnehmung wird Simon Paulis Deutung von Lukas 21,11 getragen. Zu den dort angeführten Zeichen, die in der Natur auftreten und gegen deren Ordnung verstoßen - wie Naturerscheinungen und Seuchen -, zählt Pauli auch jene als apokalyptische Vorzeichen hinzu, die gegen die religiöse und gesellschaftliche Ordnung verstoßen wie religöse Rottenbildung und Abspaltung von der Kirche, Kriege, wirtschaftliche Krisen sowie sittliche und moralische Verfallserscheinungen (Postilla, S. 283/84). Goltwurm scheint genau den Nerv der Zeit getroffen zu haben, denn sein Buch wurde nochmals 1557 und 1573 aufgelegt (vgl. Deneke, Goltwurm).

64 5. Kapitel: "Von den irdischen Mirackeln/ Das ist/ was sich fuernemlichs unnd wunderbarlichs auff erden/ mit grewlichen auffruren/ Tyranneien/ Morden und allerley grewlichen Sunden hat zutragen/ Unnd wie Gott grewlich solche Suende gestraffet/ und andere wunderwerck erzeigt und bewisen hat." Er gliedert sein Buch in drei große Bereiche: die göttlichen und geistlichen Wunder, die teuflischen Wunder und die Wunderzeichen. Bei den Wunderzeichen unterscheidet er zwischen jenen am Himmel, in den Elementen und auf der Erde (Kap. 3-5).

werde. Die Monstra als verbildlichte Form dieser Unordnung sind für ihn nur die Spitze des Eisbergs, der aus Verstößen und Aufruhr besteht. An verschiedenen Beispielen belegt er diese Einschätzung des Zustands der Gesellschaft:

Als überzeugter Lutheraner sieht er die Verfolgung der Protestanten durch die katholische Kirche in der Tradition der Christenverfolgung in der Antike und bewertet sie als eine der größten Auflehnungen gegen die göttliche Ordnung. Nach diesem sich gegen den 'richtigen' Glauben richtenden Aufruhr läßt er die Konflikte zwischen den Staaten und im Staat, die durch Schlachten, Tyrannei, Morde und Aufruhr gegen die Obrigkeit deutlich würden, folgen. Eine spezielle Form des gesellschaftlichen Aufruhrs sieht er in dem der Frauen gegen die Männer:

> Da die Weiber eine grimmige Creatur sind, hat Gott sie dem Mann als ihre Obrigkeit und Herrn unterworfen. Durch ihn sollen sie regiert und geleitet werden.[65]

Um mit allem Nachdruck zu demonstrieren, daß solche Erhebungen gegen den göttlichen Willen verstoßen und von Gott entsprechend geahndet werden, führt er auch hier einige 'historische' Beispiele vom Aufstand ganzer Frauenverbände gegen ihre Männer sowie der notwendigerweise erfolgenden Bestrafung an und kontrastiert sie mit positiven Beispielen freiwilliger Unterordnung sowie außergewöhnlicher Treue und Loyalität einzelner Frauen.[66] Nachdem er die aktuellen Konfliktfelder seiner Zeit auf diese Weise dargelegt hat, kommt er auf den Aufruhr der Natur gegen den Menschen zu sprechen, den er im Aufstand sowohl der wilden als auch der zahmen Tiere sich ankündigen sieht.

Die Bedeutung der Wunderzeichen als Vorzeichen und Anzeichen des herrschenden Chaos in Natur und Gesellschaft betont auch der Autor des Flugblatts zur Überschwemmung in Horb. Angesichts der Überschwemmung und des neuesten Berichts über zwei grausige Monstra, die im italienischen Raum aufgetreten sind und durch ihr Aussehen - Bocksbeine, Hörner, Krallen - nichts Gutes verheißen, zieht er alle Register und führt das ganze Kaleidoskop von Verhaltensweisen an, die vom Aufstand der Natur gestraft werden:

> Vnd warlich/ das sie (die Wunderzeichen, d.V.) nicht gar on bedeutnus vnd würckung seien/ sihet man leyder taeglich hin vnd wider/ fern vnd nahe/ an den wunderlichen

---

[65] S. 216^r/216^v.

[66] Ein Beispiel solchen Aufruhrs sieht er in den Amazonen, die, nachdem sie innerhalb kürzester Zeit einen Teil Asiens erobert hatten, durch Hercules und Achilles gezähmt und schließlich - laut Isidor - von Alexander dem Großen ganz vernichtet worden seien, indem dieser einfach die "frauengemäßere" Zähmungsmethode anwandte: "[...] nicht mit dem Schwert/ sondern mit freudligkeit und lieb die Weiber zu uberwinden/[...]." (S. 216^{v}ff.).

vnruhen/ empoerungen/ kriegen vnd Blutvergiessen/ verfolgungen/ verhengungen/ verhaetereien/ Meuchelmoerdereien/ falschen Lehren/ einfallen frembdes Volcks Kriegsgeschrey/ plünderungen fürnemmer Staett/ vngewohnten kranckheyten vnd Seuchen/ absterben hoher Leut/ Vngewittern/ wütenden Winden/ schwaeren Wasserguessen/ Mißgewaechssen/ vnd endlich allenthalben vmsich herum an der Vnmenschlichen vntreu vnd mißtrauen/ an den vnchristlichen haendeln/ dem vbersatz/ schinden/ Judentzen vnd Vorkauff/ allerhand schand vnd lastern/ Gotteslaesterungen/ verachtung vnd verkerung GOttes Worts/ verspottung fromer Leut warnung/ vngehorsam gegen obern vnd Fuergesetzte/ vnd kurtzum/ an heutiger grosser sicherheyt/ vnd erkaltung aller Lieb. Vnd das man nun der jüngstvergangenen Wunder/ die doch auch noch jre würckung zuvollrichten haben/ geschweige/ Als der erscheinung fremder Sternen/ Cometen/ Wundergesicht/ vnd Himelsflamen/ der verfinsterung Sonn vnd Mons/ der Erdbibem/ vnd anderer schroecklichen faellen. (Abb. 44)

Als Quelle dieser gesamten Entwicklung wird letztendlich der Sündenfall gesehen. Gemäß der christlichen Tradition der Bedeutung des Sündenfalls war mit diesem Ereignis der nur kurz währende Zustand der ursprünglich intendierten harmonischen Übereinstimmung der Ordnungen - wonach die Dinge der Welt nach dem durch göttliche Lenkung eingerichteten ewigen Gesetz geordnet und somit gut und weise ablaufen sollten - zerstört worden.[67]

Anhand der Beispiele aus der Geschichte, die von Aufruhr gegen die göttliche Ordnung berichten, weist z.B. Goltwurm immer wieder darauf hin, daß solche Verstöße nicht ungestraft bleiben und somit auch der zu seiner Zeit herrschenden Unordnung die göttliche Strafe folgen werde. Beide Formen von Unordnung - sowohl die gesellschaftliche wie auch die als ihre Strafe angesehene natürliche - wurden letztendlich als Vorzeichen für die noch viel größere Strafaktion Gottes gesehen: das nahende Weltenende.

Die Auffassung von der Bedeutung der Monstra als eschatologische Zeichen vertrat schon Luther. Auf die Frage, weshalb auf Finsternisse keine großen Veränderungen im Staatswesen - wie der Tod eines großen Herrschers - mehr festzustellen seien, äußert er die Auffassung, daß es sich bei diesen Zeichen angesichts der ungeordneten gesellschaftlichen Situation, die sich im Konflikt mit der Papstkirche und im Bauernkrieg darbot, um Vorankündigungen des Jüngsten Gerichts handle.[68] Demgemäß ordnete Aurifaber in seinen 'Colloquia' die Aussagen Luthers über die Wunderzeichen und über den Jüngsten Tag dem Oberkapitel 'Politica', dem Unterkapitel 'Consummatio, seu novissima mundi dies', d.h. der Vollendung der Welt im Jüngsten Gericht, zu.[69]

---

[67] Hist. Wörterbuch der Philosophie, Bd. 6, Art. 'Ordnung', Sp. 1280ff.

[68] Aurifaber, Colloquia, S. 428^r/428^v.

[69] 41. Von Mirackeln/Wunderzeichen/ ungewittern/ und andern vorbotten des Juengsten Tages/ und ende der Welt.
42. Von Kranckheiten/ und derselben ursachen/ Item von zeitlichen Tode.

In dieser Tradition stehen die Monstraflugblätter, wenn sie den Aufruhr in der Natur mit den Kriegen der Staaten untereinander, dem Aufstand der Untertanen gegen den Staat und schließlich mit dem Streit und der Rebellion der Kinder gegen die Eltern verbinden und all diese Ereignisse als eschatologische Vorzeichen deuten:

> [...]/ Wir aber moegen es wol fuer Vorbotten vnd Vorlaeffer deß Jüngsten tags erkennen, vns darab spieglen/ vnnd zu einem bueßfertigen Leben schicken/[...]. Dann alle die wunder/ so vor dem letsten Tag her gehen sollen/ in voelligem schwanck/ dann ein Koenigreich wider das ander/ ein Volck vber das ander/ ein Potentat wider den andern/ der Vatter wider den Sohn/ die Tochter wider die Muetter sich empoeret [...]. So geschehen auch am Himel/ auff Erden/ in Wassern/ vnnd andern Creaturen grosse Wunder/ vnd vnerhoerte Thatten/ die vns billich die augen auffzuthon/[...]. (Abb. 58)

Die Deutung der Monstra als apokalyptische Zeichen konnte sich allerdings nicht unmittelbar auf einen biblischen Beleg als Legitimation berufen. Nur im nicht kanonisierten, der 'Vulgata' als Apokryphe hinzugefügten 4. Buch Esra wird im 5. Kapitel im Rahmen einer apokalyptischen Vision vom Aufstand der Natur und der Elemente berichtet, der auch die Geburt von Monstra zur Folge hat.[70] Während Herold in seiner Übersetzung von Lycosthenes diese Stelle als Beleg für die Bedeutung der Sammlung noch anführte, wurde sie im Lauf des 16. Jahrhunderts immer seltener zitiert.[71] Als biblische Legitimation der Monstra als Endzeitzeichen berief man sich nun auf die anderen zeitgenössischen Prodigien wie die außergewöhnlichen Himmelserscheinungen und Naturkatastrophen, die besonders durch Lukas 21 und Matthäus 24, aber auch durch andere apokalyptische Prophezeiungen wie u.a. die Offenbarung des Johannes[72] als göttliche Zorneszeichen und als Maßnahme Gottes gegen häretische Völker[73] belegt waren.[74] So spannt

---

43. Von dem Juengsten Tage/ Aufferstehung der Todten/ Ewigem leben der außer welten/ vnd der Gottlosen ewigem verdamnuß vnd Helle.

[70] Paul Rießler, Altjüdisches Schrifttum, S. 262; Koch, Bibellexikon, Art. Esrabuch, nichtkanonisch, S. 132.

[71] "Fewr werde uff und ab fahin/ die wilde thier umb schweyffen/ die weyber in jren Monde Wundergeburten für bringen." (Einleitung, o. S.).

[72] So führt Fincel u.a. Joel 3,1-4 an:"Und nach diesem wil ich meinen Geist ausgiessen uber alles fleisch/ und ewre Soene und Toechter sollen Weissagen/ Ewer eltester sollen trewme haben/ und ewre Juengling sollen gesicht haben/ Auch wil ich zur selbigen zeit beide uber knecht und megde/ meinen geist ausgiessen/ und wil wunderzeichen geben im Himel und auff Erden/ Nemlich/ blut/ fewer und rauchdampff/ die Sonne sol in Finsternis/ und der Mons in Blut verwandelt werden/ ehe denn der grosse und schreckliche tag des Herrn kompt." Außerdem wählt er Apokalypse 14 als Motto seines ersten Bandes: "Fürchtet Gott/und gebet im die Ehre/ denn die Zeit seines Gerichts ist komen/ und betet an/ den der gern acht hat Himel und Erden/ und Meer/ und die Wasserbrunnen." (Off. 14,7).

[73] Z.B. Josua 10, 11/13 und Jesaja 8, 7-8, wo durch Naturkatastrophen der Sieg Israels über seine Feinde von göttlicher Seite unterstützt wird.

Simon Pauli 1570 in seiner 'Predigt zum andern Sonntag des Advents' über Lukas 21, 25-36 den Bogen von den bei Lukas erwähnten Zeichen über die aus der Antike überlieferten bis zu jenen aktuellen, die auch Paulis Zuhörern aufgrund der zeitgenössischen Berichte bekannt waren, und ergänzt die Palette der Zeichen der Endzeit noch durch unauffälligere, aber ebenso aussagekräftige Degenerationserscheinungen, die er zu seiner Zeit in der Natur feststellt.[75] Vielfach schien den Deutern angesichts der nur so zu verstehenden Funktion der Monstra die genaue biblische Legitimation entbehrlich. Ihre Funktion als Endzeitzeichen war letztendlich unbestritten.

Dieses Verständnis der Bedeutung der Monstra wurde noch durch die Tradition der Endzeiterwartung, die das späte Mittelalter geprägt und die im 15. Jahrhundert aufgrund der sozialen Verschiebungen in der Gesellschaft Auftrieb erhalten hatte,[76] sowie durch die Reformation bestärkt. Im 16. Jahrhundert zeugen besonders Schriften von lutherischen Autoren von der Überzeugung der nahenden Endzeit.[77] Diese unmittelbare Endzeiterwartung hatte ihren Kern in der Annahme der Existenz einer Universalhistorie, deren Ende von vornherein festgelegt war. Es wurde davon ausgegangen und durch diverse 'Berechnungen' auch bewiesen, daß die Zeit der Welt abgelaufen sei und sie sich sehr stark ihrem Ende zuneige.

Dieses Geschichtsbild wird auch von Melanchthon in seiner Neubearbeitung von Johannes Carions Chronik von 1558 bestärkt.[78] Melanchthon orientiert sich bei der Einteilung der Kirchenhistorie nicht an den sechs Weltaltern, die Schedel in Anlehnung an eine bis zu den altchristlichen

---

[74] Wobei schon Thomas von Aquin die Frage, ob es speziell diese Zeichen seien, die vor dem Weltenende den Menschen bekehren sollten, obgleich sie doch seit Anfang der Welt vorhanden seien, nicht beantworten mochte (Sum. Theo., Quest. 73, 1. Art).

[75] Die Monstra sieht er parallel zu der allgemeinen Degeneration der Kreaturen: "Aller Creaturen Kräfte, Stärke, Gedeihen nimmt täglich ab, wie wir sehen an den Thieren, Ochsen, Schafen, die nicht mehr so gross sind wie vor, item an Vögeln, Fischen, Holz, Stein, so nicht mehr so gut sind, wie sie vormals gewesen noch vor wenig Jahren. Es ist den Creaturen zuwider und es verdreusst sie überaus sehr, dass die Gottlosen ihrer so schändlich missbrauchen zum Stolz, Frevel, Muthwillen und anderer Bosheit und Wollust." (Postilla, S. 278 sowie S. 283-284). Gemäß Paulis Zeitrechnung (S. 286/87) stammt die Predigt von 1570.

[76] H. Kraft, Art. 'Eschatologie', [3]RGG, Sp. 678.

[77] Dies zeigen auch die vielzähligen Publikationen, die vorrangig von Lutheranern besonders in der 2. Hälfte des 16. und im ersten Drittel des 17. Jahrhunderts verfaßt wurden. Dagegen spielt das Thema in den Publikationen der Calvinisten nur eine geringe, in denen der Katholiken gar keine Rolle (Korn, Thema, S. 11). Korn belegt dies anhand von Drauds Bücherkatalog von 1625: 68 luth. Schriften in der 2. Hälfte des 16. Jahrhunderts, 13 im ersten Drittel des 17. Jahrhunderts widmen sich diesem Thema (Thema, S. 57).

[78] 1532 hatte Melanchthon eine Vorrede zu Carions Chronik verfaßt. 1558 erschien der erste Band einer Neubearbeitung, die er bis zum zweiten Band, der 1560 kurz vor seinem Tod erschien, fortführte (vgl. Klempt, Säkularisierung, S. 19/35).

Chronographen zurückzuführende Tradition benutzte,[79] sondern an den 'Vaticinium Eliae', wonach die 6000 Jahre währende Lebensdauer der Welt in drei große Zeitalter eingeteilt wird, deren letztes mit dem Zeitalter des Messias begonnen habe.[80] Jedoch erwartet Melanchthon wie Luther den Ausbruch des Jüngsten Gerichtes vor dem eigentlichen Zeittermin und beruft sich hierbei ebenfalls auf die Elia-Weissagung, die verkündete, daß das dritte Heilsalter aufgrund der herrschenden Gottlosigkeit nicht 2000 Jahre betragen werde, sondern Gott die Leidenszeit seiner Kirche verkürzen werde.[81] Diese Ansicht sieht er auch in der traditionellen Daniel-Exegese - die die Herrschaft über die Welt in vier Weltmonarchien einteilt,[82] als deren letzte das Römische Reich angesehen wurde - bestätigt, da die falsche Lehre des Papsttums und die Bedrohungen durch Gog und Magog in Gestalt der Türken den Beweis dafür liefere.[83]

Einer solchen Zeitenrechnung ist auch der Rostocker Superintendent und Monstradeuter Simon Pauli verhaftet, wenn er am Ende seiner Predigt auf die Berechnung der Weltdauer zu sprechen kommt und angesichts des nahenden Endes der Welt vor einer Aufschiebung des Läuterungsprozesses warnt. Von der Einteilung der Elia-Weissagung ausgehend, bemerkt er, daß die Welt 1570 schon 5533 Jahre alt sei. Da das dritte Weltzeitalter aufgrund

---

79 Diese Tradition war über Augustinus und Isidor von Sevilla vermittelt worden und blieb in der katholischen Universalhistorie bis Bossnet in Geltung (Klempt, Säkularisierung, S. 23).

80 Die erste Periode umfaßte die Zeit der Verkündigung und des Gesetzes, die zweite den Zeitraum unter göttlichem Gesetz, d.h. den Zeitraum des Alten Testamentes (Klempt, Säkularisierung, S. 23-24). Kritik erfährt dieser theologisch-eschatologische Ansatz durch Jean Bodins 1566 erschienen 'Methodus ad facilem historiarum cognitionem', der - von der juristischen Einteilung des Rechts her kommend - die Geschichte auch in drei unterschiedliche Gruppen einteilen will. Die 'historia divina' - als Lehre von Gott und seiner Offenbarung - soll den Theologen überlassen bleiben, die 'historia naturalis' den Philosophen, und die 'historia humana'- als die politische Geschichte, behält er sich selbst zur Bearbeitung vor. Wenngleich er den Eingriff übernatürlicher Geschehnisse auf die historia humana nicht leugnet, übernimmt er nicht mehr die Gliederung in die drei Weltalter sowie der vier Weltmonarchien, deren daraus abgeleiteten Herrschaftsanspruch des Hl. Römischen Reiches deutscher Nation er angesichts dessen beschränkten Machteinflusses für besonders absurd hält (Kap. VII). Vgl. zu den Angriffen Bodins und der Verteidigung der "Theologisch-eschatologischen Gesamtdeutung" durch protestantische Historiker: Klempt, Säkularisierung, S. 42ff.

81 Klempt, Säkularisierung, S. 26 (Chronicon Cariono I, 1558; C.R. XII., S. 717). Vgl. zu den Zeitberechnungen auch Korn, Thema, S. 58; Lentz, Geschichte, S. 149.

82 Bei Daniel, Kap. 2 wird die Einteilung der Dauer der Welt in 4 Weltzeitalter, das goldene (= die Herrschaft der Caldäer), das silberne (=die Herrschaft der Perser), das erzene (=die Herrschaft der Griechen) und das eiserne (= die Herrschaft des römischen Reiches) festgelegt. Eine weitere Parallele wird in den vier Ungeheuern in Kap. 7 gesehen (vgl. Klempt, Säkularisierung, S. 29ff.).

83 Klempt, Säkularisierung, S. 31 (Chron. Carionis I, 1558; Corpus Reformatorum, XII, S. 719).

der herrschenden Sündhaftigkeit eher ablaufen werde, mache diese Rechnung deutlich, daß man in der Zeit des Weltuntergangs lebe und das Gericht deshalb unmittelbar bevorstehe.[84]

In diesem weltgeschichtlichen Zusammenhang bildete die gewissenhafte Aufzeichnung und Publikation sowie die Kompilation aller Wunderzeichen, die im dritten Weltalter auftraten, eine Art wissenschaftliches Meßinstrument dafür, ob sich die Anzahl der Zeichen weiterhin vervielfachte. Ein Beispiel dafür bietet Conrad Lycosthenes' Chronologie 'Prodigiorum ac Ostentorum Chronicon' von 1557, in dessen viertem Buch, das den Zeitraum 800 n. Chr. bis 1557 umfaßt, eine überdimensionale Steigerung der Prodigienfälle zu verzeichnen ist. Fincel läßt seine Sammlung von Prodigien erst mit dem 'relevanten Zeitraum', d.h. ab 1517, beginnen.

Die aus den Büchern und Flugblättern sprechende eschatologische Erwartung erzeugten jedoch die Monstra- und Prodigienausleger letztendlich selbst durch die im 16. Jahrhundert möglich gewordene massenhafte Publikation solcher Fälle, die nun ihrerseits wiederum die Sensibilität für die anscheinend immer unkontrolliertere, dem Menschen feindlich gesonnene Natur und das Interesse an neuen Fällen förderten und zu weiteren Publikationen führten. Ohne die Verbreitung der Fälle mittels der Flugblätter hätten weder Fincel seine Kompilation der Wunderzeichen noch Goltwurm und Irenäus ihre Werke verfassen können.

Jede Tatsache schien die andere zu bestätigen: Die Monstra waren Zeichen der ungeordneten Natur, die die Unordnung in der Gesellschaft widerspiegelte; die ungeordnete Gesellschaft rief als Warnung Gleiches in der Natur hervor. Beide Formen der Unordnung konnten letztendlich als Zeichen des Weltenendes gelesen werden. Erst mit der fortschreitenden Infragestellung dieser theologisch-eschatologischen Geschichtsauffassung verloren die Prodigien im Laufe des 17. Jahrhunderts ihre Bedeutung.[85]

Das Ziel der Autoren war, durch die ermahnende Publikation der Monstra und anderer Prodigien als Zeichen der Unordnung, die auf das Weltenende verwiesen, eine stärkere Selbstdisziplinierung der Untertanen und Akzeptanz der das Leben reglementierenden Ordnungen zu erreichen.

Mit dieser disziplinierenden Deutung der Monstra argumentierten sie konform mit den obrigkeitlichen Maßnahmen zur Durchsetzung einer 'guten Polizey', d.h. eines geordneten Gemeinwesens. Setzten solche obrigkeitlichen Bestrebungen der Reglementierung weiter Lebensbereiche schon seit dem 13. Jahrhundert in den Reichsstädten ein, deren soziale Strukturen durch die handelsbedingte Fluktuation der Bevölkerung am ehesten einer Festigung bedurften, so wurden ab dem Ende des 15. Jahrhunderts aufgrund des Verfalls der Ständegesellschaft und dem damit einhergehenden Verlust ihrer Ordnungsfunktion auch 'Polizeyordnungen' in den einzelnen Ländern

---

[84] Postilla, S. 286-87.

[85] Vgl. Kunz, Eschatologie, S. 58.

und 1530 die Reichspolizeiordnung für das Reich verfaßt.[86] Dieser staatlich geprägte Ordnungs- und Reglementierungsprozeß wurde durch die auf die Reformation folgende Entwicklung noch unterstützt. Die Territorialfürsten erlangten als Sprecher der reformatorischen Bewegung auf den Reichstagen nicht nur größere Autonomie gegenüber dem Reich, sondern auch Einfluß auf die sich neu bildende evangelische Kirche. Aufgrund der Tatsache, daß die reformatorische Bewegung sich nicht des vorhandenen katholischen Kirchenapparates bedienen konnte, um die Reformation voranzutreiben, übernahm die weltliche Gewalt das Schutz- und Aufsichtsrecht, um den neuen Glauben durchzusetzen. Dies bildete den Grundstein für die Ausbildung des landesherrlichen Kirchenregiments.[87] Die Interessen der Kirche nach Zucht und Ordnung wie des Landesherrn nach 'Polizey' stimmten in diesem Bemühen überein.[88] Der Landesherr als Vorsteher des Kirchenregiments machte die Erziehung der Untertanen im Rahmen der christlichen 'Fürsorgepflicht' zu seiner Sache. So legitimiert Herzog Christoph von Württemberg die Visitation - d.h. jene auf Veranlassung des Landesherrn von den kirchlichen Aufsichtsbehörden oder -personen wie den Konsistorien oder dem Superintendenten durchgeführte Überprüfung des theologischen Wissensstandes und Lebenswandels der Gemeindemitglieder und des Pastors - damit, daß er Gottes Zorn hervorrufe, wenn er der Unordnung in seinem Land nicht Einhalt gebiete.[89]

Ziel der 'guten Ordnung' war, zur konfessionellen und ökonomischen Stabilisierung des Landes einen gehorsamen und sittsamen Untertanen zu erziehen, der seinen Platz in der Gesellschaft akzeptierte und nicht dagegen aufbegehrte und sich durch einen vorbildlichen Lebenswandel auszeichnete. Das bedeutete, daß die verschiedenartigsten Bereiche, die für die Ordnung des Gemeinwesens ausschlaggebend waren, reglementiert wurden. Als Mittel hierfür dienten die Polizei- und die ebenfalls meist von der weltlichen Obrigkeit verfaßten Kirchenordnungen.[90] Die Mißachtung dieser sozial-

---

86 Knemeyer, Art. Polizei, in: Geschichtliche Grundbegriffe, Sp. 875-883; Maier, Staats- und Verwaltungslehre, S. 50ff. / 83ff.; Schmelzeisen, Polizeiordnungen, S. 11; Baader, Nürnberger Polizeiordnungen, S. 41ff.; Van Dülmen, Entstehung, S. 360-367.

87 War das landesherrliche Kirchenregiment programmatisch durch Luthers 'An den christlichen Adel' vorbereitet, so wurde es reichsrechtlich durch den Speyrer Reichstagsabschied von 1526 und den Augsburger Religionsfrieden von 1555 fixiert (Münch, Zucht, S. 13. Vgl. hierzu auch Raab, Kirche, S. 36-43; Grundmann, Art. Kirchenverfassung, ³RGG). Aber auch in den katholischen Gebieten bauten die Landesherrn - bedingt durch die Instabilität der katholischen Kirche durch die Religionskämpfe - die eigenen Rechte mittels der territorial begrenzten Kirchenordnungen aus (Franzen, LThK, Bd. 6, 1961, Sp. 241, Art. Katholische Kirchenordnungen).

88 Vgl. dazu Münch, Ordnung; Münch, Zucht.

89 Brecht, Ordnung, S. 48.

90 Wolf, Kirchenordnungen, RGG, Sp. 1497. Hatten sich die Kirchenordnungen anfangs auf die Regulierung von innerkirchlichen Angelegenheiten wie Lehre, Kult und Pfarrwesen beschränkt, so wurden mit der Zeit auch Bereiche des sozialen, wirtschaftlichen

disziplinierenden Regeln wurde durch die vom landesherrlichen Kirchenregiment eingesetzten Gremien geahndet, sofern nicht eine 'höhere Instanz' die Strafaktion übernahm. In der Heidelberger Polizeiordnung von 1583 wird zum Beispiel explizit die Verbindung zwischen lasterhaftem Lebenswandel in der Gemeinde und dem Auftreten von göttlichen Strafzeichen angesprochen: Gegen das übermäßige Trinken wird damit argumentiert, daß es durch den damit verbundenen Kontrollverlust einerseits eine Gefahr für die Seele und andererseits für den Wohlstand der Bürger beinhalte. Drittens werde solchem Handeln die göttliche Strafe bald folgen:

> [...]/sonder der Allmechtig wirdt auch mit solcher schweren Suende/ die bey den Heyden verbleibt/ und noch viel weniger bey einem Christen erfunden werden solle/ so hoechlich beleydiget/ zu Zorn und Straff gegen uns bewegt/ daß wir in Mißwachsung aller Fruechten/ auch anderer hohen Plagen/ die in dieser schweren Zeiten vielfeltig uber uns verhengt werden/ nichts anders/ dann unser selbst vberlaesterliche Suenden zubeschuldigen haben /[...].[91]

Als ein anderes Beispiel, mit dem auf positivem Weg die moralische Erziehung der Untertanen zu einer christlichen Lebensführung erreicht werden sollte, können die Schriften über die Hausökonomik angeführt werden. In diesen Schriften wurden allen Gliedern des Hauses bestimmte Aufgaben zugewiesen und die zentralen ökonomischen Tugenden wie Fleiß, Reinlichkeit und Sparsamkeit, ergänzt durch sittliche Tugenden wie Keuschheit, Treue, Geduld, Gehorsam, Friedfertigkeit und Zurückgezogenheit, propagiert und in Gegensatz zu der herrschenden, zu verurteilenden Maßlosigkeit gestellt.[92]

Der Landesherr hatte in seinen Reglementierungsbestrebungen, die zur Durchsetzung der Verordnungen einer ausgiebigen Agitation und Kontrolle bedurften, in den Theologen einen zusätzlichen Apparat zur Verfügung, der die Ordnungsbestrebungen im Gemeinwesen unterstützte und betrieb.[93] Die Rolle des Pfarrers in diesem Zusammenhang bedarf einer genaueren Betrachtung. Die Aufgaben des Pfarrers gegenüber der Obrigkeit und der Gemeinde hatte schon Luther skizziert:

---

und kulturellen Lebens mitaufgenommen und reglementiert. Die Verschmelzung wird durch die nicht eindeutig abgrenzbare Form der Kirchenordnungen von anderen Ordnungen deutlich. Unter dem Begriff Kirchenordnung wurden die verschiedensten Quellenarten zusammengefaßt (Münch, Zucht, S. 21).

91 Pfaltzgraff Ludwigs Churfürstens/[...] Policey:Ordnung, S. 4r.

92 Münch, Ordnung, S. 13ff., S. 23. Vgl. dort auch S. 55ff.: Heinrich Bullinger, Der Christlich Eestand. 1548.

93 Die lutherische Kirche nahm somit in der zweiten Hälfte des 16. Jahrhunderts immer mehr den Charakter einer Behördenkirche an, die ihre vorrangigen Aufgaben im Verordnen, Verbieten und Strafen sah (Zeeden, Entstehung, S. 119).

Denn ein prediger bestettigt sterckt vnd hilfft erhallten alle oberkeit, allen zeitlichen friede steuret den auffrurischen, leret gehorsam, sitten, zucht vnd ehre, Vnterricht Vater ampt, mutter ampt, kinder ampt, knecht ampt vnd summa, alle weltliche empter vnd stende.[94]

Der Pfarrer hatte eine Vermittlerrolle inne: Einerseits war er dem Landesherrn aufgrund des landesherrlichen Kirchenregiments verpflichtet, andererseits hatte er durch seine Gemeinde unmittelbaren Kontakt zur 'Basis'. Als Vorsteher einer überschaubaren Gruppe von Untertanen trat er als Lehrer auf, der die geforderten sittlichen Normen kontinuierlich propagierte.[95] Wichtiges Medium bei dieser Funktion als Multiplikator war die Predigt,[96] war sie doch - auch wegen des Kirchgangzwangs - ein sehr geeignetes Mittel, die 'neue Moral', die über die Ordnungen nur unzureichende Öffentlichkeit erlangte, einer breiten, zumeist analphabetischen Bevölkerungsschicht zu Gehör zu bringen.[97] Besonders die Kasualpredigten, die sich nicht nur auf Taufe, Hochzeit, Konfirmation beschränkten, sondern auch außergewöhnliche Ereignisse wie z.B. Monstrageburten, Unwetter und ähnliche schädigende Strafzeichen zum Ausgangspunkt nahmen, unterstützten die Disziplinierungsbestrebungen der Obrigkeit, da durch die göttlich gesandten Mahnzeichen eine noch höhere Instanz als der weltliche Herrscher die Verwerflichkeit jener Laster anzeigte, die die Ordnung des Staatswesens gefährdeten. Als Legitimation für die Predigt über Prodigien als einem nichtbiblischen Stoff beriefen sich die Pastoren deshalb auch auf den besonderen aktuellen Charakter dieser göttlichen Äußerung. Jacob Heerbrand formuliert diesen Anspruch anläßlich einer Kometenpredigt 1577:

---

94 Eine Predigt Martin Luthers, das man Kinder zur Schulen halten solle, 1530. WA 30, II, S. 517-588, S. 537,9. Auch in der 2-Regimenterlehre Luthers wird die staatliche Aufsicht über die Untertanen legitimiert, da Gott die Ungläubigen, die nicht sein Wort in ihr Herz aufnähmen, durch den äußeren Zwang des weltlichen Regiments regiere (Scherzer, Luther, S. 208).

95 Auch in der epidemischen Ausbreitung der Hexenverfolgung kann die Auswirkung dieses Disziplinierungsprozesses gesehen werden (vgl. Schormann, Hexenprozesse, S. 105ff.).

96 Münch, Ordnung, S. 37.

97 van Dülmen, Entstehung, S. 272. Eine ähnlich bedeutsame Funktion als Hauptverbreitungsmedium hatte die Predigt auch in einem anderen nicht sogleich mit dem Predigtamt assoziierten Bereich: der Hexenverfolgung. Hatte schon der Hexenhammer Predigtstoffe zu diesem Themenbereich empfohlen, so ist die Tatsache dieser Umsetzung anhand der Hexenpredigtensammlungen erwiesen. Ebenso wurden landesherrliche Verordnungen erlassen, solche Predigten zu halten. Von Würzburg ist bekannt, daß dort die 300 im Jahre 1619 vollstreckten Todesurteile gegen Hexen und Zauberer öffenlich von der Kanzel des Domes verlesen wurden (vgl. Schormann, Hexenprozesse, S. 32). Häufig fungierten dieselben Pfarrer, die von der Kanzel herab über die Hexerei wetterten, als Ankläger gegen potentielle, in der Gemeinde lebende Hexen (Schormann, Hexenprozesse, S. 25).

ICH solte ietzo/[...]/ etwas sagen vnnd predigen von dem heutigen Euangelio [...] so hat vns aber der Allmächtig vnnd gerechte Gott/ ein andern Prediger diser tagen erwecket/ vnd auff ein sehr hohe Cantzel/ an den Himmel/ auffgestellet/ Nemlich das gantz erschrockenlich/ groß vnnd grewlich Wunderzeichen am Himmel/ den Cometen/[...]/ dadurch er der gantzen Welt/ ein andere Predig thut/ vnnd fürhelt/ den wir sollen anschawen/ vnnd hören/ was er vns predige. Derhalben dann wir auch auff dißmal etwas dauon wöllen sagen.[98]

Die disziplinierende Wirkung der Predigten über die Wunderzeichen wurde durch die Flugblätter und -schriften zu diesen Ereignissen multipliziert:[99] Ziel der Publizierung der überall anzutreffenden Monstra und Prodigien war es, die Einhaltung der Polizeiordnungen, die letztendlich auch die Grundlage eines christlich geführten Lebens beinhalteten, zu erreichen. Einerseits wurden in den Flugblättern im Bild des Monstrums spezielle Übertretungen dieser Ordnungen veranschaulicht, da die durch die Monstra kritisierten Laster Hochmut, Unkeuschheit, Geiz, Neid und Betrug - die im vorherigen Kapitel aufgeführt wurden - auch Verstöße gegen einzelne Bereiche der Polizeiordnungen wie Kleiderordnung, Sittenordnung, Kreditordnung darstellten. Andererseits war das Monstrum jedoch auch eine 'Kurzform' für die Kritik an allen nur erdenklichen Formen von Übertretungen, wie es bei Goltwurm und den anderen Autoren deutlich wurde. Die Verbreitung des abgebildeten Monstrums hatte gerade in Anbetracht des herrschenden Analphabetentums als anschauliche Gedächtnisstütze eine wichtige Funktion als Multiplikator dieser Verordnungen.[100] Die Bedeutung der Abbildung, die es ermöglichte, das Mahnzeichen immer wieder vor Augen zu führen, und dadurch die ermahnenden Predigten unterstützte, wird auch 1569 in einem Flugblatt betont:

[...] so solten warlich neben der taeglichen predigt/ auch die vnauffhoerliche/ vnd erschroeckliche wunderzeichen etwas vermoegen vnd zů wegen bringen. Dann ob schon wol der groeßte theil auch zůn zeiten ein predigt hoert/ so will doch solchen steineren hertzen vnnd der welt kinderen die predig/ biß weilen nit also scharpff vnd tieff ins hertz fallenlassen/ als wann sie den augenschein selbs vor dem gesicht/ vnnd lebendigen spiegel des zorns Gottes taeglich sehen. (Abb. 1)

98 Jacob Heerbrand, Ein Predig/ Von dem erschrockenlichen Wunderzeichen am Himmel/ Den newen Cometen/ oder Pfawenschwantz/ Gehalten zu Tübingen den 24. Sontag nach Trinitatis, Tübingen 1577 (zit. nach Hübner, Kepler, S. 239).

99 Vgl. zur sozialdisziplinierenden Funktion von Flugblättern: Schilling, Flugblatt, S. 609-610; derselbe, Bildpublizisitk, S. 214-231.

100 Wenngleich sich der Anteil der Analphabeten in der Bevölkerung von 95%, wie es im ersten Drittel des 16. Jahrhunderts der Fall war, in der zweiten Hälfte des 16. Jahrhunderts deutlich verringerte, so hing der Alphabetisierungsgrad auch von der entsprechenden Infrastruktur ab, die in den Städten besser war. Vgl. zur Alphabetisierung im 16. Jahrhundert Engelsing, Analphabetentum, S. 32-41.

Die Wichtigkeit des massiven Einsatzes von Flugblättern zur Unterstützung der Predigten konstatiert auch der Pastor Andreas Engel in seinem "Wider-Natur und Wunderbuch":

> Denn ob man wol in der Kirchen lehret/ auch durch Publicirte Schrifften der Welt anzeiget/ daß die vielfältigen Wunderzeichen/ so jetzo am Ende der Welt uber einen Hauffen sich hoeren und sehen lassen/[...].[101]

Der katholische Geistliche Johan Oldecop registriert ebenfalls in den 60er Jahren des 16. Jahrhunderts diese auffällige Indienstnahme der Prodigienblätter und betont die disziplinierende Wirkung, die die protestantischen Pfarrer damit verfolgen, um in ihre - in den Augen Oldecops - gottlose Gemeinde so etwas wie Ordnung zu bekommen:

> Itlige jare her hebbenn de rabbiner und klochlinge der lutherschen secten vele bochere und scharteken mit wunderlichen figuren und gemelten im druck utgan laten[...]. Dergestalt und menunge werden de figuren gedrucket, dem vorfoerden hupen und armen blinden lutherschen vorgelesen und mit einer sunderlichen glose utgestrechen, dat volk, dat itzo ane frochten levet und ane schu alle bosheit begeit und fullenbringet, mochte also wedder toem recht und gehorsam gemaket werden;[...].[102]

Als andere Verbreitungsform griff man auch auf bekannte Lieder zurück, um die Beschreibung und Bedeutung der Monstra der Menge zu vermitteln. So werden die Leser und Zuhörer des Berichts anläßlich zweier Mißgeburten im Dorf Franckenaw 1577 aufgefordert, die Strophen des Berichts gemäß dem Lied "Hilff Gott daß mir gelinge" zu singen.[103]

Eine weitere Methode der Verbreitung der mit den Monstra verbundenen Lehrinhalte war die Präsentation des Neugeborenen. Sowohl die Pfarrer als auch die Landesobrigkeit bzw. der Magistrat der Stadt sorgten häufig - neben der Publikation des Falles - für eine möglichst lange währende öffentliche Ausstellung des Monstrums, um über das Interesse, das solche Geburten verursachten, auch die damit verbundenen disziplinierenden Inhalte zu vermitteln.[104] Bei der Präsentation der Monstra wird allerdings neben der

[101] WiderNatur und Wunderbuch, S. 79-80.

[102] Oldecop, Chronik, S. 475.

[103] "Warhafftig vn erschreckliche newe Zeitung/[...]." Im 17. Jahrhundert gibt es eine ganze Reihe von Blättern, die den Bericht von der Geburt eines Monstrums in Liedform vermitteln (Strauß/Alexander, Woodcut, S. 338, 446, 454). Vgl. allgemein dazu Brednich, Liedpublizistik, bes. S. 209-213.

[104] "Derhalben hat man dieses Kind unbegraben ligen lassen/ biß an den dritten tag/ als von Sontag an/ biß auff den Dinstag umb zwoelff uhr/ darmit es menniglich/ und etzlich hundert personen/ groß und klein haben/ anschauwen muegen/ als ein wunder Gottes." Zit. nach Fincel, 3. Buch 1562. Irenäus berichtet zum Fall einer Doppelgeburt in Neustadt/Schlesien 1557, sich auf Fincel berufend: "[...] es haben auch solche Geburt viel eynheimische und frembde Leut besichtiget/ Sind auch dazu erfordert worden etliche Predicanten. Als /Johannes Gygas/ Sigismundus Iunior/ Sigismundus

als Pflicht empfundenen 'Öffentlichkeitsarbeit' auch das Geschäftsinteresse eine Rolle gespielt haben, da durch das aus der näheren Umgebung einsetzende 'Wallfahrtswesen' zu dem Neugeborenen finanzielle Gewinne zu erwarten waren.

Das Bestreben, die ganze Gemeinde mit der Deutung der Monstra zu disziplinieren, wurde durch die Praxis gestützt, das Entstehen der Monstra nicht den betroffenen Eltern anzulasten. Eine persönliche Schuldzuweisung war unzweckmäßig, da sie für die Allgemeinheit entlastend gewesen wäre. Es wird explizit immer wieder darauf verwiesen, daß die betroffenen Eheleute fromme und ehrbare Christen seien und deshalb die vom Monstrum ausgehende Bußermahnung für die Allgemeinheit eine Bedeutung habe, d.h. die Sünden der uneinsichtigen Bevölkerung dafür verantwortlich zu machen seien:

> Es stellet uns Gott in diser und andern Mißgeburten einen spiegel fuer die augen/ auff daß ein jeder darauß verstehe/ wie es so gar ein schroecklich ding ist umb die suende/[...]. (Abb. 20)[105]

Durch die stetige Wiederholung der Monstradeutung, die auf dem allgemeinen Interesse an solchen außergewöhnlichen Ereignissen aufbauen konnte, und durch die hohe Publikationsrate solcher Fälle mußte ihre Bedeutung bald allgemein bekannt sein. Diese Methode wurde bekannterweise auch in einem anderen Zusammenhang - den Hexenprozessen - angewandt: Die öffentliche Verlesung der Straftaten bei der Hinrichtung sorgte für solch eine Verbreitung des Wissens über diese, daß später Verhaftete auf der Folter wußten, was für Antworten von ihnen erwartet wurden.[106]

Jedoch lehrte und mahnte der Pfarrer nicht nur, wie bisher betont, sondern er war gleichzeitig die Kontrollinstanz, die das Verhalten der Gemeindemitglieder beobachtete, korrigierte und schließlich öffentlich anklagen und auch strafen konnte. Diese Strafmaßnahmen konnten sich im Rahmen der Kirchenzucht von öffentlichen Vermahnungen und ausgrenzenden Sonderbehandlungen bis zum großen Bann, d.h. dem Ausschluß aus der Gemeinde, erstrecken. Die Pflicht des Pfarrers zur Disziplinierung der Gläubigen und die drohenden Strafmaßnahmen werden z.B. im Ordinationsformular der Kirchenagende der Grafschaft Mansfeld 1580 beschrieben:

> Und in solcher Straf-und Bußpredigt soll und muß Gottes Zorn über die, so beharrlich in Sünden bleiben, also verkündiget werden, daß die Leute verstehen und wissen, daß

Ludonicus welche mit grossem entsetzen un verwunderung solches gesehen." (o.S.).

105 An anderer Stelle wird nochmals wiederholt: "Wir Christen aber wissens, das solchs durch die Sünde verursacht wird/" (Abb. 20, 1578). Die gleiche Argumentation findet sich auch in Abb.9: "Es wirdt auch in der ungehewren Mißgeburt/ die frucht der Suenden uns fuer augen gestelt/ deßgleichen der zorn vnd straffe Gotts/[...]"

106 Schormann, Hexenprozesse, S. 33.

> Gott erstlich über dem Ungehorsam gegen seine Gebot und allem gottlosen Wesen zürnet, und daß er endlich die, so nicht Buße thun, von der christlichen Gemeinde ausgeschlossen und abgesondert werden, und er sie mit ewiger Verdammnis und höllischem Feuer strafe.[107]

Große Strafen konnten zwar nicht vom Ortspfarrer verhängt werden, sondern wurden dem für Ehezucht, Kirchenzucht und Disziplinarsachen zuständigen geistlichen Gericht, dem Konsistorium - einem mit Pfarrern und fürstlichen Amtleuten besetzten landesherrlichen Gremium -, übergeben.[108] Doch durch diese unmittelbare Verbindung zur strafenden Instanz gewannen die Ermahnungen des Pfarrer erheblich an 'Überzeugungskraft'.

Indem die Prodigien nicht nur als Warnzeichen Gottes, sondern auch als von Gott gesandte vor-apokalpytische Zeichen gedeutet wurden, kam dem Strafaspekt bei Verstößen gegen die gesellschaftlichen Normen eine wesentlich existentiellere Bedeutung zu. Jetzt war es nicht mehr nur die Obrigkeit, die zeitlich begrenzt strafte, sondern es wurde mit der Strafe der ewigen Verdammnis gedroht - eine Auffassung, wie sie in Goltwurms Widmung an Landgraf Philipp von Hessen deutlich wird, wenn er betont, daß nicht nur von der Endzeit gepredigt werde, sondern Gott selbst dieses durch die Wunderzeichen tue.[109]

Pauli beschreibt in seiner 'Predigt zum andern Sonntag des Advents' anschaulich die läuternde Wirkung, die das Bewußtsein vom drohenden

[107] Zit. nach Drews, Geistliche, S. 51.

[108] Grundmann, Kirchenverfassung, in: ^{3}RGG. Dieses landesherrliche Gremium sorgte aber auch dafür, daß die großen Strafen wie der Ausschluß aus der Gemeinde, der auch ein Berufsverbot beinhalten konnte, meist aus landesherrlichen Interessen nicht verhängt wurden.

[109] "Dadurch gibt er uns gnediger vnd auch ernstlicher mainung zuverstehn/ daß ers mit dieser baufelligen welt woelle ein mal ein ende machen/ unnd sein Volck/ so auff sein herrliche Zukunft mit hoechster begird wartet/ von solchen elenden Leben gnediglich erledigen." (S. 2^v). Ebenso weist er an anderer Stelle darauf hin, daß jene, die die Zeichen verachteten, am Ende spüren würden, daß diese ihre Bedeutung gehabt hätten (S. 125^v). Auch Engel richtet im 6. Kapitel seinen Zorn gegen jene, die nicht die damit verbundene endzeitliche Erwartung akzeptieren wollen. Diese unmittelbare Mahnung Gottes als Anlaß zur Läuterung des Lebenswandels zu nehmen, fordert auch der Autor der Deutung des Monstrums von Rhena: "Mitler weil aber wil vns Christen/ auff welche das endt der Welt kommen ist/ gebueren/ solche vnd dergleichen vngewoehnliche Sachen vnnd Wunderzeichen nicht in den Windt zuschlahen vnd fuer vber rauschen zu lassen/ als giengen sie vns nicht an/ sondern derselbigen nach der vermahnung Christi vnd seiner lieben Apostel eigentlich warzunemen/ vnd so offt derselben eins fuergehet/ allwegen vns die rechnung zu machen vñ zu sagen/ das ist abermal ein Zeichen vnd fuerbott einer sonderlichen grossen enderung in Kirchen vnd weltlichen Sachen/ oder je deß einbrechenden Juengsten Tags vnd der herrlichen letzten Zukunfft vnsers HERRN vnd Heylands Jesu Christi/[...]" (Eigentliche Abcontrofetung einer seltzamen erschrecklichen Wundergeburt, 1590).

Nahen des Weltengerichts auf jene haben sollte, die von dem angestrebten Ideal des christlichen Untertanen noch weit entfernt waren:[110]

> Es will der Weg nicht hinaus mit den Sünden, wir müssen anders leben und die Unzucht, Fressen, Saufen, Schinderei, Wucher, Maulschänderei fahren lassen, weil es mit dem jüngsten Gericht, da wir sollen Rechenschaft geben, also wird zugehen. Wenn der Trunkenbold die Augen immer schlüge auf das jüngste Gericht und ihm in den Ohren klingen liesse diese Stimme: Stehet auf, ihr Todten, stehet auf und kommt für das jüngste Gericht! so würde er die Kandel, darin das Bier ist, das er säuft, wohl etliche Mal niedersetzen, ehe er sie zum Maul hübe und aussöffe. Wenn die leichtfertigen Maulschänder würden bedenken das jüngste Gericht, dass sie da sollen Rechenschaft geben von einem jeden unnützen Worte, so würden sie ein jegliches Wort wohl erwägen und wohl tausend Mal im Maul umkehren, ehe sie es ausredeten.[111]

Diesem Sünder stellt er das Idealbild des "wackeren" Gläubigen gegenüber:

> Wacker sein ist Aufsehn haben auf seinen Beruf und auf die Gottseligkeit, sich fleissig darin vernehmen lassen, also, dass man im Glauben, Gottesfurcht und guten Gewissen bereit ist, alle Zeit, alle Stunde und alle Augenblicke den Herrn Christum würdig zu empfahen.[112]

Zahlreiche Äußerungen weisen darauf hin, daß es nicht ausreicht, die Rolle der Pfarrer auf die der instrumentalisierten Multiplikatoren dieser obrigkeitlichen Sozialdisziplinierung zu beschränken. Sie müssen ebenfalls als Lehrer und Mahner gesehen werden, die diese Agitation in Anbetracht ihrer Aufgabe, für das Seelenheil der Gläubigen zu sorgen, für notwendig erachteten, da sie angesichts der Zustände in ihren Gemeinden zunehmend pessimistischer in die Zukunft blickten.

Nach der Beruhigung der konfessionellen Auseinandersetzungen durch den Augsburger Religionsfrieden von 1555 und der damit verbundenen Stagnation der territorialen Ausbreitung des Protestantismus nahmen nicht nur die internen Streitigkeiten - um bestimmte Glaubensfragen wie jener zwischen Gnesiolutheranern und Kryprocalvinisten um das Abendmahl - zu, sondern es rückte auch die Situation in den protestantischen Ländern in den Vordergrund.[113] Mittels aggressiver, auf die Androhung der Strafe ewiger Verdammnis bauender Agitation versuchten die Pastoren dem vermeintlich festgestellten fortschreitenden Verfall in den Glaubensdingen, der in den Berichten der Visitationen dokumentiert wurde,[114] entgegenzuwirken[115]

---

[110] Postilla, S. 274-287.

[111] Postilla, S. 275.

[112] Postilla, S. 285.

[113] Zeeden, Glaubenskämpfe, S. 150.

[114] Schon 1523 hatte Herzog Johann Friedrich von Sachsen Luther erstmals um die Einrichtung einer Visitation ersucht, da allzuviele Schwärmer in Thüringen predigten (Brecht, Luther, S. 152; WA Briefe 3, 307,79; 308,83). Erste Visitationen wurden 1526 von kurfürstlichen Kommissionen aus Theologen und Juristen in Sachsen durch-

und einen auf christlichen Grundsätzen beruhenden Lebenswandel, der doch ursprünglich mit dem Bekenntnis zum neuen Glauben und der reinen Lehre einhergehen sollte, in der Gemeinde endlich durchzusetzen. Neben der lutherischen Teufelsliteratur, die die einzelnen Laster durch die Verbindung mit ihrem Urheber bloßzustellen trachtete und dadurch jeglicher Übertreibung und Abweichung von der Norm zu begegnen suchte, spielte in diesem Zusammenhang auch die Betonung der Prodigienfälle in ihrer Deutung als göttliche Zeichen des Chaos und damit des nahenden Endes eine entscheidende Rolle.[116] Die Prodigiendeutung betrieben nicht nur besonders eifrige, in diesem Eifer auch undogmatische Themen aufgreifende Prediger, um mit ihren Ermahnungen einen größeren Erfolg zu erlangen, sondern - wie es am Beispiel des Rostocker Superintendenten Simon Pauli[117] deutlich wurde - auch leitende Theologen innerhalb der Kirchenhierarchie.

Mit der Verbreitung und Interpretation der Fälle sahen sich die Prediger in der Rolle der von Gott autorisierten Mahner, die sich in ihrem fortwährenden Ermahnen, mit dem sie zur rechtzeitigen Buße und Bekehrung auffordern wollten, nun wiederum selbst als Zeichen der letzten Zeit verstanden und darstellten. Gemäß dem bei Aurifaber im Kapitel "Von Mirackeln/ wunderzeichen/ ungewittern/ und andern vorbotten des Juengsten Tages/

geführt (Fuchs, Zeitalter, S. 136. Zur katholischen Visitation: Hubert Jedin, Die Visitation im Dienst der kirchlichen Reformation, in: Ernst Walter Zeeden, Gegenreformation, Darmstadt 1973).

[115] Mit diesen unnachgiebigen Bußpredigten lösten die orthodoxen Prediger die Kritik aus, die der altprotestantischen Orthodoxie von seiten der Pietisten entgegengebracht wurde. Einer der Kritiker, Gottfried Arnold, beschreibt dies in seiner 'Unparteiischen Kirchen- und Ketzerhistorie' 1699/1700 und kommt zu dem Schluß, daß die Gemeinde "Steine statt des Brotes des göttlichen Wortes und des Trostes des Evangeliums erhalte" (zit. nach RGG, Sp. 1727). Dieser Kritik hielt nun wiederum Ernst Salomon Cyprian entgegen, daß sie ganz auf der Beurteilung der kirchlichen Zustände in den Predigten der Streittheologen basiere. Diese hätten jedoch nicht ein wahres Abbild der Situation widergespiegelt, da sie mit dem Anliegen zur Läuterung verfaßt worden, und deshalb nicht als geschichtliche Quelle verwertbar seien.
Hiermit wird ein Problem angesprochen, daß noch heute angesichts der Predigten wirksam ist. Während Theologiehistoriker beteuern, daß sich aufgrund der Predigten nicht auf die zeitgenössischen Zustände schließen lasse (z.B. Leube), zeichnen die Historiker anhand der Visitationsberichte vielfach ein Bild der Zeit, das fast den Klagen der Predigten entspricht. Ein Aspekt, der auch für die Einschätzung der Prodigienschriften, die letztendlich einzig die Läuterung der Gläubigen zur Aufgabe hatten, zu berücksichtigen ist.

[116] Ohse charakterisiert die Teufelsliteratur folgendermaßen: "Es ist der Geist einer in neuem scholastischem Denken, in saurem Moralismus und in verfestigten Institutionen erstarrenden Orthodoxie, der diese Gattung bestimmt." (Teufelsschriften, S. 120).

[117] Oder der Altenburger Generalsuperintendent Abraham Suarin und der Jenaer Superintendent und Professor der Theologie Johann Maior, die 1613 anläßlich eines verheerenden Unwetters Bußpredigten hielten (Leube, Reformideen, S. 199).

vnd ende der Welt"[118] festgehaltenen Ausspruchs Luthers angesichts der Unordnung in den Gesellschaftsschichten

> "Weñ er (Gott, d.V.) ein Koenigreich hat zurstoeren woellen/ so hat er jnen zuvorn Prediger gegeben/ vnd sie ruffen lassen: Hieher/ Hieher/ kompt/ kompt/ lieber lehrnet."[119]

stellt sich Fincel mit seiner Sammlung und Verkündung von 'Wunderzeichen' in die Tradition der biblischen Mahner wie z.B. Lot, deren Ermahnungen von der Gemeinde nicht erhört wurden, worauf der Untergang erfolgt sei. Daß Gott nicht ohne vorherige umfangreiche Ermahnung durch Prediger und Zeichen Strafe und Untergang herbeiführe, unterstreicht er anhand zahlreicher Beispiele.

Auch Joachim Westphal und Cyriacus Spangenberg verweisen in ihrem 'Hoffahrtsteufel' auf ihre von Gott gelenkte und damit authorisierte ermahnende Funktion:

> Wisse derhalben/ daß es nicht one gefehr und vergeblich geschicht/ wenn so ernstlich vnd vielfeltig die Laster gestrafft/ uñ die Leut zur busse vermant werden/ mit singen/ sagen/ schreiben/ predigen/ mit mahlen/ uñ wo durch man etwas anzeigen/ vnd den Leuten zuverstehen geben kan/ sondern wenn das gehet/ so hat Gott was im Sinne/ das mercke ja wol/ und glaeube es nur gewiß.[120]

Die Prodigien und Monstra dienten nun als geeignete Mittel, diese Ermahnungen als "augenscheinliche Bußpredigten", wie es der Autor zum Kaubenheimer Monstrum 1578 (Abb. 9) formuliert, zu unterstreichen, indem sie durch den Schrecken und das Entsetzen, das sie verursachten, schon eine Andeutung des drohenden Schreckens der durch sie angezeigten Strafe vorwegnahmen. Die Geißelung der Sünden und die Erregung von Furcht durch die Androhung der nahenden Strafe am letzten Tag, wodurch die Gemeinde noch rechtzeitig zur Buße bewegt und vor der ewigen Verdammung bewahrt werden sollte,[121] war das Hauptanliegen der sich der Mon-

---

118 S. 427ff.

119 S. 428v. So drückt sich nach Luthers Ansicht die Liebe am Nächsten im Predigtamt auch in den harten Formen des Rechts, der Strafe, des Zorns und des Schwertes aus. Jedoch dürfe die Strafe nicht mit Rachgier erfolgen (Predigt am 6. Sonntag nach Trinitatis. WA 41, S. 637-641, S. 638; vgl. Loewenich, Luthers Stellung, S. 63).

120 Theatrum Diabolorum, S. 366v. Westphal schreibt im Hoffartsteufel - sich auf Jesaia 58,1 berufend - über die Art, wie die Prediger ihre Aufgabe zu erfüllen haben: "Hoere da/ er (Gott) wils nicht so gar sanfft/ leise und heimlich/ sondern es sol ihn dermassen aufgepfiffen werden/ daß in die Ohren und Hertzen schallet/ ob ihn schon die Koepffe sausen/ daß sie tummeln/ toll und toericht/ drob werden/[...]." (Theatrum Diabolorum, S. 366v).

121 Pauli sieht seine Aufgabe darin, durch die Bewußtmachung der Bedeutung der Zeichen möglichst viele Christen noch rechtzeitig vor dem Eintreten des Jüngsten Gerichts zu läutern und dadurch vor der ewigen Verdammnis zu retten (Postilla, S. 275).

stradeutung widmenden Theologen.[122] Die Pflicht zur Monstradeutung aufgrund der ihr zugeschriebenen Wirkung formuliert Peter Glaser 1562:

> Und darneben wer im Ampt ist/ uñ laster zu straffen hat/ solchs mit gantzem ernst und fleiß thue/ damit er nit durch sein nachlassen ursach gebe zu gemeinen straffen/ und sich frembder suenden theilhafftig mache.[123]

Mit ihren Ermahnungen erfüllten die Pfarrer ihre geistliche Aufgabe, dafür Sorge zu tragen, daß der Mensch nicht seine eigentliche Ausrichtung auf die eschatologische Vollendung aus den Augen verliere und sich um die Ausbildung des wahren Glaubens bemühe.[124]

Mit der unnachgiebigen Geißelung der Sünden und Vergehen, wie sie in den Monstradeutungen und Teufelsschriften deutlich wird, erfüllten die Monstraausleger zwar das schon von Luther propagierte Ideal des aufrechten, unbestechlichen Pfarrers. Doch hatte jener ebenfalls festgestellt, daß der Pfarrer mit solchem Verhalten, das letztendlich dem Wohle der Gemeinde dienen sollte, nicht mit großer Beliebtheit rechnen konnte:

> [...] fromme/ Gottsfoerchtige/ treuwe Prediger/ da sie die Suende straffen/ so schilt und heißt man sie zenkisch/ beissig/ Gottes und Menschen lesterer/ die den leuten an ihr Ehr greiffen/ machen die Oberkeit verechtig/ und erregen auffruhr vnd empoerung sc.[125]

Aber die Pfarrer stießen nicht nur bei den Untertanen durch ihre Strafpredigten auf Ablehnung, sondern auch bei der örtlichen Obrigkeit. Denn in ihrem läuternden Eifer beschränkten sich die unnachgiebigen Pfarrer nicht

---

122 Hierauf wurde schon im Unterricht der Visitatoren an die Pfarrherrn im Kurfürstentum Sachsen 1528 hingewiesen: "Zum ersten, sol man die Leute leren, das alle trübsal, nicht allein geistliche, sondern auch leibliche, als armut, krankheit, fahr der kinder, fahr der güter, viehsterben, hunger uns von gott zugeschickt werden. Umb der ursach willen, das uns gott damit vermane, und zur busse reize. Wie in der ersten zun Corinthern am 11. stehe: Wenn wir vom herrn geplaget werden, so werden wir gestrafet, das wir nicht mit der welt verdampt werden." (Sehling, Kirchenordnungen, Bd. 1, T. 1, S. 158).

123 Zit. nach dem Abdruck in Fincel, 3. Bd., o.S. Daß sich Glaser hierbei auf das lutherische Verständnis beruft, wird auch durch seine ein Jahr später - 1557 - folgende Herausgabe der "120 Prophezeiungen und Weissagungen Luthers von allerlei Strafen, so nach seinem Tode über Deutschland von wegen desselbigen und vielfältigen Sünden kommen sollten" deutlich, mit der er das gleiche Ziel verfolgt, indem er die Leser seiner Schrift zur Buße veranlassen will, damit der drohende göttliche Zorn abklinge und Deutschland verschont bleibe (Leube, Reformideen, S. 159).

124 Kunz, Eschatologie, S. 6/12.

125 "Darnach fieng D.M. ein vermahnung und Straffpredigt an/ welche leider/ sprach er/ jetzt sehr seltzam wirt/ ja wir muessen sehẽ Laster/ untugend und mutwillen/ die sind so eyngerissen/ vnd nemmen so vberhand/ daß sie kein Prediger darff anrueren/ viel weniger straffen/ on gefahr Leibes vnd Guts/ oder wirdt verjagt [...]." (Aurifaber, Colloquia, S. 220v).

nur auf die Geißelung des Fehlverhaltens der Untertanen, sondern griffen auch die die Obrigkeit vertretenden Amtleute an, sofern sie ihrer Meinung nach nicht streng genug Verstöße gegen die Kirchenordnungen ahndeten oder diesen gar selbst Übertretungen nachzuweisen waren.[126] Die von den Pfarrern damit betriebene Oberaufsicht über die örtliche Obrigkeit führte zum Teil zu langwährenden Auseinandersetzungen zwischen Stadt und Pfarrer, in denen der Landesherr schließlich als Schlichter einschreiten mußte. Ein Beispiel ist in dem Streit des 'Hosenteufel'- Autors Andreas Musculus mit dem städtischen Rat der Stadt Frankfurt a.d. Oder überliefert, den er immer wieder - vergeblich - aufforderte, gegen das Fehlverhalten einzelner Bürger einzuschreiten.[127]

Auch andere Teufelsbuchautoren kritisierten nicht nur die Laster der Untertanen - wie z.B. Glaser in seinem 'Gesindteufel' -, sondern stellten diffizil die Pflichten und Rechte der Untertanen sowie der Obrigkeit einander gegenüber und gaben ihren Lesern bzw. Zuhörern damit eine Einweisung in die Ordnung der frühneuzeitlichen Gesellschaft. Ludovicus Milchius versucht z.B. in seinem 'SchrapTeuffel',[128] die grundsätzlichen Pflichten der verschiedenen Schichten der christlichen Gesellschaft auf der Basis der Heiligen Schrift darzulegen, damit jede Seite wisse, was rechtens sei, was sie fordern könne und was andererseits darüber hinausgehe. Bei der Definition der Pflichten der fürstlichen Obrigkeit beschränkt er sich allerdings hauptsächlich auf das Verbot von Verschwendung und die Vermeidung von Ungerechtigkeit.

Als versteckte Kritik oder Warnung an die Obrigkeit wird auch die Monstradeutung eingesetzt. Die Verschwendungssucht des Hofes kritisiert Johannes Gölitz in seiner Auslegung der Wundergeburt zu Werningsleben 1563. Die vermeintliche Ähnlichkeit des den Kopf überdeckenden Hautlappens mit einer tierischen Nase nutzt er, um über den Vergleich mit einem Tier auf den dadurch angezeigten "säuischen Lebenswandel" zu kommen, den er als tadelnden Hinweis auf die Lebensführung der Obrigkeit deutet (Abb. 30):

---

[126] Nach Luthers Auffassung sollte auch das politische Amt vom Prediger kontrolliert werden, ob es gemäß dem göttlichen Willen ausgeübt werde. Der Prediger soll Einfluß auf das Gewissen derer nehmen, die das politische Amt innehaben. "Darumb weyß ich keyn recht eym fursten für zuschreyben sondernn will nur seyn hertz unterrichten, wie das soll gesnnet und geschickt seyn ynn allen rechten, rethen, urteylen und hendeln, das, wo er sich alßo hellt, wirtt yhm Gott gewißlich geben, das er alle recht, rethe und hendel wol und gottlich außrichten kan." (Von weltliche Oberkeit, 1523, WA 11, S. 245-281, 273,2; vgl. Althaus, Ethik, S. 153-154).

[127] Schröter, Staatsbildung, S. 177-178.

[128] SchrapTeuffel/ Was man den Herrschaften schueldig sey/ womit das Volck beschweret werde/ Was solche Beschwerunge fuer Schaden bringen/ Was die Schrifft darwider zeuge/ wie Gott straffe/ Und mit welchen Suenden sie das Volck verdiene. Alles auß heyliger Schrifft mit fleiß tractiert und gebessert Durch Ludovicum Milchium. In: Theatrum Diabolorum, S. 319r-356v.

Das nun das Haupt bedecket ist/
Mit einer Viehs Nas zu der frist/
Zeigt an das Viehisch Sewisch lebn/
Zu Hoff/ dardurch sie ergerniß gebn/
Mit Sauffen/ Fressen vnd Hoffart/[...]

Jedoch beugt er dem Vorwurf, den Landesherrn damit anzugreifen, vor, wenn er diesem negativen Bild den "guten Herrscher" gegenüberstellt:

[...] Das aber das recht Ohr nicht bedeckt/
Zeigt an/ das Gott auch fromme erweckt/
Die das anhörn Gottes Wort/
Ein Christlich Regiment füren fort/
Regieren Weißlich/ vnd mit that/[...]

Dietmar Merula beklagt die mangelnde strafpraktische Unterstützung, die die Pfarrer mit ihren Bußpredigten von der örtlichen Obrigkeit erhielten, sobald deren eigene Interessen durch eine vom Pfarrer geforderte Strafmaßnahme berührt wurden. Er kritisiert die Nachgiebigkeit und Bestechlichkeit der Magistrate, wenn er 1577 die krummen und lahmen Hände des Monstrums von HohenEych als Zeichen hierfür auslegt:[129]

Die Obrigkeit an manchem end/
Zu straffen hat gar lame Hend.
Das Schwert mit nichten also fuehrt/
Wies Gott gebeut/ vnd sichs gebuert.
Sie lesset nemmen vberhand/
Vnzucht/ Ehbruch/ vnd ander schand.
Gottslaestern/ spielen/ fressen/ sauffn/
Wuchern/ von Weib vñ Kindern lauffn.
Vnd wann schon wirt an manchem Ort/
Hiewider glehrt auß Gottes Wort.
Die Oberkeit auch angehaltn/
Daß sie das Schwert wolt lassen waltn [...]
Kehrn sie sich leider wenig dran/
Deß Pfaffen Raht geht sie nicht an [...]
Zum Schwert die Hand nicht greiffen wil/
Gelt vnd Altschmer erweichet viel.
[...] Solt ich/ darff mancher Schultheiß sagen/
Vmbs Pfaffen willen ein verjagen.
Ich ließ den Pfaffen werdn erstochen/
Ein Taubendreck gib auff sein bochen/
Deß Manns ich baß geniessen kan/
Vom Pfaffen ich nicht so viel han[...]

[129] 1. Sp., Z. 41ff. (Text zu Abb. 21).

Die Kritik durch die Monstradeutung wurde somit nicht ausschließlich zur Sozialdisziplinierung der Gemeinde eingesetzt, sondern besaß, indem öffentlich das Verhalten der Obrigkeit gemaßregelt wurde, auch ein revolutionäres Potential.

Die Wirkung solcher Wunderzeichendeutung soll im folgenden ausführlicher dargestellt werden: Sie wird an einem Fall deutlich, der aus dem protestantischen Württemberg des 17. Jahrhunderts überliefert ist.[130]

1648 kursierte der Bericht von einem Prodigium in Gerlingen. Dort war dem frommen Weingärtner Hans Keil in seinem Weinberg angeblich ein Engel erschienen, der Württemberg großes Unheil prophezeite, wenn in den Gemeinden nicht bald ein Leben gemäß dem christlichen Glauben geführt werde. Als Beweis dieser Erscheinung hätten sechs von dem Engel abgeschnittene Reben zu bluten begonnen. Bei einer zweiten Begegnung, die sich einige Tage später ereignet habe, hätten gleich mehrere hundert Reben geblutet.

Durch die Verbreitung dieses Geschehens zog die Prophezeiung schnell große Kreise und verursachte die Pilgerfahrt vieler Gläubiger zum Weinberg sowie die Verbreitung weiterer in Gerlingen aufgetretener Visionen.

Da dieses Mittel jedoch häufiger nicht nur von den Pfarrern, sondern auch von weniger privilegierten Bürgern genutzt wurde, um Kritik an der Obrigkeit durch eine 'überparteiliche' Autorität zu verbreiten, stand in Gerlingen die Obrigkeit den Visionen kritisch gegenüber. Da durch die Warnung des Engels auch die Obrigkeit gerügt wurde, sollte erst einmal die Authentizität der Vision überprüft werden. Keil wurde aufgrund seiner Aussagen inhaftiert und verhört. Während des Verhöres wurde deutlich, welche Wirkung die vorangegangenen Bußpredigten des Ortspfarrers gehabt hatten: Die Darstellung der Laster und die Bußermahnungen, die Keil vom Engel vernommen haben wollte wie das Klagen über das Fluchen, die Unzucht, die Hoffart, den Müßiggang und - als unmittelbare Kritik an der Obrigkeit - über ungerechte Besteuerung waren identisch mit denen der Predigten des Pfarrers. Außerdem fanden sich bei Keil einige Flugblätter zu ähnlichen Erscheinungen, die ihm die Grundlage zur Konzeption einer eigenen Vision gegeben hatten.

So gestand Keil schließlich, daß er die Reben mit seinem eigenen Blut getränkt und auch die Engelsvision erfunden hatte, da er über den mangelnden Erfolg der Predigten des Pfarrers enttäuscht war und ihnen dadurch mehr Nachdruck verleihen wollte.

Die größere Wirkung von Bußpredigten, die auf göttlichen Zeichen basierten, war ihm durch die Flugblätter vertraut, und so hatte er, als in

---

[130] Ein solcher Fall kann sich ebenso im 16. Jahrhundert ereignet haben. Dieser Fall ist jedoch aufgrund des rigiden Nachforschens der Behörden als Betrug entdeckt und somit aktenkundig gemacht worden. Im folgenden beziehe ich mich auf die Darstellung des Falls bei Scharfe, Wunder, S. 190-191.

seinem Ort dieser göttliche Mahnhinweis ausblieb, keine Skrupel, diesen vorzutäuschen. Gab er an, daß er mit dem Täuschungsmanöver den gewünschten Läuterungsprozeß in der Gemeinde in Gang setzen wollte, so wird auch die Kritik an der zu hohen Steuer, die das Verhalten der Obrigkeit als nicht gottgemäß darstellte, für den Winzer ein entscheidender Faktor bei der Kreierung des Wunderzeichens gewesen sein.

Das vermeintlich göttliche Zeichen war die einzige Möglichkeit für eine Person seines gesellschaftlichen Standes, seinen Worten Gewicht zu verleihen, indem er sich dadurch als besonders Auserwählter exponierte. Letztendlich hatte er jedoch dieses Mittel nur als Wirkungssteigerung einsetzen können, weil in der Bevölkerung mehrheitlich davon ausgegangen wurde, daß es sich bei solchen Erscheinungen um authentische Ereignisse handelte.

An diesem Beispiel wird auch deutlich, was die Menschen veranlaßte, solche Flugblätter trotz deren negativer Zukunftsprognosen zu kaufen. Gemäß der in den Texten auftretenden Argumentation, daß es um die Ermahnung der Unbußfertigen gehe, die die Bedeutung solcher Werke aufgrund ihrer Ignoranz gegenüber dem göttlichen Geschehen nicht anerkannten, werden sich viele der Käufer zu den Bußfertigen gerechnet haben, die wegen ihrer Einsicht letztendlich keine Angst vor der Bedeutung der Zeichen zu haben brauchten. Dennoch wurden sie durch die Publizierung solcher Mahnzeichen immer wieder aufgefordert, ihre Lebensführung zu überdenken, d.h., selbst für diese Gruppe hatte die Wunderzeichendeutung eine kontinuierliche Selbstkontrolle zur Folge.

Ein anderer Beweggrund für den Kauf eines solches Flugblatts war das Interesse an dem außergewöhnlichen Naturereignis. Über diese Neugier gelang es den Verfassern dann auch, weitere Kreise mit den an die Beschreibung anknüpfenden Bußermahnungen vertraut zu machen.

Genau dieselben Funktionen hatten auch die Predigten über die Wunderzeichen. Durch das Interesse, das die Wunderzeichen auslösten, wurde die Gemeinde in die Kirche gelockt, um anschließend mit den Klagen über die Mißstände in der Gemeinde konfrontiert zu werden. Das Interesse an den Wunderzeichenpredigten und der damit ausgelöste stärkere Kirchgang hatte jedoch auch für den Pfarrer eine positive Wirkung, da eine leere Kirche und die Kritik der Gemeinde an einer langen, langweiligen Predigtweise des Pfarrers bei einer Visitation auch für diesen unangenehme Konsequenzen haben konnte.[131] Mit diesen Berichten hofften die Pfarrer, ihre Kirchen

---

[131] Indem einerseits der Magistrat nach der Lebensführung und der Lehre des Pfarrers, dieser andererseits nach der Lebensführung der Gemeindemitglieder ausgefragt wurde, war dies natürlich auch eine geeignete Gelegenheit, unliebsame Pfarrer, die allzu sittenstreng oder allzu langweilig in ihrer Predigt waren, auszuschalten. So beschwert sich z.B. in Grafenhainichen die Gemeinde, daß der Pfarrer nuschele und allzu lange Predigten halte. Wogegen der Pfarrer sich über das unsittliche Verhalten der Gemeinde beklagt (Schmidt, Kirchen- und Schulvisitation, S. 49ff.).

attraktiver zu machen und zu füllen. Allerdings stieß die Praxis des allzu häufigen Gebrauchs von solchen nichtbiblischen Themen wie Prodigien oder Exempla auf Kritik aus den eigenen Reihen, da ein gegenteiliger als der angestrebte Effekt befürchtet wurde.[132] So beschwört Hartmut Eisel die Gefahr, daß die Gemeinde nur noch auf Märlein und Sensationen höre und die damit transportierte Botschaft zur Buße gar nicht mehr realisiere:

> Das Volk ist der reinen und einfältigen Speise des Evangelii so entwöhnt und dessen gar überdrüssig und ekel worden, daß man es, etliche gottselige alte Weiber und Jungfrauen ausgenommen, nur mehr in die Kirch bringen kann, wenn man ihm viel Fremdes und Sonderbares erzählt von viel Wunderzeichen und selsamen Erscheinungen am Himmel und auf Erden, Blutregen, Mißgeburten, Zauberern und Teufelsbräuten, leibhaften Erscheinungen des Satans [...] dann reckt es die Ohren und höret zu, aber gleich so, als wenn es von den Wundern des Venusberges erzählet höret; bessern sich nicht, machen daraus ein Gelächter auf den Bierbänken; kommen am nächsten Sonntag nur wieder in die Kirch um solch Neues als Ohrenkitzel und Schauermär zu hören, und wenn der Prediger damit feiert und es nicht zusammenbringen kann, sagen sie: der Pfaff versteht nichts, hat sich ausgepredigt, und würde bald die Kirch leer und verlassen.[133]

Dieser 'falschen Rezeption' der Wunderzeichendeutungen suchten die Flugblattverfasser schon im voraus zu begegnen, indem sie die 'Epicureer'[134] - wie sie die nicht durch die Wunderzeichen zu beeindruckenden Spötter nannten, die die ganze Argumentation und damit ihre Autorität als göttlich autorisierte Zeichendeuter untergruben - aufgrund ihrer Uneinsichtigkeit als Gotteslästerer bezeichneten und als nicht zur Gemeinde gehörig ausgrenzten. Dietmar Merula geht bei der Deutung des Mundes des bereits erwähnten Monstrums auf dieses Problem ein:[135]

---

[132] Johannes Mollerus rät zum Gebrauch seiner Exempelsammlung: "[...] Man muß die Speise nicht zu sehr pfeffern und verwürtzen/ sonst wird sie unschmeckend." (Rehermann, Predigtexempel, S. 56-57).

[133] Schade, Hondorff, S. 35 (zit. nach Janssen, Geschichte des dt. Volkes, Bd. 7, S. 692).

[134] Im 16. Jahrhundert wurden entsprechend der Auffassung, daß in der Philosophie Epikurs Gott geleugnet werde, Atheisten bzw. diejenigen, die sich nicht entsprechend der gesetzten religiösen Normen verhielten als 'Epikureer' bezeichnet ([3]RGG, Art. Epikur, Sp. 529-530). Mit dem Begriff wurden deshalb auch die kirchliche Norm kritisierende Gruppen benannt. So bezeichnet Butzer auf der Straßburger Synode 1533 jene als 'Epikureer', die sich gegen die von den Straßburger Reformatoren vorgenommene Normierung des Glaubens wandten, indem sie die Autorität des Rats in Glaubensdingen ablehnten und das Recht jedes Einzelnen auf die subjektive Auslegung des Gotteswortes verteidigten (vgl. Conrad, Reformation, S. 62-63). Zur Verbreitung des religiösen Desinteresses nach den durch die Glaubensstreitigkeiten entfachten Wirren vgl. van Dülmen, Entstehung, S. 292.

[135] Sp. 4, Zeile 5ff. (Text zu Abb. 21). Auch Ursinus widmet sein 5. Kap. den Epicureern und Heuchlern, die angesichts solcher Naturkatastrophen zwar einige Tage in Angst und Schrecken verharrten, dann jedoch, wenn keine weitere Strafe folge, wieder in die alte Sicherheit verfielen (Ursinus, Beschreibung).

Das spottend Maul gibt zu erkennen/
Daß Sarthan viel Leut thut verblennen.
Daß sie Gotts Wort gaenzlich verlachn/
Sich guter dingen hiermit machen.
Und ob man bittet/ warnt und strafft/
Gar gringen nutzen man doch schafft.
Es muß die Hell nicht seyn so heiß/
Als sie der Pfaff zu machen weiß.
So findt man auch der Gsellen viel/
Dies halten vor ein spott und spiel [...]
Man findt auch viel der groben Hachn/
Dies in jr Faust wol doerffen lachn.
Daß sich der Pfarrherr thut bemuehn/
Wie ers dem Teuffel moeg entziehn.

Trotz dieser Indienstnahme für eigene Zwecke, wenn die Uneinsichtigen als Negativbild gegen die einsichtige, bußfertige Gemeinde ausgespielt wurden, wird an der Beschreibung Merulas deutlich, daß die ewige Bußandrohung nicht nur dazu beitrug, die Gemeinde zu verängstigen und dadurch gehorsamer zu machen, sondern auch die aktive Gegenrede zur Folge hatte. Die Probleme der Pfarrer mit ihrer Gemeinde werden auch in den zeitgenössischen Visitationsberichten deutlich, die aufzeigen, daß große Teile der Gemeinde einfach nicht zur Kirche kamen[136] und magische Riten oder aber katholische Bräuche beibehielten[137] - ein Verhalten, das durch den Zwangskirchgang eingedämmt werden sollte.

Zusammenfassend läßt sich feststellen, daß in der zweiten Hälfte des 16. Jahrhunderts die Deutung und Publizierung der Monstra einen beachtlichen gesellschaftspolitischen Faktor darstellte. Einerseits diente sie dazu, einzelne Laster zu verbildlichen und öffentlich anzuklagen, andererseits wurden die Monstra durch die angenommene unmittelbare Verbindung der gesellschaftlichen und der natürlichen Ordnung durch die Vorsehung Gottes per se als Ausdruck der gegen den göttlichen Willen verstoßenden Unordnung in der Gesellschaft gesehen, die auf diesem Weg durch Gott verbildlicht und gestraft zu werden schien. Da die Monstra auch in die Vorzeichen des Weltenendes eingeordnet werden konnten, sahen es die Deuter, die sich zum großen Teil aus der theologisch gebildeten Schicht rekrutierten, als ihre Pflicht an, noch rechtzeitig vor dem Eintritt des Jüngsten Gerichts in der Gemeinde einen Läuterungsprozeß einzuleiten, indem sie die durch die

---

[136] Bei der Visitation des sächsischen Kurkreises 1555 unter Kurfürst August wurde in einigen Dörfern recht geringer Kirchgang, Versäumnis des Abendmahls und - daraus resultierend - besonders bei den älteren Leuten Unkenntnis des Katechismus und der rechten Gebetsformeln festgestellt (Schmidt, Kirchen- und Schulvisitation, S. 23ff).

[137] Vgl. hierzu Repertorium der Kirchenvisitationsakten, hrsg. v. Zeeden/ Reinhardt/ Schnabel-Schüle, z.B. S. 42/43/125.

Monstra und andere Prodigien vermeintlich angezeigten Verstöße gegen die gesellschaftliche Ordnung öffentlich bekämpften. Bei der Durchsetzung dieser Ordnungsbestrebungen, die sich auch in Polizei- und Kirchenordnungen niederschlug, spielten die Pfarrer, die in den reformierten Ländern dem Landesherrn als Oberhaupt des Kirchenregiments unterstanden, als Multiplikatoren mit unmittelbarer kontrollierender Verbindung zur Basis eine entscheidende Rolle. Angesichts der vermeintlichen Endzeitzeichen sahen sie sich nicht nur als Verbreiter der obrigkeitlichen landesherrlichen, sich auf christliche Grundlagen berufenden Ordnungsbestrebungen, sondern verstanden sich als göttliche Mahner, deren Aufgabe es war, die Gemeinde noch rechtzeitg auf den rechten, christlichen Weg zu führen. Dabei richtete sich ihr aus der Deutung der Monstra gespeister Eifer auch gegen eine in ihren Augen diese Ziele zu 'lasch' verfechtenden Obrigkeit. Wie an dem Fall Hans Keil deutlich wurde, konnte aus diesem Ansatz heraus die Monstradeutung aber auch vereinzelt von denen, die durch sie diszipliniert werden sollten, genutzt werden, da sie durch ein göttliches Zeichen ihre Kritik an der Obrigkeit bedeutsam und damit anhörenswert machen konnten.

4.4. Die Monstra und der 'politische Körper' des Staates

Wenn die Monstra in der zweiten Hälfte des 16. Jahrhunderts hauptsächlich als Verweise auf das dem frühneuzeitlichen Staat und dem christlichen Gemeinwesen schadende Verhalten der Untertanen gedeutet wurden, so wurde ihre Zeichenfunktion damit 'kommunalisiert'. Ursprünglich waren so außergewöhnliche Naturzeichen mit der Person des Herrschers und seiner Politik in Zusammenhang gebracht worden als Ausdruck der unmittelbaren Verbindung zwischen Gott und seinem 'weltlichen Statthalter' auf Erden.

Die außergewöhnlichen Naturzeichen, die als Vorzeichen Geburt und Tod des Herrschers sowie außerordentlich kritische Situationen während seiner Regentschaft ankündigten, wurden als Beleg für die besondere Anteilnahme Gottes an seinem Leben und als Beweis dafür gelesen, daß dieser Regent von Gott für seine Aufgabe auserkoren worden war. Hierbei berief man sich auf antike und biblische Überlieferungen, die eine solche Deutung zu belegen schienen.[138]

---

[138] Vgl. Plutarch zur Geburt Alexanders: Neben dem Traum, den seine Mutter nach der Empfängnis gehabt habe und der mit Blitz, Donner und Flammen auf die besondere Kraft Alexanders hingewiesen habe, stehe auch seine Geburt im Zusammenhang mit außergewöhnlichen Ereignissen. So sei während seiner Geburt der Tempel der Artemis in Ephesos abgebrannt, da - wie darauf behauptet wurde - diese mit seiner Geburt beschäftigt gewesen sei. In Jes. 38,8 wird zum Beispiel berichtet, daß Gott die Sonne zurücklaufen lasse, um dem König Hiskia anzuzeigen, daß er sein Leben verlängere.

Um 1500 betrieb Kaiser Maximilian I. eine Wiederbelebung dieser Form der Herrschernobilitierung. Mußten solche Auszeichnungen doch vor allen anderen Herrschern dem Kaiser des Heiligen Römischen Reiches deutscher Nation, der seinem Anspruch nach der unmittelbar von Gott eingesetzte Statthalter des 'imperiums' war, zuteil werden.[139] In seiner Autobiographie, dem 'Weißkunig', weist Maximilian demgemäß auch auf die Wunderzeichen, die sich vor und nach seiner Geburt ereigneten, hin.[140] Aber auch seine Politik wurde seiner Ansicht nach durch göttliche Zeichen geleitet und bestärkt, indem die Naturzeichen für die Feinde negative Bedeutung hatten, während sie seine Politik unterstützten. In seinem Manifest zur Erneuerung des Georgsordens,[141] der eine Stütze des Türkenfeldzuges bilden sollte, führte er 1503 die Wunderzeichen seiner Regierungszeit als Strafen für die Opposition der Stände und die 1501 aufgetretenen Kreuzwunder als Zeichen

---

In Jos. 10,11-13 werden die Feinde Josuas durch Naturgewalten getötet und Sonne und Mond für eine entscheidende Schlacht angehalten (Griechen, S. 8-9).

139 Für die westliche Christenheit wird dieser Prozeß mit der Königssalbung Pippins durch Papst Bonifazius eingeleitet, der ihn damit zum Herrscher von Gottes Gnaden erhob (von Borch, Gottesgnadentum, S. 102). Vgl. dazu auch Grundmann, Kaisertum, Sp. 1093-1099; Eichmann, Kaiserkrönung, Bd.1, bes. S. 109-125; Kern, Gottesgnadentum, S. 3-13.

140 Eingangs des zweiten Teils des "Weißkunigs" betont er die göttliche Schirmherrschaft, die über seinem Leben ruhe, indem seine Geburt durch einen besonderen Kometen angezeigt werde, und folgt auch hiermit dem Topos der Herrschererhöhung, wie er - tradiert von der Prodigienkunde der Antike - auch in der Heilsgeschichte eine Rolle spielte: "Und auf den tag und die stund der geperung des kinds, da erschain der obberuert comet vil grösser, dann gewondlichen ist, und gab von ime ainen lautern liechten glanz. Wiewol die comet albergen dem herzn swermuetig sein zu sehen aus viel ursachen, so was doch diser comet mi seinem schein fruntlich anzusehen, nemlich das ain jegelich herz sich zunaiget in die sehung des comets, das dann ain besonder einflus, zaichen und offenbarung des kinds gepurt gewesen ist [...] Als nun dasselb kind geporen was, da nam der comet zustunden mit seinen schein widerumb ab, daraus wol zu erkennen ward, das derselb comet ain zaichen was des kinds kunftig regirung und wunderlich sachen, und der vertriben furst erkennet durch den comet, das sein red durch des himels einfluß bestät wurde." (Weisskunig, Bd. 1, Kap. 14, S. 219). Den Auserwählungstopos führt Grünpeck auch im 17. Kapitel der 'Historia' an, wo berichtet wird, daß Maximilian während des ersten Bades nach der Geburt für einen Moment aufrecht gestanden habe (Grünpeck, S. 33; vgl. hierzu auch Wiesflecker, Maximilian, Bd.V, S. 367, der darauf hinweist, daß es sich hierbei um ein bewußtes Stilmittel handle, um Maximilian in die Nähe des Göttlichen zu rücken. Nach der altindischen Buddhalegende bedeute dies die Berufung zur Weltherrschaft).

141 Lange, Papstesel, S. 53. Dem jüngeren Pico della Mirandola gab Maximilian den Auftrag, ein Gedicht "Staurostichon" über ein Kreuzeswunder im Bistum Lüttich zu verfassen (Müller, Gedechtnus, S. 299; Diederichs, Kaiser, Quelle Nr. 36, S. 45-46). Hierin verweist er auf den Meteoriten von Ensisheim, den sog. 'Donnerstein', der ebenfalls ein göttliches Zeichen dafür gewesen sei, daß man ihn - als das Haupt der Christenheit - akzeptieren und ihm im Zug gegen die Türken folgen solle (Wuttke, Brant, 1976, S. 167-169).

göttlichen Zornes über die Trägheit der Christenheit an. Demgegenüber ließ er am 12.11.1503 aus Antwerpen verlauten:

> [...] KM glaubt, weil die Wunderzeichen bei Unschuldigen mehr als bei Schuldigen erscheinen, daß sich diese nicht wegen der deutschen Nation Sünde allem begeben, sondern damit die deutsche Nation als mächtigste von allen dazu berufen sei, den Anfang zum Zug gegen die Ungläubigen zu machen, die Kreuzfahne aufwerfe und dadurch andere christliche Nationen mitreiße [...].[142]

Vor dem Hintergrund des faktischen Machtverlustes Maximilians innerhalb der Weltpolitik, zu dem unter anderem die Schwierigkeiten, Unterstützung beim geplanten Türkenfeldzug zu erlangen, sowie die Auseinandersetzung mit dem Papst, der ihm die Kaiserkrönung verweigerte, zu zählen sind, gewannen die Wunderzeichen zur Untermauerung des Kultes um das Haus Habsburg und zur Unterstützung des Anspruchs auf das universale Kaisertum an Bedeutung. Erkannten die Päpste der Zeit Maximilian nicht den Kaisertitel zu, so sollte sein Anspruch durch die göttlichen Zeichen, die zu seiner Regierungszeit eintraten, bekräftigt werden, da sie als unmittelbare Beweise der göttlichen Fürsorge um das Geschehen im Reich unter Maximilian gelesen werden konnten.[143]

Diese Naturzeichendeutung wurde auch von den Humanisten im Umkreis von Maximilian I. betrieben. Der Dichter Jacob Locher Philomosus,[144] der

---

[142] Zit. nach: Edeltraut Hönig, Kaiser Maximilian I. als politischer Publizist. Diss. Graz 1970, S. 109.

[143] Müller meint zu dem Herrscherkult Maximilians, daß er "stärker als seine Nachfolger im Absolutismus in seiner Selbstdarstellung zunächst noch jenen älteren mythischen Traditionen vom 'Heil' und der 'Heiligkeit' des Königs verpflichtet" zu sein scheine (Müller, Gedechtnus, S. 265). Zu der Schwierigkeit der Definition des inhaltlichen Gehalts dieser Königsbilder verweist Müller auf Brunners Beschreibung: "Jene Darstellung des 'divinen' Herrschers in den Mythologemen der Antike, die zwar nicht geglaubt werden, aber doch mehr als Symbol sind, steht, wie Brunner dargetan hat, zwischen dem mittelalterlichen 'Königsglauben' mit seinem christliche und vorchristliche Vorstellungen verschmelzenden 'sakral-magischen' Herrscherbild und aufklärerischer Kritik am 'Königsmythos'." (Müller, S. 256; Otto Brunner, Vom Gottesgnadentum zum monarchischen Prinzip, S. 174; in: Neue Wege der Verfassungs- und Sozialgeschichte, Göttingen ^{2}1968, S. 160-186).

[144] Anläßlich einer zusammengewachsenen Zwillingsgeburt in der Stadt Rain am Lech versucht er sich als Deuter solch göttlicher Zeichen. Nachdem er 1499 eine lateinische Flugschrift dazu herausgegeben hatte (Abb. 27), folgte 1500 ein auf den Haupttext beschränktes lateinisches Flugblatt (Abb. 28) gleichen Inhalts [(Carmen heroicum de partu monstrifero in oppido Rhain. Ingolstadt, o.J. u. O. (Johannes Kachelofen, nach 26.Nov. 1499), 4°, München StB; Heidloff, Locher, Nr. XVIa; Carmen de monstrifero ac prodigioso partu in Oppido Rhain o.O. (Basel, Johannes Bergmann von) Olpe, 1500, abgedruckt in: Haberditzl, Taf. CXV; Heidloff, Locher, Nr. XVIb)].
Jacob Locher (Beiname: Philomusus) (Juli 1471 Ehingen a.d. Donau - 4.12.1528 Ingolstadt): Ab 1487 studierte Locher in Basel (bei Sebastian Brant), 1488 in Freiburg und 1489-92 in Ingolstadt (wo Konrad Celtis lehrte). 1492 wurde er in Tübingen Lektor

zeitweilige Hofhistoriograph Joseph Grünpeck[145] und der Hofgenealoge

für Poesie. 1493 unternahm er eine Studienreise nach Bologna, Pavia, Ferrara, Venedig und Padua. 1495 unterrichtete er Rhetorik und Poesie in der Artistenfakultät der Universität Freiburg. 1497 kam mit dem Titel 'Stultifera Navis' seine lateinische Übersetzung von Brants 'Narrenschiff' heraus. Aufgrund der großen Publizität dieser Übersetzung sowie seiner vorausgegangenen dichterischen Tätigkeit zeichnete ihn 1497 Kaiser Maximilian in Freiburg mit der Dichterkrönung aus. 1498 wurde Locher von Herzog Georg von Bayern als Lektor für Poesie an die Universität Ingolstadt berufen. Nach Auseinandersetzungen mit den Theologen der Universität, die seine Dichtung als unchristlich anfeindeten, ging er 1503 als Lektor für Poesie an die Freiburger Universität, kehrte allerdings, nachdem er sich auch mit einem großen Teil seiner Freiburger Kollegen überworfen hatte, wiederum nach Ingolstadt zurück und verfaßte eine Streitschrift gegen die Angriffe der Theologen und zur Verteidigung der Dichter und der Poesie ('Comparatio sterilis mulae ad Musam', Nürnberg 1506), die in Augsburg, Nürnberg, Basel Druckverbot erhielt, in Eichstätt zu einer kirchenrechtlichen Untersuchung führte und zu einer heftigen Erwiderung des Freiburger Humanisten Wimpfeling (Contra turpem libellum Philomusi defensio. Straßburg 1510) führte. Lochers Werk umfaßt den ganzen Kanon, der für das frühhumanistische Schrifttum üblich war. Als Lehrender setzte er sich für die Veröffentlichung von Studienausgaben lateinischer Autoren ein (Killy, Bd. 7, S. 317-318 (W. Kühlmann); ausführl.: Heidloff, Locher, S. 140-172).

145 1502 verfaßt er die dem kaiserlichen Kanzler gewidmete Handschrift: "Prodigiorum ostentorum et monstrorum, quae in saeculum Maximilianeum inciderunt quaeque aliis temporibus apparuerunt, interpretatio", vgl. Hermann, Handschriften, Nr. 314. 1507 publiziert er anläßlich des Reichstages von Konstanz "Ein newe Außlegung der seltzamen Wunderzaichen un wunderpurden so ain zeychen im reich als vorpoten des Almechtigen gottes". 1515 veröffentlicht er die den Bischöfen von Freising und Regensburg gewidmete Schrift "Ad reverendissimos et illustr. principes, Philippum et Johannem, Frisingensis et Ratisbon. ecclesiarum Episcopos, comites Palatinos et duces Bavariae salubris exhortatio Josephi Gruenpeck in litterariarum rerum et universorum graduum cum bonorum tum dignitatum gravissimam jacturam."
Joseph Grünpeck (um 1473 Burghausen/Bayern - um 1532 Steyr/Oberösterreich (?)): Über seine Ausbildung ist nur bekannt, daß er in Ingolstadt 1491 den Titel des Magister Artium erwarb und später auch den Doktortitel führte. Nach einer 'Bildungsreise' durch Italien, Ungarn und Polen war er 1496 als Lehrer für Rhetorik am Gymnasium von Ingolstadt tätig. Kurze Zeit später erhielt er in Augsburg die Erlaubnis, Patriziersöhne zu unterrichten. Dort führte er 1497 anläßlich des Besuchs Kaiser Maximilians sein Stück 'Streit zwischen Virtus und Fallacicaptrix vor Maximilians Richterstuhl' auf und wurde darauf als Schreiber, Historiograph und Kaplan in Maximilians I. Dienst aufgenommen. Von Maiximilian wurde er 1498 zum Dichter gekrönt und erreichte damit den Höhepunkt seiner dichterischen, wissenschaftlichen und sozialen Karriere. 1501 erkrankte er an Syphilis und veröffentlichte 1503 ein Buch über seine Genesung (De mentulagra alias morba gallico Libellus). Seine höfische Laufbahn war mit der Erkrankung jedoch beendet. Als Abfindung überließ Maximilian ihm die Spitalmühle in Steyr. In den folgenden Jahren war Grünpeck in verschiedenen Städten immer nur kurzfristig als Lehrer tätig und verfaßte eine große Anzahl von Prognostiken. 1507 erschien sein Hauptwerk 'Speculum naturalis, coelestis et propheticae visionis', der kurze Zeit spät auf Deutsch veröffentlichte 'Spiegel der natürlichen, himmlischen und prophetischen Sehungen'. In den Jahren 1508-1516 verfaßte er die dem jungen Erzherzog Karl gewidmete 'Historia Friderici III et Maximilian I.' (ADB, Bd. 10, S. 56-57

Jacob Mennel[146] sowie Sebastian Brant[147] verfaßten Flugblätter und Flugschriften, die Monstra und andere Prodigien als Ausgangspunkt für politische Analysen der Reichspolitik hatten. Im Gegensatz zu der negativen Wertigkeit der Monstra in der zweiten Hälfte des 16. Jahrhunderts lag der Schwerpunkt der Deutung besonders bei Sebastian Brant, der als erster aus dieser Gruppe von Gelehrten diese Form der antiken Naturdeutung durch den Einsatz der modernen Druckverfahren einer größeren Leserschaft unterbreitete und damit populär machte, auf einer positiven Bewertung der Bedeutung des Monstrums.[148]

Unter dieser Prämisse deutete Brant 1492 den 'Donnerstein von Ensisheim', einen Meteoriten, als ein göttliches Zeichen für das sich wendende Kriegsglück Maximilians I. gegen Karl VIII. von Frankreich. Da ein Jahr später das französische Heer vernichtend geschlagen wurde, sah Brant sich in seiner Deutung bestätigt und stellte sich in den folgenden Flugblättern immer wieder als von seinen Zeitgenossen als besonders befähigter, anerkannter und um die Deutung anderer außergewöhnlicher Naturzeichen gebetener Zeichendeuter dar.[149]

(v. Oefele); Killy, Bd. 4, S. 395 (H. Wittenbrink); Ausführl. zu Grünpeck: Czerny, Humanist; Wuttke, Wunderdeutung).

[146] Der später am Hof beschäftigte Genealoge empfahl sich 1503 dem König mit seiner Prodigiendeutung: 'De signis portentis prodigiis tam antiquis quam novis et de antiquorum tum presencium coniecturis Jacobi Mennel de Pregentz artium liberalium magistri opusculum.' (Nat. Bibl. Wien, Cod. 4417; zit. nach Lhotsky, Mennel, S. 293). Da diese Handschrift niemals ediert wurde, war sie nur für den engsten Kreis um Maximilian verfaßt worden.

[147] Hätte sich nicht wiederholte Male Sebastian Brant mit der Interpretation von Prodigien beschäftigt, so wäre diese Form der Rezeption von Abweichungen im normalen Lauf der Natur von der Wissenschaft wahrscheinlich als Randphänomen der Zeit um 1500 nicht zur Kenntnis genommen worden. Doch durch seinen Bekanntheitsgrad schon zu Lebzeiten und der Beachtung des Autors des "Narrenschiffs", sind einige seiner Flugblätter und -schriften nicht nur erhalten geblieben, sondern Anfang dieses Jahrhunderts sogar erneut publiziert worden. 1915 gab Paul Heitz die Flugblätter Brants heraus. Seitdem ist nur ein weiteres Blatt Brants zum Hl. Sebastian bekannt geworden (Verfasserlexikon, Lemmer, S. 998). Von häufigen Erwähnungen der Blätter in heutiger Literatur abgesehen, haben sich Wuttke (vgl. Literaturverzeichnis) sowie Müller (Poet, Prophet) mit den Blättern ausführlicher beschäftigt.

[148] Wuttke, Brant, 1976, S. 166. Welche geringe Rolle Monsterinterpretationen in der Literatur des 15. Jahrhunderts spielen, belegen Park/Daston anhand Lynn Thorndike/ Pearl Kibres: A Catalogue of Incipits of Medieaval Scientific Writing in Latin, Cambridge, Mass. ²1963. Dort treten unter mehreren tausend Titeln nur zwei des späten 15. Jahrhundert auf, die Monstra erwähnen (Park/Daston, Conceptions, S. 26).

[149] So weist er in den 1496 erschienen Flugblättern zur wunderbaren Sau zu Landser und der Gans von Guggenheim darauf hin, daß ihm Abbildungen beider Fälle zugesandt worden seien (vgl. Heitz, Flugblätter, Nr. 10, Von der wuderbaren Su zu Landser, 1496; 2. Sp, Z. 5-7/19-21). Auch an zwei Stellen seiner 'Varia Carmina' weist Brant darauf hin, daß er als Autorität auf dem Gebiet gilt (Wuttke, Brant, 1974, S. 280; vgl. auch Wuttke, Brant, 1976, S. 172).

Die Zeichendeutung diente somit letztendlich nicht nur der Herrscheradmiratio, sondern sie bot den Humanisten und Gelehrten die Möglichkeit, sich mit diesen Fähigkeiten dem höfischen Dienst zu empfehlen,[150] da die Prodigien einen Bereich unter jenen übergeordneten natürlichen Zeichen bildeten, denen Maximilian I. als Mittel, Hinweise auf seine Zukunft zu erhalten, äußert aufgeschlossen gegenüberstand.[151] Um seine Position als Gelehrter in der spätmittelalterlichen Gesellschaft hervorzuheben, betonte Brant, daß nicht jeder befähigt sei, Deutungen von Wunderzeichen durchzuführen.[152] Nur wer die Weisheit erlangt habe, vertrauend gegenüber Gott sei und sich nicht nur auf den Intellekt verlasse, dem gelänge es, die Irrtümer und Täuschungen zu umgehen, und der könne deshalb den Anspruch haben, diese göttlichen Zeichen zu verstehen und zu deuten.[153]

---

150 Grünpeck hatte neben seiner 'Prognosticon' 1497 ein Theaterstück zur Erhöhung des Königs verfaßt, die Komödie 'Virtus et Fallacicaptrix' (vgl. Rupprich, IV, 1, S. 637; Ilgen, Geschichte, VIII), die 1497 vor dem König in Augsburg uraufgeführt wurde. Spätestens mit diesem Stück, das den Streit zwischen Tugend und betrügerischer Weltlust vor dem Richterstuhl Maximilians behandelte, war Grünpeck die Einführung an den Hof gelungen (vgl. Wiesflecker, 1965, S. 11). 1498 wurde Grünpeck in Freiburg zum Dichter gekrönt. Ebenso hatte sich der spätere Hofgenealoge Jacob Mennel 1503 mit seinem 'De signis portentis prodigiis tam antiquis quam novis et de antiquorum tum presencium coniecturis Jacobi Mennel de Pregentz artium liberalium magistri opusculum' dem König empfohlen.

151 In seiner 'Autobiographie', die er seit 1492 diktierte, doch später nicht weiterführte, bezeichnet Maximilian sein Horoskop als Ursache für die Schwierigkeiten bei der Durchführung seiner politischen Ziele - trotz seiner Auserwählung - an. Sein Leben sei von dem Wettstreit zwischen göttlicher Gnade und den Ungunsten der Gestirne geprägt. Diese Auffassung basierte besonders auf den Berechnungen seines Hofastrologen Regiomontan (H.O.Burger, Der Weißkunig als Literaturdenkmal, in: Musper, Weiskunig, S. 17-19). In seiner Biographie weist Maximilian auch darauf hin, daß er wegen dieser Sternenkonstellation zwar viel Unglück leiden müsse, doch Gott ihn vor körperlichen Gebrechen bewahrt habe (vgl. hierzu auch Rupprich, Literatur, IV, 1, S. 129/131).

152 Vgl. dazu Müller, Poet, S. 115, 118/119, 123.

153 Narrenschiff, Kap. 107, vgl. dazu Baschnagel, Narrenschiff, S. 149 und S. 150: "[...] warheyt und wiszeyt ruhen in der gleichen, absolut gewissen transzendentalen Sicherheit und verlangen daher eine gläubige und unreflecktierte Hinnahme." (vgl. hierzu auch Kap. 11, Z. 25-26). So bemerkt Brant im 108. Kap. des Narrenschiffs: Jene seien weise, die nicht allein vom Wissensdurst getrieben ein "Schiff" ohne Kurs bestiegen, sondern sich an der vorhandenen Lehre orientierten (Z. 137-147; Z. 126-131). Im Gegensatz dazu lehnte er jene - wie die Astrologen - ab, die bei der Naturbeobachtung allein von dem Wunsch getrieben würden, Zukünftiges zu erfahren, und damit Gott - der doch gerade durch die Wunderzeichen und andere Naturereignisse zeigen würde, daß er die Ordnung der Natur bestimme - in Abhängigkeit zum Kosmos stellten (65. Kap., Z. 13-20).

1495 deutet Brant die 'Wunderbare geburt des kinds bey wurms' (Abb. 81).[154] Hier weicht Brants Auslegung noch in einer zweiten Hinsicht von der in der zweiten Hälfte des 16. Jahrhunderts üblichen Form der Monstradeutung ab: Er bewertet das Monstrum nicht nur positiv, sondern setzt dessen Physiognomie ganz unmittelbar mit dem Staatskörper in Beziehung. Demgegenüber bleibt die Analogisierung zwischen Monstrum und gesellschaftlicher Verfassung im späten 16. Jahrhundert allgemeiner gehalten: Die Monstra bilden zwar zum Teil spezielle Laster ab, stehen sonst aber übergreifend für die herrschende Unordnung. Die besondere Physiognomie der beiden Mädchen, die bei Worms zu einem für das Reich wichtigen Zeitpunkt - dem Wormser Reichstag - geboren werden, legt er als göttlichen Hinweis auf die erwünschte Gestalt des Reiches aus, die durch die Vereinbarungen auf dem Reichstag erlangt werden sollte: Da die beiden Mädchen am Kopf zusammengewachsen sind, sieht Brant damit das 'Zusammenwachsen' der beiden Körper Reich und Reichsstände unter dem gemeinsamen Haupt Maximilians angekündigt.[155] In Anbetracht der politischen Situation versuchte er durch dieses Zeichen - das von einer 'höheren Instanz' kam - auf die Haltung des Reichsstands der Kurfürsten und Fürsten Einfluß zu nehmen. Dieser Reichsstand hatte 1495 eine relativ souveräne Stellung im Reich erlangt, und die Verhandlungen auf dem Reichstag hingen davon ab, ob die Fürsten bereit waren, zugunsten der Reichspolitik Maximilians die erreichte Macht einzuschränken.[156] Um der positiven Deutung genügend Nachdruck zu verleihen, bringt Brant dann auch die negative Bedeutung, die Monstra haben können, als Ermahnung an die Kurfürsten

---

[154] Im selben Jahr erschien eine deutsche und lateinische Flugschriftausgabe. Das Flugblatt ist bei Heitz publiziert (Nr. 7). Die deutsche Flugschrift trägt den gleichen Titel und ist in der Staatsbibliothek München vorhanden (Augsburg: Johann Froschauer, 1495; München SB, GW 5030). Die lateinische Flugschrift lautet: Ad clarissimum Rhomanorum Regis Cancellarium dominum Conradum Sturcel (vgl.: Wuttke, Wunderdeutung, S. 220ff.). Die Rezeption der Deutung Brants in anderen Drucken zu den Wormser Zwillingen belegt die überaus große Verbreitung und Bedeutung dieser Auslegung (vgl. hierzu Wuttke, Wunderdeutung, 1977). 1496 folgt die Auslegung der Sau von Landser und der Gans von Guggenheim (vgl. Heitz, Flugblätter, Nr. 10, 11, 12, 13), jeweils die deutsche und lateinische Fassung.

[155] "Dann obenin des haubttes krafft/ Steckt ein stirn in der anderen stirn/ Ich gedenck es hab allain ein hirn/ Unnd eyn verstentnuß in seim haubt" (3.Sp., Z. 18-21).
"Und das alle glider nemen war/ Sein als eins einigen haubts war/ Gleichwie vil glid an disem kind/ Eim haubet vndertenig sind/ Das haben die fürsten yetz er scheint/ Die sich mit dem haubt veraint" (3.Sp, Z. 32-37). Schon 1494 hat Brant im 99. Kapitel des 'Narrenschiffs' die Fürsten zur Einigkeit in der Unterstützung der maximilianischen Politik - hier besonders in bezug auf eine Unterstützung der Türkenkriege - aufgefordert: "Ein yeder fürst, der gansz bricht ab/ das er da von eyn fäder hab/ Dar vmb ist es nit wunder grosz/ Ob joch das rich sy blutt, vnd blosz" (Sp. 121-124).

[156] Vgl. Wiesflecker, Maximilian, Bd. 5, S. 130ff., Bd. 2, S. 221-250; Wuttke, Wunderdeutung, 1977, S. 222.

zur Sprache:[157] Mit Verweis auf die aus der Antike überlieferte Erfahrung betont er, daß diese Prodigien nicht nur ein göttlicher Wink für das erwünschte Handeln seien, sondern auch göttliche Warnungen vor großem Unheil beinhalteten. Dieses drohende Unheil sieht Brant in den Folgen der Schwächung des Reiches, die eintreten werde, sofern sich der Reichsstand der Fürsten nicht zu einer Unterstützung der maximilianischen Politik durchringe.[158] Selbst die dem Zeichen innewohnende warnende und damit disziplinierende Funktion richtete sich bei diesem frühen Fall der Monstradeutung nicht an das gemeine Volk, sondern an die Fürsten.

Mit seiner Deutung der Wormser Zwillinge als zeichenhaftes Abbild des Staatskörpers bezog sich Brant auf die schon in der Antike gebräuchliche Tradition der Analogisierung vom Aufbau des menschlichen Körpers und der Ordnung des Staates, die auf der Vorstellung basierte, daß der innere und äußere Aufbau des Menschen - als 'Krönung der göttlichen Schöpfung' - mit dem Makrokosmos korrespondiere und somit in ihm die vorbildliche gottgewollte Ordnung für das Staatswesen zum Ausdruck käme.[159] Der Makrokosmos 'Staat' sollte entsprechend dem Mikrokosmos 'Leib' organisiert sein. Gemäß der Ordnung des Körpers, bei der die einzelnen Teile in ihren Aufgabenbereichen festgelegt waren und in Erfüllung ihrer zugeteilten Aufgaben das Funktionieren des ganzen Organismus, der vom Haupt geleitet wurde, ermöglichten, wurde die Ordnung des hierarchischen Gesellschaftsaufbaus, in der der Herrscher als das Haupt die Leitung innehatte, als natürlich und somit gottgewollt angesehen.[160]

Läßt sich das Körpermodell als Grundlage für den Aufbau des Staates bis in die Antike zurückverfolgen, so war besonders das Mittelalter von Streitigkeiten zwischen Kaisertum und Papsttum um die Position des Kopfes des Körpers - dem Christentum - geprägt. Seit dem Investiturstreit im 11. Jahrhundert wurde die Frage nach der Vereinbarkeit der beiden Organismen des 'sacerdotium' und 'imperium' gestellt. Da die Kirche sich als 'corpus mysticum Christi' bezeichnete, beanspruchte der Papst, als Statthalter Christi auf Erden gemäß der paulinischen Allegorie - wonach die christliche Gemeinde den Leib Christi und Christus das Haupt dieses Leibes bildete[161]-, über die Macht des Kaisers hinaus das alleinige Haupt der christ-

---

157 Im 88. Kapitel des 'Narrenschiffs' verweist Brant auf die endzeitlichen Mahnungen Gottes mittels der Natur, indem er verschiedene Endzeitwarnungen anführt, die er als Ausdruck des gottlosen Verhaltens, das in allen Ständen zu bemerken sei, sieht.

158 3.Sp., Z. 41-53.

159 Gatzemeier, Makrokosmos, Sp. 641.

160 Vgl. zu den unterschiedlichen aus dem Körpervergleich abgeleiteten Machtansprüchen des weltlichen Herrschers Paul Archambault, The Analogy of the 'Body' in Renaissance Political Literature.

161 Eph.1, 22; Kol. 2, 10; vgl. Gierke, Genossenschaftsrecht, S. 108-109.

lichen Gemeinde zu sein:[162] Aus der christlichen Gemeinschaft werde ein zweiköpfiges Monstrum, wenn der weltliche Herrscher genausoviel Macht habe wie der geistliche.[163] Demgegenüber wurde von der kaiserlichen Seite gefordert, daß zur Vermeidung der Monstrosität sowohl Papst als auch Kaiser einen eigenen Kopf und einen eigenen Leib haben sollten. Mit dem Papst als Kopf der Priester, dem Kaiser als Haupt der Könige sollten zwei voneinander unabhängige, gleichwertige Systeme gebildet werden, deren Einheit durch ein überirdisches Haupt - Christus als Verkörperung des Christentums - gewährleistet sei.[164]

Das Aussehen der Wormser Zwillinge nutzt Brant gemäß dieser Tradition nun nicht nur als Hinweis auf das Verhältnis zwischen Reichsständen und Staat, sondern er knüpft auch unmittelbar an die bekannte Tradition an, wenn er das Monstrum als Prophezeiung der zukünftigen Entwicklung des Verhältnisses der beiden anderen 'Körper' sieht: der Vereinigung des Reiches und der Kirche unter dem Haupt Maximilians. Da eine solche Vereinigung die Grundlage für einen gemeinsamen Kreuzzug gegen die Türken - eines der Hauptanliegen Maximilians - war, entwickelt Brant die Vereinigungen, die das Monstrum verbildliche, weiter und meint, daß es somit letztendlich sogar die Wiedervereinigung zwischen römischer und griechischer Kirche, die unter der türkischen Eroberungspolitik zu leiden hatte, abbilde.[165]

Brant kehrt in seiner Auslegung der Wormser Zwillinge somit die Tradition der Analogiebildung zwischen Körper und Staat um und stellt den unmittelbaren göttlichen Hinweis auf die im römischen Reich eintretende Entwicklung in Form des Monstrums dagegen. Für ihn bildet nicht der wohlproportionierte Körper die Grundlage für den Entwurf eines Idealbildes der zukünftigen Entwicklung, sondern, weil es sich um die Verbindung zweier Systeme mit gleich hohem Machtanspruch handelt, sieht er gerade in der Geburt eines Monstrums mit zwei eigenständigen Körpern, die mit den Köpfen zusammengewachsen sind und nach seiner Auffassung nur ein Hirn haben, einen göttlichen Hinweis auf die zukünftige Vereinigung beider

---

[162] Robinson, Church, S. 254; Gierke, Genossenschaftsrecht, S. 519-556; Sabine, History, S. 224-243.

[163] Gierke, Genossenschaftsrecht, S. 546. Erst seit dem 12. Jahrhundert wird nicht mehr Christus als 'corpus mysticum' bezeichnet, sondern die Kirche als Institution. Für die Eucharistie - vorher als 'corpus mysticum' bezeichnet - setzt sich demgegenüber der Begriff des 'corpus verum Christi', oder 'corpus naturale' durch (Dohrn-van Rossum, Organ, S. 538-541).

[164] Gierke, Genossenschaftsrecht, S. 527-28, 537-38, 546-547; Sabine, History, S. 225-231.

[165] 3. Sp., Z. 23-27. Auch Locher spricht in seinem Drama 'Spectaculum in quo christianissimi reges adversum Turcos consilium ineunt' von 1502 - das Herzog Georg von Bayern gewidmet ist, den er dadurch zur Teilnahme am Türkenfeldzug bewegen will - die Wiedervereinigung von römischer und griechischer Kirche an, die von den durch Türken besetzten Griechen gewünscht werde (Heidloff, Untersuchung, S. 319).

Systeme. Seine Deutung unterstreicht Brant, indem er andere Monstra anführt, die entsprechend ihren Mißbildungen andere Entwicklungen des Reiches angezeigt hätten. Zusammengewachsene Zwillingsgeburten mit mehreren Köpfen sind für ihn Ausdruck bevorstehenden Zwistes. Die Geburt eines Kindes mit vier Händen und vier Füßen sowie eines Monstrums mit zwei Köpfen auf einer Brust habe auf die Spaltung der Christenheit durch die Lehre Mohammeds verwiesen und die Geburt eines sich nach oben hin verdoppelnden Kindes unter Otto III. schon die Teilung des Reiches angekündigt.[166]

Entsprechend diesem Bedeutungskatalog legt Brant im Gegensatz zu den Wormser Zwillingen die ein Jahr später 1496 aufgetretene Sau von Landser mit ihren zusammengewachsenen beiden Köpfen ambivalent aus. Ausgehend von der gebräuchlichen Interpretation von zwei Köpfen auf einem Leib als Zeichen der Zwietracht, das von Gott bisher noch nicht geschickt worden sei, verweist er darauf, daß diese Sau, wenngleich sie zwei Rachen und damit zwei Zungen aufweise - womit er auf die von den Ständen nicht eingehaltenen Zusagen der finanziellen Unterstützung für die Ostsicherung des Reiches anspielt -, dennoch nur einen Kopf habe, der für eine noch vorhandene Einigkeit stehe.[167] Erst wenn sich die einzelnen Gruppen des Reiches gegen den König vereinen würden, sieht er die Gefahr des Auftretens von zweiköpfigen Monstra als Zeichen des endgültigen Verlustes der Einigkeit des Reiches.[168]

Bei den Brant unmittelbar folgenden Deutern von Wunderzeichen nimmt dann auch angesichts der geborenen Monstra gemäß dieser Systematik die negative Auslegung der Position Maximilians und der Lage im Reich zu. Jacob Locher deutet die 1499 geborenen und am Bauch zusammengewachsenen Zwillinge aus Rain[169] als Zeichen der Uneinigkeit im Reich. Der anonyme Autor eines Flugblattes von 1512 stellt im Nachhinein den Bezug dieses Vorzeichens mit dem bayerischen Krieg her.[170] In einem weiteren bekannten Monstrum der Zeit - der auch von Dürer porträtierten Zwillings-

---

166 1. Sp. Z. 56-60/ 2. Sp., Z. 1-2/ 2. Sp., Z. 18-27.

167 Zu der ebenfalls der Physiognomie des Monstrums innewohnenden antipäpstlichen allegorischen Bedeutung anhand Dürers Darstellung der Landser Sau vgl. Perrig, Dürer, S. 36-38.

168 3. Sp., Z. 5-9.

169 Locher sieht die Ursache für das Auftreten solcher vom normalen Lauf abweichender Geburten in dem allgemein festzustellenden gesellschaftlichen und sittlichen Verfall, in dessen Rahmen jedoch auch die Entwicklung in der Reichspolitik einzufügen sei: "Reges et proceres nullo nunc ordine vivunt:/ Perversusque status populi: gentesque per omnis/ Fraus dolus: et turpis fallatia. Decipit ipsum/ Subiectus dominum: patrem nunc fallit et ipse/ Filius: a vafra iustum decernitur arte" [Carmen de monstrifero ac prodigioso partu in Oppido Rhain o.O. (Basel, Johannes Bergmann von) Olpe, 1500, Z. 118-122)].

170 München Staatsbibl. (Einbl. I, 41).

geburt Elsbeth und Margret[171] -, das zwei Oberkörper, aber nur einen Unterkörper hat, sieht er göttliche Kritik an der nunmehr seit vierzig Jahren herrschenden Uneinigkeit unter den Christen und der mangelnden Folgsamkeit unter Maximilian trotz der drohenden Türkengefahr.

Auch Joseph Grünpeck stellt die negative Bedeutung der am Bauch zusammengewachsenen Zwillinge von 1515 in den Vordergrund, vermag allerdings - gemäß brantscher Tradition - als Hoffnungsschimmer auch einige positive Zeichen an dem Kind wahrzunehmen:[172] In der natürlichen Unzertrennbarkeit ihres Körpers, der von einem Magen ernährt werde, sieht er das Verhältnis der beiden Säulen des Reiches in ihrer Abhängigkeit voneinander dargestellt: einerseits die Kurfürsten und den Kaiser, andererseits aber auch Kaiser und Papst, die sich zusammen gegen die äußeren Feinde wenden sollten.[173]

Wenngleich die Deutung von Monstra als herausragende Zeichen für den Herrscher und sein Reich im 16. Jahrhundert in der Flugblattliteratur abnahm und die eschatologisch - disziplinierende Bedeutung in den Vordergrund rückte, wurde vereinzelt in Flugblättern mit der Auslegung von Monstra und Prodigien an diese Tradition angeknüpft. Dabei verlagerte sich im Laufe der Reformation die Annahme, daß die Wunderzeichen Ausdruck der göttlichen Anteilnahme und positive Hinweise sein könnten, auf protestantische Hoffnungsträger. Dies wird an den in den ersten Kapiteln erwähnten Fällen deutlich, wenn zum Beispiel davon berichtet wurde, daß die Predigt des Pfarrers durch außergewöhnliche Himmelszeichen göttliche

---

171 Oxford, Ashmolean Museum (Winkler 645).

172 Ad reverendissimos. et illustr. principes. Grünpeck erörtert hierin sowohl die Kritik an der ethischen Lebensführung seiner Zeitgenossen als auch die Bedeutung dieses Zeichens für den Staat. Das Geschlecht der Geburt deutet er als Hinweis darauf, daß die weiblichen Tugenden verformt seien und das Monstrum deshalb Ausdruck von Vergänglichkeit, Unlauterkeit und Zerrüttung sei (Z. 36-42). In dem Monstrum sieht er somit ein Zeichen für verkehrte Lebensweisen, mangelnde Beständigkeit der Sitten, mangelnde Festigkeit der Tugenden, mangelnde Pflege von Anstand, Redlichkeit und Religion, die sich u.a. im laufenden Wechsel von Plänen und Absichten, vielfältigen Feindschaften und der Auflösung der Ständeordnung manifestierten (Z. 91-97). Sie bringen Grünpeck - angesichts der gegenseitigen Beschädigung, die die zusammengewachsenen Zwillinge einander zufügen - letztendlich zu der Überzeugung, daß hier in die Zukunft vorausweisend der Zustand des Reiches während eines inneren Krieges ermahnend vor Augen geführt werde (Z. 52-63).

173 Principes, Z. 119-123: "Serio ioco ve dixerim: om(n)es quibus rerum publicarum gubernacula credita sunt: om(n)ibus diligentie viribus animaduertere habebunt quid sibi hoc portentosum mo(n)strum velit. duorum corporu(m) moles: duaru(m) immortaliu(m) maiestatum vis: om(n)es rationalium & animalium motuu(m) operationes."; Z.205-209: "Vel nostra alienam precurrere: atque per hu(n)c modu(m) sceptra in exteraru(m) gentiu(m) reformatione & subiectione(m) (prae)mouer[...] Videm[...] pla(n)e videm[...]: eosde(m) angelos assidue(m) i celo (Pro)pter omne(m) nature ratione(m) aeris mutatione(m) efficer[...]: atque p(ro) notabilia signa germonor(um) foelicitati no[...] paru(m) fauere:" (Zitat heutiger Schreibweise angeglichen).

Unterstützung erfahren habe (Abb. 78) oder daß die Handlungsweise der Augsburger protestantischen Gemeinde, die die Abschiebung ihres Pfarrers Georg Müller (Milius) verhinderte, ebenfalls durch Himmelszeichen gutgeheißen wurde (Abb. 76, 77).

1544 deutet Heinrich Vogtherr d.Ä. die Geburt am Bauch zusammengewachsener Zwillinge sowohl als Zeichen der Nobilitierung eines Hoffnungsträgers als auch - in Zusammenhang mit Verhandlungen während eines Reichstages - als Hinweis auf die zukünftige Gestalt des Landes.[174] Vogtherr, der sich neben seiner malerischen und druckgraphischen Arbeit besonders in seiner Wimpfener und Straßburger Zeit sowohl in erbaulichen als auch kämpferischen Schriften für die lutherische Lehre eingesetzt hatte,[175] nimmt ein Monstrum, das Pfingsten 1544 in Heidelberg (Abb. 11) geboren wurde, zum Anlaß, Vermutungen über den Ausgang der Verhandlungen des 1544 in Speyer tagenden Reichstags anzustellen.[176] Auf dem Reichstag sollte eine Einigung zwischen Kaiser, katholischen und evangelischen Territorien erreicht werden.[177] In der Gestalt des Monstrums - zwei am Bauch zusammengewachsene, mit Ober- und Unterkörper auseinanderstrebende Kinder - sieht Vogtherr nun das Ergebnis vorangekündigt: "Vergleichung und Einigkeit deutscher Nation" betitelt er sein Flugblatt. Der Zeitpunkt und der Ort des Ereignisses bilden für ihn die Grundlage, zu dieser Deutung zu kommen: Als die Verhandlungen auf dem Reichstag zu scheitern drohten, da die evangelischen Fürsten forderten, daß die Deklaration von Frieden und Recht auch den zukünftig evangelischen Territorien zu gewähren sei, wurde der damalige Pfalzgraf Friedrich - den Vogtherr in seinem Gedicht zum Hoffnungsträger stilisiert[178] - in ein von Kaiser Karl

---

174 Vogtherr verfaßte 1532, 1542 und 1547/48 Flugblätter zu außergewöhnlichen Naturerscheinungen wie Riesentrauben (Geisberg/Strauß, S. 1392/G.1440), Riesenähren (Geisberg/Strauß, S. 1393/G.1441), Hasenmonstra (Geisberg/Strauß, S. 1391/G.1439). Während er die Riesenähre als Belohnung Gottes für die Freigebigkeit und der damit dokumentierten Nächstenliebe des betroffenen Bauern deutet, enthält er sich bei den Blättern vor 1544 einer umfangreichen Interpretation.

175 Scriba, Vogtherr, S. 136-140.

176 Die Illustration ließ er von seinem Vetter Hans Schlosser verfertigen. Verlegt wurde das Blatt bei Hermann Gülfferich in Frankfurt. Vgl. zu Hermann Gülfferich: Josef Benzing, Hermann Gülfferich und sein populärwissenschaftlicher Verlag, Das Antiquariat 12, 1956, S. 129-133; S. 173-175; NDB, Bd. 7, S. 255-256 (Josef Benzing).

177 Zur durchaus üblichen beeinflussenden Publikation von Flugblättern in Zusammenhang mit Reichstagen vgl. auch das Flugblatt von Lucas Cranach d.Ä. (Strauß/Geisberg, S. 599).

178 "Pfaltzgraf Friderich legt sich auch drein/
Thut wie ein frommer friden fürst/
Sein nam bringt solchs mit jm gleich
Das er sey in dem friden reich [...]" (2. Spalte)

V. am 1. Mai gebildetes Unterhändlergremium berufen,[179] um einen für alle Seiten akzeptablen Abschluß auszuhandeln. Während des Reichstages starb Kurfürst Ludwig von der Pfalz, der am alten Glauben festgehalten hatte, und jener Unterhändler Pfalzgraf Friedrich wurde als sein jüngerer Bruder zum Nachfolger ernannt.

Die Tatsache, daß sich zur gleichen Zeit in seiner neuen Residenzstadt Heidelberg das 'Wunderzeichen' ereignete, ist Anlaß für Vogtherr, das Monstrum als Zeichen zu deuten und Friedrich zum entscheidenden Friedensstifter hochzustilisieren. Da Friedrich der protestantischen Lehre gegenüber offen war, sieht Vogtherr darin eine Möglichkeit der Einigung der Parteien.[180] Als weiteres Indiz für die Richtigkeit seiner Deutung weist Vogtherr darauf hin, daß sich die Geburt am Pfingsttag ereignete. Da es sich um die Zeit handle, als Christus den Aposteln den Heiligen Geist aussandte, hat er keine Scheu, Friedrichs Aufgabe in diesem Zusammenhang als gottgesandt darzustellen. Das Monstrum, das die zwanghafte Verbindung zweier Individuen darstellt, deutet Vogtherr als Zeichen für die Verbindung der gespaltenen Gruppen des Reiches. In diesem Zusammenhang wird auch Kaiser Karl V., da er das Schwert zum Frieden eingesteckt habe, als er nach Deutschland gekommen sei, von Vogtherr wegen seiner Einsicht und Kooperationsbereitschaft mit 'Vorschußlorbeeren' versehen, auf daß es ihm gelinge, aus "viel Reichs glidern [...] ein Leib" zu machen.

In der politischen Interpretation und der Herausnahme einer bestimmten Person als Hoffnungsträger im Zusammenhang mit einem anläßlich von Reichstagen auftretenden außergewöhnlichen Naturereignis läßt sich eine enge Verbindung zu Brants Auslegung der Wormser Zwillinge feststellen. Wie Brant versucht Vogtherr mit seiner Deutung dieses 'Zeichens einer höheren Instanz' die Politik zu beeinflussen.[181] So weist er darauf hin, daß er das Blatt "etlichen Fürsten und Händen" habe zukommen lassen.

---

179 Außer ihm bestand das Gremium aus dem Kurfürsten von Brandenburg sowie Naves und Madruzzo als Vertreter Karls und seines Bruders Ferdinand (vgl. Heidrich, Karl V., S. 30, allg. zum Speyerer Reichstag S. 28-38) Pfalzgraf Friedrich war für diesen Reichstag mehrfach als Unterhändler des Kaisers umhergereist, um die Kurfürsten zu einer Teilnahme zu bewegen (Heidrich, S. 6).

180 Diese Haltung wurde schon daraus deutlich, daß Friedrich bald nach seinem Regierungsantritt die lutherische Lehre zuließ und Ostern 1545 das Abendmahl unter beiden Gestalten einnahm (Stamer, Kirchengeschichte III, S. 13-16). 1546 erließ er eine evangelische Kirchenordnung und näherte sich kurz vor dem Krieg dem Schmalkaldischen Bund an, u.a. weil er sich dort Unterstützung für seine durch seine Frau erhaltenen, vagen Regentschaftsansprüche auf die drei nordischen Königreiche erhoffte (vgl. NDB 5, Sp. 528-530).

181 Was letztendlich durch die Verlängerung des Religionsfriedens und provisorische Zugeständnisse in gewissem Maß gelang, da Karl so auch von den protestantischen Fürsten Kriegshilfen erhielt (Zeeden, Zeitalter, S. 184).

Die Deutung der Physiognomie eines Monstrums als Vorzeichen für die zukünftige Gestalt des 'politischen Körpers' des Reiches verlagert sich im Lauf des 16. Jahrhunderts auch auf die vermeintliche Gestalt anderer 'politischer Körper'.

1578 wird anläßlich des Verhandlungsbeginns zwischen den nördlichen Provinzen zur Bildung einer Union die sich umarmende und an Bauch und Gesicht zusammengewachsene Doppelgeburt aus Geldern (Abb. 24) als göttliches Zeichen gedeutet, das im Zusammenhang mit den langwährenden Verhandlungen über die Bildung eines neuen Bündnisses der Niederlande gegenüber den Machtansprüchen der spanischen Krone zu Frieden und Einigkeit auffordern soll:[182]

> Wie dann an diß wunderbarliche Kindt zwei Leiben an ein/ vnd einander sein lieblich vmbfangen/ vnd die zwei Kinder mit einem mundt zu sehen/ Wir auch eben gleich wie liebe Christen Bruder vnd Schwester in ware einicheit des glaubens verknupfft vnd verbunden/ mochten tsamptlich/ auß vnd mit einem munde Gott loben/ preisen vnd dancken.

Hiermit weist der Autor auf den die Gebiete verbindenden christlichen Glauben hin, wenngleich sich dieser in verschiedenen Konfessionen ausdrücken konnte, da die Wahrung des Religionsfriedens, der jedem Land die Freiheit der Wahl der Konfession zusichern sollte, einen Punkt des Unionsvertrages bildete.[183] Die Warnung vor der Unterlassung dieses Zusammenschlusses speist der Interpret nun nicht aus einer zweiten Auslegungsvariante dieser Geburt, sondern stellt ein zweites in Deventer in Oeverijssel geborenes Monstrum als abschreckendes Bild daneben. In der Tatsache, daß es ohne Arme und Augen geboren worden ist, sieht er die halsstarrige Blindheit, die weiter in Sünden fortfahre, sowie die Wehrlosigkeit, mit der man letztendlich in die Hände der Feinde fallen werde, verbildlicht. Diese Deutung erhält durch den Ereignisort Deventer, der sich zu diesem Zeitpunkt noch fest in der Hand der spanischen Truppen befand, die entsprechende Legitimation.[184]

Die in den Deutungen vorhandenen Anspielungen auf die politische Lage sind häufig nur für in die Konflikte Eingeweihte zu erkennen. So kann das Flugblatt zu dem 1542 in Witzenhausen geborenen Monstrum (Abb. 23) mit einem Leib und zwei Köpfen als Verweis auf die sich abzeichende Instabili-

---

[182] Im September 1578 sollten auf der Tagung in Arnheim die Beitrittserklärungen der Länder unterzeichnet werden (Delfos, Union, S. 97-148).

[183] Delfos, Union, S. 98.

[184] Auf die Tagungsordnung in Arnheim, wo sich jene Staaten treffen wollten, die eine Neue Union gründen wollten, wurde von einer Delegation aus Overijssel die Befreiung Deventers als erster Punkt gesetzt (Delfos, Union, S. 97-98). Die kriegerischen Auseinandersetzungen der Niederlande mit der spanischen Krone spiegelt auch ein Blatt von 1588 (Abb. 16), das die Geburt Siamesischer Zwillinge meldet, von denen der eine den anderen im Mutterleib verstümmelt habe.

tät des Schmalkaldischen Bundes verstanden werden, obgleich im Text nur allgemein auf durch das Monstrum angekündigte Zwietracht in den Ländern hingewiesen wird.[185]

Die unterschiedliche Pointierung einer politischen Deutung wird besonders deutlich an zwei Auslegungen eines 1620 in Garck in Ungarn geborenen Monstrums mit zwei übereinander zusammengewachsenen Köpfen: In dem Flugblatt von Peter Isselburger (Abb. 14) wird nur allgemein darauf verwiesen, daß die Deutung, ob solche Dinge als Gnaden- oder Zorneszeichen zu interpretieren seien, für die Menschen zu schwierig sei und man sich deshalb darauf beschränke, angesichts der angespannten politischen Lage die Geburt als Anlaß zu nehmen, Gott um Frieden und Erhaltung der christlichen Kirche und Bewahrung vor Krieg, Hunger und Pestilenz zu bitten. Allein in der Überschrift wird der Bezug zu den politischen Ereignissen in Ungarn hergestellt: Das Monstrum sei am 24. August 1620, dem Tag, an dem Gabriel Bethlen zum König von Ungarn gewählt worden sei, geboren worden. Die Wahl dieses Fürsten von Siebenbürgen, der die gegen Habsburg aufständischen Böhmen und Ungarn anführte, fand zwar erst am 25.8.1620 statt, führte jedoch auf dem Landtag von Neusohl zum endgültigen Bruch der bestehenden Friedensverhandlungen zwischen den Habsburgern und den Ungarn, da Gabriel Bethlen zum König gewählt wurde, während Ferdinand II. noch der offizielle König von Ungarn war.[186]

In einem anderen Flugblatt zu diesem Ereignis (Abb. 15)[187] wird die Physiognomie nun wieder deutlicher in Beziehung zur politischen Situation gesetzt. Statt einer Andeutung werden hier verschiedene Möglichkeiten der Deutung ein und desselben Monstrums durchgespielt. Während der tote obere der beiden Köpfe für Ungarn als Verweis auf die Vertreibung der Jesuiten durch Bethlen Gabor und der am Tag der Königswahl erfolgte Tod des ganzen Kindes als Indiz für die Verschlechterung der politischen Entwicklung für Ungarn gelesen werden soll, wird in der österreichischen Auslegung darauf verwiesen, daß Gabor gar nicht das rechtmäßige Haupt des 'Körpers' Ungarn, sondern Kaiser Ferdinand dessen natürliches Haupt sei. Deshalb stehe das tote, unnatürliche obere Haupt für den unrechtmäßigen König, dessen Regierungszeit noch während der Amtszeit Ferdinands zu Ende gehen werde. Beide Deutungen interpretieren somit die Mißbildung an dem Kind im prohabsburgischen Sinn.

Im Gegensatz zu der Zeichendeutung, die im Monstrum hauptsächlich das Verhalten der Untertanen von höchster Instanz kritisiert sah, hatte die neuzeitliche Wiederbelebung der Monstradeutung um 1500 auf der Herr-

---

185 Heinemeyer, Zeitalter, S. 251-252.

186 Depner, Fürstentum, S. 30-66, bes. 64.

187 Vgl. hierzu auch Harms, Flugblätter, Barock, S. 90 (Nr. 43). Ein Nachdruck erschien auch bei Wolfgang Kilian in Augsburg.

schernobilitierung basiert. Hier hatten sich die göttlichen Zeichen, die von Sebastian Brant - als jenem 'mediengerechten' Verbreiter der Monstradeutung - noch positiv ausgelegt wurden, auf den Herrscher, Maximilian I., und sein Reich bezogen. Die besondere Physiognomie des Monstrums wurde von den mit dem habsburgischen Hof verbundenen Gelehrten als göttlich initiiertes Abbild der zukünftigen Entwicklung des politischen Körpers des Reiches ausgelegt, mit dem Ziel, dadurch auf die politische Entwicklung im Reich Einfluß nehmen zu können. Wenngleich an diese Deutungsform im Lauf des 16. Jahrhunderts noch vereinzelt angeknüpft wurde, dominierte im Zusammenhang mit der vornehmlich theologischen Rezeption der Monstra die eschatologische, auf innenpolitische Veränderungen ausgerichtete Deutung in der zweiten Hälfte des 16. Jahrhunderts in Deutschland.

5. Der naturkundliche Diskurs

5.1. Das Flugblatt als Medium im naturkundlichen Diskurs

Die größte Zahl der Monstraflugblätter richtet sich mit ihrer Auslegung an religiös motivierte Leser. In diesem Zusammenhang werden naturkundliche Informationen eher als zusätzlicher Beleg für die Authentizität des Falles hinzugefügt oder noch seltener in Form der Sektionsergebnisse als weiteres hermeneutisches Feld genutzt.[1] Bei einigen Blättern wird aber die Publizierung der naturkundlich interessanten Fakten in den Vordergrund gestellt.[2] Sie unterscheiden sich in der Darstellung und Beschreibung von den übrigen Monstraflugblättern.

Selten wird die unterschiedliche Schwerpunktsetzung, die sich jeweils nach den intendierten Adressaten richtet, bei der Beschreibung eines Falles so deutlich wie in den Berichten über die Straßburger Geburt von 1606. In diesem Jahr ereignete sich in Straßburg eine Frühgeburt zusammengewachsener Zwillinge, die in der Flugblattpresse große Beachtung fand und gemäß der angestrebten Rezipientengruppe unterschiedlich dargestellt wurde.

Der Schwerpunkt des Flugblatts von Tobias Negele, "Brieffmaler und Formschneider im kleinen Saxengeßlin" zu Augsburg (Abb. 58) liegt auf der Bedeutung des Monstrums als Prodigium. Dieses wird einerseits an der Darstellung, andererseits auch an dem Verhältnis von naturkundlicher und theologischer Beschreibung deutlich. Obgleich Negele sowohl die Vorder-

---

1 Selten verwandten die Verfasser der auslegenden Monstraliteratur naturkundliche Beschreibungen wie Sektionsberichte, um ihre allegorische Auslegung auf die inneren Organe ausdehnen zu können. Allein der Autor des Flugblattes der Haller Zwillinge greift 1583 zur Untermauerung seiner Auslegung auf diese Ebene zurück: "Als sie nun saemptlich todt vnnd verscheyden waren/ hat man sie (vmb Wunders willen) auffzuschneiden nicht unterlassen koennen/ In denen man abermals ein grosses Mirackel oder Wunderzeychen des HERRN gesehen hat/ als nemlich: Im Leib des hungrigen und geitzigen Kindleins hat man zwey vberauß grosse Hertzen neben einander gefunden/ mit sampt zwen Maegen. Item/ in dem Leib deß andern Kindtleins/ so die bedeutung eines Schwerdts gehabt/ fandt man nur ein kleines Hertz/ aber keinen Magen/ vnd auch keine Leber. Item/ noch viel andere wunderbare Zeychen/ so ich allhie nit beschreiben kan/ welche auch viel Menschen mit grosser Verwunderung gesehen haben." (Abb. 16)

2 Erst jüngst hat auch Schilling auf die Bedeutung des Flugblatts als naturkundliches und historiographisches Nachrichtenmedium hingewiesen (Bildpublizistik, S. 116-125).

als auch Rückenansicht der Geburt abbildet, was den Anschein einer größtmöglichen Dokumentation des Falles erweckt, erfüllt die vereinfachte, schematisierte Darstellung, durch die die Mißbildung nicht exakt und 'sichtbar' abgebildet wird, letztendlich diesen Anspruch nicht. Das Monstrum, das in einem räumlich nicht definierten Umfeld dargestellt wird - was den Eindruck hervorruft, als würde es auf den Zehenspitzen stehen - scheint darüber hinaus den Betrachter lächelnd anzublicken. Anhand dieser Gestaltungsmerkmale reiht es sich in das gängige standardisierte Darstellungsmuster der Monstra ein.

Daß es sich um eine vereinfachte, in der Wiedergabe der Beschaffenheit des Aussehens 'entschärfte' Darstellung handelt, wird im Vergleich mit dem Flugblatt vom Straßburger Jost Martin (Abb. 49) deutlich. Er bildet die beiden Kinder, die im Gegensatz zu der Darstellung bei Negele an Kopf und Leib asymmetrisch zusammengewachsen sind, detaillierter ab, wohl nach dem Original oder einer vor Ort angefertigten Zeichnung bzw. deren Reproduktion wie z.B. jenem Kupferstich, der das Monstrum ebenfalls in Vorderansicht darstellt (Abb. 82). Dieser Eindruck wird auch durch die geschlossenen Augen, die darauf verweisen, daß das Kind schon gestorben war, und durch die Aufnahme des Umfeldes, in dem das Monstrum präsentiert wurde, bestärkt: Es wird auf dem Rücken und auf einem Kissen liegend dargestellt. Das Kissen wird von einer architektonischen Rahmung umschlossen, was den Präsentationscharakter der Darstellung unterstreicht. Die naturkundliche Gewichtung, die durch die Genauigkeit der Darstellung im Vordergrund steht, bestimmt ebenfalls den Text: Abgesehen von dem obligatorischen Hinweis, daß das Monstrum Ausdruck des göttlichen Zorns über das sündhafte Leben der Menschen sei, wird der Schwerpunkt auf die Beschreibung und den Obduktionsbefund eines "berühmten Medici" gelegt.

Diesem naturkundlichem Schwerpunkt bleibt auch der Kölner Drucker und Verleger Johann Bussemacher bei seinem Nachdruck eines Straßburger Blatts zu diesem Fall verhaftet (Abb. 50), wenn er ebenfalls eine naturgetreuere Darstellungsform wie Martin verwendet und - hier im Gegensatz zu Negele nun wirklich zum Zweck einer genaueren Abbildung - sowohl Vorder- als auch Rückenansicht wiedergibt.

Es muß eine Vielzahl von Straßburger Blättern zu diesem Fall gegeben haben, da die Vorlage Bussemachers nicht die Negeles gewesen sein kann, weil letztgenannter bei der Aufzählung der Organe von der Darstellung bei Martin und Bussemacher abweicht.[3] Letztere haben anscheinend aus derselben Quelle, dem Bericht eines in Straßburg ansässigen Arztes, geschöpft.

Während sich Martin auf die Reproduktion der Vorderseite beschränkte, fertigte Bussemacher entweder die Originalvorlage exakt nach oder über-

[3] Während Martin und Bussemacher im Obduktionsbericht zwei Herzen und zwei Mägen angeben, wird bei Negele und der Nürnberger Gravur von einem Herzen und einem Magen gesprochen.

nahm den Druckstock, was sich aus der Bemerkung "Erstlich Gedruckt zu Straßburg/ Nachmals zu Coellen Bey Johann Bussemacher" schließen läßt.[4] Daß das Vorlageblatt unmittelbar in Verbindung mit der naturkundlichen Betrachtung der originalen Mißgeburt steht, läßt auch die Angabe eines Maßstabes bei Bussemacher, der die Rekonstruktion der Originalgröße zuläßt, vermuten. Offensichtlich wandte sich dieses Flugblatt, bei dem das Verhältnis von Berichterstattung und tropologischer Deutung eindeutig zugunsten einer medizinischen Beschreibung ausfällt - da nur ein kurzer gebetsähnlicher Abschluß zur allgemeinen bußermahnenden Funktion dieser Geburt folgt - primär als Informationsblatt an Mediziner und naturkundlich Interessierte.[5]

Die Flugblätter bildeten ein wichtiges aktuelles Informationsmedium, da nur wenige Mediziner die Chance hatten, eine solche Naturabweichung im Original zu untersuchen, und ein spezielles Publikationsorgan für naturkundliche Berichte von Monstrageburten erst mit den Zeitschriften der naturkundlichen Akademien im 17. Jahrhundert bestand, so z.B. ab 1670 das Organ der 'Academia Leopoldina-Carolina', die 'Miscellanea curiosa medico-physica Academiae naturae curiosorum'.[6]

Doch weshalb interessierten sich die Mediziner überhaupt für die Flugblattberichte über Monstra?

Nicht nur die Theologen wie Fincel, Goltwurm und Irenäus griffen zur Vervollständigung ihrer Chronologie der Monstrageburten auf Flugblätter zurück, um die Dringlichkeit ihrer eschatologischen Mahnungen zu verdeutlichen. Auch einige Mediziner wie Rueff,[7] Paré,[8] Schenck von Grafen-

---

4 Bussemacher druckte Einblattdrucke wohl selbst, während er größere Werke in Auftrag gab (vgl. Benzing, Bussemacher, S. 129; Benzing, Buchdrucker, Nr. 73).

5 Der Fall wird auch 1610 in Johann Georg Schencks 'Wunder-Buch' (S. 73f, Abb. Nr. 44) aufgenommen (vgl. hierzu Harms, Flugblätter Bd. 1, 229, Anm. B7).

6 Grau, Wissenschaftsakademien, S. 62.

7 Jacob Rueff (Ruf, Ruof, Ruff) (um 1500 - gest. 1558 Zürich): Städtischer Wundarzt und Geburtshelfer in Zürich. Verfaßte neben seinem 'Trostbuechle' (1554), das im selben Jahr von Wolfgang Haller ins Lateinische übersetzt wurde (De conceptu et generatione hominis libri VI) und in mehreren Auflagen und Sprachen erschien, einen Bericht über auffallende Erscheinungen an der Sonne und am Mond (1544) sowie ein Buch über Geschwüre (Libellus de tumoribus quibusdam phlegmaticis non naturalibus lib. ex veteribus et recentioribus collectus, Zürich 1556). Neben seinen astrologischen Werken veröffentlichte er auch eine Reihe von Schauspielen (ADB (v. Wyß), Bd. 29, S. 291-293; Biograph. Lexikon, Bd. 4, S. 914).

8 Ambroise Paré (1510 Bourg-Hersent bei Laval - Paris 1590): Nachdem er sich in seiner Heimat zum Barbier hatte ausbilden lassen, war Paré 1532 nach Paris gegangen, um im Hôtel Dieu das Chirurgenhandwerk zu erlernen. Darauf begleitete er verschiedene Heere und trat aufgrund der dabei gemachten Erfahrungen für eine Korrektur der Behandlung von Schußverletzungen ein, die er 1545 publizierte. 1552 sprach er sich für eine weitere Neuerung im Chirurgenhandwerk aus: Statt des Ausbrennens praktizierte er die Unterbindung als Mittel der Blutstillung. Mit diesen Neuerungen erlangte er einen solchen Bekanntheitsgrad, daß er von Henri II. zum Chirurgen der französischen

berg[9] und schließlich Licetus[10] sammelten alle ihnen bekannt gewordenen Fälle mit dem Interesse, eine Systematik der möglichen Mißbildungen zu erstellen.[11]

Als Grundlagenmaterial, aus dem eine Systematik der Mißbildungen erstellt werden konnte, war die genaue Begutachtung und Beschreibung des Monstrums wichtig. Doch selbst wenn durch Zufall ein Monstrum vor Ort geboren wurde und somit die genaue Begutachtung möglich schien, stieß das naturkundliche Interesse am Aussehen des Monstrums häufig auf die Furcht und Skepsis der betroffenen Eltern, die nicht immer durch ein 'Trinkgeld' - wie der Berichterstatter über einen Fall 1512 stolz betont - überwunden werden konnte.[12] Um die Unvollständigkeit seines Berichts zu entschuldigen, verweist ein anderer Autor statt einer Beschreibung der Rückenansicht des Monstrums auf die Weigerung der Mutter, das Kind gänzlich zu zeigen, und schließt daraus auf eine besonders erschreckende, gräßliche Mißbildung am Rücken des Kindes:

> [...] welcher gestalt aber die Zusammenfuegung der Gliedmassen an den Fuessen/ unnd dann auch diese abschewliche Mißgeburt ruckwarts gewest/ hat die Mutter/ so woln bey Leb=Zeiten/ als nach absterben dieser Mißgeburt/ nit wollen zugeben/ daß man dieselbe

---

Könige ernannt wurde. Diese Stellung behielt er auch unter den Söhnen Henris II., François II., Charles IX. und Henri III. Diese schätzten seine Tätigkeit so, daß er als Sympathisant der Protestanten 1572 in der Bartholomäusnacht verschont blieb (Erwin H. Ackerknecht, Einleitung zu: A. Paré, Rechtfertigung und Bericht über meine Reisen in verschiedene Orte (Apologie, dt.). Bern/Stuttgart 1963 [Hubers Klassiker der Medizin und der Naturwissenschaften, Bd. 2], S. 7-11).

9 Johann Georg Schenck von Grafenberg (gest. 1620): Sohn des aus Grafenberg stammenden Straßburger Stadtphysicus Johann Schenk. Arbeitete als Stadtphysikus in Hagenau im Elsass. Neben der Herausgabe der Werke seines Vaters veröffentlichte er auch eigene Werke: neben der Monstrorum Historia mirabilis (Frankfurt 1609, dtsch. 1610), Pinax autorum qui gynaecia seu muliebria ex instituto scriptis excoluerunt et illustrarunt (Straßburg 1606), Exoticorum ad varios morbos experimentorum centuriae septem (Frankfurt 1607) (Biograph. Lexikon, Bd. 5, S. 64).

10 Licetus, De Monstris. Fortunius Licetus (3.10.1577 Rapallo - 17.5.1657 Padua): Das 1595 begonnene Studium in Bologna schloß Licetus 1600 mit der Promotion ab. Er wurde in Pisa Professor der Logik und seit 1609 der Aristotelischen Physik. Im selben Jahr wechselte er nach Padua, wo er Professor der Philosophie wurde. 1637 besetzte er die gleiche Professur in Bologna, kehrte 1645 nach Padua zurück. Gemäß einem akademischen Naturgelehrten des 17. Jahrhunderts umfaßte Licetus Forschungsgebiet ein breites Spektrum: neben seinem wohl populärsten Buch 'De monstris' befaßte er sich in seinen ca. 54 Veröffentlichungen, die nur zum kleinen Teil medizinische Fragen behandelten - wie seine Gegenschrift zu Harveys Theorie vom Blutkreislauf - hauptsächlich mit philosophischen und physikalischen Fragen (Biographisches Lexikon, Bd. 3, S. 775)

11 Rueff, Trostbuechle; Paré, Wundtartzney; Schenk von Grafenberg, Wunder-Buch;

12 "Der můter ich ain trinckgelt gab// Gar freŭhtlich bat ich die frawen// Das sy michs ließ hindten beschawen// Sy want die kinder hyndten umb// Also gesach ichs umbedum." (München, Stabi, Einbl., I, 41).

umbkehren/ unnd auff dem Rucken auch besichtigen moechte/ dessen ohn zweiffel die Mutter erhebliche Ursach gehabt/ und vermuhtlich selbiger Orten also muß beschaffen gewest seyn/ daß man es nicht gern unter die Leut mag kommen lassen/[...] (Abb. 84)

Häufig scheiterte die genaue Bestandsaufnahme einer Mißbildung aber auch am fehlenden entsprechenden Sachverständigen vor Ort. Aus diesem Grund sind Flugblätter, die - wie bei der Straßburger oder bei der Restather Geburt - sogar das Ergebnis der Sektion mitteilen, äußerst selten.[13]

Wie beim Straßburger Monstrum deutlich wurde, spielten für die Rezeption der Fälle neben einem an der Monstraforschung interessierten Arzt die Anwesenheit eines Zeichners sowie dessen Fähigkeit zur genauen Wiedergabe eine entscheidende Rolle. Zu welchen Ergebnissen es bei der illustrativen Umsetzung von Monstrabeschreibungen kommen konnte, wird am Fall des Hans Kaltenbrunn deutlich: Die Beschreibung, daß er zwei Körper, aber nur einen Kopf besessen habe, führte zu zwei völlig unterschiedlichen Wiedergaben: Stellt das Flugblatt von 1529, das offensichtlich nach einer Beschreibung angefertigt wurde, unter dem Namen eine Doppelgeburt dar, die in einem Kopf zusammenläuft (Abb. 85), so wird Hans Kaltenbrunn auf dem Werbeblatt von 1566, das seinen Auftritt auf der Basler Messe ankündigt, mit dem aus seiner Brust herauswachsenden parasitären Zwilling dargestellt (Abb. 86). Anhand dieses Beispiels wird deutlich, wie wichtig die Skizzierung vor Ort war, da eine den naturkundlich Interessierten befriedigende bildliche Umsetzung des Falles aufgrund der bloßen Beschreibung meist nicht möglich war. Dementgegen formuliert der Autor eines anderen bei Bussemacher 1597 erschienenen Flugblatts (Abb. 51) anläßlich einer Mißgeburt den Anspruch, daß er das Monstrum so exakt beschreiben wolle, daß "wo schon vber zehen/ zwentzig oder mehr jaren darnach gefragt wuerde/ er gleichwol alle gelegenheit im grund wirdt erfahren koennen."

Bei der Reihung der Fälle in den naturkundlichen 'Monstrasystematiken' eines Rueff oder Paré ist nun wiederum die entgegengesetzte Entwicklung zu beobachten. Die naturgetreue Darstellung verlor hier häufig an Bedeutung, und an ihre Stelle trat die vereinheitlichende Abbildung, bei der der Schwerpunkt auf die unterschiedlichen Typen von Mißbildungen gelegt wurde. Diese unterschiedliche Schwerpunktsetzung bei der Darstellung der

[13] Bei der Doppelgeburt von Restath (1580) wird vermerkt (Abb. 83): "Da mans mit messern oeffnet fein// Ein Hertz/ ein Miltz/ ein Leber sein.// Hatt eins/ ein jedes seine Lung// Beim andern man zwen Nieren fund.// Eins hatt daß eingeweid vnd Mage// An jme mann nur den Afftern sahe./ Das ander hatt ein grossen Darm// Dadurch zuführen/ Kott und Harm." Von diesem naturkundlichen Interesse getragen, erschien schon 1517 ein Flugblatt, das neben der Vorder- und Rückenabbildung des Monstrums nur eine Beschreibung und das Ergebnis des Sektionsberichts enthält (Abb. 57). Die Sektion zusammengewachsener Zwillinge war für die Ärzte der Zeit von Interesse, da in diesen Fällen das doppelte oder einfache Vorhandensein der Organe untersucht wurde, um dadurch Aufschluß über die Frage zu gewinnen, ob es sich hierbei um ein oder zwei Individuen handelte.

verschiedenen Monstra wird zum Beispiel bei Jacob Rueff deutlich: Während bei den Illustrationen zu der deutschsprachigen Ausgabe seines 'Trostbuechle' von 1554 bei der Abbildung der Schaffhäuser Zwillinge auf die Darstellung des ebenfalls von ihm publizierten Flugblatts zu diesem Fall (Abb. 48) zurückgegriffen wurde, das in naturnaher Weise die Frühgeburt 'Siamesischer Zwillinge' wiedergibt (Abb. 87), und diese Darstellung auch in Schenck von Grafenbergs Überblick aufgegriffen wird (Abb. 88), gleicht der Illustrator der Ausgabe von 1563, dem 'Hebammenbuch', auch die Darstellung dieses Monstrums der der übrigen schablonenhaft gestalteten Monstra an, von denen keine 'Vor-Ort-Darstellung' überliefert war (Abb. 89). Offensichtlich ging es weniger darum, Naturgelehrte und Hebammen, denen das Buch zur Lektüre empfohlen wurde, mit dem Aussehen mißgebildeter Kinder vertraut zu machen, als vielmehr aus den vorhandenen Berichten nachträglich ein illustriertes Kompendium der möglichen Mißbildungen am Menschen zu erstellen. So wie die Theologen alle Fälle sammelten, so taten dies auch Rueff und seine Kollegen und ließen sie nachträglich illustrieren.

Bei der Standardisierung der Darstellungen in den naturkundlichen Monstra-Kompendien steht die Systematisierung der Formen und nicht die exakte Wiedergabe individueller Fälle im Vordergrund. Um den Vergleich zu erleichtern, wird die Form eines aufrecht auf einem kleinen Rasenstück stehenden, den Betrachter anblickenden Monstrums gewählt, obgleich es sich in vielen Fällen um Geburten handelt, die entweder schon tot zur Welt kamen oder nur wenige Stunden lebten.[14] Mit dieser Art der Illustration wird auf die in der zeitgenössischen medizinischen Literatur verwendete "lebendige Leiche" zurückgegriffen, die seit Mitte des 16. Jahrhunderts durch die Darstellungen der 'Muskelmänner' und Skelette in Andreas Vesals 'Fabrica' von 1543 (Abb. 90, 91) populär wurde.[15] Sowohl der Muskel - als auch der Knochenmann werden hier, als seien sie lebendig, aufrecht stehend in der Landschaft bzw. sich auf einen Sarkophag stützend wiedergegeben. Während sie bei diesen Darstellungen - geleitet durch das empirische Interesse an der Anatomie und der damit verbundenen systematischen Sektion - den Bewegungsapparat vorzeigen, präsentieren sie bei den Monstrakompilatoren in ihrer Standardisierung durch Dezimierung oder Vervielfachung der Glieder die unterschiedlichen Formen von äußerlichen Mißbildungen.

---

[14] In Rueffs Trostbuechle werden nur die sich auf Messen Darbietenden als Erwachsene dargestellt (S. 104-105).

[15] Herrlinger, Geschichte, S. 110, dort auch zu der Parallelität der Entwicklung in dem 1545 in Paris erschienenen "De dissectione partium corporis humani libri III" von Charles Estiennes und Estiennes de la Riviere (Herrlinger, Geschichte, S.94 ff.).

Neben der Untersuchung des Originals und der Sammlung von Flugblättern erwarben die Mediziner auch für ihre Wunder- und Naturkammern Monstra, die sie für die Lagerung entsprechend konservierten.

In dem Flugblatt anläßlich einer Doppelgeburt in Löwen 1547 wird vom Verkauf eines Monstrums berichtet:

> des kinds vater heysset Anthoni Heffrelmacher ein Burger daselbst/ welcher diß kind Conrad Kaerschen himelreycher/ Burgern zu Nürnberg/ vmb reichliche Widergeltung geschenckt/ vnd hat gemelter vatter/ des kindes beyde hertzen/ dieweyl man es hat außweyden muessen/ zum gedechtnuß behalten. (Abb. 19)

Da diese Sammlungen nicht nur dem privaten Naturkundeinteresse der Sammler dienten, sondern auch wißbegierigen Gelehrten geöffnet wurden, konnten sie auch als Grundlage für enzyklopädische Überblicke dienen. So bildet noch für Schmucks 'Fasciculus Admirandorum Naturae oder Der Spielenden Natur Kunstwercke' von 1679 die Sammlung des Straßburger Patriziers Elias Brackenhoffer eine Grundlage für seinen Querschnitt durch die Abweichungen der Natur.[16]

Ein anderer Ort, an dem die Mediziner Studien am Original vornehmen konnten, waren die Messen. Zum einen wurden hier erst kürzlich verstorbene Monstra präsentiert, zum anderen bildeten die Schausteller, die die 'bedeutungsträchtige' Anfangszeit ihres Daseins überlebt hatten und sich nun als 'Wunder der Natur' gegen entsprechendes Entgeld ebenso den Messebesuchern wie den Adligen und Gelehrten des Landes präsentierten, das Gros des 'lebendigen wissenschaftlichen Anschauungsmaterials'. Eine solche Attraktion war der bereits erwähnte Hans Kaltenbrunn (Abb. 86) im 16. Jahrhundert. Auf einem Flugblatt zu einem ähnlichen Fall wird dann auch darauf verwiesen, daß der parasitäre Zwilling eigene Ausscheidungsorgane habe, und dieses wird auf der Darstellung auch drastisch ins Bild gesetzt (Abb. 92). Ebenso fand im 17. Jahrhundert Lazarus Coloredo mit seinem parasitären Zwilling Johann Baptista nicht nur auf Schausteller- und Flugblättern (Abb. 93, 94, 95) Verbreitung, sondern er wurde auch von dem bekannten Arzt Thomas Bartholinus untersucht, der seinen Fall publizierte.[17] Auch der anderen Gruppe von Mißgebildeten, denen Gliedmaßen fehlten und die deren Mangel zu kompensieren wußten - wie dem Schwäbisch Haller Stadtschreiber Thomas Schweicker (Abb. 96, 97) und der in vielen Sprachen bewanderten Magdalena Ehmone[18] (Abb. 98, 99) -, wurde

---

[16] Zu Brackenhoffer vgl. Zedler, Bd. 4, 1733, Sp. 975.

[17] Der Bericht wurde in den von Gerardus Blasius zusammengestellten Anhang zu Licetus' 'De monstris' aufgenommen.

[18] Magdalena Ehmone zog mit ihren Sprachkünsten und anderen Kunstfertigkeiten, mit denen sie die Beschränkungen ihrer Behinderung ausglich, von Ort zu Ort. Scheugl bemerkt zu ihrem Schicksal, daß er auf einem der Flugblätter auf der Rückseite folgenden handschriftlichen Kommentar gefunden habe: "Diese Junckfraw hat ein

das Interesse der Adligen, Mediziner und anderer Gelehrter wie z.B. des Theologen Philipp Camerarius (Abb. 97) zuteil.[19] Auch Rueffs Bericht über Armlose ist von seinen Messeerfahrungen geprägt:

> [...]/ welche mit den Zeen oder Fuessen alle Arbeit und Kurtzweil brauchen und oben/ als mit essen/ trincken/ schnitzeln/ arbeite / auch allerley Geschaeffte vollkoemlich verbringen/ die auch mit denselben haben koenen spielen Brett vnd auff den Karten mischen vnd Gaben geben/ auch etliche Kurtzweil unnd Arbeit mit den Knien und Mund uben und brauchen/ als denn ich und menniglich bey uns gesehen und erfahren haben. In Form und Gestalt/ wie dise hierzugesetzte Figur anzeigung gibt.[20]

Handelte es sich bei den Flugblättern, die zu den öffentlichen Auftritten verbreitet wurden, vorrangig um Werbeblätter, so wird an dem Vergleich der Darstellung Colloredos bei Bartholinus (Abb. 100) und auf einem Werbeblatt (Abb. 93) deutlich, daß selbst diese zur Illustrierung wissenschaftlichen Materials genutzt wurden. Statt die für die Mediziner sicher interessantere und informativere Art der Verwachsung zwischen Colloredo und seinem unentwickelten Zwillingsbruder abzubilden, wird auf das Werbeblatt zurückgegriffen, das nur einen geringen Informationswert hat, jedoch zumindest die Existenz belegt.

Neben diesen Informationsmedien griffen die naturkundlich orientierten Monstra-Systematiker zur Vervollständigung ihrer Sammlung auch auf Flugblätter zurück, die die hermeneutische Bedeutung der Fälle in den Vordergrund stellten und deren Ziel nicht die genaue Wiedergabe war.[21] Zum Beispiel wird bei Licetus noch jene außergewöhnliche Geburt von einem menschlichen Kopf, einem Fisch-Frosch-Mischling und einem

---

Stuprum (=Unzucht) begang vnd ist darumb verprandt worden mit sambt ihrer Frucht wie M. Hieron(ymus) Schultheß gesagt hat." (Show-Freaks, S. 52).

[19] Bekanntestes Beispiel für dieses Interesse ist wohl Thomas Schweicker, der - ohne Arme geboren - als Stadtschreiber von Schwäbisch Hall tätig war und diese Tätigkeit - so dargestellt auf seinem Epitaph in der St. Michaelis Kirche in Schwäbisch Hall - mit den Füßen versah. Er wurde nicht nur von Gelehrten besucht und begutachtet, sondern auch Adlige und Kaiser Karl V. ließen es sich nicht nehmen, dieses Naturereignis im Reich persönlich zu begutachten. Schenck von Grafenberg führt Thomas Schweicker in der Gruppe der Armlosen in seinem 'Wunder-Buch' an (Wunder-Buch, S. 34).

[20] Rueff, HebammenBuch, S. 104. Eine ähnliche Attraktion erwähnt auch Schenck von Grafenberg. Sich auf Paré berufend, berichtet er von einem Armlosen, der besonders gut die Fuhrmannsgeißel habe schlagen können und mit der Axt, die er zwischen Achselstumpf, Haupt und Hals legte, Holz gespalten habe. Jedoch berichtet er auch von dem bitteren Ende dieses Schaustellers: "Dieser ist doch letztlich ein Mörder erfunden/ gehenckt/ und auff das Radt gelegt worden." (S. 33).

[21] So wird auf dem Löwener Blatt (Abb. 19), in dem es dem Deuter darum ging, die schlechten Sitten sowohl der Männer als auch der Frauen anzuklagen, eine männlich-weibliche Doppelgeburt mit nur einem Kopf gezeigt. Wie Vogt bemerkt, handelt es sich hierbei um eine biologische Unmöglichkeit (Vogt, Bild, S. 152).

Schwein aufgenommen, die 1531 durch ein Flugblatt verbreitet worden war (Abb. 101, 34).

Aus diesem Konglomerat unterschiedlicher Quellen erstellten die Teratologen ihre Systematiken der bekannten Monstraformen. Hierbei bemühten sie sich, in ihrem nach den betroffenen Körperteilen gegliederten Katalog der verschiedenen Mißbildungen sogar Monstra mit extremen physiognomischen Abweichungen wie das 'Ravenna-Monstrum' oder die 'italienischen Monstra' (Abb. 39, 41, 42) aufzunehmen. Während Schenck von Grafenberg in seiner 1609 verfaßten 'Monstrorum historia', die 1610 in deutscher Übersetzung als 'Wunder-Buch' erschien, die Einordnung dieser Monstra Schwierigkeiten bereitet und er sie in einer Sondergruppe der undefinierbaren pathologischen Fälle zusammenfaßt, gelingt Licetus 1616 in seinem 'De monstris' ihre Integration innerhalb seines vorwiegend nach Ursachen strukturierten Systems.[22]

Grundlage für dieses Bestreben nach Integration selbst der phantastischsten Physiognomien war die Autorität der Überlieferung. Gemäß dem damals herrschenden Gesetz der Kompilation, daß jede Überlieferung als wahr anzusehen sei, unterschieden die Autoren nicht zwischen den Quellen, so daß ihnen sowohl Lycosthenes und andere Prodigienautoren als auch alle Arten von Flugblattberichten gleichermaßen als Quellen dienten. Diese Praxis der Kompilation sah Francis Bacon als vorrangige Fehlerquelle und forderte deshalb 1605 in seinem 'Advancement of Learning', daß für eine Naturgeschichte der Abweichungen erst einmal mit kritischem Blick empirisches Material zu sammeln sei, das alle Fabeln und populären Irrtümer zurückweise.[23]

Auch bei anderen Fragen, wie z.B. der nach der Existenz der Erdrandbewohner, prägte dieses Festhalten an der Überlieferung die Auseinanderset-

[22] 1616 erschien die erste Auflage von Licetus' 'De monstris' in Padua. 1634 folgte eine vom Autor überarbeitete Auflage in Padua, die mehrere Wiederauflagen - u.a. die von Geradus Blasius 1665 in Amsterdam initiierte (die mir vorlag) - erlebte. Licetus gliedert sein Buch nach der Art und dem Grad der Mißbildung. Gemäß den aristotelischen Kriterien geht er die in Frage kommenden Ursachen bezüglich der Materie und der Form durch. Nachdem er im ersten Buch auf allgemeine Grundlagen für die Ausbildung der Monstra eingegangen ist, gliedert er das zweite Buch nach der Schwere der Mißbildungen. Ausgehend von den Ursachen für jene Monstra, denen Gliedmaßen fehlen (Kap. IIff.) kommt er zu jenen mit über das Maß hinausgehenden Gliedmaßen (Kap. XIff.) und zu der speziellen Gruppe der Monstra mit zwei Köpfen (Kap. XXII ff.). Hatten diese Monstra noch die menschliche Form gewahrt, so folgen nun die Ursachen für Monstra mit deformiertem Körper (Kap. XXXff.), dann für solche mit verfallenem Körper (Kap. XXXVff.). Als nächste Steigerungsform schließt er die Gruppe mit 'ungeheurem' Körper an (Kap. XLVff.), um letztlich auf die Monstra, die sich aus verschiedenen Lebewesen zusammensetzen, zu kommen. Letztere resultieren seiner Ansicht nach ganz aristotelisch aus der Tatsache, daß sich das Lebewesen nicht ganz ausbilden konnte.

[23] Advancement, II, I, 3. (S. 33).

zung. Münster bemerkt zwar, daß die Erdrandbewohner noch nicht von Zeitgenossen erblickt worden seien, doch ist dies noch kein Grund für ihn, die Berichte in seiner 'Cosmographei' von 1550 als Lügen zu bezeichnen.[24] Dagegen thematisiert 1580 Michel de Montaigne in seinem Essay über die Menschenfresser die Gefahren, die die Kompilation enthalte:

> Wir hätten Topographen nötig, die uns eine eingehende Darstellung der Gegenden gäben, in die sie gekommen sind. Aber kaum hat einer vor uns voraus, daß er Palästina gesehen hat, so will er auch gleich das Vorrecht genießen, uns von der ganzen übrigen Welt Neuigkeiten zu erzählen. Ich wollte, daß jeder schriebe, was er weiß, und soviel er davon weiß, nicht nur in dieser, sondern auch in jeder andern Sparte. Denn es kann einer eine besondere Kenntnis oder Erfahrung von einem Fluß oder Quelle haben, der im übrigen nur weiß, als jedermann weiß. Gleichwohl wird er, um seinen Brocken an den Mann zu bringen, eine ganze Naturlehre schreiben. Aus diesem Unwesen entspringt manche und große Unzuträglichkeiten.[25]

So wie Montaigne hier dafür plädiert, sich von der Kompilation abzuwenden und auf eigene Erfahrungen zu beschränken, so ist unter den Teratologen Realdo Colombo einer der wenigen, der sich dafür ausspricht, empirisch zu neuen Erkenntnissen zu gelangen, indem man nicht nur immer wieder den vorhandenen Formenkanon an Monstrositäten reproduziere und in verschiedene Systeme zu ordnen versuche, sondern sich auf die Beobachtung, d.h. die Obduktion von Einzelfällen, beschränke und auf eine aus dem Vorwissen resultierende, theoretische Ursachenerklärung verzichte. Seiner 'Anatomia'[26] fügt er als letztes Kapitel eine Sammlung von "denckwuerdigen casus und Wundergeschichten" hinzu und kritisiert das sich in den Monstrabüchern niederschlagende Verhalten der Ärzte. Mit ihrer Kompilation der gesamten Gelehrsamkeit der Jahrhunderte, die ihrem Berufsethos entsprach, grenzten diese sich von den vor Ort tätigen Barbieren ab. Doch verschwendeten sie nach Colombos Ansicht mit diesem Disputieren ihre Zeit, da sie auf diesem Wege zu keinen neuen Erkenntnissen gelangen könnten. Mangelnde Praxis in der Sektion habe dazu geführt, daß sie, selbst wenn sie sie betrieben, nicht mehr sähen als das, was unübersehbar und ihnen durch die medizinischen Autoritäten bereits bekannt war. Die Wir-

---

[24] "Nun die vorgemelten vnd// veil der gleichen monstra oder Wunder setzen die alten in dem land India/ ist aber// keiner hie aussen je erfunden worden der diser wunder eins gesehen hab. Doch will// ich in sein gewalt nichts geredt haben/ er ist wunderbarlich in seinen werckē // und hat sein onaußsprechlich weyßheit und mechtigkeit woellen den menschē durch// mancherley werck vor augen stellen und in einem jeden land etwas machen darab// [...]." (S. DCLXVI, 5. Buch).

[25] Michel de Montaigne, Über Menschenfresser. In: Essais, Zürich 1953, S. 230-231.

[26] Colombo, Anatomia, Venedig [1]1559, dt. Ausgabe 1609. Im 17. Jahrhundert beschränkte sich Bartholinus in seinen 'Anatomischen Geschichten' sowie einer Anzahl von Fallbeispielen, die in den 'Miscellanea curiosa' publiziert wurden, allein auf die Beschreibung der bekannt gewordenen Fälle.

kung, die dieses Verharren in der Überlieferung hatte, kritisiert Colombo mit drastischen Worten:

> Weiters in dem sie die Hirnschal entzwey gerissen/ haben sie gesehen/ daß das Hirn darinn lige/ das ubrige fast alles liederlich und oben hin betrachtet/ als denen zumal mit ihren Arabern die Augen mit Speck eingesetzt gewest. Da sich beneben etwas frembdes uber diese erzeyget/ welches entweder mit den Schrifften Mundini/ oder Buechern Avicennae nicht zugetroffen/ das haben sie gleich bald fuer ein Wunder und monstrum naturae gehalten/ so diesem oder jenem Leibscoerper besondere weise/ unnd nicht gemeinlich einverleibt unnd zugestanden/ daher sie vermeint/ daß viel Wundersachen in einem jedem Leibscoerper/ diesem oder jenem/ verfaßt seyen.[27]

Doch auch Colombo ist letztendlich der wissenschaftlichen Methode seiner Zeit verhaftet und wird den selbst gesteckten Zielen nicht gerecht. Er löst seinen Anspruch nach einer genaueren Tatsachenvermittlung nicht ein, wenn er die von ihm persönlich vorgenommenen Untersuchungen an Monstrabildungen zwar erwähnt, jedoch nur einen einzigen Sektionsbericht folgen läßt.[28] Darüber hinaus weist er zwar darauf hin, daß das Hinsehen gelernt sein wolle, vertritt aber in der Frage nach dem Primat bei der Bildung des Menschen als Galenist die Ansicht, daß sich die Leber zuerst bilde, und führt zur Unterstützung dieser Aussage in Abgrenzung zu den für den Primat des Herzens eintretenden Aristotelesanhängern an, daß sie nur hinzusehen bräuchten, um zu erkennen, daß er recht habe.[29]

Letztlich war diese Methode, die bestrebt war, durch die Sammlung der Abweichungen Erkenntnisse über die regulären Formen zu erhalten, von vornherein zum Scheitern verurteilt.[30] Mit ihr konnte nur dann ein Einblick

---

27 S. 220.

28 S. 222. Ganz selten enthält die Monstraliteratur empirische Berichte darüber, wie bei aufgetretenen Mißbildungen chirurgisch eingegriffen wurde. Ausgerechnet der kompilierende Theologe Irenäus referiert einen Fall, der sich in Schweidniz in Schlesien 1565 ereignete, wo von Barbieren der Versuch gemacht worden war, einen zugewachsenen Mund mit dem Messer zu öffnen (De monstris, Kap. 2).

29 "Schweigt/ schweigt allhier ihr Peripatetischen/ sampt ewrem Abgott Aristotele, welcher (diß Orts warlich verblendet) gehalten/ daß das Hertz urspünglich gebildet/ auch dasselbige (ob Gott wil) ein Brunnen deß Gebluets ind aller Sinnlichkeit zu seyn vermeynet hat: diese / wañ sie nicht hartneckig iren Großfuersten Aristotelem wolten beschuetzen/ und wie man spricht/ auf den Haenden tragen/ wurden gewißlich durch Geheiß der Warheit ihrer Meynung abstehen/[...]/ sondern bekennen/ daß nicht das Hertz/ aber wol die Leber/ erstlich gebildet werde." (S. 207).

30 Den Ansatz, über die Abweichungen Erkenntnisse über den regulären Lauf der Natur zu gewinnen, vertrat auch Bacon im 'Novum Organon', da er die Naturgeschichte der Irrtümer für sehr aufschlußreich hielt (Novum Organon, Buch II, Art. 29., S. 159). Für Bacon hat die Abweichung denselben Stellenwert wie die reguläre Entwicklung, da er die Auffassung vertritt, wer die Wege der Natur erkannt habe, werde leicht die Abwege erkennen, wer die Abwege erkannt habe, könne die regulären Wege besser bezeichnen. Den Handwerkercharakter der Natur betonend, sah er gerade in den Abweichungen die Möglichkeit, der Entwicklung auf den Grund zu kommen, da ja

in die Gesetze der Natur gelingen, wenn im Vergleich auf entsprechende Kenntnisse der normalen Entwicklung zurückgegriffen und dadurch eingeschätzt werden konnte, in welchem Stadium eine Hemmung der Entwicklung eingetreten war.[31] Dies war jedoch zu damaliger Zeit gemäß dem Stand der Entwicklungsgeschichte, die für die Teratologie die Grundlage bildet, nicht möglich.[32]

Die Ineffizienz dieser Methode scheint Ende des 17. Jahrhunderts erkannt worden zu sein. Kundmann[33] weist 1735 in seiner 'Rariora Naturae & Artis' darauf hin, daß 1684 eine "Ermahnung" verbreitet worden sei, um die Flut der Monstraberichte, die im 16. und 17. Jahrhundert gesammelt worden waren und noch weiterhin von den Naturkundegelehrten zusammengetragen wurden, einzudämmen, da von dieser Art von Berichten über Geburten mit fehlenden Gliedmaßen etc. kein großer Nutzen für die Medizin zu erwarten sei.[34] Entsprechend dieser neuen Schwerpunktsetzung fordert auch Leibniz 1669 in bezug auf die Erforschung von Krankheiten in seinem 'Grundriss eines Bedenckens von aufrichtung einer Societät in Teutschland zu aufnehmen der Künste und Wissenschaften', daß sich die Medizin nicht so sehr auf die Untersuchung der Außergewöhnlichkeiten spezialisieren, sondern sich der Erforschung der gewöhnlichen Krankheiten widmen solle.[35]

---

nicht die Form selbst betroffen sei, sondern die verborgene Entwicklung zur Form. Deshalb glaubte er an dieser Stelle am leichtesten in die Entwicklung der Natur manipulierend eingreifen und dadurch um so deutlicher die Gesetze der Natur erkennen zu können (vgl. Park/Daston, Conceptions, S. 23/43).

31 Schwalbe, Mißbildungslehre, S. 22ff. In späterer Zeit diente die Teratologie auch als Regulativ für Embryologie-Theorien. So benutzte der Epigenese-Verfechter Abbe John Turberville Needham in seiner "Idee Sommaire" 1776 die Frage, wie sich Monster entwickeln könnten, um damit die Vertreter der Präformationstheorie in 'Beweisnot' zu bringen. Während die Theorie der Epigenese von aufeinander folgenden Entwicklungen des Keimes ausgeht und deshalb als Erklärungsmuster für die Entstehung von Abweichungen bei der Bildung der Embryonen eher geeignet ist, geht die Präformationstheorie davon aus, daß schon alle Teile im Keim vorgegeben seien. Danach wäre aber eine Mißbildung gar nicht möglich (vgl. Needham, Embryology, S. 218).

32 Noch 1906 bezeichnet Schwalbe die Teratologie als vielfach dunkles, noch ungeklärtes Gebiet (Schwalbe, Mißbildungslehre, S. 24).

33 Kundmann (1684-1751) gehörte selbst zu den leidenschaftlichen Sammlern von Naturgegenständen und begründete ein Naturalienkabinett. Darüber hinaus war er an der von Kanold herausgegebenen Breslauer "Sammlung von Natur- und Medicinischen - sowie auch dazu gehöriger Kunst-Literatur-Geschichten" 1717 beteiligt (Schimmelpfennig, ADB, Bd. 17).

34 Rariora Naturae & Artis, Sp. 815.

35 "Exactissimas historias medicas, nicht allein von raritäten der kranckheiten, da uns doch die currenten beschwehrungen mehr tribuliren, sondern auch gemeine, aber nur zu wenig untersuchte sachen zu annotiren,[...]" (Grundriss, Rem medicam et chrirurgiam zu verbessern, Foucher de Careil, S. 53/54. Vgl. dazu auch Ornstein, Rôle, S. 184).

5.2. Der theologisch-naturkundliche Disput über die Ursache der Monstra

Im 16. Jahrhundert beherrschte aber noch eine ganz andere Frage als die der Zweckmäßigkeit ihrer systematischen Sammlung die Auseinandersetzung mit den Monstra. In einer ausschließlich naturkundlichen Betrachtungsweise wurde die Gefahr gesehen, daß durch sie die unmittelbare göttliche Urheberschaft in Zweifel gezogen wurde.

Von den theologischen Prodigienautoren wandte sich deshalb ein großer Teil mit Vehemenz gegen eine Argumentation, die der Entstehung der Monstra nichts Übernatürliches zubilligte und sie allein auf den regulären Naturverlauf zurückführte. Eine ausschließlich natürliche Erklärung der Monstra schien der gesellschaftspolitischen Auslegung in der zweiten Hälfte des 16. Jahrhunderts - die Ansicht, daß das Prodigium gegen den normalen Lauf der Natur verstoße und deshalb als unmittelbares Zeichen Gottes zu werten sei - vollkommen die Grundlage zu entziehen.

Der Zorn der Prodigieninterpreten richtete sich in dieser Auseinandersetzung hauptsächlich gegen die sogenannten "Aristoteliker". Aristoteles stellte in seiner Schrift 'De generatione animalium' mit der dort formulierten Mißbildungstheorie die Interpretation der Monstra als Prodigien grundsätzlich in Frage, indem er die Abweichungen als Normalität im Rahmen des Naturverlaufs bezeichnete.[36]

5.2.1. Aristoteles und die Gesetze der Natur

Aristoteles' Schrift 'De generatione animalium' war für die neuzeitliche Teratologie die einflußreichste Schrift zu diesem Gebiet.[37] Aristoteles hält gemäß seiner embryologischen Theorie die falsche Temperatur der Zeugungsstoffe - als die er den Samen und das Menstrualblut ansieht - während der Zeugung und Entwicklung sowie das falsche Mengenverhältnis des Entwicklungsmaterials für die grundlegenden Faktoren, die zu einer Mißbildung führen.

Letztgenannte Ansicht entwickelt er in seiner Auseinandersetzung mit der Frage nach dem Entstehen von zusammengewachsenen Zwillingen. In

---

[36] Norman Smith hat in seiner Dissertation die Monstraliteratur in Aristotelesbefürworter und -gegner eingeteilt (vgl. hierzu Smith, Births).

[37] Mit der Teratologie beschäftigt sich Aristoteles besonders in dem Abschnitt 769b 54-773a 85 (4. Buch, Kap. 3., zit. nach Aubert/ Wimmer; vgl. auch Balss, Zeugungslehre, S. 72). Im Gegensatz zu den Vorgängern beschränkt sich Aristoteles nicht nur auf die bloße Kasuistik, sondern versucht die Erscheinungen auch zu erklären. Vgl. zur Darstellung der aristotelischen Teratologie auch Smith, Births, S. 211-215.

Widerlegung der Mißbildungstheorie des Präformisten Demokrit,[38] der bei der Entstehung von Doppelgeburten davon ausgeht, daß zwei Samen hintereinander an bestimmten Teilen dasselbe schaffen und die Doppelbildungen mißglückte Zwillinge darstellen, plädiert Aristoteles dafür, die Ursache im Stoff, d.h. dem als Nährboden dienenden Menstrualblut, und in dem sich bildenden Keim zu suchen. Diese These sieht er dadurch belegt, daß dieses Phänomen besonders häufig bei den vielbrütigen Vögeln, aber auch bei anderen Tieren mit mehreren Nachkommen auftrete, da die Fruchtkeime hier so nahe zusammenlägen, daß sie leicht zusammenwüchsen.[39] Beim Menschen seien deshalb diese Mißbildungen auch nur sehr selten zu beobachten.[40] Am Beispiel des Hühnereis verdeutlicht er die Entwicklung von normalen und zusammengewachsenen Zwillingen: Es entständen zwei Küken, wenn die Dotter durch eine Haut getrennt seien, jedoch ein mißgebildetes Küken mit Doppelbildungen, wenn diese Trennungshaut fehle.[41] Während er davon ausgeht, daß normalerweise der Keim nur aus einer ganz bestimmten Menge entstehen könne und das darüber Hinausgehende entweder zu weiteren Keimen verarbeitet werde oder es zu keiner erneuten Keimbildung komme, wenn zu großer Mangel oder Überfluß herrsche, so beruhe die Erzeugung von zusammengewachsenen Zwillingen oder überzählig produzierten Gliedern auf einer defekten Keimbildung, da mehr Stoff zusammentrete, als die Natur für die Teile erfordere. Durch diese Fehlentwicklung entständen Verdoppelungen oder auch besonders große Gliedmaßen.[42] Daneben sind nach Aristoteles' Meinung auch von außen wirkende, mechanische Kräfte bei der Bildung von Zwillingen zu berücksichtigen. Durch einen Stoß könne der Keim entweder vollkommen getrennt werden und es entständen Zwillinge, oder er werde nur unvollkommen getrennt und es würden verdoppelnde Mißbildungen erzeugt.[43]

Ebenso grundlegend für die Erzeugung von Monstra ist für Aristoteles die falsche Temperierung bei der Zeugung und Entwicklung des Embryos. In Ablehnung der älteren Pangeneselehre, nach der der Samen für ein Substrat der Körpersäfte gehalten wurde, glaubt Aristoteles, daß dieser aus dem Schaum des Blutes entstehe, durch das er die brauchbarste Nahrung

---

[38] Neben Demokrit wurde diese Lehre auch von Empedokles vertreten (Balss, Zeugungslehre, S. 72).

[39] De generatione animalium, 770a 58.

[40] Er nimmt hier die Bewohner jener Gebiete (z.B. Ägypten) aus, in denen die Frauen von Natur aus häufig mehrere Kinder bekämen (De generatione animalium, 770a 61).

[41] De generatione animalium, 770a 59.

[42] De generatione animalium, 772b 78/ 772b 79.

[43] De generatione animalium, 772b 79. Auch in der hippokratischen Schrift 'De Semine' werden die mechanischen Momente wie die partielle Enge der Gebärmutter bzw. ein Stoß oder Fall, der den Keim verforme, angeführt (Hippokrates, Werke, Bd. 3, S. XVI, 27).

erhalte.[44] Außerdem lehnt Aristoteles die Zwei-Samen-Theorie ab, die von der Verbindung eines weiblichen und männlichen Samens ausgeht. In seiner Zeugungslehre schreibt er allein dem männlichen Samen, der als bestes Destillat des Blutes die Ernährungsseele besitze, die formgebende Kraft zu. Parallel dazu bilde der weibliche Beitrag zur Zeugung in Form des Menstrualblutes, das einen geringeren Auskochungsgrad des Blutes als der Samen darstelle, den Nährboden, dessen Kräfte durch das gestaltende Prinzip geweckt würden.[45] Die formende Kraft des Samens als aktives Prinzip basiere auf der ihm innewohnenden Seele.[46] Bei dem Formungsprozeß bleibe von der körperlichen Substanz des Samens nichts übrig, da sie

---

44 "Da aber aus dem Blute, indem es gar gekocht und irgendwie vertheilt wird, ein jeder der Theile des Körpers entsteht, der Samen aber, wenn er gar gekocht ist, als ein von dem Blute Verschiedenes abgesondert wird, wenn er aber nicht gar gekocht ist und wenn man in öfter wiederholter Ausübung der Wollust seinen Abfluß erzwingt, bei manchen auch schon blutähnlich herausgetreten ist, so ist einleuchtend, daß der Samen eine Ausscheidung der blutartigen Nahrung ist, wie sie zuletzt an die einzelnen Körpertheile vertheilt wird." (Aristoteles, De generatione animalium, 726 b 69, zit. nach der Ausgabe von Aubert/Wimmer, vgl. hierzu auch Lesky, Zeugungstheorien, S. 130). Aristoteles baut seine embryologische Lehre in kritischer Auseinandersetzung mit der hippokratischen Schrift 'Über die Entstehung des Kindes' auf (Hippokrates, Werke, B Bd. 3, S. XVI, 29ff., vgl. auch Bloch, Grundlagen, S. 22).

45 De generatione animalium, 736b, 35: "Offenbar nun muß man annehmen, daß die Samen und ungetrennten Keime die Ernährungsseele der Anlage nach besitzen, aber der Wirklichkeit nach nicht eher haben, als bis sie wie die sich trennenden Keime Nahrung aufnehmen, und das Geschäft einer solchen Seele vollziehen." Vgl. auch De generatione animalium, 737a, 39: "Indem aber der Samen eine Ausscheidung ist und sich in derselben Bewegung befindet, kraft welcher das Wachsthum des Körpers durch die Vertheilung der letzten Nahrung geschieht, so formt er, wenn er in die Gebärmutter gelangt ist, und setzt die im weiblichen Körper vorhandene Ausscheidung in dieselbe Bewegung, in welcher er sich selbst befindet." Weiterhin: 738a, 46: "Bei den Weibchen nun gehen von den beiden Adern, welche sich oberhalb der Gebärmutter spalten, der großen und der Aorta, viele feine Adern in die Gebärmutter, und wenn diese durch die Nahrung überfüllt sind, da die Natur aus Mangel an Wärme ihren Inhalt nicht gar kochen kann, so findet durch die feinsten Adern eine Ausscheidung in die Gebärmutter statt, indem sie wegen ihrer Dünne die übermäßige Menge nicht fassen können und dieser Vorgang zeigt sich als eine Art Blutfluß." (Zit. nach der Ausgabe Aubert/Wimmer). Diese aristotelische Form-Stoff-Antithese bot auch eine Erklärung für das Ausbleiben der Menstruation während der Schwangerschaft. Die Bedeutung der Funktion des Menstrualblutes war selbst Anfang des 18. Jahrhunderts noch nicht verbindlich geklärt. 1703 vertritt John Freind in seiner 'Emmenologia' die Auffassung, daß letztendlich das Menstrualblut die Nahrung für das Kind darstelle (Needham, Embryology, S. 179).

46 De generatione animalium, 738 b, bes. 52 : "Der Körper aber kommt vom Weibchen, die Seele dagegen vom Männchen; denn die Seele ist die Grundlage und Wesenheit eines Körpers." Weiterhin 737 a 40: "Das Weibchen ist nämlich gleichsam ein verstümmeltes Männchen, [...] und der Monatsfluß Samen, der aber nicht rein ist; denn es fehlt ihm nur noch eines, das Prinzip der Seele." (vgl. auch Lesky, Zeugungstheorien, S. 143 und Smith, Births, S. 209).

sich ganz durch die Kraft- und Bewegungsübertragung verflüchtige.[47] Die im Samen vorhandene Wärme, die dieser als höchster Auskochungsgrad des Blutes besitze, liefere - sofern sie die richtige Temperatur habe - gerade die richtige Bewegkraft und Wirksamkeit, die für jeden entstehenden Teil angemessen sei:

> Insofern aber Mangel oder Überfluß derselben statt hat, veranlaßt sie, daß das Werdende schlechter oder krüppelhaft ausfällt, auf ähnliche Weise, wie die Stoffe, welche um zu Nahrungsmitteln oder anderen Zwecken zu dienen, durch Kochen zur Konsistenz gebracht werden.[48]

Von ebensolcher Bedeutung sei das ausgewogene Wärmeverhältnis schon bei der Zeugung, da zu große Wärme die Flüssigkeit austrockne, zu schwache dagegen das Zusammentreten und Festwerden des Stoffes verhindere.[49] Träten diese Fälle ein, könne das, was eigentlich entstehen solle, nicht vollkommen gebildet werden,[50] und es entständen Monstra oder sogenannte 'Molae'- abgestorbene, fehlentwickelte Leibesfrüchte.[51]

---

[47] De generatione animalium 730 b 97/98. Diese formende Kraft versucht Aristoteles an dem Verhältnis zwischen Zimmermann oder Töpfer zum geschaffenen Objekt, zu veranschaulichen. Denn auch diese würden nichts von ihrer Substanz in die Werke geben, sondern nur von ihrer Bewegung: "Auf ähnliche Weise gebraucht die Natur in den Männchen, die da Samen von sich geben, den Samen wie ein Werkzeug, welches die Bewegung in Wirklichkeit besitzt, so wie bei den durch die Kunst hervorgebrachten Dingen die Werkzeuge bewegt werden. Denn in ihnen ist gewissermaßen die von der Kunst herrührende Bewegung."(730 b 99). Detaillierter beschreibt er den Prozeß in 737 a 38: "Der Körper aber der Samenflüssigkeit, in welchem das Prinzip der Seele mit fortgeht, theils trennbar von dem Körper bei denen, welche das Göttliche enthalten, - von dieser Art ist die sogenannte Denkseele (beim Menschen, d.A.) - theils untrennbar, dieser Körper der Samenflüssigkeit löst sich auf und verwandelt sich in Luft, indem er eine feuchte und wässerige Natur hat. Daher darf man nicht darnach suchen, daß er überall nach außen sich entferne, oder daß er ein Theil der sich bildenden Gestalt werde, wie es ja auch der Saft nicht ist, welcher die Milch gerinnen macht: denn auch dieser bewirkt eine Veränderung und ist doch kein Theil der gerinnenden Masse." (Zit. nach d. Ausgabe von Aubert/ Wimmer. Vgl. dazu auch Lesky, Zeugungstheorien, S. 136).

[48] De generatione animalium 743a 91 (Zit. nach der Ausgabe von Aubert/Wimmer).

[49] Die höhere Wärme beim männlichen Geschlecht führt deshalb nach Aristoteles auch dazu, daß sich die männliche Frucht aufgrund der größeren Bewegtheit im Mutterleib leichter verletzt und deshalb häufiger verstümmelt geboren werde als die weibliche (De generatione animalium, 775a 99).

[50] De generatione animalium, 767a 33/34.

[51] "Es scheint nämlich, daß es der Natur an Kraft fehlt, und sie nicht im Stande ist, die Bildung zu vollenden, und der Entwicklung ein Ende zu geben." (776a 108, zit. nach Aubert/Wimmer). Dies beruhe auf der schlecht zu kochenden Flüssigkeit des Keimes. Diese Substanz bleibe im Körper, da sie einerseits nicht vollendet werden könne, andererseits kein Fremdkörper sei, der ausgestoßen werden würde.

Auf der Grundlage dieser Theorien lehnt er auch - im Gegensatz zu vielen Teratologen des 16. Jahrhunderts[52] - die Ansicht ab, daß Monstra aus der Vermischung von Mensch und Tier entstehen könnten, und weist darauf hin, daß es sich bei Geburten, die angeblich in ihrer Physiognomie tierische Elemente zu erkennen geben, nur um Ähnlichkeiten mit Tieren handle, da das natürliche Entstehen solcher Mißbildungen durch die unterschiedliche Schwangerschaftslänge bei Mensch und Tier unmöglich sei. Vielmehr bewirke ein geschwächter Entwicklungstrieb, daß der in der Gebärmutter vorhandene Stoff nicht bewältigt werden und sich somit nur das Allgemeine - und das sei das Tierähnliche - herausbilden könne.[53]

Aristoteles folgt in seiner Teratologie den Grundlagen, die er in der 'Physik' als System zur Befragung aller Dinge der natürlichen Wandlung sowie des Werdens und Vergehens entwickelt hatte.[54] Er geht davon aus, daß man nach den Ursachen fragen müsse, aus dem ein Gegenstand resultiere, um ihn verstehen zu können. Diese Ursachen ließen sich in vier Bereiche aufteilen: die causa efficiens (Wirkursache), formalis (Formursache), materialis (Stoffursache) und finalis (Zielursache). Auf die Entstehung der Lebewesen angewandt, stellt die causa efficiens die Zeugung eines Lebewesens dar, die causa finalis das Ziel des ausgewachsenen Nachkommens. In

---

52 So fielen die Mediziner z.B. in der Frage, ob die Entstehung eines Monstrums aus der Sodomie möglich sei, hinter Aristoteles, der dieses verneint hatte, zurück. Rueff handelt in seinem Trostbuechle die Molae u.a. als mögliche Folgen der Sodomie ab: "Ouch werdend dick empfangen somen der thieren/ von den oeden vnd boesen wyberen so wider die natur handlend/ deren etliche an tag gebracht gesaehen worden sind/ daruon nit von noeten hiehar zeschryben." (S. LVIII^v). Ebenso vertritt Paré in seiner Wundtartzney diese Auffassung (S. 1048). Demgegenüber folgt Welsch in seinem 'Kinder- Mutter- Hebammenbuch' der aristotelischen Auffassung und hält den Hippocentaurus für eine naturkundliche Unmöglichkeit, da die unterschiedliche Trächtigkeit von Mensch und Pferd der Hinderungsgrund für sein Entstehen sei (S. 514/515).

53 "[...] keines ist aber im buchstäblichen Sinne zu nehmen, sondern es sind dies nur Ähnlichkeiten, wie sie auch vorkommen ohne daß eine Verstümmelung vorhanden ist." (De generatione animalium 769b 54/55, zit. nach Aubert/Wimmer). So bemerkt er schon vorher: "Zuletzt werden sie (die Bewegungstriebe durch Gegenbewegung und Bewältigung, d.A.) so verwirrt, daß das Junge keinem der Angehörigen und Verwandten mehr gleicht, sondern daß nur noch das ihnen allen gemeinsame bleibt, daß es ein Mensch ist, wovon der Grund darin liegt, daß dieses hinter allem Individuellen kommt." (768b 46).

54 "Denn wir führen unsere Untersuchung um der Erkenntnis willen, zu erkennen vermeinen wir aber nicht eher, als bis wir für jeden Gegenstand seinen Grund wissen, daß heißt aber die erste Ursache, und daher müssen wir auch bei der Frage des Werdens und Vergehens verfahren und bei jeder natürlichen Wandlung, damit wir ihre Grundlagen erkennen und auf sie zurückführen können, was wir im einzelnen untersuchen. Ursache wird erstens der Bestandteil genannt, aus dem etwas entsteht (causa materialis, d.A.)[...] Zweitens die Gestalt und das Urbild (causa formalis, d.A.)[...] Drittens der Ausgangspunkt einer Wandlung oder Hemmung (causa efficiens, d.A.);[...] Viertens endlich das Ziel; dieses ist der Zweck (causa finalis, d.A.)[...]". (Physikalische Vorlesung, 2. Buch, 2./3.Kap., 194b; zit. nach Gohlke, S. 65).

der causa materialis und formalis liegen die Bereiche, in denen die Mißbildungen erzeugt werden können.[55] Für Aristoteles resultiert die Verstümmelung als eine Art von Mißbildung aus der Tatsache, daß hier die Entwicklung aus diversen Gründen nicht zu Ende geführt werden konnte.[56] Gemäß dieser teratologischen Theorien kommt er zu der Ansicht, daß im Rahmen des regulären Naturverlaufs auch unvollkommene Lebewesen entstehen könnten, die zwar als widernatürliche Erscheinungen bezeichnet werden könnten, da sie gegen den gewöhnlichen Lauf der Dinge geschaffen würden und nicht dem ursprünglich intendierten Ziel entsprächen, von denen aber deshalb nicht gesagt werden könne, daß sie außerhalb oder entgegen der Natur entständen, da sie nach den Naturgesetzen zu erklären seien:

> Die Mißbildungen gehören nämlich zu den Erscheinungen, welche wider die Natur sind, aber nicht wider alle Natur, sondern nur wider den gewöhnlichen Lauf der Dinge.[57]

Nach dem aristotelischen System von den vier Ursachen hatten diese Lebewesen die causa finalis, ihren Endzweck, in Form des seinen Vorfahren ähnlichen Nachkommen, nicht erreicht.

Es war besonders diese Passage über die Natürlichkeit der Monstra, die dazu führte, daß viele der theologischen Monstradeuter die Prodigienfunktion, die sich aus der Annahme des unmittelbaren göttlichen Eingriffs speiste, in Frage gestellt sahen.

Jedoch gab es unterschiedliche Vorgehensweisen, diesen vermeintlichen Einwand der 'Aristoteliker' gegen die Zeichenfunktion der Monstra zu entkräften. Das Spektrum reicht von Angleichungsversuchen beider Theorien bis zur strikten Ablehnung.

5.2.2. Die Theologen und die aristotelische Teratologie

Obgleich Luther die scholastische Aristotelesrezeption und bestimmte Werke des Aristoteles - die 'Physik', die 'Metaphysik', 'Über die Seele' und die 'Ethik' sowie die naturkundlichen Schriften - , deren Aussagen ihm nicht mit der christlichen Religion vereinbar schienen, ablehnte und 1520 in seinem 'An den christlichen Adel deutscher Nation' gefordert hatte, diese Lehren des Aristoteles aus dem Lehrbetrieb der Universitäten auszuschließen, gestand er anderen aristotelischen Werken wie der 'Logik', der 'Rhetorik' und der 'Poetik' in ihrer ursprünglichen unkommentierten Form für die

---

[55] Smith, Births, S. 190-191.
[56] De generatione animalium. 769b 56.
[57] De generatione animalium, 770b 63.

Ausbildung der Theologen einen gewissen Nutzen zu.[58] Hierin stimmte ihm auch Melanchthon zu, der die Ansicht vertrat, daß allein diese Werke die Grundlagen für eine wissenschaftliche Arbeit böten, ohne deren Kenntnis niemand in einer Disziplin zum Meister werden könne.[59] Beschränkte sich Melanchthons Aristotelesrezeption anfangs auf diese Werke, so beschäftigte er sich später auch mit den von Luther verteufelten Werken wie der 'Ethik' (1528), 'Über die Seele' (1540) und der 'Physik'(1547) und veröffentlichte kommentierte Ausgaben.[60]

Wie an der oben angeführten Äußerung von Aristoteles über den Naturverlauf deutlich wurde, gab es aber aristotelische Grundsätze, die nicht mit der christlichen Lehre vereinbar waren. Aristoteles' Auffassung von der Natürlichkeit der Monstra basierte auf seinem Gottesverständnis, das von einem 'unbewegten ersten Beweger' ausging, der - abgesehen von der Aufrechterhaltung der Bewegung - nicht weiter in das Geschehen seiner Schöpfung eingriff.[61] Abweichungen in der Natur mußten danach als dem natürlichen Verlauf gemäß angesehen werden. Diese Vorstellung von einem Schöpfer, der nicht mehr direkt auf die Welt und die Gesetzlichkeit der einmal initiierten Ordnung einwirkte, stand dem christlichen Verständnis von einem in seine Schöpfung wiederholt eingreifenden Gott diametral entgegen.

Dieses Problem behandelt Melanchthon in seiner 'Initia doctrinae physicae', die Aristoteles' 'Physik' zum Vorbild hat.[62] Er bemüht sich, aristotelische Grundsätze wie den, daß die Welt ewig sei, und jenen, daß nichts aus nichts entstehe, um der Autorität des biblischen Schöpfungsberichtes willen, zu widerlegen[63] und die in der 'Physik' dargelegten Gesetze der Natur als Gesetze einer gottgewollten Ordnung darzustellen.[64] Entgegen der aristote-

---

58 WA 6, S. 457/458; Petersen, Geschichte, S. 34-38. Allein in der 'Disputatio contra scholasticam theologiam' von 1517, in der unter Luthers Vorsitz dessen antiaristotelische Thesen von Franz Günter verteidigt werden sollten, setzt sich Luther mit der aristotelischen Lehre auseinander. Luther kündigte zwar an, daß er sich mit der aristotelischen Philosophie in einem Kommentar zur Physik grundlegend auseinandersetzen werde, doch ist dieser nie geschrieben worden bzw. nicht erhalten (vgl. WA 1, S. 221-228).

59 Petersen, Geschichte, S. 49/50.

60 Petersen, Geschichte, S. 51-55. Vgl. auch dort zum 'Aristotelismus auf Universitäten und Schulen', S. 118-127.

61 Aristoteles, Physica, Kap.6, 259 b 32: "Denn der unbewegte Beweger wird immer dieselbe Bewegung auf dieselbe Weise und eine einheitliche verursachen, da er ja selbst sich nicht wandelt in seinem Verhältnis zu den Bewegten." (zit. nach v. Arnim, Entwicklung, S. 41. Vgl. zu dieser Problematik auch Smith, Births, S. 196/197/198).

62 Vgl. Rudolph, Zeit, S. 169-190; Petersen, Geschichte, S. 75-80.

63 Am Ende des zweiten Buchs setzt sich Melanchthon mit der aristotelischen Lehre des "unbewegten Bewegers" auseinander und trägt seine Gegenargumente vor (Rudolph, Zeit, S. 173).

64 Rudolph, Zeit, S. 171.

lischen Auffassung könne Gott in diese Ordnung gemäß der Lehre von der göttlichen Vorsehung, die einerseits passives Voraussehen sei, andererseits aber auch aktives Steuern künftiger Ereignisse beinhalte, jederzeit eingreifen.[65] Dies macht Melanchthon an dem Abschnitt "An natura intendat monstrum?" deutlich. Auf die Frage, ob die Monstra durch Zufall oder als Prodigium geboren würden,[66] kommt er zu dem Schluß, daß es sich bei ihnen einerseits - gemäß Aristoteles' Ansicht - um Zufälle entsprechend der Ordnung der Natur handle, indem sie zwar nicht von der Natur angestrebt würden, jedoch naturkundlich zu erklären seien,[67] andererseits könne ihnen aber dadurch noch nicht der verweisende Charakter abgesprochen werden: Da die Natur unmittelbar der göttlichen Lenkung unterstehe, könne solchen ungewöhnlichen Naturzeichen auch eine übergeordnete Aussage innewohnen.[68]

Diese Einschätzung spiegelte sich mehr oder weniger deutlich in den Ausführungen vieler Theologen wider, für die das 'Buch der Natur' neben der Bibel das zweite, aktuellere Buch Gottes darstellte. Für alle christlichen Prodigienausleger war die Annahme der unmittelbaren Einflußnahme Gottes auf das irdische Geschehen unumstößlich.

Aus diesem Grund war es naheliegend, die Monstra als Abweichungen in der 'göttlich beaufsichtigten' Ordnung nicht nur als nebensächliche Fehlentwicklung zu werten, sondern besondere, auf einer anderen Ebene gelagerte Ereignisse zu suchen, die die Ursache für dieses außergewöhnliche Eingreifen Gottes sein konnten. Indem die Gesellschaftsordnung - ebenso wie der Naturablauf - als von Gott eingesetztes System angesehen wurde, war die Verbindung zwischen diesen beiden Ebenen naheliegend. Diese

---

[65] "Usitatum est vocare providentiam, & cognitionem, qua Deus omnis, cernit et prospicit: & gubernationem, qua naturam universam servat, id est, ordinem motum, vices temporum, foecunditatem terrae & animantium [...]" (Initia, S. 203, vgl. Büttner, Gott, S. 51).

[66] Initia, S. 350. Er unterscheidet hier die Monstra von anderen Wunderzeichen, die auch auf die Kraft der guten und bösen Engel zurückgeführt werden könnten.

[67] "Ex his omnibus quae dicta sunt, intelligi potest, quid ad Democriti argumentum respondendum sit, manere scilicet principalia membra in natura, et conservari ordinem, etiamsi in inferiore materia aliqui particulares vagi motus sint." (Initia, Sp. 353).

[68] "Interdum insignes foetus propter ipsam imaginem significare aliquid consentaneum est, ut ante bellum Germanicum, quod Carolus imperatur adversus ducem Saxoniae et foederatos gessit, natus est infans in pago quodam Francorum, cui exempto ex alvo matris culter iacuit in ventre, eminens cuspide extra ventrem, qui et paulatim facta suppuratione extractus est. Omnes iudicarunt bellum civile significari. Nec potest hic physica causa reddi. Unde enim culter insertus fuisset alvo matris? Sed diabolicis praestigiis culter ventri infantis infixus est, ad significandas mutuas caedes civium, qui velut in viscera sua ferrum postea strinxerunt." (Initia, Sp. 353). "Sed nos doctrina coelestris plus docet: ideo praemoneri nos, quia mitigari ventura mala possunt, sicut Christus concionatur de horrendis confusionibus generis humani, futuris in hac ultima mundi senecta, ac iubet ut simus vigilantes, ut ad Deum confugientibus, promittit futurum, ut non opprimantur communibus calamitatibus." (Initia, Sp. 354).

Verbindung wird auch in Melanchthons 'Initia doctrina physica' deutlich, wenn er sowohl die göttliche Einwirkung auf die Natur als auch auf die gesellschaftliche Ordnung der Vorsehung Gottes unterstellt.[69] Aufgrund dieser Auffassung bestand kein Zweifel, daß Gott Verstöße gegen seinen Willen im Bereich der Gesellschaft auch in der Natur ahnden konnte.

Dem Standpunkt Melanchthons kommt Simon Pauli - bekannt durch die Auslegung des Grevenmühler Monstrums - nahe, wenn er 1574 in seiner 'Predigt zum andern Sonntag im Advent' in bezug auf die Frage, welche ungewöhnlichen Naturerscheinungen als Zeichen der Endzeit zu werten seien, einleitend feststellt, daß sie, selbst wenn sie gemäß der Ordnung zu erklären seien, einen darüber hinausgehenden Sinn haben könnten:[70]

> Obwohl aber die Finsternisse der Sonne ihre Ursachen haben in der Natur, sintemal die Sonne von Gott also erschaffen, dass sie verfinstert wird, wenn in neuem Licht der Mond sich gerade unter sie setzt und also ihr Licht aufnimmt und demselbigen wehret, dass es nicht zu den Menschen, so an gewissen Örtern auf der Erde sind, kommen, noch scheinen kann, und derwegen von den Mathematicis viele Jahre zuvor, ehe sie geschehen, können zukünftig auf gewisse Jahre, Monate, Tage, Stunden und Minuten verkündigt werden: so bedeuten sie dennoch alle Zeit grosse Strafen und Unglück, wie die Historien von Anfang her solches bezeugen.

Dieser Argumentation folgen auch die Autoren dreier Flugblätter, wenn sie die naturkundliche und die theologische Erklärung der Monstra in Übereinstimmung zu bringen trachten: In dem Flugblatt von 1560, das den Fall eines zwölfjährigen Knaben mit parasitärem Zwilling zur Grundlage hat (Abb. 92), wird explizit vermerkt, daß solche ungewöhnlichen Geburten auf großes Unglück und Tod verwiesen, wenngleich sie natürlich geboren worden seien.[71] In einem anderen Flugblatt (Abb. 24) wird, bevor eine physiognomische Deutung der Geburt in bezug auf die politische Lage in den Niederlanden hinzugefügt wird, bemerkt:

> Ob wol soelchs naturlich zu erachten/ is dennoch nicht ohne sunderliche geheimniß ichtwes darinnen zu betrachten/[...].

---

[69] Initia, Sp. 203-205. "[...] & curat & servat genus humanum, custodit politiciam societatem, imperis, iudicia, iustitiam, punit attocias scelera, pugnantis cum lege naturae, in qua voluntatem suam nobis ostendit, & tandem iniuste opressos liberat." (Sp. 203, vgl. Büttner, Gott, S. 51/52).

[70] Postilla, Magdeburg 1574, S.276 (zit. nach Beste, Kanzelredner, II, S. 274-287).

[71] "Das solch grausam wundersachen// Zueletst ein iamer werden machen[...]/ mit solchen zeichen warnt vns gott// wiewols natürlich gboren werden." Bei schon ausgewachsenen Kindern ist die Verwendung solcher Mißbildungen als Bußermahnung eher selten. Häufiger werden sie - als Reklameeffekt für ihr baldiges Auftreten am Ort, dem eine Bußermahnung ja eher schädlich wäre - als Ausdruck der wunderbaren Schöpfungskraft Gottes angeführt. Bei der typischen 'Prodigiengeburt' handelt es sich dagegen um eine nicht lebensfähige Geburt, die ihren Zweck mit ihrem Auftreten und der daraus abgeleiteten Bußermahnung erfüllt hat.

Der Ausleger der Doppelgeburt zu Venedig von 1575 versucht die aristotelische Theorie mit der Auffassung von der Vorsehung Gottes in Einklang zu bringen:

> Zu dem/ Wie Aristoteles sagt/ die natur nichts vergeblichs zuthun pfleget/ vnd so vil mehr nicht one Fürsehung Gottes/ vnd one gefaehr geschehen kan. (Abb. 12)

Im Gegensatz zu diesen Versuchen, die naturkundliche Erklärung und die übernatürliche Bedeutung der Monstra zu verbinden und sie wie Melanchthon und auch Zwingli in seiner Schrift 'Von der Fürsichtigkeit'[72] als Ausdruck der Vorsehung Gottes zu sehen, lassen die meisten Autoren, die ganz auf der göttlichen, anzeigenden Bedeutung der Monstra aufbauen, in der Tradition der lutherischen Ablehnung der naturkundlichen aristotelischen Werke die Möglichkeit einer naturkundlichen Erklärung nicht gelten.

In den Flugblättern läßt sich Kritik an der naturkundlichen Erklärung der Monstra nur vereinzelt feststellen, da sich hier die Autoren meist auf die Deutung der Monstra als direktes Prodigium Gottes und den Verweis des darauf folgenden Unheils beschränken und nicht auf kontroverse Ansichten eingehen. Allein 1578 weist der Autor des Berichts über die Zurschaustellung eines Monstrums in Venedig auf die falsche Rezeption eines solchen Naturereignisses als Wunder der Natur hin:

> Dergleichen wird vilmals gefragt/ wenn wunderbarliche Mißgeburten/ an etlichen Menschen gesehen werden/ vnd suchen die Naturkuendiger vnd Weltweise Heydnische Philosophi/ die vrsachen allein in der Materie vnd der Natur. Aber Gottselige Leute vnd alle die jenige/ welche bewußt/ wie gar schroecklich die menschliche Natur/ durch den Fall vnd Suende verderbet, bedencken die sache auff andere weise/[...]. (Abb. 20)

Ausführlicher wird auf den vermeintlich naturkundlichen Angriff auf die theologische Deutung der Monstra in den Büchern eingegangen. In seinem 'WunderzeichenBuch' behandelt Goltwurm diese Frage im sechsten Kapitel. Da dieser Teil dem teuflischen Wunderwerk gewidmet ist, mit dem die Menschen betrogen würden, weist er darauf hin, daß er die naturkundlichen Ansätze bei dieser Frage als Versuch des Teufels ansehe, die wahre Bedeutung der Monstra als Prodigien Gottes zu verschleiern und damit den Zeitgenossen die Augen vor diesem Warnzeichen zu verschließen. Von den naturkundlichen Schriften der Antike hält er nicht viel:

> Dieweil die Heyden/ kein rechtes und wares erkantnus Gottes gehabt/ sonder alles nach jrem natuerlichen verstand geurtheilet/ und angefangen habē/ Derhalben hat der Teuffel sonderlich unter jnen/ grewlich abgoetterey/ zauberey/ und teufl. gespenster/ und abergleubisch gebreuch angerichtet [...].[73]

---

[72] Zwingli, Von der Fürsichtigkeit Gottes (de providentia, dt. Ausgabe), S. 206-211 (vgl. Büttner, Gott, S. 44/45).

[73] S. 276^r.

Für Goltwurm steht unverrückbar das allmächtige Eingreifen Gottes in den Ablauf der Natur fest, das durch die göttlichen Wunderwerke seit Anbeginn der Zeit immer wieder bewiesen worden sei.

> Denn durch dieselbige wunderbarliche besondere Wunderwercke und Thaten/ wil Gott alle natürliche/ fleischliche und weltliche weißheit/ zu spott und Narren machen/ und damit allein sein goettliche allmaechtigkeit/ weißheit/ gerechtigkeit/ gnad und barmhertzigkeit/ beweisen/ und ursachen geben/ ihn recht lernen darauß zuerkennen/ und ihn zu loben und danken.[74]

So wie Gott positiv in den Naturverlauf eingreifen könne, so könne er ihn auch negativ beeinflussen mittels der irdischen Wunderwerke, wozu auch die Monstra gehörten.[75]

Auch Engel kritisiert in seinem 'WiderNatur und Wunderbuch', mit dessen Titel er schon programmatisch seine Einschätzung der Prodigien darlegt, die 'Epikureer' als Spötter und Verächter der mündlichen und augenscheinlichen Warnungen und Zeichen.[76] Hierzu zählen für ihn nicht nur jene, die sich gar nicht um die Auslegung der Zeichen scheren, sondern auch die Naturkundigen, die die natürliche Erklärung so in den Vordergrund stellten, daß sie den übergeordneten Sinn gar nicht mehr erkennen könnten.[77]

Gegenüber diesen Ansichten scheint sich Fincel in seinen 'Wunderzeichen' auf den ersten Blick einer gemäßigteren Position wie der Melanchthons anzunähern. Im zweiten Buch seiner 'Wunderzeichen' nimmt er zu der Behauptung der Naturgelehrten Stellung, daß viele der außergewöhnlichen Naturereignisse gemäß der Natur verliefen und deshalb nicht als Wunderzeichen zu bezeichnen seien, und kommt zu dem Ergebnis, daß einige auf natürliche Ursachen zurückzuführen seien, die er mit aristotelischer Terminologie als 'causa efficiens' bezeichnet. Er sieht es aber nicht als seine Aufgabe an, diese zu behandeln, sondern widmet sich allein der 'causa finalis', die er nicht wie Aristoteles in der Erzeugung eines ähnlichen Nachkommen sieht, sondern theologisch definiert:

---

74 S. 9^r.

75 S. 177^v.

76 Die Bezeichnung 'Epikureer' war im 16. Jahrhundert das Schimpfwort für Atheist. Schon Melanchthon hatte in seiner Auseinandersetzung mit der antiken Philosophie festgestellt, daß in der Philosophie Epikurs Gott und die göttliche Vorsehung geleugnet werde (Petersen, Geschichte, S. 44).

77 "Irer etliche/ die gar zu Naseweiß seyn/ haltens nicht für Zeichen/ sondern sagen mit dürren Worten/ es gehe natürlicher Weise zu/ dürffen auch wolch solche ire Meynung mit vielen Argumenten beweisen." (1. Buch, 6. Kapitel, S. 82). Im vierten Kapitel weist er nochmals darauf hin, daß die göttlichen Wunderwerke daran erkannt werden könnten, daß sie wider und über den Lauf der Natur geschehen würden (1. Buch, 4. Kapitel, S. 44/II).

> Das ist / warumb und warzu sie geschehen/ denn das Eclipes/ Item/ Parelia, terremotus, grosse ungewoenliche ergiessung/ allwege wz schreckliches bedeuten/ und mit sich bringen/ ist am tage/ und unleugbar/ Darumb ist diese Regel hierher zumercken: In prodigiis quae videntur esse vsitata naturae spectacula, non caussa efficiens, sed finalis cogitanda est.[78]

Er gibt somit der Auflistung der natürlichen Ursachen hier keinen Raum, weil sie in seinen Augen völlig überflüssig ist, da sie den Blick auf die eigentliche Ursache, die 'causa finalis', verdecke. Diese Klarstellung richtet er ausdrücklich an jene, die sich für gute Naturgelehrte hielten, wenn sie von den Monstra behaupteten, daß sie als natürliche Ereignisse anzusehen seien und darüber hinaus keine Bedeutung hätten.[79] Aus diesem Grunde bezeichnet er die Bevorzugung der 'causa efficiens' nicht nur als überflüssig, sondern sogar gottlos:

> Zu dem ist es auch unchristlich und Gottlos gehandelt/ also verechtlich von Gottes wercken reden/ gleichsam wueste Gott nichts umb die Natur/ oder lies sich von der natur regieren.

Mit dieser Haltung ordnet er den naturkundlichen Ansatz in das ketzerische Umfeld ein.

Im Vergleich zu Fincel vertritt Irenäus in seinem 'De monstris' eine tatsächlich gemäßigtere Position gegenüber einer naturkundlichen Erklärung: Im vierten Kapitel verdammt er einerseits die Gelehrten, die ausschließlich eine naturkundliche Erklärung verträten und von den Monstra behaupteten, daß sie ohne unmittelbares Eingreifen Gottes geboren würden, da Gott nicht in den Lauf der Natur eingreife. Irenäus stellt fest, die Behauptung "Omnia casu & fortuito fieri & ferri." - d.h., die seltsamen Geburten werden ohne Gottes Schickung geboren, da Gott alles gehen lasse, wie es geht - sei gottlos und epikureisch. Andererseits versucht er aber selber in seinem 'De monstris', das Phänomen der Monstra auf allen Ebenen zu beleuchten. Aus diesem Grund erwähnt er im fünften Kapitel auch einige naturkundliche Erklärungen zum Entstehen der Monstra, die er als "natürliche Ursachen nach der Vernunft" bezeichnet.[80] Doch verweist auch er wie alle seine

---

78 Bei der Definition der verschiedenen Arten von Vorzeichen zu den Monstra schreibt er: "ob sie wol aber von etlichen Errata Naturae genant werden/ das sie den ursprung haben sollen/ entweder ex redundantia oder defectu materiae, oder in fausta oder constellatione wie von den Hermaphroditen gesagt wird/ bedeutẽ sie doch allwege was schrecklichs/ und mus was grosses fuerhanden sein/ wenn von eim Menschen ein solch abschewlich ding geboren wird/ solches gibt die erfarung teglich/ etc." (o.S.).

79 "Solchs sag ich darumb/ denn etlich meinen sie sein gar gute Phisici/ weñ sie von Monstris reden/ sagẽ sie/ es sey natuerlich ding/ koenne nichts bedeuten/ sc." (o.S.).

80 Einerseits könne die Mißbildung aus der Materie resultieren, die durch Überfluß oder Mangel deformiert sei, indem das Blut der Mutter (als der Nährboden) oder der Samen verdorben und unrein seien. Andererseits wirkten auch äußere Ursachen deformierend

theologischen Kollegen darauf, daß die "phisice und theologice" Art der Darstellung sich grundsätzlich in ihrer Schwerpunktsetzung unterschieden, und er macht keinen Hehl daraus, daß er die 'causa finalis' in der Auslegung der Monstra als Prodigium sieht, die er für nützlicher und gottgemäßer hält.

5.2.3. Die Naturgelehrten und die Bedeutung der Monstra

Aus Furcht vor dem Überhandnehmen der naturkundlichen Erklärung als der einzig legitimen meint Fincel im ersten Buch, seine Herausgabe gesammelter Prodigien gegen den naturkundlichen Ansatz vertretende Kritiker verteidigen zu müssen:

> Die da meinen es were jnen ein schand/ do sie etwas gutes solten foerdern helffen/ geschweige/ das die Weltweysen/ die Gott in allen seinen wercken meistern wollen/ und doch die groesten Narren sind/ solche wunderzeichen verbieten/ nach zusagen/ fuerchten sich/ weis nicht wofuer.

Entgegen den Angriffen der Theologen gegen die 'Aristoteliker', die den Anschein erwecken, als habe es im 16. Jahrhundert unter den Teratologen Vertreter der Ansicht gegeben, daß die Monstra ausschließlich für die Naturkunde eine Bedeutung hätten, gibt es keinen naturkundlich orientierten Autor, der - wenngleich er auch die Darstellung der natürlichen Ursachen in den Vordergrund stellt - jene übergeordnete Erklärung, den Zorn Gottes, bei der Beschreibung der Monstra unerwähnt gelassen hätte. Einerseits mag hier die Furcht eine Rolle gespielt haben, mit der Behauptung, daß die Monstra ausschließlich als unglücklicher Zufall im Lauf der Natur zu werten seien, der Häresie verdächtigt zu werden. Andererseits waren aber auch die Naturgelehrten noch so der christlichen Sicht auf die Welt verhaftet, daß die theologische Komponente auch für sie eine unbezweifelbare Grundlage für die Beantwortung der Frage nach der Ursache für die Monstrabildung

---

auf die Frucht. Mittelbar könnten äußere Ursachen - wie ein Anblick oder ein Schrekken über die besonders empfindliche Psyche Schwangerer - Wirkungen auf die Ausbildung der Geburt haben. Jedoch könnten die äußeren Einwirkungen auch ganz unmittelbar auf die Frucht schädigend wirken. So führt Irenäus einerseits die mechanische Deformation an, die durch Hippokrates am Beispiel der länglichen Verformung der Köpfe in Ägypten überliefert sei, andererseits die geographischen Gegebenheiten, die sich auf die Physiognomie auswirkten, was durch die Überlieferung der Wundervölker bestätigt werde. Als einen weiteren natürlichen Grund für die Entstehung von Monstra, der in der Zeugung liege, führt er die Sodomie an, die die Geburt von Mensch-Tier-Mischwesen nach sich ziehen könne. Schließlich gebe es noch die fernen Einwirkungen, die von den Astrologen angeführt würden, indem sie ungünstige Konjunktionen für die Erzeugung von Mißgeburten verantwortlich machten (Kap. 5, o.S.).

darstellte. Die Negierung des Hauptgrundes - des göttlichen Willens - wäre den Teratologen des 16. Jahrhunderts als Blasphemie erschienen.[81]

Anläßlich der "siamesischen Zwillinge", die 1580 (Abb. 83) in Restath am Mayn geboren wurden, werden sowohl eine naturkundliche Beschreibung des Sektionsbefundes als auch ausführliche Verweise auf Gottes Zorn als Ursache angeführt. Der Gefahr einer ausschließlich naturkundlichen Betrachtungsweise wird nochmals explizit Rechnung getragen:

> Darumb schlag manns nit so gar in wind/ Wenn wirt geborn ein seltzams kind./ Als wenn es sey natürlich ding/ Das leicht gesche vnd sey gering.

Als minimale Konzession an die Prodigieninterpretation der Monstra wurde zumindest am Ende der naturkundlichen Blätter der Verweis auf die übergeordnete Bedeutung solcher Zeichen hinzugefügt.[82]

Im folgenden soll anhand naturkundlich ausgerichteter Flugblätter und naturkundlicher Monstraliteratur dargestellt werden, wie das als problematisch angesehene Verhältnis zwischen der Autonomie der Gesetze der Natur und dem willkürlichen Eingreifen Gottes im 16. Jahrhundert behandelt und im 17. Jahrhundert gelöst wurde.

In dem Flugblatt zum Kölner Monstrum von 1597 (Abb. 51) findet sich ein eigenwilliger Versuch, beide Formen der Erklärung in Einklang zu bringen. Der Verfasser beginnt zwar ganz gelehrig mit dem aristotelischen Spruch, daß die Natur nur immer sich ähnliche Dinge hervorbringe und alles andere als Unordnung der Natur zu bezeichnen sei. Da er jedoch mit der Unordnung das Wunderwerk oder Mirakel gleichsetzt, verläßt er im selben Augenblick die aristotelische Argumentation, wonach die Unordnung in der Natur nicht gegen die gesamte Natur verstoße, sondern nur wider den gewöhnlichen Lauf der Natur sei,[83] und weist jene, welche "nun etwas tieffsinniger oder embsiger in betrachtung der wundern Gottes" sind, auf den prodigiösen Gehalt dieser Geburt hin.

Zu der Auffassung, daß es sich hierbei wirklich um ein Wunderwerk handle, kommt er durch eine empirische Betrachtung: Beim Fischen in Norwegen seien ihm häufig unbekannte Fische an die Angel geraten, die zwar abscheulich ausgesehen hätten, aber wohl noch als im Rahmen der

---

[81] Smith, Births, S. 202.

[82] (Abb. 50): "Der liebe vnd getrewe Gott woelle vns sein gnad vnd guten Geist verleihen/ daß solche vnd dergleichen wunder/ als zornzeichen wahre Gottes forcht vmd frucht der Gottseligkeit bey vns wircken vnd verbringen moegen." Oder als weiteres Beispiel (Abb. 84): "Sonsten bezeugen die Historien soviel/ daß dergleichen Mißgeburten je und allwegen ihre sonderliche Bedeutungen gehabt/ und vieler veraenderung gewisse Vorbotten gewesen: Was aber diese mit sich bringen wird/ das ist allein dem Allwissenden GOTT bewust/[...]"

[83] 770b 63 (vgl. auch Smith, Births, S. 205).

gewöhnlichen Naturentwicklung zu bezeichnen gewesen seien. Bei der in Köln geschehenen Geburt liege der Fall hingegen anders. Hier handle es sich schon nicht mehr um die normale Abweichung, sondern um eine Unordnung oder ein Wunderwerk, das sich durch folgendes auszeichne:

> [...]/ dain rechter gehaltener ordnung der Naturen/ gleichwols durch schickung oder verhengnuß Gottes/ ein andere substantz/ form/art/ vnnd wesen/ sich in der generation erzeiget/ als die Natur vnd gemeine von Gott erschaffene ordnung mit sich bringt.

Dies ist der Anlaß für ihn, mit der vorzeichenhaften Bedeutung dieser Geburt zu schließen.

Gebräuchlicher war eine andere Lösung der Frage, wie die theologische und die naturkundliche Erklärung miteinander vereinbar seien: Wie die Verfechter der Prodigienbedeutung der ungewöhnlichen Naturzeichen darauf verweisen, daß die Möglichkeit der Erklärung auf naturkundlicher Basis die Interpretation als Prodigium nicht entkräftet,[84] so widerspricht für die den naturkundlichen Aspekt betonenden Ärzte die mögliche Prodigienbedeutung nicht der naturkundlichen Erklärung.

Letztere galt gegenüber der Prodigienbedeutung als untergeordnete Erklärung. Trotz der naturkundlichen Erklärung konnte dadurch jedem Monstrum weiterhin eine hermeneutische Bedeutung innewohnen.

Ein naturkundlich orientierter Teratologe wie Paré widmet das erste Kapitel seines 24. Buches, das die Sonderfälle der Monstrabildung behandelt, den übergeordneten Ursachen und führt hier die Entstehung der Monstra, die er eingangs als wider die gemeine Regel und Ordnung der Natur definiert, auf die Allmacht Gottes zurück, die sich in positiven und negativen Eingriffen in den Verlauf der Natur äußere. Erst dann läßt er die ihm bekannten naturkundlichen Ursachen für die Monstrabildung folgen.[85]

---

[84] Herold weist in seinem Wunderwerck darauf hin, daß eine Sonnenfinsternis auch auf natürlichem Weg erklärt werden könne. Jedoch werde deutlich, daß sie auch einen darüber hinausgehenden Sinn habe, wenn sie - hier bezieht er sich auf die biblische Überlieferung von Prodigien - gerade bei der Kreuzigung Christi auftrete (Herold, Wunderwerck, Vorwort, o.S.).

[85] Paré, S. 1047. Horst faßt 1581 den bei vielen Autoren - wie Schenck in seinem 'Wunder-Buch' (S. II) und Welsch in seinem 'Kinder- Mutter- oder Hebammenbuch' (S. 556ff.) - angeführten Kanon der natürlichen Ursachen in seiner ergänzten Übersetzung von Lemnius' 'De miraculis ocultis naturae', den 'Geheimnüssen', zusammen: "Die ungeheure Gestalt deß Leibes kommen von vielen und mancherley Dingen/ als nemblich/ von Furcht/ Erschrecknuß/ Traurigkeit der Influentz des Gestirns/ deß natuerlichen Samens Mangel oder Uberfluß/ der Einbildung schwangerer Frauen/ und mancherley Gleichnuß oder Gestalt/ die sie in Sinn fassen/ und der Frucht anerben. Bisweilen wird auch die Ordnung der Natur darauß verkehrt/ daß entweder der natürliche Same deß Weibes oder Mannes boeß und gebrechlich sind/ oder daß die Geburtsglieder/ als Werckzeug/ ungeschickt/ welcher wegen die Natur das Werck der Bildung in der Frucht nicht recht vollbringen kan." Dazu kamen noch die vermeintlichen Resultate sodomitischer Praxis und mechanische Einflüsse wie eine zu enge Gebärmut-

Zu diesen übergeordneten Ursachen zählen die meisten Teratologen neben dem göttlichen Willen auch die astralen Einwirkungen, da die des Irdischen enthobene Sphäre der Sterne in unmittelbarster Verbindung zu Gott gesehen wurde.[86] Dementsprechend führt Johannes Ambrosius Scabellinus in seiner Magisterdisputation 'De Monstris' von 1599,[87] in der er bei der Darstellung der naturkundlichen Gründe vorwiegend den aristotelischen Lehrsätzen folgt,[88] bei den übergeordneten Ursachen neben dem göttlichen Willen auch den Einfluß der Sterne an.[89]

Entsprechend dieser Unterscheidung zwischen Ursachen, die über eine Entfernung auf den Körper wirken und solchen, die unmittelbar mit dem Körper der Beteiligten verbunden sind, differenziert der bekannte Naturforscher Caspar Bauhin (1560-1624) 1614 in seinem 'De hermaphroditorum monstrosorumque partuum natura et Theologorum'. Im VII. Kapitel, das von den übergeordneten Ursachen handelt, geht er ausführlich auf die Prodigienfunktion der Monstra als Zeichen des Zornes Gottes ein. Hierbei listet er drei Interpretationsmöglichkeiten der Monstra als Zorneszeichen auf: Sie könnten sowohl aufgrund individueller Verstöße gegen die göttlichen Gesetze in bezug auf die "Meidung der Unreinen" (wie es in 3. Mose 15, 20ff. berichtet wird) als spezielle Strafe verstanden werden als auch als Prodigien zukünftigen Geschehens auf die durch den Teufel geförderte Gottlosigkeit im Allgemeinen verweisen und schließlich als Zeichen bevorstehender Veränderungen im Staat gewertet werden.[90] Bauhins Auffassung, daß der Zorn Gottes sowie die astralen Einflüsse, die er besonders dezidiert darstellt, als übergeordnet zu werten seien, wird durch seine tabellarische Übersicht der Ursachen für das Entstehen von Monstra veranschaulicht

---

ter, falsches Sitzen, Liegen und Stehen der Schwangeren und Unfälle, z.B. Stürze und Schläge, die das Kind deformieren konnten.

[86] Paré ist astrologischen Erklärungen gegenüber kritisch eingestellt und verweist als Entgegnung auf die aristotelische Erklärung, daß jene aus Unvermögen der Natur entstünden (S. 1072). Die Astrologen wollten seiner Meinung nach nur nicht zugeben, daß dieses nicht in ihr Metier falle. Welsch bemerkt im 'Kinder-Mutter-und Hebammenbuch' bezüglich der astrologischen Einflüsse, daß sie nicht so dominierend sein könnten, da sonst bestimmte Sternenkonstellationen auch eine größere Anzahl von Mißgeburten hervorbrächten, und meint nur deshalb auf die Erwähnung dieser Erklärung nicht verzichten zu können, weil Albertus Magnus und Thomas von Aquin sie erwähnten (S. 559/560).

[87] Disputatio Physica, De monstris. Zu Scabellinus vgl. Falckenheimer, Personen- und Ortsregister.

[88] Bei den natürlichen Ursachen (These 32ff.) unterscheidet er zwischen jenen, die durch die Seele und ihre Einbildungskraft verursacht werden, und jenen, die aus der Beschaffenheit der Materie resultieren.

[89] These 26-31. Ebenso führte Rueff 1543 (Abb. 48) bei seiner ausführlichen Beschreibung des Schaffhäuser Monstrums nach der naturkundlichen Erklärung die astralen Einflüsse sowie die Funktion des Monstrums als unheilvolles Zeichen als gleichwertig relevante, übergeordnete Gründe an.

[90] S. 65/ S. 68.

(Abb. 102): Der übergeordnete Aspekt müsse unabhängig davon, welche natürliche Erklärung im Einzelfall zutreffend sei, immer berücksichtigt werden. Damit entspricht Bauhin noch immer der von Irenäus in seinem 'De monstris' 1584 geäußerten Auffassung, daß es gottlos sei, nur den Zufall der Natur für die Existenz der Monstra verantwortlich zu machen.[91]

Dieser Entwurf zweier nebeneinander stehender Bereiche, den Bauhin und andere Autoren der Zeit benutzen, steht im Zusammenhang mit dem im 16. und 17. Jahrhundert von den Naturgelehrten praktizierten Bemühen, die Wahrheit der Offenbarung nicht durch naturkundliche Ergebnisse anzweifeln zu müssen.

Die Prodigienfunktion blieb für die Naturkundler bis zur Mitte des 17. Jahrhunderts der übergeordnete Sinn der Entstehung von Monstra. Eine striktere Trennung dieser Ebenen zeichnete sich erst in der zweiten Hälfte des 17. Jahrhunderts im Zusammenhang mit der Gründung der naturwissenschaftlichen Akademien ab. In den Statuten der englischen naturkundlichen Akademie, der Royal Society, die 1662 gegründet wurde, wurde zwischen der Erforschung der naturkundlichen Phänomene und Bereichen, die sich um religiöse, moralische und politische Fragen kümmerten, unterschieden.[92] Demgemäß schreibt Robert Hooke in seinem Entwurf für die Statuten der Society 1663:

> Gegenstand und Ziel der Royal Society ist es, die Kenntnisse von natürlichen Dingen, von allen nützlichen Künsten, Produktionsweisen, mechanischen Praktiken, Maschinen und Erfindungen durch Experimente zu verbessern - ohne sich in Theologie, Metaphysik, Moral, Politik, Grammatik, Rhetorik oder Logik einzumischen.[93]

Diese explizite Trennung wird zwar so nicht in die Statuten übernommen, doch schreibt der Chronist der Society, Thomas Sprat, daß sich die Society nicht mit den göttlichen Dingen befasse, abgesehen von der allgemeinen Tatsache, daß Gottes Weisheit und Macht in der Ordnung der Natur offen-

---

[91] 4. Kap.

[92] Vgl. hierzu und zum folgenden van den Daele, Konstruktion, S. 133ff. Van den Daele bemerkt zu den Akademiegründungen: "In den meisten Projekten und Programmen zur Institutionalisierung der Wissenschaft findet sich eine ausdrückliche Abgrenzung gegen andere intellektuelle und kognitive Bereiche, insbesondere gegen Religion, Politik, Moral und Erziehung." (Konstruktion, S. 139). Ebenso heißt es für die frz. Akademien im "Projet de la Compagnie des Sciences et des Arts" 1663: "Es werden auf den Sitzungen niemals die Geheimnisse der Religion oder Angelegenheiten des Staates erörtert werden und wenn bisweilen von Metaphysik, Moral, Geschichte oder Grammatik etc. die Rede ist, so wird das nur beiläufig sein und soweit es Bezug auf die Physik oder auf den Austausch zwischen Menschen hat." (van den Daele, S. 141, zit. nach Chr. Huygens Ouvres Complétes, Den Haag 1888-1950, IV, S. 325.).

[93] Zit. nach van den Daele, Konstruktion, S. 139 (zit. dort nach Ornstein, Rôle, S. 108, Anm. 63). Zu der Situation in England, die diese Entwicklung besonders förderte, siehe van den Daele, S. 141ff.

bart würden. Gegenstand der experimentellen Philosophie, die die Society betreiben wollte, waren der Körper des Menschen, die Künste seiner Hände und die Werke der Natur.[94]

Die gleiche Tendenz läßt sich auch in Leibniz' erstem Entwurf zur Gründung einer deutschen naturwissenschaftlichen Akademie von 1669 feststellen, wenn er die Erforschung der Natur mit Gotteserkenntnis gleichsetzt, die als Beweis der Allmacht Gottes diene. Deshalb stünden seiner Meinung nach ohne Zweifel besonders jene Naturforscher, die ein Wunder der Natur entdeckt und zur Ehre Gottes verkündet hätten, bei diesem in Gnade.[95] Nachdem er damit die grundsätzliche Übereinstimmung der Erforschung der Natur mit dem christlichen Glauben festgelegt hat, erfolgt die Naturerforschung jedoch strikt nach naturkundlichen Gesetzen, ohne daß Fragen der Religion in den einzelnen Experimenten und Untersuchungen nochmals thematisiert werden.[96]

Mit diesem Anspruch war es möglich geworden, Fragen, die den metaphysischen Bereich berührten, von vornherein wegzulassen und somit das Konfliktpotential in bezug auf die Verletzung religiöser Fragen zu verringern. Wie an den Statuten der Akademien deutlich wurde, wurde der göttliche Ursprung der Welt nicht in Abrede gestellt, was aber nicht daran hinderte, die Naturabläufe im einzelnen zu erforschen.[97]

An der Rezeption der Flugblätter in naturkundlichen Werken wird deutlich, daß die Naturkundler auch auf Flugblattberichte zurückgriffen, um eine möglichst große Anzahl von Fällen sammeln zu können. Sie wurden hierbei jedoch nicht von demselben Interesse wie die Theologen geleitet, die damit ihre Deutung der Monstra als Prodigien untermauern wollten. Ihr Bestreben war es vielmehr, eine möglichst vollständige Systematik der bekannten und somit möglichen Formen von Mißbildungen zu erstellen. Hierzu nutzten sie alle verfügbaren Informationsmedien. Auch Berichte über Monstrageburten auf Flugblättern, die deren hermeneutische Funktion hervorhoben, wurden aufgenommen und darin enthaltene Fehler kolportiert. Erst im 17. Jahrhundert wurde die Sinnlosigkeit dieses Sammelns ohne entsprechende physiologische Grundlagen erkannt und eingeschränkt.

---

[94] Van den Daele, Konstruktion, S. 140 (Sprat, History, S. 82/83).

[95] 'Grundriss eines Bedenckens von aufrichtung einer Societät in Teutschland zu aufnehmen der Künste und Wissenschaften', Paragraph 7/Paragraph 18 (Foucher de Careil, Ouvres, S. 33/43).

[96] Vgl. hierzu auch Ornstein, Rôle, S. 183.

[97] "Gott wird dadurch das Inhaltliche, das Kontingente zugewiesen, während das Notwendige und damit die Prinzipien der Naturphilosophie etwas sind, dem Gott in seinem Wirken selbst genügen muß. Die Prinzipien der Naturphilosophie sind damit der Domaine der Theologie entzogen." faßt Böhme diese Entwicklung zusammen (Böhme, Ausdifferenzierung, S. 257).

Von den Prodigienautoren wurde dieses Vorgehen, das Ansätze verriet, das Entstehen der Monstra ausschließlich naturkundlich zu erklären, als Angriff auf ihre theologisch begründete endzeitliche Deutung gesehen. Wenn nicht länger Gott für den unmittelbaren Schöpfer der Monstra gehalten wurde, der sich damit über die Naturgesetze hinwegsetzte, sondern ihr Entstehen als mit den Regeln der Natur vereinbar schien - wie es Aristoteles als Grundlage jeglicher Naturkunde im 16. Jahrhundert formuliert hatte -, sahen sie die Gefahr, daß der Zeichencharakter, der den Monstra durch die Außergewöhnlichkeit ihres Auftretens zugesprochen wurde, in Zweifel gezogen wurde.

Auf theologischer Seite gab es unterschiedliche Versuche, mit diesem Konflikt zwischen Prodigiendeutung und naturkundlicher Erklärung umzugehen. Während die überzeugten Prodigienvertreter in lutherischer Tradition strikt jegliche naturkundliche Erklärung als 'teuflisch' ablehnten, gab es auch Integrationsversuche zwischen beiden Ansätzen, indem zwischen über- und untergeordneten Ursachen unterschieden wurde. Die natürliche Erklärbarkeit schloß danach die übergeordnete zeichenhafte Funktion nicht aus und umgekehrt. Als Grundlage hierfür wurde davon ausgegangen, daß Gott als Schöpfer der Welt jederzeit in den Naturprozeß eingreifen könne, aber seine sich an die Gläubigen richtenden Zeichen gemäß dem Naturverlauf schaffe. Dieses Allmachtsgebot Gottes bildete letztendlich auch die Basis für die gesellschaftliche Bedeutung der Prodigienlehre: Gott als Schöpfer der Welt hatte nicht nur die Ordnung der Natur geschaffen, sondern auch die der Gesellschaft. Aus diesem Grunde konnten die außergewöhnlichen Begebenheiten in der Natur als Hinweise auf Unordnungen in einem anderen Bereich - dem Staat - gedeutet werden.

Die Methode der Trennung in übergeordnete und untergeordnete Ursachen für die Monstrabildung wandten auch die Naturgelehrten der Zeit an. Grundsätzlich wurde betont, daß Gott der Schöpfer der Natur sei, dem alles unterliege, um sich dann im Detail den naturkundlichen Erklärungen zuzuwenden. Aufgrund dieser Trennung konnte sich im 17. Jahrhundert die empirische Naturerforschung entwickeln.

6. Der Geschlechterdiskurs

Die Monstra hatten sowohl durch ihre hermeneutische Deutung eine disziplinierende gesellschaftspolitische Funktion als auch aufgrund von Theorien über ihr Entstehen. Diese Disziplinierung betraf jedoch vornehmlich nur einen Teil der Bevölkerung: die Frauen, die allein Monstra gebären konnten. Die gelehrten Männer der verschiedenen Disziplinen beschäftigten sich im 16. Jahrhundert auch mit diesem besonderen Problem der Frau als 'Monstragebärenden'.

Der Geschlechterdiskurs über Frauen und Monstra soll anhand von zwei Bereichen behandelt werden: der Theorie von der Macht der mütterlichen Einbildungskraft und ihren gesellschaftlichen Konsequenzen für die Frauen sowie der zeitgenössischen Hexendiskussion und der Frage, wiefern diese bei der Ursachenerklärung der Monstra eine Rolle spielte. Im Zusammenhang mit der damaligen Diskussion, ob die Monstra als ein Beleg für die unmittelbare Macht des Teufels zu sehen seien, soll auch auf die Frage nach der im 16. Jahrhundert üblichen, auf den Beseelungstheorien der Zeit basierenden Taufpraxis bei Monstrageburten eingegangen werden.

6.1. Die ungezügelte Einbildungskraft und das Entstehen der Monstra

Zum großen Teil stützten sich die Ärzte und Naturgelehrten in ihren Vermutungen über das Entstehen der Monstra auf die Theorien des Aristoteles. Die darauf beruhende Reihe von naturkundlichen Erklärungen ergänzten sie aber immer wieder auch durch eine weitere Theorie: Danach wurde der Vorstellungskraft oder, wie sie bezeichnenderweise genannt wurde, der 'Ein-bildungs-kraft' Einfluß auf das Aussehen des Ungeborenen zugeschrieben.

Es soll in diesem Kapitel weniger um die Monstraflugblätter gehen, sondern vielmehr um die Auswirkungen, die auch den Monstradarstellungen aufgrund der zeitgenössischen Theorien über die Wahrnehmung und ihre Wirkungen im Körper zugeschrieben wurden. Im folgenden werde ich die im 16. Jahrhundert vertretenen Vorstellungen von der Macht der Einbildungskraft auf den menschlichen und besonders den weiblichen, schwangeren Körper darlegen. Aufgrund der zeitgenössischen wahrnehmungstheoretischen und naturkundlichen Erklärungen der Einbildungs- oder auch Imaginationskraft soll deutlich gemacht werden, daß die daraus abgeleitete, geforderte Prophylaxe zur Begrenzung der mütterlichen Einbildungskraft die Bestrebungen zur Konsolidierung der Geschlechterrollen unterstützte.

6.1.1. Die Kraft der Einbildung

Worum handelte es sich bei der Kraft der Einbildung, und welche Auswirkungen wurden ihr zugeschrieben?

Die Grundlagen, die schon Plinius in seiner Naturgeschichte geschaffen hatte, blieben auch im 16. und 17. Jahrhundert aktuell:

> Die Ähnlichkeiten hängen nämlich mit unsern Vorstellungen zusammen, und man glaubt, daß dabei viel Zufälliges von Einfluß sei, Gesicht, Gehör, Gedächtnis und die bei der Empfängnis selbst vorschwebenden Bilder. Sogar ein dem Einen oder dem Andern vorüberschwebender Gedanke könne, meint man, eine Ähnlichkeit hervorbringen oder verwischen. Daher mögen sich wohl auch Verschiedenheiten weit häufiger bei dem Menschen als bei allen übrigen Geschöpfen finden, weil der Flug der Gedanken, der schnelle Wechsel der Gemüthszustände und die Mannichfaltigkeit unserer geistigen Kräfte die verschiedensten Eindrücke zurückläßt, während bei den übrigen Geschöpfen die Gemüthszustände stetig sind, weßhalb sie einander im Ganzen und Einzelnen, je nach den verschiedenen Gattungen, ähnlich bleiben.[1]

Nach den Auffassungen im 16. Jahrhundert beschränkte sich die Kraft der Einbildung nicht nur auf die Schwangere, sondern konnte auch auf den nicht schwangeren Körper in unterschiedlicher Weise wirken. Mit den Auswirkungen der Einbildungskraft beschäftigt sich 1580 Michel de Montaigne in seinem Essay 'Über die Einbildungskraft'.[2] Für ihn ist die Einbildungskraft Ausdruck unkontrollierbarer Vorgänge im Körper, auf die der Mensch nur tendenziell einwirken kann, indem er sich bemüht, nur positive Bilder, die die Einbildungskraft anregen können, auf sich wirken zu lassen. Er berichtet, daß er in jungen Jahren aufgrund seiner "lebenssprühenden" Jugend von einem Arzt als eine Art "Medikament" eingesetzt worden war, um einen schwindsüchtigen Greis aufzumuntern. Sein Anblick sollte als eine Art "Energiezufuhr" dienen, indem die Sinne des Greises mit dem Bild seiner blühenden Gesundheit durchtränkt werden sollten. Doch mußte er feststellen, daß bei ihm, der immer den schwindsüchtigen Greis vor Augen hatte,

---

1 7. Buch, 12 (Strack, S. 301). Diese Stelle führt im 17. Jahrhunderts auch noch Stengel als Quelle an (Stengel, De monstris, S. 178).

2 Die Auswirkung der Einbildungskraft auf die Schwangeren führt Montaigne bei seinen Beispielen sogar erst als eines der letzteren an (Einbildungskraft, S. 152/153).

bald genau die gegenteilige Wirkung eintrat.[3] Montaigne schreibt der Macht der Einbildungskraft aber noch unmittelbarere, extremere Wirkungen auf den Körper zu. Seiner Meinung nach führt bei zum Tode Verurteilten die zu heftige Vorstellung des ihnen drohenden Schicksals zum vorzeitigen, plötzlichen Tod.[4] Auch das Hervorbrechen der Wundmale bei Franz von Assisi glaubt er auf die Kraft der übermäßigen Einbildungskraft zurückführen zu können.[5]

Für die einzige Möglichkeit, sich vor der Kraft der negativen Einbildung zu schützen, hält Montaigne die Autosuggestion mit positiven Vorstellungen. Als Beweis dafür berichtet er, daß die Impotenz, die allein durch die Furcht vor Impotenzzauber verursachte werde, durch forcierte Gegeneinbildung geheilt werden könne.[6]

Die Autosuggestion kann nach Montaignes Meinung noch durch Mittelsmedien, an die sich die Einbildungskraft heften kann wie Amulette oder bestimmte Riten, deren wirkende Funktion er auch in den Heilmitteln der Medizin sieht, verstärkt werden.[7] Der autosuggestiven Funktion der Einbildungskraft billigt er letztendlich auch beträchtliche gesellschaftliche Auswirkungen zu, wenn er die "Stärke des Glaubens an Wunder, Gesichte, Hexerei und andere übersinnliche Erscheinungen" der Macht der Einbildungskraft zuschreibt.[8]

Wenn der Einbildungskraft solche weitreichenden Wirkungen zugesprochen wurden, so ist es nicht verwunderlich, daß die Folgen dieser Kraft im Körper einer Schwangeren als noch viel massiver angesehen wurden und ihr eine verändernde Kraft auf das sich im mütterlichen Körper bildende Kind zugeschrieben wurde. Aus diesem Grund führten die Ärzte die Einbildungskraft als Erklärung bei Fragen der Vererbung an, wenn einerseits die natür

---

3 Einbildungskraft, S. 143.

4 Einbildungskraft, S. 143.

5 Als weiteres Beispiel für eine tiefgreifende körperliche Veränderung, die die Einbildungskraft hervorrufen könne, führt er einen Fall aus seiner eigenen Zeit an. Er berichtet die Geschichte von einem Mann, der erst in der Pubertät zum Jungen geworden sei, indem bei einem Sprung plötzlich die männlichen Geschlechtsteile hervorgebrochen seien. Montaigne interpretiert dies als Resultat dessen, was Freud später als "Penisneid" bezeichnet hat: "[...] denn wenn es die Einbildung in solchen Dingen vermag, ist sie so unablässig und so mächtig auf diesen Gegenstand versessen, daß sie, um nicht so oft auf einerlei Gedanken und Drangsal des Verlangens zurückzuverfallen, billiger wegkommt, wenn sie den Mädchen ein für allemal diesen männlichen Teil einverleibt." (Einbildungskraft, S. 144).

6 Einbildungskraft, S. 145.

7 Einbildungskraft, S. 147.

8 In der Bevölkerung habe die Einbildungskraft kollektive Auswirkungen: "Man hat sich ihrer Gläubigkeit so bemächtigt, daß sie zu sehen glauben, was sie nicht sehen." (Einbildungskraft, S. 145).

liche Ähnlichkeit mit den Eltern vermißt wurde,[9] andererseits heftige Abweichungen von der gewöhnlichen Physiognomie, wie es bei den Monstra der Fall war, auftraten.

In den Flugblättern taucht der Verweis auf das Entstehen der Monstra durch die Macht der mütterlichen Einbildungskraft selten auf, da hier nicht die physiologische Erklärung für die Entstehung, wie es schon im Vergleich mit den mehr naturkundlich gewichteten Blättern deutlich wurde, im Vordergrund stand, sondern gemäß dem 'didaktischen' Auftrag der Publikationen vielmehr die ermahnende Deutung der Monstra.

Die natürliche Erklärung des Zustandekommens der Monstra durch die Macht der Einbildungskraft wurde dabei keineswegs als schwächender Faktor der übergeordneten prodigiösen Erklärung angesehen, wie es im Kölner Blatt von 1597 formuliert wird:

> Dann ob es schon nach vorgeben der Mutter dises Kindes (wie es dann ein gemeiner vnnd offtkommender vnfal ist) sich also begeben/ das sie im tragen der frucht ein schrecken von Calecutischen Hanen bekommen/ vnd alßbald auß vnbedacht an verscheidene örter ires leibs gegriffen: so will doch der Allmechtig Gott immerdar mit solchen vbermässigen mißgeburten/ vns ein gewisse warnung vnd zeichen seines gerechten zorns wider die Sünde sehen lassen/[...]. (Abb. 51)

Häufiger wird jedoch betont, daß das Monstrum gerade nicht aus einem Versehen herrühre:

> Vnd ist die Mutter fur nichts erschrocken/ Hat sich auch nach nichts/ als etwa Schwangerer Weiber art ist/ gesehnet. (Abb. 59)

Scheint die Erklärung des Entstehens von Monstra durch die mütterliche Einbildungskraft im 16. Jahrhundert sehr verbreitet gewesen zu sein, so wiesen die Autoren von Monstraflugblättern eher darauf hin, daß die von ihnen vorgestellten Monstra nicht in der mütterlichen Einbildungskraft ihren Ursprung hätten. Anscheinend hegten die Verfasser Befürchtungen, daß ihnen aufgrund der Wiedergabe der Monstra Vorwürfe gemacht wurden, zu deren Produktion durch die Erregung der Einbildungskraft Schwangerer beizutragen. Irenäus plädiert dementsprechend in seinem 'De monstris' auch dafür, die Verbreitung solcher Flugblätter einzuschränken. Schließlich sei der Fall einer Frau bekannt geworden, die nach Betrachtung eines Flugblattes über ein "wasserköpfiges Kind" selbst ein solches geboren habe.[10] Die Abwägung, die hier zwischen Schutz und Aufklärung der Bevölkerung

---

[9] In diesem Zusammenhang wurde die Lehre von der Macht der Einbildungskraft von den Gerichtsmedizinern besonders bei Streitigkeiten um die Legitimität von Kindern herangezogen (Fischer-Homberger, Medizin, S. 254-267).

[10] De monstris, Kap. 5.

getroffen werden mußte, wird in dem Text des Flugblattes zur Doppelgeburt von Kaubenheim 1578 deutlich:

> Und da es gleich rahtsam were/ das die Exempel der Mißgeburten vnterdruckt würden/ fürnemlich von wegen der schwangern Weiber/ So ist doch nicht undienlich/ solche augenscheinliche Bußpredigten/ den Leuten für zustellen. (Abb. 9)

Die überlieferten obrigkeitlichen Verbote der Herstellung und des Vertriebs von Flugblättern über Monstra hatten somit nicht nur die Funktion, die Publikation unwahrer Wundergeschichten zu untersagen,[11] sondern sind auch unter dem Aspekt zu sehen, daß die Verbreitung als Schutzmaßnahme für die übersteigerte Empfindsamkeit der Schwangeren unterbunden werden sollte.[12] Das Bemühen, Vorwürfe wegen der Darstellung und Publikation solcher Fälle zu vermeiden bzw. die Veröffentlichung erlaubt zu bekommen, wird auch eine Ursache für die vielfach auffällige Standardisierung der Monstradarstellungen gewesen sein.

Allein bei einigen Monstraflugblättern, die als Werbeblätter dienten, wurde als Mittel der Attraktivitätssteigerung bei der Beschreibung und der Darstellung des Monstrums sein Entstehen einem bestimmten Ereignis zugeschrieben. In dessen Verlauf habe sich die Mutter angeblich 'versehen', d.h. einen Gegenstand so heftig wahrgenommen, daß er das ungeborene Kind geprägt habe. Während auf dem Flugblatt über Thomas Schweicker (Abb. 97) nur ganz allgemein darauf verwiesen wird, daß er ohne Arme geboren worden sei, weil seine Mutter sich während der Schwangerschaft heftig erschrocken habe, wird bei einem anderen Fall aus der zweiten Hälfte des 17. Jahrhunderts - dem Fischmenschen von Neapel[13] - ein unmittelbarer Zusammenhang zwischen Mißbildung und vermeintlicher Ursache konstruiert. In einem deutschsprachigen Flugblatt (Abb. 103), das den in der

---

[11] Dieses Bemühen von seiten der Obrigkeit, unglaubwürdige Monstraberichte zu verbieten, wird an einigen Nürnberger Ratsverlässen deutlich: "Den malern verpieten, die neu wundergepurdt, so zu lüneburg soll gefallen sein, nicht mer feyl ze haben"(Nr. 1382). Demgegenüber wurde aber auch die Produktion nachweisbarer Fälle verboten: "Den briefmalern, die von wegen des gester hie gepornen kindts, daz vier hendt und füeß, auch vier ohren gehabt, supplicirt und dasselb in truck zu pringen gebetten haben, dasselb ir begeren ablaynen." (Nr. 3310).

[12] "Steffan Hamer, dem prifmaler, das angezeigt gemel der mißgepurt nachzutrucken ableinen, dweils gar ein abscheulich ding ist." (Hampe, Ratsverlässe, Nr. 3165). Im Flugblatt zum Wiener Monstrum (Abb. 84) verweist der Autor darauf, daß er die Rückseite des Kindes nicht sehen durfte: "Vermuhtlich selbiger Orten also muß beschaffen gewet seyn/ daß man es nicht gern unter die Leut mag kommen lassen/[...]."

[13] Noch Anfang des 20. Jahrhunderts erklärte der "Löwenmensch Lionel" seine Überbehaarung mit dem Schock, den seine mit ihm schwanger gehende Mutter erlitt, als sie Zeugin wurde, wie ihr Mann von einem Löwen getötet wurde (vgl. Kahn, Versehen, S. 34).

italienischen Presse veröffentlichten Fall aufnimmt (Abb. 104), wird die Angabe, daß sein Körper mit Schuppen statt mit Haut umzogen sei, darauf zurückgeführt, daß seine Mutter allzu häufig ans Meer - das in jener Gegend eine große Menge unterschiedlicher Meereswesen aufgewiesen habe - gegangen sei und sich intensiv mit dem Aussehen dieser Wesen beschäftigt habe.

Die Beschreibung, daß der "Leib [...] vom Haupt und Hals mit schwartzfleischlichen Schlair bekleidet /[...]/ als ob er von gantz Seiden wär/ zum Theil mit weissen Sternlein in etwas difformiert" (Abb. 103) war, könnte hier sogar auf eine entsprechende profitsteigernde, künstliche Manipulation am Objekt selbst, dem sich zur Schau stellenden 'Fischmenschen', schließen lassen.

Bei genauer Betrachtung solch angeblicher Resultate des Versehens stellte sich nämlich manchmal auch heraus, daß die Beschreibung des Monstrums veranschaulichend ausgeschmückt worden war, damit das 'Versehen' der Mutter an einem Tier als Grundlage angegeben werden konnte. Dies wird in dem Bericht von van Leeuwenhoek 1684 in den 'Philosophical Transactions' deutlich, der sich aus naturwissenschaftlichem Interesse ein zehnjähriges, mit Schaustellern durchs Land ziehendes Kind ansah, dessen Haut angeblich aus Fischschuppen bestand:

> Having heard very much of this wonder, I went to see it, but found it much different from the Report of it. For there appeared to my naked Eye and Microscope, no part of the Body which I could say was covered with Fish Scales, but rather with a thick Callus.[14]

Bei den Theologen stieß das Erklärungsmodell der übersteigerten Einbildungskraft der Schwangeren auf Akzeptanz, da seine Glaubwürdigkeit durch das biblische Beispiel von Jakobs Schafen als gesichert angesehen wurde. Im 1. Buch Mose 30, 37-42 wird davon berichtet, daß Jakob Laban, der ihm alle bunten Schafe überlassen will, überlistet, indem er durch die bewußte Anwendung der Einbildungskraft erreicht, daß die normale Anzahl gescheckter Schafe eines Wurfes um ein Vielfaches erhöht wird: Er legt den Schafen nur zum Teil geschälte und somit scheckige Stöcke in die Trinkrinne, damit sie bei der Begattung diese Stäbe vor Augen haben. Dieser Eindruck auf die Mutterschafe führte laut der biblischen Erzählung dazu, daß sie eine große Anzahl von gesprenkelten Lämmern gebaren.[15]

---

[14] Philosophical Transactions, June, 1684, S. 587.

[15] Auch Isidor verweist im "Originum seu etymologiarum", Lib. XII, Cap. 1 darauf, daß die durch die Begierde erregte Einbildungskraft Auswirkungen auf die Frucht habe (vgl. Kahn, Versehen, S. 30-31). Konrad von Megenberg schreibt in seinem 'Buch der Natur': "[...] dar umb schüllen sie niht ungestalteu dinch ansehen: sie schüllent schoen läut und schoeneu pild ansehen [...]." (Megenberg, Buch, S. 488). Zur Erklärung von

Aufgrund dieser Überlieferung widmet auch Irenäus einen Teil seines 5. Kapitels in 'De monstris' der Macht der Einbildungskraft und unterstreicht die Legitimität dieser Erklärung durch den Verweis, daß auch Luther die Macht der Einbildungskraft als mögliche Ursache für das Entstehen von Monstra anerkannt habe.[16]

Nicht nur die Theologen berufen sich auf dieses Beispiel als Beweis für die Macht der Einbildungskraft,[17] sondern auch die Ärzte sind dem Dogma dieser Überlieferung verpflichtet, was die Entwicklung einer Kritik an der Theorie der Einbildungskraft erschwert.[18] So meint der Arzt Juan Huarte in seinem vor 1575 verfaßten 'Examen de Ingenios' dieses Argument nur durch den Verweis entkräften zu können, daß es sich bei den gefleckten Lämmern Jacobs nicht um einen natürlichen Prozeß, sondern um ein göttliches Wunder gehandelt habe. Dies werde durch die Unnachahmbarkeit im Experiment deutlich.[19]

6.1.2. Die Wirkung der Einbildungskraft bei Schwangeren

Desgleichen haben etliche vber sich gebogene, oder Affen/ einstheils eyngebogene Nasen/ Zeermeuler/ heßslich fuergehende Lippen/ und sind sonsten durch den gantzen Leib Ungeschaffen. Solchs kompt daher/wenn das Weib/ so sie empfengt oder tregt/ ire

---

Mißbildungen als Folge des Versehens in den mittelhochdeutschen Erzählungen, z.B. bei Reinfrid von Braunschweig und in Lamprechts Alexander, vgl. Seitz, Darstellung, S. 65.

16 "Darvon wunderbarlichen/ seltzamen/ ungeheuwren Geburten/ so von Weibern bißweilen kommen/ disputiret vnd geredt ward/ sagte D.M. L. von einem Weib/ das ein Kind wie ein Rattenmauß zur Welt hatte gebracht/ die war umbher gelauffen/ vnd hette unter der Banck in ein Meußloch woellen kriechen. Und sagte D.M.L. Das ist ein Argument vnd anzeigung/ daß starcke gedancken/ und die Kraeffte deß gemueths vnd sinnes so groß vnd gewaltig sind/ daß sie auch die Liebe (Leiber d.A.) koennen endern und verwandeln. Da aber einer sagte: Er koendt es nicht gleuben/ Ja sprach D.M.L. Du weißt noch nicht/ was die Kraefft deß Gemueths sind." (Aurifaber, Colloquia, 1569, S. 429r). Aber auch im 17. Jahrhundert finden sich als Legitimation dieser Erklärung bei den Jesuiten Schott (Physica curiosa, S. 624ff.) und Stengel (de monstris, S. 178) die einschlägigen Verweise sowohl auf die biblische Überlieferung als auch auf die antiken Quellen. Schott hält die Theorie von der Einbildungskraft im Hinblick auf die Erklärung von Mischwesen aus Mensch und Tier sogar für die plausibelste (S. 635).

17 Kahn, Versehen, S. 17.

18 U.a. Rueff, Trostbüchle, S. LXXIv/LXXXIr; Paré, Wundtartzney, Buch 24, Kap. 7; Fienus, De imaginatione, Frage 12; Bauhin, De hermaphroditorum, Kap. 11.

19 Huarte, Prüfung (Scrutinium ingeniorum, dt.), Kap. 15, Paragr. 4, S. 504/505. Rickmann hält diesen biblischen Beleg auch Ende des 18. Jahrhunderts noch für so gewichtig, daß er ihn ebenfalls durch den Verweis auf die Unmöglichkeit der Rekonstruktion zu entkräften sucht (Rickmann, Unwahrheit, S. 22/27).

> Augen/ Sinne und Gedancken/ auff Wundersetzame und ungehewere Ding/ gar hefftig wendet.[20]

Der Blick, die Gedanken und die Handlungen der Schwangeren sind nach den Berichten der Ärzte und Theologen des 16. Jahrhunderts offensichtlich von einer immensen Tragweite für die äußere und in eingeschränkterem Maße auch für die innere Gestaltung des Kindes.

Vorrangiges Organ, mit dem die Einbildungskraft angeregt wurde, war das Auge, das dafür sorgte, daß die visuellen Reize der Umgebung, sei es nun in Form der Realität oder von Bildern, überhaupt ihren Weg zu den Sinnen fanden.[21] Der Ablauf des Sehvorgangs im Auge war im 16. Jahrhundert noch nicht endgültig geklärt.[22] Hatte man sich im allgemeinen auf die Grundlage einer Empfangstheorie[23] geeinigt und fand die neben anderen von Platon vertretene Sendtheorie[24] - die davon ausging, daß das Auge Strahlen aussendet, die in Verschmelzung mit dem Tageslicht das Medium bilden, durch das gesehen werden kann - zunehmend weniger Vertreter, so wurde erst Anfang des 17. Jahrhunderts durch Kepler der Sehvorgang im Auge durch die Entdeckung des Netzhautbildes entschlüsselt.[25] Doch damit war noch nicht geklärt, wie die Bilder vom Auge zum Gehirn weitertransportiert wurden. Dies bemerkt auch Kepler, wenn er in seiner 'Weltharmonik' auf seine neue Lehre von der Optik hinweist und meint:

> [...] so reicht doch jener Sehvorgang nicht über die Netzhaut hinaus, bis wohin die Augenflüssigkeiten durchsichtig sind. Es bleibt immer noch eine Frage übrig, die von den Physikern, die ich aufgerufen habe, noch nicht untersucht worden ist, die Frage, wie das Bild des zu sehenden Gegenstandes, das nach meiner Darlegung auf der Netz-

---

20 Irenäus, De monstris, Kap. 5.

21 Aufgrund dieser unmittelbaren Verbindung zum Sehakt wurde in der jüngeren Literatur auch vom "Ver-sehen" gesprochen (vgl. z.B. Kahn, Versehen).

22 Die mit dem Sehen zusammenhängenden physiologischen Fragen waren selten Thema der Sehtheoretiker gewesen. Ihre Forschungsschwerpunkte beschränkten sich auf mathematische und physikalische Fragen (Lindberg, Auge, S. 11/31).

23 Wenngleich Aristoteles keine vollständige Lehre vom Sehen verfaßt hatte, so vertritt er - obgleich er auch von einem stofflichen Vermittler zwischen Auge und Gegenstand ausgeht - eher die Empfangstheorie. Diese wird durch seine Rezipienten Avicenna und Averroes tradiert (Lindberg, Auge, S. 71ff.).

24 Lindberg, Auge, S. 24ff. Ebenso vertraten Euklid, Ptolemaeus, Galen und Alkindi die Sendtheorie. Diese mag auch die Grundlage für die Theorien über die Wirkung des bösen Blicks gewesen sein sowie für die Annahme, daß der Blick einer menstruierenden Frau einen Spiegel trübe (vgl. Fischer-Homberger, Krankheit, S. 42; Kleinspehn, Blick, S. 42-44).

25 Kepler weist hier auf die 1606 veröffentlichte "Astronomiae pars optica" (= Ad Vitellionem paralipomena, quibus astronomiae pars optica traditur. Gesammelte Werke. Ed. v. Walther von Dyck und Max Caspar. Bd. 2) hin (vgl. dazu ausführlich: Lindberg, Auge, S. 324ff.).

haut entsteht, von da weiter durch die undurchsichtigen Teile des Körpers in das Innere der Seele aufgenommen wird. Oder kommt ihm die Seele nach außen zu entgegen?[26]

Wie bei Montaigne deutlich wurde, hatte nach verbreiteter Auffassung im 16. Jahrhundert das Gesehene nicht nur Auswirkungen auf die Phantasie, sondern konnte auch unbewußte, ungesteuerte Reaktionen im Körper hervorrufen. Die Autoren, die die Einbildungskraft als Erklärung für die Entstehung von Monstra anführen, gehen bei der Frage, wie die Sinneseindrücke in das Gehirn gelangen und wo sie dort wirken, von der Erfahrung aus, daß starke, von außen oder durch Gedanken von innen ausgelöste Eindrücke Auswirkungen auf den gesamten Organismus haben. Als harmloses Beispiel einer solchen Wirkung des Gesehenen führt Welsch in seinem 'Hebammenbuch' das Gähnen an, das bei demjenigen, der einen anderen gähnen sehe, unweigerlich dieselbe Reaktion hervorrufe.[27] Da bei Schreck oder Angst Auswirkungen nicht nur unmittelbar im Aufnahmeorgan empfunden werden können, sondern sich auch Reaktionen im übrigen Körper zeigen, wurde davon ausgegangen, daß bei der Reaktion im Körper entsprechende Bewegungen ausgelöst werden. Da als Übermittlungsmedium der Empfindungen das Blut angesehen wurde, das nach aristotelischer Ansicht auch den weiblichen Beitrag zur Ernährung des Kindes im Mutterleib bildet, weil es sich bei der Schwangerschaft in hoher Konzentration in der Gebärmutter ansammelt,[28] wurde als selbstverständlich angenommen, daß des-

---

[26] Weltharmonik, S. 265.

[27] Welsch, Hebammenbuch, S. 564. Gottfried Welsch (12.11.1618 Leipzig - 1690 Leipzig): Studium der Medizin in Leipzig, 1639 Doktor phil.. Nach Studienreisen durch Italien, Frankreich, Holland und England wurde er in Leipzig schwedischer Militärarzt. 1644 erwarb er die medizinische Doktorwürde und erhielt im selben Jahr den Ruf als Professor der Anatomie an die Universität in Leipzig. 1647 wurde er Professor für Physiologie, 1662 für Pathologie, 1664 für Therapie. Als er 1690 starb, war er erster Professor der Medizin und Stadtphysikus. Neben seiner Übersetzung des Kinder- Mutter- Hebammenbuchs verfaßte er auch eigene medizinische Schriften (ADB (Pagel), Bd. 41, S. 681). Scipio Mercurius (geb. in Rom - 1615 Rom) lieferte mit seinem Buch 'La commare o riccoglitrice' die Vorlage für Gottfried Welsch Kinder-Mutter-Hebammenbuch. Hieronymus Mercurius nahm erst mit seinem Eintritt in den Dominikanerorden den Namen Scipio an. Er studierte anfangs in Bologna und Padua Medizin, ging dann nach Mailand, trat den Dominikanern bei und studierte Theologie. Er widmete sich aber weiterhin der Medizin. Seine medizinische Tätigkeit führte jedoch zu Konflikten mit seinem Orden, den er darauf zeitweilig verließ und selbständig als Mediziner praktizierte. Schließlich durfte er in den Orden zurückkehren und auch dort mit päpstlicher Erlaubnis praktizieren (Zedler, Bd. 20, Sp. 956).

[28] Nach Rueff wird das Kind von dem angezogenen Blut des Nabels ernährt, das in drei Kategorien zerfällt: Der reinste Teil dient als unmittelbare Nahrung, der minder reine Teil wird zu den Brüsten hochgeleitet, woraus später die Milch wird. Der unreinste Teil bleibt in der Gebärmutter und folgt dem Kind als Nachgeburt (6.Kap., S. XV^{v}/-XVI^{r}).

halb die Empfindungen bei Schwangeren solche weitreichenden Auswirkungen auf das Kind haben konnten.[29] Nach Ansicht der Gelehrten des 16. und 17. Jahrhunderts zeichnete sich das Gesehene entweder unmittelbar auf dem Ungeborenen ab, oder es wurde durch die im Augenblick des Schrekkens vollzogene Handlung der Schwangeren, wie z.B. das Greifen ans Herz oder an die Wange, dem Kind ein Mal aufgedrückt.

> In des aber das Weib etwan erschrickt und sich entsetzt/ geben sich die humores und spiritus unter sich/ und lauffen in die Beermutter zusamen/ wenn nu des Dings/ so sie gesehen/ und ir gentzlich zu Gemuet gefasset/ eine starcke Eynbildung dazu kompt/ so wird ein solch Bild und Muster darauss/ wie sie es in irem Sinn fuergebildet hat.[30]

So erklärt Irenäus in Anlehnung an naturkundliche Erklärungen in Levin Lemnius' 'Occulta naturae miracula', die von animistischen Zügen beherrscht werden, den Vorgang.[31]

Aufgrund dieser so weitgehenden Wirkungen sollte die Phantasie der Schwangeren von allen sie zu sehr aufrüttelnden Eindrücken verschont

---

[29] Der Gegner der Imaginationstheorie Juan Huarte argumentiert in seinem vor 1590 erschienenen 'Examen de Ingenios' demgegenüber, daß das Werk der Zeugung auf der vegetativen und nicht der sensitiven Seele beruhe. Aus diesem Grund hält er eine Auswirkung der Einbildungskraft auf die vegetative Seele des Keims für unmöglich: "Und was das vornehmste ist, so wird die Frucht ja weder von der Seele des Vaters, noch von der Seele der Mutter, sondern von einer dritten, welche in dem Samen liegt gebildet. Diese ist aber eine blosse vegetativische Seele, welche durchaus keiner Einbildungskraft fähig ist." (Juan Huarte, Prüfung, S. 505-507).

[30] Irenäus, De monstris, Kap. 5.

[31] Kap.5. Dieselbe Erklärung findet sich auch bei della Porta, Magia naturalis, S. 275: "[...] und diese Geister bewegen hernach das Geblüt/ also/ daß in der zarten Frucht dasselbe Bild deutlich vorgestellt/ und eingedrucket wird." Auch in Agrippa von Nettesheims 'De occulta Philosophia' findet sich jene Auffassung, daß die Seele, die bei ihm in unmittelbarer Beziehung zu den Gestirnen steht und ihren Sitz im Herzen hat, sich durch die "humores" in allen Teilen und Gliedern des Körpers ausdehne und durch die "spiriti" ihren Willen an die einzelnen Teile des Körpers weiterleite. Dieser "spiritus" ist bei Agrippa ein "feiner, bluthaltiger Dampf [...], der rein, leuchtend, luftig und salbenähnlich fett ist." (Müller-Jahnke, Agrippa, S. 109). Wie langlebig dieses Erklärungsmuster war, wird an der Beschreibung Nicolais deutlich: In seiner Abhandlung 'Gedanken von den Würckungen der Einbildungskraft' aus dem 18. Jahrhundert benutzt er noch dieses Erklärungsmuster. Seiner Meinung nach werden durch die Einbildungskraft Affekte ausgelöst, die das Blut und den Nervensaft in unordentliche Bewegung versetzen. Dadurch werde auch der Blutkreislauf des Kindes in Unruhe gebracht. Da die organischen Teile des Kindes jedoch noch außerordentlich zart seien, verursachten diese unordentlichen Bewegungen nach seiner Ansicht auch eine unnatürliche Veränderung in den flüssigen und festen Teilen: "Sie koennen aus ihrer gehoerigen Lage und Stelle verrueckt, zerstuemmelt, getrennt und zerrissen werden, ihre natuerliche Figur, Groesse, Porportion und Gestalt kan veraendert und aufgehoben werden [...]" (S. 93 sowie S. 95).

bleiben. Während dies im Hause eher möglich war, konnte der Blick vor der Haustür nicht mehr vor plötzlich auftretenden Gefahren geschützt werden. Zumindest sollten jedoch grundlegende Vorsichtsmaßnahmen getroffen werden, die die Schwangere vor unvorhersehbaren Anblicken schützen sollten. Als Prophylaxe empfiehlt Irenäus, die Schaustellung von Mißgeburten einzuschränken.[32] Es wurde auch geraten, Hinrichtungen zu meiden, da sie einen gefährlichen Ort für Schwangere darstellten. Als Beleg wird immer wieder in der Literatur die Erzählung einer Frau angeführt, die dem Rädern eines Verbrechers zugesehen habe und ihr darauf geborenes, mißgestaltetes Kind, dessen Gliedmaßen ebenfalls zerbrochen schienen, auf diesen Eindruck zurückführte.[33] Mit dieser Begründung wurde auch das Bettlerwesen, das man im 16. Jahrhundert ohnehin drastisch zu begrenzen suchte, beschränkt und die gesellschaftliche Ausgrenzung und Internierung Mißgestalteter vorangetrieben.[34]

Aber nicht immer war es nur das Außergewöhnliche und Schreckliche, das für dermaßen weitreichende schwerwiegende Folgen verantwortlich gemacht wurde. Auch der Umgang mit den täglichen Dingen mußte einer gesteigerten, kontrollierenden Sorgfalt unterzogen werden. Dem allzu langen Blick auf Beulen und Warzen wurde ebenfalls eine entsprechend entstellende Wirkung zugeschrieben. Neben der allzu intensiven Betrachtung von Haustieren wie dem Hasen, dessen Schnauze angeblich zu der sogenannten 'Hasenscharte' führen konnte,[35] sieht Irenäus auch das allzu intensive Spiel mit Schoßhunden und Spieläffchen als nachteilig für das Aussehen der Nachkommen an, weshalb es zu tadeln und zu verbieten sei:

---

32 De monstris, Kap. 5.

33 Der Schweizer Chirurg und Stadtarzt Fabrizius Hildanus (1560-1634) weist aus diesem Grund auch darauf hin, daß das Betrachten von Schlachtungen verheerende Auswirkungen auf das Kind haben könne (Fischer-Homberger, Krankheit, S. 26).

34 So wird im Rat der Reichsstadt Hall 1622 beschlossen: "Der kropfend Bettelvogt soll seines Unfleisses, absonderlich aber seines abscheulichen Kropfes, der kindenden Weiber wegen, abgeschafft werden." Noch Anfang des 18. Jahrhunderts argumentiert Friedrich IV. von Dänemark bei dem Bau eines Spitals für Mißgestaltete, daß diese dadurch von der Straße kämen und sich die schwangeren Frauen nicht mehr so oft versähen. Diese Meinung vertritt auch Jos. Frh. von Sonnenfels in seinen "Grundsätze der Polizey, Handlung und Finanz", Wien [7]1804, S. 251, Paragr. 197, wenn er es als notwendig erachtet, daß "ungestaltete, verstümmelte, Abscheu und Ekel erregende Menschen, welche auf die Einbildung der Mütter einen plötzlichen und immer bedenklichen Eindruck machen können, von den Strassen, von öffenlichen Örtern, besonders von den Kirchentüren entfernt werden müssen." (zit. nach Kahn, Versehen, S. 33). Zum staatlichen Umgang mit dem Bettlerwesen vgl. Sachße/Tennstedt, Geschichte, S. 23-40.

35 William Harvey (1578-1657) kritisierte diese Erklärung für das Auftreten von "Hasenscharten" und vertrat demgegenüber die Ansicht, daß sie auf eine Entwicklungshemmung zurückzuführen seien (Fischer-Homberger, Krankheit, S. 28).

Denn wo sie also mit jnen umbgehen und sie ansehen/ ergreiffen die Weiber/ die ohne das schwacher Natur sind/ durch Gedancken un Nachsinnen/ weiß nicht was für seltzame Muster/ dadurch sie hernachmals solche unliebliche und unhuebsche Gesicht und Gestalt/ der armen Frucht anhengen.[36]

Gab es im gewöhnlichen Tagesablauf genügend Gefahrenquellen, die Anlaß boten, dafür zu sorgen, das Gemüt Schwangerer vor allzu aufregenden Eindrücken zu schützen, so wurde auch in der Betrachtung der bildenden Kunst die Gefahr außerordentlicher Gemütserregungen gesehen, die nicht ohne Auswirkungen auf das Kind im Mutterleib blieben. Die Geburt eines Kindes mit zum Gebet erhobenen Händen konnte zum Beispiel auf die allzu intensive Betrachtung einer Skulptur des am Ölberg betenden Christus zurückgeführt werden.[37] Hier wurden weniger Furcht und Schrecken als prägende Auslöser gesehen als vielmehr die Intensität und Dauer der Betrachtung. Deshalb vermutete man, daß selbst Bilder religiösen Inhalts verheerende Auswirkungen haben konnten: Die Darstellung des mit einem Fell bekleideten Johannes des Täufers könne das Ungeborene dahingehend prägen, daß eine übersteigerte Behaarung ausgelöst werde,[38] und selbst das Bild des Gekreuzigten könne eine deformierende Wirkung auf das Kind haben.[39]

---

[36] De monstris, Kap. 5. Als unmittelbares Beispiel hierfür führt er die niederländischen Frauen an, die eine Vorliebe für häßliche, nackte Hunde mit eingedrückten Nasen hätten, die nicht ohne Auswirkungen auf die Nachkommen sei. Irenäus beruft sich bei seinen Aussagen über die Einbildungskraft hauptsächlich auf Levin Lemnius, De miraculis occultis naturae, 1559, Buch 4,7.

[37] Borst, Alltagsleben, S. 586 (nach den Melker Annalen).

[38] Goltwurm, Wunderwerck, S. 229^{v}. Goltwurm führt jene Geschichte an, daß dem böhmischen König Karl ein Mädchen vorgeführt worden sei, "welche gantz haerig unnd rauch gewest wie ein wildes Thier/ vnd ist solchs also zugangen/ dann ihr Mutter in der Coneptio gedachte inbruenstiglich an den heiligen Johannem den Taeffer/ wie er inn der Wuesten mit Camels haren und haeten bedecket und bekleidet gewest were". Eben solch ein Bild habe die Mutter in ihrem Schlafzimmer gehabt.

[39] Aussagen, daß auch die Darstellung des Gekreuzigten solch mißgestaltende Folgen haben könnte, veranlaßten im 17. Jahrhundert den Jesuiten Georg Stengel dazu - obgleich er die Macht der Bilder nicht in Abrede stellt -, solche speziellen Fälle anzuzweifeln, besonders wenn sie im Buch 'Commentarius de praecipuis generibus divinationum' des Protestanten Caspar Peucer angeführt würden. Er meint, daß es sich entweder um eine protestantische Lügengeschichte, die zur Zerstörung von Kreuzigungsbildern auffordern wolle, handle, oder - wenn man ihren Wahrheitsgehalt nicht anzweifeln wolle - in diesem Fall die Macht des Versehens nur als göttliche Strafe für den persönlichen Unglauben der betroffenen Frau gesehen werden könne, weil Gott ansonsten die Frömmigkeit der Schwangeren nicht auf diese Weise strafe. Er kommt deshalb zu dem Schluß, daß die Frau wahrscheinlich innerlich das Bild des Gekreuzigten verhöhnt und sich dieses deshalb dermaßen auf dem Kind ausgeprägt habe (De monstris, Paragr. XIII, S. 188).

Als besonders gefährlich wurde es angesehen, Bilder, deren Wirkung nicht einschätzbar war, im Schlafzimmer aufzuhängen: Zum einen wurden die dort aufgehängten Darstellungen mit in den Schlaf genommen und hatten dort angeblich genügend Zeit, mittels der Einbildungskraft den sich bildenden Körper nachhaltig zu beeinflussen, weil das Bewußtsein als Regulativ ausgeschaltet war. Zum anderen wurde gerade während der Empfängnis der weibliche Körper aufgrund der gesteigerten Empfindungen als besonders zugänglich für äußere Eindrücke angesehen.[40] In diesem Zusammenhang hielt Irenäus Darstellungen des schwarzen Hl. Mauritius[41] oder Johannes des Täufers, denen bei der kurzen Betrachtung im täglichen Leben keine derartige Wirkung zugeschrieben wurde, für gefährlich.

Während die unüberlegte Hängung von Bildern, die aufgrund ihrer Thematik die Einbildungskraft zu heftig erregen konnten, eher aus Unwissenheit resultierte, wurde von den 'Experten' auch dafür plädiert, die Bildwirkung - gemäß der griechischen Tradition - im positiven Sinn einzusetzen, indem bewußt schöne Darstellungen im Schlafzimmer aufgehängt werden sollten.

Bekanntester Vertreter dieser 'Nutzbarmachung' der Einbildungskraft war wohl Hippokrates. Nach einer von Hieronymus überlieferten Geschichte rettete er einer Frau das Leben, die wegen Ehebruchs zum Tode verurteilt werden sollte, weil sie ein überaus schönes, niemandem in der Familie ähnelndes Kind gebar, indem er auf die Bebilderung im Schlafzimmer und deren außergewöhnliche Wirkkraft verwies.[42] Diesen positiven Effekt der Einbildungskraft hatte nach einer von Soranus tradierten antiken Erzählung auch ein häßlicher König von Zypern benutzt, um schönere Nachkommen

---

[40] Irenäus, De monstris, Kap. 5. Als Legitimation seiner Ansicht führt er an, daß auch Luther darauf hingewiesen habe, daß die Gefahr solcher Beeinflussung sowohl während der Schwangerschaft als auch während der Empfängnis möglich sei.

[41] Irenäus, De monstris, Kap. 5.

[42] Auch in einer von Plutarch überlieferten Äußerung des Empedokles versuchte letzterer, die Unähnlichkeit von Kindern mit ihren Eltern dadurch zu erklären, daß die Schwangeren während der Schwangerschaft wohl häufig und liebevoll Bildwerke betrachtet hätten (Welsch, HebammenBuch, S. 129; Plutarch, lib. 5, de sent. Philos. c. 11 u.12). Zur antiken Überlieferung der Theorie von der Kraft der Einbildung vgl. Lesky, Zeugungslehren, S. 103ff; Balss, Zeugungslehre, S. 67; Kahn, Versehen, S. 25-31. Diese Funktion der Einbildungskraft führt auch Irenäus (De monstris, Kap. 5) an, der sich hierbei auf della Porta, Magia naturalis (1562), beruft. Della Porta nennt noch weitere Fälle, in denen die Frau aufgrund des abweichenden Aussehens ihres Kindes des Ehebruchs beschuldigt wurde, jedoch durch die Erklärung des Versehens hiervon entlastet werden konnte (Della Porta, Magia naturalis, 19. Kapitel). Auch der Gerichtsmediziner Giovanni Battista Codronchi setzt sich in seinem 1597 erschienenen 'Methodus' mit der Frage auseinander, ob ein dem Vater völlig unähnliches Kind als Beweis für einen Ehebruch gewertet werden könne, und kommt mit Verweis auf die Macht der Einbildungskraft zu einem negativen Resultat (Fischer-Homberger, Krankheit, S. 22).

zu zeugen.[43] An diese Vorstellung knüpft ebenfalls Campanella im 'Sonnenstaat' an, wenn er diese Methode, verknüpft mit der Regulierung der Einbildungskraft durch den Glauben, als "Zuchtmittel" für wohlgestalteten Nachwuchs beschreibt:

> Im Schlafgemach stehen schöne Bildwerke berühmter Männer, die die Frauen anschauen. Darauf richten sie die Blicke durch das Fenster zum Himmel und bitten Gott, er möge ihnen einen tüchtigen Nachkommen schenken.[44]

Welsch geht sogar so weit, zu behaupten, daß die Geschlechtszugehörigkeit durch die Bilder, die im Schlafzimmer hängen, beeinflußt werden könnte.[45] Für diese "Prägung" des Ungeborenen spräche auch Campanellas Hinweis, Bilder von vortrefflichen Männern aufzuhängen.

Aber nicht nur die durch das Auge aufgenommenen und zu den Sinnen geleiteten Bilder konnten nach damaligem Verständnis zu solchen 'Eindrücken' in die Gestalt des Kindes führen, sondern selbst den Bildern, die sich allein in den Gedanken formten, wurden derartige Effekte zugeschrieben. Von diesen 'inneren Bildern' wurde angenommen, daß sie einerseits durch die unkontrollierte Phantasie der Frau, der sich auf diesem Wege Bilder 'eindrückten', andererseits durch ein heftiges Begehren ausgelöst werden konnten, das, wenn es unbefriedigt blieb, nachteilige Auswirkungen auf den Foetus haben könne.

Die unkontrollierte Phantasie konnte nach damaliger Ansicht für die Frau sowohl positive als auch negative Auswirkungen haben: Wenn sie beim Ehebruch aufgrund ihres schlechten Gewissens an ihren Gatten dachte, so konnte es nach Licetus' Auffassung geschehen, daß das dabei empfangene Kind die Gesichtszüge ihres Mannes trug[46] - eine Wirkung, die die Gelehr-

---

[43] Vergius, Erziehungslehre, S. 38. Diese Geschichte wurde schon von Soranus in seiner 'Gynaecia' (I/39) berichtet (Balss, Zeugungslehre, S. 67).

[44] Sonnenstaat, 13.Kap., S. 131. Della Porta ist der Auffassung, daß die Einbildungskraft sowohl bei Menschen als auch Tieren wirke und gezielt angewandt werden könne. So empfiehlt er bei Stuten, die gedeckt werden sollen, bunte Tücher aufzuhängen, um auf diesem Wege gescheckte Fohlen zu erzeugen (Magia naturalis, S. 277ff.).

[45] Welsch, Hebammenbuch, S. 151. Hierbei beruft er sich auf Empedokles und Hippokrates.

[46] "[...]: ac demum ut mulier adultero subdita, viri adventum anxie timens, filios adulterinos marito simillimos procreate solet;[...]" (Licetus, de monstris, S. 210). Bartholinus berichtet in seinen anatomischen Geschichten sogar von dem Fall einer Ehefrau, die so fest in ihrem Traum an ihren abwesenden Ehemann gedacht habe, daß sie von diesem geschwängert worden sei. Diese Möglichkeit sei im Gerichtsgutachten von Montpellier bestätigt worden. Auch 1637 beschäftigte sich das Parlament von Grenoble mit einem solchen Fall und stellte die Glaubwürdigkeit fest. Ein Beschluß, der allerdings den Leipziger Kritiker gerichtsmedizinischer Gutachten Paulus Ammann zu der Vermutung veranlaßte, daß dahinter wohl eher der Parlamentspräsident oder irgendein anderer

ten beängstigte und ihnen bei der Klärung der Frage nach der Legitimität des Nachwuchses nicht wenig Kopfzerbrechen bereitete. Welche entsetzliche Wirkung das konzentrierte Denken an eine Sache haben konnte, wurde von den Medizinern immer wieder am Fall eines Kindes mit Froschkopf dargelegt, das auf die 'humoralpathologische Therapie' eines Arztes zurückgeführt wurde, der einer an Fieber leidenden Frau empfohlen hatte, zu dessen Senkung einen Frosch in der Hand zu halten. Das während dieser 'Therapie' empfangene Kind war laut der Überlieferung dadurch mit einem Froschkopf gezeichnet und fand so Aufnahme in die Monstraliteratur (Abb. 105). Allerdings fügt schon Schenck bei dieser Erzählung relativierend hinzu, daß Belangerius, der dies als typischen Fall für das Versehen anführe, ansonsten ein kluger und verständiger Mann sei.[47]

Schließlich wurde von den Gelehrten davon ausgegangen, daß sich die Prägung des ungeborenen Kindes durch die maternale Imagination nicht nur äußerlich an diesem abzeichnen konnte, sondern auch innerlich, indem der Gemütszustand der Mutter während der Empfängnis Auswirkungen auf den Charakter des Kindes habe.[48]

Der andere Weg, auf dem nach damaliger Theorie die Phantasie Mißbildungen am Kind nach sich ziehen konnte, waren die unbeherrschten, unbefriedigten Gelüste der Mutter. Plädierten die Gelehrten dafür, diese Bedürfnisse, soweit es möglich war, zu erfüllen, so erwies sich die Umsetzung dieses Ratschlages in manchen Fällen als schwierig, z.B. bei kannibalistischen Gelüsten. Die Frau wurde als Opfer ihres Körpers angesehen, der nach bestimmten Substanzen verlangte. In einem Fall, in dem eine Schwangere den Ehemann verspeist und die Reste eingesalzen hatte, führte sie die Befriedigung dieses Verlangens nach der Geburt von gesunden Drillingen in den lebenslagen Kerker, der ihr als mildernde Strafe aufgrund ihres Zustands zuerkannt wurde.[49] In einem anderen Fall[50] hatte der Unwille eines

---

berühmter Mann stecke (Fischer-Homberger, Krankheit, S. 26). 1747 vertritt auch Nicolai, der diesen Fall nochmals anführt, die Ansicht, daß dies unmöglich sei (Gedanken, S. 22).

47 Schenck, Wunder-Buch, S. 9. Den Fall führen u.a. auch Paré, Wundtarzney, 24. Buch, 7. Kap.; Licetus, de monstris, S. 247 und Schott, physica curiosa, Tab. X, Fig. X. an.

48 Horst, Geheimnüsse, S. 795.

49 "Umb diese zeit hat eynn schwanger weib gelüst halber jren eygen man gessen; jm die nacht die gurgel abgeschnitten und die halbe nacht den lincken arm und seitten biß auff den gürtel gessen und dz ander zu essen eingesaltzen, darnach 3 lebendiger kind geborn, ist umb der that willen ewig eingesetzt worden." (Fincel, Wunderbuch, 1533). Vgl. zu Strafen für Mord im 16. Jahrhundert van Dülmen, Theater, S. 190/191.

50 Rueff, Trostbüchlein, 2.Teil, 1588, S. 243. Hier werden noch weitere Geschichten von den unvernünftigen Gelüsten ergänzt. Welsch fügt gleich Rezepte hinzu, die helfen sollen, diesen irregeleiteten Appetit nach Ungenießbarem zu zügeln (HebammenBuch, 22. Kap., S. 235).

Bäckers, der sich nicht ein drittes Mal von einer Schwangeren beißen lassen wollte, den Tod eines der darauf geborenen Drillinge zur Folge. Als einziges Gegenmittel für solche übersteigerten Gelüste galt, diese nochmals hervorzurufen, wenn sie nicht rechtzeitg verworfen worden waren,[51] und sie dann durch Beruhigen abzumildern.[52]

Außer den negativen emotionalen Erregungen wie Zorn,[53] Ekel,[54] Furcht etc., die durch Sehen, Denken und Verlangen ausgelöst wurden, wurde noch häufiger der Schrecken als Quelle angeführt, der zur Stigmatisation des Kindes führen könne. War hiermit einerseits der Blick auf Schreck Auslösendes wie Mäuse und Ratten[55] oder Erschreckendes wie verkrüppelte Bettler gemeint, so konnte der Schrecken auch durch plötzlich auf die Schwangere herunterfallende Gegenstände wie Beeren und Äpfel oder tätliche Angriffe ausgelöst werden. Prominentestes Beispiel für letztgenannten Fall ist wohl die Erzählung über das Zustandekommen der Wormser Zwillinge von 1495: Diese seien dadurch entstanden, daß der mit ihnen schwanger gehenden Frau und einer sich mit ihr Unterhaltenden plötzlich von einem vorbeigehenden Mann die Köpfe zusammengestoßen wurden.[56] Der hierbei entstandene Schrecken und die vollführte Handlung hätten zur speziellen Stigmatisation der Kinder geführt. Das gleiche Prinzip wird an dem durch herabstürzende Früchte verursachten Schrecken deutlich: Nach damaliger Auffassung wird an der Stelle, wo die Frucht auf den Körper der Frau fällt, das Kind gezeichnet, wenn sie nicht geistesgegenwärtig mit der Hand diese Stelle abwischt und sie darauf an eine Stelle führt, an der ein solches Mal nicht auffällt.[57]

Bei der Betrachtung der aufgezählten Gefahrenbereiche wird deutlich, daß das Verhalten der Mutter, die letztendlich als Opfer ihrer Sinne und ihres Körpers verstanden wurde, als ein sehr großer Unsicherheitsfaktor für das ungeborene Kind angesehen wurde, den es nach Möglichkeit auszuschalten galt.

---

[51] Welsch, Hebammenbuch, S. 222.

[52] della Porta, Magia naturalis, S. 276.

[53] Horst führt an, daß die Haut des Ungeborenen rot gefärbt werde, wenn sich die Mutter über die ungewollte Schwangerschaft sehr ärgere, während der Schrecken die Haut bleich werden lasse (Geheimnüsse, S. 508).

[54] Schenck führt die Geburt eines Kindes mit Schafskopf auf den von der Schwangeren empfundenen außerordentlichen Ekel vor Schafsköpfen zurück (Wunder-Buch, S. 13).

[55] Irenäus, De monstris, Kap. 5.

[56] Die unzähligen Stellen, an denen diese Erzählung kolportiert wird, sind gar nicht aufzuzählen: u.a. Zorn, Wormser Chronik, S. 198 (für das Jahr 1491); Irenäus, de monstris, 5. Kap. und 2. Kap. (für das Jahr 1495); Münster, Cosmographie, auf den sich auch Schenck bei der Erwähnung des Falles bezieht. Allerdings ist diesmal eine Frau die Übeltäterin (Wunder-Buch, S. 69).

[57] Irenäus, De monstris, Kap. 5.

6.1.3. Die konkreten Folgen der Lehre von den Gefahren der Einbildungskraft

Die Vorsichtsmaßnahmen zum Schutz des Kindes im Mutterleib hatten zum Teil positive, zum Teil negative Auswirkungen für die betroffenen Frauen. Bestimmte Privilegien in bezug auf Ernährung und Befriedigung außergewöhnlicher Bedürfnisse wurden Schwangeren gewährt, um eine Übersteigerung der Einbildungskraft zu vermeiden.[58] So weist noch Mitte des 17. Jahrhunderts Georg Stengel darauf hin, daß aufgrund der Gefahr der Imagination, deren Ursache in der geheimnisvollen Natur liege, niemand den Schwangeren etwas verweigern möge.[59] Demgegenüber hatte aber schon Rueff einschränkend in seinem 'Trostbuechle' darauf verwiesen, daß man dafür Sorge zu tragen habe, daß die Schwangeren ihren ungesunden Wünschen nicht nachgäben und man ihnen weder alles gewähren noch alles abschlagen dürfe.[60]

In diesen Zusammenhang gehören auch die Aufforderungen Luthers an die Ehemänner, sich nicht tyrannisch und noch weniger grob gegenüber ihren schwangeren Ehefrauen zu verhalten, um dadurch nicht zu potentiellen Mutter- und Kindermördern zu werden. Vielmehr solle man mit Schwangeren keine Scherze treiben und sich bemühen, sie vor den unzähligen Gefahren zu bewahren.[61] Die Sorge um die Auswirkungen der weiblichen Einbildungskraft veranlaßte Paré dann auch zu der Forderung, daß der Beischlaf nicht gegen den Willen der Frau vollzogen werden dürfe.[62]

Darüber hinaus konnte das Argument, hier habe die Einbildungskraft gewirkt, auch angewandt werden, um von einer begangenen Straftat abzulenken. Wie es von verschiedenen Gerichtsurteilen überliefert ist, berief man sich auf die Einbildungskraft, wenn die Folgen von Seitensprüngen oder eine uneheliche Schwangerschaft verdeckt werden sollten. So bemühte auch die Gerichtsmedizin des 17. Jahrhunderts, die in der "Praxis grundsätzlich familienfreundlich und an der Aufdeckung weiblicher Seitensprünge nicht allzu interessiert"[63] war, häufig diese Erklärung. Während im 17. Jahrhundert nur erste Zweifel an der Imaginationslehre geäußert werden, häufen sich bei den Autoren des 18. Jahrhunderts skeptische Bemerkungen zu

[58] Kahn verweist auf besondere Privilegien wie Fischen und Jagen, die den Schwangeren in den Weistümern zuerkannt werden (Versehen, S. 32).

[59] "Fieri imaginatione, nemo negat; quo modo imaginatio vim hanc exserere possit, nemo explicat satis." (de monstris, S. 184, zu den Schwangerenprivilegien vgl. auch Shorter, Körper).

[60] S. LXXXIv.

[61] Zit bei Irenäus, De monstris, 5. Kap.

[62] Wundartzney, S. 961ff.

[63] Fischer-Homberger, Medizin, S.254ff. sowie Fischer-Homberger, Krankheit, S. 22.

dieser Funktion der Einbildungskraft.[64] 1775 meint Johann Friedrich Blumenbach in seiner Arbeit über menschliche Rassen, daß der Rückgriff auf die Imaginationslehre bei abweichenden Kindern wohl eher eine schlechte Ausrede gewesen sei.[65] Auch Christian Rickmann teilt diese Einschätzung, verweist aber 1770 in seiner Abhandlung 'Von der Unwahrheit des Versehens und der Hervorbringung der Muttermahle durch die Einbildungskraft' auf die positive, entlastende Funktion, die die angebliche Macht der Einbildungskraft für eine Ehe haben könne, da der Mann damit die Ähnlichkeit seines Kindes mit dem Freund habe erklären können.[66] 1830 stellt Herholdt die Frage, ob es denn die Aufgabe des Arztes sein solle, die Frauen mit einem solch unzuverlässigen Argument wie der Macht der Einbildungskraft nach Hippokrates' Vorbild zu verteidigen, und lehnt es ab, zum Komplizen ehebrecherischer Frauen zu werden.[67] Er weist auch auf eine weitere entlastende Funktion hin, die die Einbildungskraft als Erklärung von mißgebildeten Geburten hatte: Er vermutet, daß in früheren Zeiten sonst womöglich andere Rückschlüsse auf ihr Entstehen wie z.B. der Verdacht auf Sodomie gezogen worden wären, die zu einer Bestrafung der Frau geführt hätten.[68]

Ebenso bestand mit dieser Theorie auch für die Hebammen die Möglichkeit, Abtreibungen sowie Kindstötungen oder mißglückte Geburten zu vertuschen, indem sie nach außen hin als Folge der Einbildungskraft erklärt wurden.

Aber auch Männer wurden durch die Imaginationstheorie von Straftaten entlastet. So wurde die Totgeburt, die die Ehefrau von Georg Pfannenmüller 1675 erlitt, nachdem sie zwei Monate vorher schwer geschlagen worden

---

[64] Z.B. bei Huarte, Prüfung. Vgl. hierzu auch Fischer-Homberger (Medizin, S. 258/59) die besonders auf Paulus Zacchias, Quaestiones (Amstelaedam, ^{3}1651, S. 113-127/S. 475) eingeht. In seinen 'Leidenschaften der Seele', 1649, führt Descartes eine reduzierte Form der Macht der Einbildungskraft an, indem er Aversionen gegen bestimmte Dinge durch pränatale Prägung zu erklären sucht: "So zum Beispiel ist es leicht aufzufinden, wie alle die ungewöhnlichen Aversionen, die einige etwa hindern, Rosenduft ertragen zu können, oder die Gegenwart einer Katze [...], nur daher kommen, daß sie zu Beginn ihres Lebens durch dergleichen Dinge verletzt worden sind oder selbst, daß sie das Gefühl ihrer Mutter miterlitten hatten, als sie schwanger war und derartig verletzt wurde. Denn mit Sicherheit gibt es solche Verbindungen zwischen allen den Erregungen der Mutter und denen des Kindes in ihrem Bauch, daß dasjenige, was dem einen zuwider ist, auch dem anderen schadet." (Art. 136, S. 205).

[65] Fischer-Homberger, Krankheit, S. 26-28.

[66] Unwahrheit, S. 55.

[67] S. 112.

[68] S. 100ff. Für Welsch, der nach aristotelischem Vorbild die Möglichkeit, daß durch Sodomie Nachkommen gezeugt werden können, ablehnt, besteht in der Imaginationslehre die einzige Möglichkeit für die Erklärung des Entstehens von Mensch-Tier-Mischwesen wie dem Satyr (HebammenBuch, S. 518).

war, von der ein Gutachten erstellenden Medizinischen Fakultät der Universität Gießen nicht auf die erlittenen Schläge zurückgeführt, sondern auf die Phantasie der Schwangeren.[69]

Neben den zum Schutz des Kindes gewährten Privilegien wurden der Frau jedoch bei weitem mehr Einschränkungen auferlegt. Diese mußte sie beachten, sofern sie sich nicht dem Vorwurf aussetzen wollte, durch Nachlässigkeit in ihrem Verhalten eine Mitschuld an der Mißgestaltung des Kindes zu tragen. Diese Beschränkungen prägten bei einem Großteil der Frauen, die im 16. Jahrhundert durchschnittlich vier bis fünf Schwangerschaften hatten, deren Zahl jedoch bei frühem Tod der Kinder - was aufgrund der hohen Kindersterblichkeit häufig der Fall war - auch auf neun und mehr Geburten erhöht wurde, viele ihrer Lebensjahre.[70] Dennoch herrschte auch Skepsis bei den Frauen gegenüber den so zahlreich ausgemalten Gefahren für die Schwangeren. Dies wird an einem Bericht von Welsch deutlich, den er zwar mit der Absicht erzählt, jeglichen Zweifel an der Macht der Einbildungskraft auszuräumen, der aber auch als Beispiel für die Verbreitung und den Widerstand gegen diese Theorie zu lesen ist. Welsch läßt eine Geschichte aus seiner Studienzeit einfließen, als er mit der Warnung vor der Wirkung der Einbildungskraft bei drei Schwangeren große Heiterkeit hervorgerufen habe, wobei sich die eine an die Nase gefaßt, die andere das Gesicht gerieben habe und beide gemeint hätten, daß man nun sehen werde, ob seine Philosophen die rechten Propheten seien. Zu seinem Bedauern war nur eines der darauf geborenen drei Kinder gezeichnet, was er auf die größere Einbildungskraft dieser Frau zurückführte.[71]

Daß diese Gedanken, die von den gelehrten Herren so massiv vertreten wurden, dennoch nicht ohne Wirkung auf die Frauen blieben - zumal sie einerseits an sympathetische Vorstellungen von der gegenseitigen Einflußnahme der äußeren und inneren Dinge, wie sie im Hexenglauben zum Tragen kamen, anknüpfen konnten und andererseits im angstbesetzten Zustand der Schwangerschaft einen geeigneten Nährboden für alle Arten von rituellen Schutzmaßnahmen[72] vorfanden - kann daran ermessen werden, daß ein Großteil der Vorstellungen noch Anfang des 20. Jahrhunderts lebendig war.[73]

---

[69] Fischer-Homberger, Medizin, S. 279.

[70] Imhof, Jahre, S. 44/46.

[71] HebammenBuch, S. 218.

[72] Vgl. zu rituellen Schutzmaßnahmen Loux, Kind.

[73] Dies wird zum einen an dem Artikel 'Versehen' in Hanns Bächtold-Stäublis 'Handwörterbuch des Aberglaubens' (Bd. VII) deutlich, zum anderen an den Untersuchungen von Kahn und Loux sowie an der Äußerung Schwalbes. Schwalbe erwähnt die noch zu seiner Zeit (1905) verbreitete Ansicht vom Versehen. Er räumt zwar ein, daß es bei

6.1.4. Der Verstand, die Einbildungskraft und die weibliche Pathologie

Sowohl die besonderen Privilegien als auch die Repressionen beruhten auf der Ansicht, daß sich Physis und Psyche der Frau von der des Mannes grundlegend unterscheiden. Im folgenden soll dargestellt werden, worauf sich diese Auffassung berief, die als Grundlage umfangreicher Kontrollbestrebungen diente.

> Denn dieweil das weibliche Geschlecht/ welchem leicht etwas in Sinn kommen kan/ das der Frucht angeboren/ offt dergleichen gedencket/ und geduppelt ihr eingebildet/ weil sie die Buerde traegt/ und mit dem Werck zubilden die Frucht an allen Gliedern umbgehet/ so geschichts/ daß sie als dann auß dem Zufluß der uebrigen Materien/ in denen Gliedern daran sie gedacht/ geduppelte und unnoetige Glieder machet und bildet [...].[74]

Wenn der Arzt Jacob Horst in seinen 'Geheimnüsse' feststellt,[75] daß den Frauen leicht etwas in den Sinn komme, von dem sie sich in der Folge nicht mehr befreien könnten, so daß es ihre Sinne dermaßen in Beschlag nehme, daß die Frucht geschädigt werde, so setzt er voraus, daß Frauen zur selbstdisziplinierenden Kontrolle ihrer Sinne nicht fähig seien.

Worauf basierte diese Ansicht von den besonderen Bedingungen bei Frauen, die angeblich dazu führten, daß sie ihre Nachkommen durch die Einwirkungen ihres eigenen Körpers schädigten? Am Beispiel von Gianfrancesco Pico della Mirandolas Auseinandersetzung mit der Vorstellungskraft und seiner Empfehlung, wie diese zu beherrschen sei, soll gezeigt

---

sensiblen Naturen infolge heftiger Gemütserregungen zum Abort oder zu einer Frühgeburt kommen könne, doch sieht er hierin die äußerste Form der Einwirkung eines seelischen Zustandes und verweist darauf, daß niemals durch eine bestimmte Erregung eine bestimmte Mißbildung erzeugt worden sei (Mißbildungslehre, S. 177).

74 Horst, Geheimnüsse, S. 637.

75 Bei Horsts 'Geheimnüsse' handelt es sich um eine erweiterte Übersetzung von Levin Lemnius' 'Occulta naturae miracula' aus der Mitte des 16. Jahrhunderts. Jacob Horst (1.5.1537 Torgau - 21.5.1600 Helmstedt): Studium in Frankfurt/Oder, das er 1556 abschloß. 1562 promovierte er in Medizin. In den darauffolgenden Jahren arbeitete er als Stadtphysikus in Sagan, Schweidnitz und Iglau (Mähren). 1580 wurde er von den niederösterreichischen Landständen als 'Medicus ordinarius' berufen. 1584 erhielt er einen Ruf als Professor auf den Lehrstuhl für Medizin an die neu eingerichtete Universität Helmstedt. Neben seiner freien Übersetzung von Levin Lemnius' 'Occulta naturae miracula', die 'Wunderbarlichen Geheimnüsse der Natur', die diverse Male verlegt wurden, verfaßte er verschiedene medizinische Bücher, z.B. über die Wirkung des 'Sauer-Brunnens' in Schwalbach sowie über das Nachtwandeln. Er publizierte aber auch die 'Preccationes medicorum pias' (1585), eine Sammlung von ärztlichen Gebeten, die die Wirkung der verordneten Arzneimittel fördern sollten. Aus demselben Zusammenhang heraus publizierte er eine Abhandlung über den goldenen Zahn, der einem Jungen in Schlesien gewachsen sei und legte ihn als Zeichen des Untergangs Thüringens aus (De aureo Dente maxillari pueri Silesii). (Jöcher, Bd. 2, Sp. 1717).

werden, aufgrund welcher physiologischer Zusammenhänge im 16. Jahrhundert davon ausgegangen wurde, daß die Frau nicht 'Herr' ihrer Einbildungskraft sein könne.

Bereits 1505 hatte sich Gianfrancesco Pico della Mirandola in 'De imaginatione' mit den psychologischen Auswirkungen, die die mangelhafte Kontrolle der Einbildung hervorrufe, beschäftigt. Diese erste gedruckte Monographie zum Thema vernachlässigte viele Probleme und Aspekte wie die Fragen nach dem Sitz der Einbildung bzw. Vorstellung und ihrer Einteilung, die in mittelalterlichen Schriften wichtig waren,[76] und bezog sich wieder mehr auf die Aussagen antiker Autoren zur Vorstellungskraft.[77]

Für Pico nimmt die Vorstellung - gemäß der Einteilung in Aristoteles' 'De anima'[78] - eine Mittlerfunktion zwischen den Sinnen, die er niedriger, und dem Intellekt, den er höher wertet, ein, da sie einerseits mit den Sinnen verbunden sei, andererseits ihre Bilder Grundlage für die Arbeit des Verstandes seien, der jedoch einen höheren Abstraktionsgrad als die Vorstellung erlange.[79] Diese Bilder lassen sich, wie es auch bei der Beschreibung der Einbildungskraft der Schwangeren deutlich wurde, nach Pico in zwei Gruppen einteilen: Einerseits wird die Vorstellungskraft durch Gegenstände, die durch die Sinne wahrgenommen werden, dazu veranlaßt, in der "unkörperlichen, geistigen Natur ein ihm (dem Gegenstand, d.A.) Ähnliches und Abbild seiner selbst" zu schaffen,[80] andererseits bedürfe sie aber nicht unbedingt eines sinnlich erfahrbaren Objektes, sondern könne auch Dinge bilden, die in der Natur so nicht vorhanden seien.[81] Demgemäß definiert Pico

> [...], daß die Vorstellung jene Bewegung der Seele ist, die der Akt der Wahrnehmung verursacht, daß sie das Vermögen der Seele ist, das Formen aus sich selbst hervorbringt, daß sie eine Fähigkeit ist, die mit allen Vermögen in Beziehung steht, daß sie alle Ähnlichkeiten der Dinge gestaltet und die Eindrücke der anderen Vermögen in andere verwandelt, daß sie eine Fähigkeit ist, sich alles übrige zu assimilieren.[82]

---

[76] Was die Vorstellung genau ist, wird nicht geklärt. Für ihn ist ihre Vermittlungsposition wichtig, weshalb er die Frage, inwiefern sich die Vorstellung vom Gedächtnis und der Urteils- und Denkfähigkeit unterscheidet oder ob es nur eine Fähigkeit gibt, die sich den jeweiligen Bedürfnissen anpaßt, außer acht läßt (Pico, De imaginatione, S. 59. Vgl. Park, Picos, S. 36).

[77] Park, Picos, S. 16.

[78] Park, Picos, S. 17 (De anima, Buch 3, Kap. 3 /427b 27ff.).

[79] De imaginatione, S. 53/55/57.

[80] Pico, De imaginatione, S. 51. Hierbei verweist er auf Platon (Philebus 39d), der die Vorstellung deshalb auch als Malerei bezeichnet habe (vgl. Park, Picos, S. 51).

[81] Pico, De imaginatione, S. 57. Dies entspricht auch der aristotelischen Einteilung der 'phantasia' in 'De anima' III,3 (vgl. Park, Picos, S. 17/18).

[82] De imaginatione, S. 57.

Doch widmet Pico seine Schrift nicht der Einbildungskraft, weil er sie als besonders positives menschliches Vermögen schätzt. Für ihn überwiegen die Gefahren, die sie mit sich bringe, da sie das Handeln beeinflusse, indem die von den Sinnen aufgenommenen Bilder lange in der Vorstellung blieben und ständigen Sinneswahrnehmungen ähnlich seien.[83] Im Gegensatz zu den Sinnen, die, sofern die Sinnesorgane in Ordnung seien, wahre Informationen lieferten, sei die Vorstellung nichtig und unstet und gegenüber dem Verstand/Intellekt ein grobes Instrument,[84] das nicht unbedingt fähig sei, richtig zu urteilen, wenn ihr dieser nicht zu Hilfe komme. Nur wenn die Vorstellung vom Verstand kontrolliert wird, kann nach Picos Auffassung der Mensch dieser Quelle der sittlichen Verworfenheit etwas entgegensetzen und glücklich werden:

> Wer dagegen den Einflüsterungen fehlgeleiteter Sinne und trügerischer Vorstellungen folgt, verliert seine Würde und sinkt auf die Stufe des Tieres herab.[85]

Aus diesem Grund führt er alles negative Handeln, wozu für ihn falsche Verhaltensweisen wie Ehrgeiz, Grausamkeit, Wut, Habsucht oder Zügellosigkeit gehören,[86] das aber auch bis zur Häresie führen könne,[87] auf eine irregeleitete Vorstellung zurück:

> So kommt es, daß dem Intellekt die Wahrheit, die doch ihrem Wesen nach einheitlich, rein und unvermischt ist, auf Grund verschiedener und gegensätzlicher Phantasiebilder als vielfältig, unvollkommen und vermischt vermittelt wird.[88]

Die Tatsache, daß die Vorstellungen so verschieden seien, liegt seiner Ansicht nach - abgesehen von "Gott, der Ursache aller Dinge" - an den Temperamenten des Körpers, d.h. dem Säftehaushalt, an der Art der Wahrnehmung von Gegenständen durch die Sinne, am individuellen Urteilsvermögen und letztendlich dem Einfluß der guten und schlechten Engel.[89] Während die erste Ursache als Fall der Humoralpathologie von außen behandelt werden könne,[90] müßten die übrigen dadurch korrigiert werden,

---

[83] De imaginatione, S. 65.
[84] De imaginatione, S. 53. Diese Tatsache bildet den Auslöser für seine Untersuchung.
[85] De imaginatione, S. 65.
[86] De imaginatione, S. 67.
[87] De imaginatione, S. 69.
[88] De imaginatione, S. 71.
[89] De imaginatione, S. 71.
[90] De imaginatione, S. 77, IX. Kapitel: "Die von der körperlichen Disposition verursachten Krankheiten und Fehler der Phantasie resultieren aus einem Zuviel an Trockenheit, Feuchtigkeit, Wärme oder Kälte ihres Organs, aus jedem von ihnen einzeln oder aus mehreren gemeinsam. Aus ihnen entspringt gleichsam wie aus Samenkörnern alle Täuschung der Vorstellung."

daß die Vorstellung durch den Willen in die richtige Richtung gelenkt werde.[91]

Deshalb ist nach Picos Meinung eine um so sicherere Beherrschung der Vorstellung möglich, je weniger sich der Mensch von den Sinnen und der Vorstellung verführen läßt und desto mehr er fähig ist, sich im Geiste von dieser zu entfernen, indem er der 'ratio' folgt.[92] Jedoch solle der Mensch nicht bei der Ratio (dem diskursiven Verstand) stehenbleiben, sondern noch sicherer sei es, die Bilder der Vorstellung von der nächsthöheren Stufe, dem Intellekt (der kontemplativen Vernunft) als "der reinsten und höchsten aller Kräfte der Seele" prüfen zu lassen.[93]

Picos Anliegen war es, dazu aufzufordern, durch den Verstand und den Intellekt Mittel zu fördern, die als Kontrollinstanzen der Einbildungskraft dienen konnten.[94] Konnte mit dem Intellekt die Einbildungskraft gezügelt werden, so bedeutete das, daß die Frau - bei der die Wirkung der Einbildungskraft angeblich so fürchterliche Folgen haben konnte - anscheinend als unfähig angesehen wurde, ihre Vorstellungen mittels des Intellekts zu steuern.

Als Grundlage hierfür wurde ihre humoralpathologische Beschaffenheit angesehen. Hatte Pico - der offensichtlich nur vom Mann sprach - bei solch einer naturkundlichen Grundlage für eine unkontrollierbare Vorstellungskraft

---

91 Hierbei verweist er auf Aristoteles' Nikomachische Ethik (1114 a 31ff.; De imaginatione, S. 75).

92 De imaginatione, Kap. X, S. 81ff. Ein Beispiel für die Macht der Vorstellung ist für ihn die Angst vor dem Tod, die imstande sei, sich die Umstände des Sterbens vorzustellen. Mit der Ratio betrachtet, sei diese jedoch unsinnig, da durch den Tod die Seele befreit werde. Die Empfehlung, sich durch die Ratio vor einer allzu übermächtigen Phantasie zu schützen, findet sich im "Enchiridium" des Stoikers Epictet, der gerade zur Zeit Picos von Polizian aus dem Griechischen übersetzt worden war (vgl. dazu auch Park, Picos, S. 37).

93 De imaginatione, S. 97: "[...]: daß wir unsere Phantasie um so sicherer und mächtiger beherrschen, je weniger wir uns von ihr entfernen und nicht bei der Ratio, die dem Menschen zu eigen ist, stehen bleiben, sondern zum Intellekt fortschreiten, mit dessen Hilfe wir den Engeln, d.h. jenen reinsten Geistern, die Gott beständig dienen, ähnlich werden, soweit es die Schwäche unseres Fleisches zuläßt." Mit dieser Einteilung der Seele in Sinne, Vorstellung, Verstand (Ratio) und Vernunft (Intellekt) folgt er dem von den florentinischen Neuplatonikern übernommenen Modell Boethius' von der Einteilung der Seelenkräfte (Sinnlichkeit, Vorstellung, Verstand, Vernunft, Intelligenz. De spiritu et anima, 11/PL 40, 1150A; vgl. Park, Picos, S. 24/34/35). Als den besten Leitfaden, um sich vor dem Übergewicht der Vorstellung, das Pico dem Einfluß der bösen Engel zuschreibt, zu schützen, preist er schließlich den christlichen Glauben (De imaginatione, Kap. XII, S. 99ff.).

94 Nach Picos Ansicht wird der Mensch glücklich, wenn er die Vorstellung durch die Ratio kontrolliert, während er sonst der Verdammnis anheimfällt (De imaginatione, S. 65).

die Konsultation eines Arztes empfohlen,[95] so wurde im 16. Jahrhundert bei der Frau von einer grundsätzlich pathologischen Säftekonstellation ausgegangen.

Nach der Humoralpathologie, wie sie in den hippokratischen Schriften formuliert und von Aristoteles und Galen übernommen wurde,[96] war die Frau von größerer Feuchtigkeit und Kälte als der Mann. Als Indiz hierfür wurde die Menstruation gesehen, die Aristoteles in Auseinandersetzung mit gegenteiligen antiken Theorien in seiner 'De generatione animalium' als Beweis dafür anführt, daß die Frau aufgrund ihrer größeren Kälte nicht zur letzten Auskochung des Blutes, die den Samen ergeben hätte, fähig sei.[97] Hierbei handelte es sich um die Grundlage, auf der seine Theorie der Minderwertigkeit der weiblichen Form gegenüber der männlichen fußte.[98]

Die Annahme dieser physischen Minderwertigkeit bildete auch die Grundlage für die von der Kirche vertretene Auffassung der Reduktion des weiblichen Geistes,[99] die ebenfalls in die Argumentation der Hexenankläger einging. Jean Bodin z.B. erklärt in seiner Hexenschrift 'Vom Außgelasnen Wuetigen Teüffelsheer' die vermeintliche Tatsache, daß die Frau leichter Opfer ihrer Begierden werde, einerseits humoralpathologisch durch das größere Ausmaß ihrer inneren Eingeweide, andererseits durch die kleinere Größe ihres Hirns, was einen kleineren Verstand und weniger Weisheit nach

---

[95] De imaginatione, S. 77.

[96] Vgl. Schöner, Viererschema, S. 23, 31, 45, 51, 70, 91. Hippokrates vertritt die Theorie von der Humoralpathologie in den Schriften 'Die gesunde Lebensordnung' (VI 82), 'Die Diät'(I 34), 'Die Leiden' (II 70) und 'Die Heilige Krankheit'.

[97] De generatione animalium, IV. Buch, Kap. 1, 765b (Ausgabe Gohlke, S. 175).

[98] De generatione animalium, IV. Buch, Kap. 1, 766a:"Weil also das Männlichsein eine Quellkraft ist und in einer Fähigkeit besteht, während Weiblichsein ein Unvermögen ist, wobei Fähigkeit und Unfähigkeit so gemeint sind, daß das eine die letzte Nahrungsstufe zur Reife bringen kann, das andere nicht,[...]" (Ausgabe Gohlke, S. 177); IV. Buch, Kap. 6, 775a:"Denn Weibchen sind ihrem Wesen nach schwächer und kälter, und man muß ja Weiblichkeit als einen natürlichen Mangelzustand ansehen:[...]" (Ausgabe Gohlke, S. 205).

[99] Zum Beispiel stellt 1489 Gottschalk Hollen, Prof. der Theologie in seinem 'Preceptorium novum' fest, daß der Mann über die Frau dreifach erhaben sei: "[...] erstens steht der Mann Gott näher als die Frau, zweitens ist er stärker als die Frau, drittens hat er mehr Wissen und Verstand als die Frau." Als Erklärung hierfür führt er ihre schwächliche Physis an: "Fleischliche Begierde ist die der Frau eigentümliche Eigenschaft; die Ursache davon liegt in ihrer schwächlichen Körperbeschaffenheit. Die Frau kann nämlich nicht so leicht wie der Mann diese Leidenschaften besiegen." (zit. nach von Hoensbroech, Papsttum, 1906, 2. Teil, S. 163. Vgl. hierzu auch Bochnik, Diener, S. 69). Von dieser Vorstellung ausgehend, bemerkt Kepler ganz selbstverständlich, daß es natürlich sei, daß eine Frau auf wissenschaftlichem, also verstandesgelenktem Gebiet, nichts erreiche (Weltharmonik, IV. Buch, 7. Kap., S. 269).

sich ziehe.[100] Daß die Macht der Imagination aufgrund der besonderen Beschaffenheit der weiblichen Physis im Zusammenhang mit der teuflischen Einflußnahme gesehen wurde, macht Paracelsus in seinen Äußerungen über die Imagination in seinem 'Liber primus de generationibus rerum naturalium' deutlich. Zwar verteidigt er jene Frauen, die tierähnliche Monstra gebären, mit dem Hinweis auf die Macht der Einbildungskraft bei Schwangeren vor dem Vorwurf der Sodomie, der bei solchen Geburten schnell erhoben wurde.[101] Doch bleibt er der negativen Einschätzung der Frau verhaftet, wenn er die Imagination als verwerfliche, typisch weibliche Eigenschaft sieht, die die Einflußnahme des Teufels auf die Frau und ihr Kind erst ermögliche:

> [...], also zeichnet auch der teufel seine kinder durch der muter imagination, die sie aus böser lust, bösen begirden und bösen gedanken in der empfengnus hat.[102]

Demgegenüber führte ebenfalls im 16. Jahrhundert der Arzt Johann Weyer die sich negativ auswirkende humoralpathologische Abhängigkeit von Physis und Psyche bei der Frau - nun allerdings als Strafmilderungsgrund - an. Er warf dem weiblichen Geschlecht seine Leichtgläubigkeit und unkontrollierbaren Begierden, die es vermeintlich für die Hexerei besonders empfänglich machten,[103] nicht mehr als selbstverschuldet vor, sondern sah die der Hexerei angeklagten Frauen als Opfer ihrer Physis. Die aus der übergroßen Feuchtigkeit resultierende Melancholie der betroffenen Frauen hielt er für die Grundlage der Halluzinationen, aufgrund derer die Hexen von sich behaupten würden, mit dem Teufel in Kontakt zu stehen.[104] Aufgrund ihrer Physis wurden die Frauen somit als unfähig angesehen, den Verstand kontrollierend einzusetzen, um sich vor Halluzinationen zu schützen.

Mit diesen vermeintlich physiologischen Gegebenheiten konnte selbst das Phänomen der sich außen abzeichnenden Wirkung der Einbildungskraft erklärt werden. Gemäß der Humoralpathologie diente als Regulativ für die überschüssige Feuchtigkeit der "Monatsfluß". Stockungen desselben wurden als Ursache für Erkrankungen wie Frösteln, Fieber, Rückenschmerzen angesehen, die schließlich entweder das Hervorbrechen des Blutes an ande-

---

[100] "[...] vnnd darumb haben sie auch mehr Hirns/ Verstands vnnd Weißheit dann die Weibsbilder." (Bodin/Fischart, Teüffelsheer, S. 265/266).

[101] Dies wird auch an dem Flugblatt zum fischschuppigen Kind von 1688 deutlich, in dem bemerkt wird: "Die Mutter dieser wunderlichen Frucht/ förchtende/ daß auff selbige eines sträfflichen Fürwitz billicher Argwohn möchte geworffen werden/ hat solche biß anhero vor des Lands Erkänntnuß in einen stillen Arrest verborgen gehalten."(Abb. 103).

[102] Sämmtliche Werke, Abt. 1, Bd. 11, S. 314-16 (Zitat S. 316).

[103] Hexenhammer, 1. Teil, 6. Kap., S. 92ff.

[104] De Praestigiis, Buch 3, Kap. 5-10.

ren Stellen oder die Sammlung im Innern des Körpers bewirkten, was zu Geschwüren und Eiterungen oder Schwindsucht und Tod führe.[105] Wurde bei der Schwangerschaft ebenfalls der Säftehaushalt der Frau aus dem Gleichgewicht geworfen, da zur Ernährung des Kindes das Blut im Körper verblieb, so mußte dies wiederum Auswirkungen auf die physische Befindlichkeit der Frau haben, der es dadurch noch schwerer fallen mußte, sich vor der Kraft der Sinne zu schützen.

Einerseits wurde die Ansammlung der Feuchtigkeit und des Blutes als Ursache für die sonderbaren Bedürfnisse der Schwangeren gesehen, wenn z.B. Irenäus angibt, daß ein unersättliches Verlangen besonders bei Mädchengeburten auftrete, d.h., wenn die feuchte und kalte Natur des Ungeborenen noch hinzukomme, oder bei Frauentypen, die von besonders feuchter und kalter Natur seien wie die niederländischen Frauen.[106] Auch Rueff will die unnatürlichen Gelüste allein auf die überschüssige Feuchtigkeit zurückführen: Da das Ausbleiben der Menstruation oder ein Überschuß des noch nicht für die Ernährung des Kindes angesammelten Blutes den Magen mit überschüssiger Feuchtigkeit belaste, reagiere dieser dann mit solch unvernünftigen Gelüsten.[107] Gemäß diesen Vorstellungen schien es den Gelehrten dann auch einleuchtend, daß Frauen, die Drillinge austrugen - wie oben angeführt - aufgrund dieser ungewöhnlichen physischen Anstrengung des Körpers gar zu kannibalistischen Begierden getrieben würden.

Andererseits sei das Blut per se Träger der Empfindungen, wie es der Arzt Gottfried Welsch, sich auf den arabischen Arzt und Aristotelesrezipienten Avicenna berufend, in seinem 'Kinder- Mutter- oder Hebammenbuch' darstellt,[108] wenn er davon spricht, daß die "spiritus animalibus", die "Hirn-

---

[105] Fischer-Homberger, Krankheit, S. 34. Diese Ängste führten auch zu entsprechenden frühzeitigen 'Reinigungen' des Körpers bei Ausbleiben der Menstruation. Diese 'Reinigungen' waren noch im 18. Jahrhundert eine häufig angewandte Möglichkeit, durch abortative Mittel unliebsame Schwangerschaften rechtzeitig zu unterbrechen (Duden, Geschichte, S. 247). Wie langlebig diese Vorstellungen waren und daß sie nicht nur bei der Ärzteschaft, sondern auch bei den Frauen anzutreffen waren, die ihr Inneres als einen regelmäßig anschwellenden und abschwellenden Blutfluß empfanden, hat jüngst Barbara Duden in ihrer Untersuchung über den Arzt Storch und seine Patientinnen in Eisenach Anfang des 18. Jahrhunderts nachgewiesen (vgl. Duden, Geschichte). Diese Vorstellungen wurden durch den Animismus des Georg Ernst Stahl (1660-1734) und den damit verwandten 'Vitalismus' im 18. Jahrhundert nochmals stark belebt (Fischer-Homberger, Krankheit, S. 25). Zur Schwierigkeit des genauen Schwangerschaftsnachweises und der damit verbundenen Schwierigkeit der Verfolgung von Abbrüchen vgl. Jerouschek, Lebensschutz.

[106] Irenäus, De monstris, Kap. 5.

[107] Rueff, Trostbuechle, 1588, S. 242/244.

[108] Welsch, HebammenBuch, S. 215 [Avicenna (Husain Ibu Abd Allah), De animalibus, lib. 5, in: Opera, Venetiis 1508]. Auch Stengel beruft sich auf dieses Buch Avicennas, wenn er die Geschichte erwähnt, daß aus den Eiern eines Huhns, das während des

geister", durch die Einbildung angeregt würden und das Bild formierten, das dann im Blut geprägt werde. Auch Jacob Horst verweist darauf:

> Denn die Einbildung ist so starck/ daß/ so bald ein Weib Augen und Gedancken auff ein Glied hefftig wirfft/ die gantze Krafft der naturlichen Bildung auff diß Glied gewant wird/ alles Gebluet und Feuchtigkeit mit hauffen dahin zufleußt/ und dadurch ungewoehnliche Gestalt/ gedoppelt Glieder und angehaengte Gewaechs geboren werden.[109]

Das in Unruhe versetzte Blut sorgte nach damaliger Auffassung auch für die Herstellung von Malen. Welsch erklärt das Mal, das durch die im Schrekken an den Körper geführte Hand der Schwangeren an derselben Stelle am Kind ein ebensolches verursache, mit den in Aufruhr gesetzten 'spirites', die - durch den Druck geführt - sich an den entsprechenden Ort beim Kind begäben und durch ihre Ansammlung dort ein Mal entsprechend der Erscheinung des Gegenstandes verursachten, der den Geist der Mutter so bewegt habe.[110]

Da die Frau aufgrund ihrer von den Gelehrten festgeschriebenen vermeintlichen unvollkommenen Physis keine ausreichende Kontrollinstanz zur Beherrschung der Einbildungskraft, die Pico im Verstand sah, hatte, konnte die Wirkung der Einbildungskraft angeblich solche Ausmaße haben.[111]
So stellt Irenäus fest:

> Denn wo sie also mit jnen umbgehen und sie ansehen/ ergreiffen die Weiber/ die ohne das schwacher Natur sind/ durch Gedancken un Nachsinnen/ weiß nicht was für seltzame Muster/ dadurch sie hernachmals solche unliebliche und unhuebsche Gesicht und Gestalt/ der armen Frucht anhengen.[112]

Brütens durch den Anblick eines Falken erschreckt worden sei, Küken mit Falkenköpfen geschlüpft seien (de monstris, S. 178).

109 Horst, Geheimnüsse, S. 638.

110 HebammenBuch, S. 216.

111 So stützt sich der die Imaginationstheorie ablehnende Huarte auf die Humoralpathologie, um die günstigste Paarverbindung zur Zeugung eines Genies herauszubekommen. Er kommt zu dem Ergebnis, daß in dieser Hinsicht vom weiblichen Teil nicht viel zu erwarten sei: "Wenn aber eine Weibsperson in ihrer natürlichen Beschaffenheit bleibt, so sind alle Theile der Gelehrsamkeit und Weisheit ihrem Genie ganz und gar zuwider." (Prüfung, S. 450/51). Aus physiologischen Zusammenhängen leitete Aristoteles auch die Herrschaft des Mannes ab: So wie die Seele den Körper beherrsche, sollen Verstand und Entschlußkraft, die Charakteristika des Mannes, die bei den Frauen überwiegenden sinnlichen Gelüste zügeln (vgl. Merchant, Tod, S. 24).
Demnach wurde in der im 18. Jahrhundert formulierten Theorie von den Geschlechtscharakteren nur endgültig formuliert, was in den Jahrhunderten davor in Einzeltheorien geprägt worden war.

112 De monstris, Kap. 5.

6.1.5. Die Disziplinierung der Sinne durch äußere Kontrolle

Aus diesen angenommenen physischen und psychischen Defekten der Frau resultierte einerseits die Aufforderung an sie, im Rahmen ihrer Möglichkeiten dem Überhandnehmen der Einbildungskraft durch Selbstkontrolle zu begegnen, andererseits das Bemühen, ihr durch äußere Kontrolle und Beschneidung ihres Handlungsspielraums dabei 'helfend' entgegenzukommen.

Zu den geforderten Praktiken der Selbstkontrolle zählte die Beherrschung des Blicks, da das Auge als Aufnahmeorgan als entscheidende Gefahrenquelle für das Auslösen der übersteigerten Einbildungskraft gesehen wurde. Die daraus abgeleiteten Vorsichtsmaßnahmen gingen konform mit der von Frauen geforderten gesellschaftlichen Norm des gesenkten Blicks. Eine zunehmende Beschränkung des Blicks, die Bestandteil der weiblichen Selbstdisziplinierung wurde, da sie vornehmlich dem weiblichen Blick galt, ist schon in der Literatur des 13. Jahrhunderts - in der junge Mädchen aus gutem Haus ermahnt werden, nicht allzu viele wilde Blicke um sich zu schießen - nachzuweisen.[113] Diese Forderung der Disziplinierung des Blicks läßt sich auch in Albertis' 'Della famiglia' wiederfinden. Hier wird die Ehrbarkeit der Frau u.a. über den Blick definiert, wenn darauf verwiesen wird, daß "zuchtlose Augen" das schönste Gesicht beschmutzten, da die Besitzerin durch das Gesehene allzu oft extremen Sinneseindrücken ausgeliefert sei, die das Gesicht zeichneten.[114] Resultat dieser vermeintlichen Gefahren war das Gebot des gesenkten Blicks. Eine Frau, die kaum noch etwas von ihrer Umgebung wahrnahm, wenn sie das Haus verlassen mußte, konnte dadurch auch die Gefahr einschränken, sich an etwas zu versehen.

Eine weitere Maßnahme, die der Unterstützung der Selbstkontrolle dienen sollte, stellte die Aufforderung dar, durch Beschränkung[115] und Fleiß die Begierden zu zügeln. Eine fleißige Frau hatte danach gar keine Gelegenheit, ihrer Einbildungskraft zu erliegen. Ihr sollte aufgrund der Vielzahl von Aufgaben, die sie zu erledigen hatte, keine Muße bleiben, ihren Gedanken nachzuhängen und gefährliche Begierden zu entwickeln.[116] Wie sehr diese Beschränkungen mit den übrigen Bestrebungen der Konsolidierung der

---

[113] "Disziplin des Auges ist [...] ein wesentliches Element weiblicher Selbstzucht: das Mädchen selbst soll seine Blicke zügeln." (Schröter, Wildheit, S. 475).

[114] Della famiglia, S. 290.

[115] Welsch gibt den Ratschlag, daß die Schwangere ihre Gelüste schnell verwerfen solle, dann hätten die "spirites" keine Zeit, die Geburt zu zeichnen (HebammenBuch, S. 222). Ebenso empfiehlt Porta, daß sie die Gelüste nochmals hervorrufen und dann abmildern solle (Magia naturalis, S. 276).

[116] Irenäus sieht in der Muße die Ursache dafür, daß die von ihm als Beispiel angeführten Niederländerinnen angeblich so häufig mißgestaltete Kinder gebaren, weil sie zuviel Zeit auf das Spiel mit ihren Hunden verwandten.

Geschlechterrollen einhergingen, wird an den Ratschlägen deutlich, die Alberti in seiner 'Della famiglia' dem Hausherren Gianozzo in den Mund legt: Durch die häuslichen Aufgaben sollten die Gedanken der Frau vor Neugier und Wißbegierde geschützt werden, indem sie dadurch von allein auf das Notwendigste beschränkt und nicht durch Anregungen zu sehr bewegt wurden.

Dies ist auch der Grund, weshalb Gianozzo dafür plädiert, als einzigen Ort des Hauses das Studierzimmer mit seinen Büchern und Schriften vor seiner Frau verschlossen zu halten. Neben dem Sehen und Lesen sollte auch das Hören der Frauen der Kontrolle unterliegen. Rueff rät, daß man bei Schwangeren erst gar keine Begierden durch unbedachte Worte wecken solle.[117] Daß das Vorenthalten jeglicher Dinge, die die Phantasie anregen könnten, als Prophylaxe gesehen wurde, wird auch an Irenäus' Empfehlung deutlich, eine zu starke Beschäftigung mit Bildern zu meiden. Dieser Ratschlag wird 1616 von Aegidus Albertinus in den nun allgemeingültigen Kanon der für Frauen unschicklichen Beschäftigungen wie Lesen von ernsthaften Dingen, z.B. der Bibel, Diskutieren und Musizieren aufgenommen:[118]

> Deß gleichen müssen sie alle vnnd jede Bilder vnd Gemälder besehen, vnnd gerathen dadurch in schnöde Gedancken vnnd Begirlichkeiten.[119]

Letztendlich resultierte aus diesen Aufforderungen zur Selbst- und Fremdkontrolle, wie Stengel in seinem 'De monstris' betont, daß sich die Schwangere jeglicher äußerer Reize zum Wohle des Kindes zu enthalten habe,[120] da eine unkontrollierte Befriedigung von Begierden eine so weitreichende Folge wie die Geburt eines Monstrums nach sich ziehen könne.[121] Diese Einschätzung wird auch im Flugblatt zur neapolitanischen 'Fischgeburt' deutlich, wenn einleitend vermerkt wird:

---

[117] Trostbuechle, S. LXXXIv.

[118] "Ferner wollen etliche sogar die heilige Schrifft wissen, verstehen, erklären vnd von hohen Geistlichen dingen disputiren, gerathen aber dadurch in Ketzerey. Andere müssen auß lauter Fürwitz musiciren, singen, auff Lauten vnd Instrumenten schlagen können, werden aber gemainklich dardurch verführet." (Lucifers Königreich, S. 91).

[119] Lucifers Königreich, S. 91.

[120] De monstris, S. 190. Cap. V, Paragr. IX: "Praegnantibus curiositate abstinendum".

[121] Dieselbe Argumentation wird auch noch auf einem Schaublatt von 1739 angeführt, auf dem eine affenähnliche Geburt als warnendes Exempel abgebildet wird, damit sich die schwangeren Frauen nicht "durch Neugieriges wesen all zu sehr ein nehmen laßen, welches hernach sowohl Ihnen selbst, alß auch der Leibesfrucht größen schaden züfüget."(Holländer, Wunder, Abb. 137). Auch auf dem Schaublatt von Anna Maria Herbig wird ihre Behaarung auf die unerfüllte Begierde ihrer Mutter nach Hirschfleisch zurückgeführt (Nürnberg Kapsel 1283a HB 24976).

> Daß der gar zu grosse Weibische Fürwitz jederzeit seinen Frevel gebüsset hat/ gibt dessen klar Zeugnuß [...]. (Abb. 103)

Darauf wird erklärt, daß die Schwangere häufig an den Strand gegangen sei, um Meerestiere zu fangen.

> Diese dann erstgedachte Meer-Wunder waren der urspringliche Zweck und Vorbild des gar zu grossen Weibischen Fürwitzes/ so sich in ders Speculation/ oder Nachsinnen und Anschauen kaum zu genügen ersättigen kunte/ zu welchem dann der Einfluß von obenher das Seinige bey zu thun nicht unterlassen hat.

Die Häuslichkeit wurde von den Gelehrten als eine geeignete Bedingung angesehen, um die geforderte Kontrolle der Sinne leichter zu erreichen. Durch den Einschluß ins Haus waren viele vermeintliche Gefahrenquellen von vornherein ausgeschlossen, und die daraus resultierende Reduzierung auf das Haus entsprach der angestrebten 'Terrainzuteilung' der Geschlechter. So bemerkt Gianozzo in 'Della famiglia':

> [...], wie es nicht sehr ehrbar wäre, wenn die Frau in der Öffentlichkeit, auf dem Markte mit den Leuten verhandelte, so würde es mir auch tadelnswert erscheinen, wenn ich mich im Hause eingeschlossen hielte, unter den Frauen, während es mir zukommt, in Männersachen unter den Leuten [...] zusammenzuleben und umzugehen.[122]

Er habe seine Frau durch entprechende Beispiele dazu ermahnt, sich bei weitem mehr um die Angelegenheiten des Hauses als um die Welt draußen zu kümmern,[123] eine Aufteilung, die im 16. Jahrhundert entgegen den ökonomischen Gegebenheiten für alle Klassen als christliche Norm propagiert wurde wie an den lutherischen Eheschriften zu sehen ist.[124] Die Forderungen, nur der Hausarbeit nachzugehen und Überflüssiges wie z.B. das Schwatzen mit Nachbarinnen zu unterlassen,[125] dienten in diesem Zu-

---

[122] Alberti, Della famiglia, S. 280.

[123] Alberti, Della famiglia, S. 284. Verstöße gegen diese Norm kritisiert auch 1616 Aegidius Albertinus in seinem 'Lucifers Königreich': "[...] auff eben disen formb müssen vnsere jetzige Frawen, Junckfräulein vnd Hofdocken alles ersehen, ergaffen vnd ernaschen, allen Schawspilen, Comedien Mummereyen, Täntzen vnd Hochzeiten beywohnen. Alles was auff der Gassen gehet, fehrt oder reitet, das müssen sie sehen, wissen vnd beschnarchen: Wann sie nur ein elende vbelgestimbte geigen, ein erbärmliche Zitter oder etwas dergleichen hören, so lassen sie ihre alle nötigste Geschäfft auß den Händen fallen, lauffen zum Fenster [...]." (S. 91).

[124] Z.B. Eine Predigt vom Ehestand, 1525, 3. Teil.

[125] Die Wormser Zwillinge konnten somit als Strafe für das Schwatzen auf der Straße, währenddessen den Frauen die Köpfe zusammengeschlagen wurden, gesehen werden. Das seiner Meinung nach unziemliche, weibliche Schwätzen erläutert in Albertis 'Della famiglia' Gianozzo seiner Frau folgendermaßen: "Und ich erinnere dich, daß ein sehr großer Teil der Sittsamkeit darin besteht, daß man mit Würde und Ausgeglichenheit

sammenhang auch als Mittel, jede Art von 'Subkulturbildung' zu unterbinden, um so die Frauen, die damit im Haus isoliert wurden, ganz der männlichen Kontrolle unterwerfen zu können.[126]

Bei der Betrachtung eines Großteils der angeblichen Gefahrenquellen und Möglichkeiten ihrer Vermeidung wird deutlich, daß damit die Tugenden der 'idealen Hausfrau' gestützt wurden: Ganz auf die fleißige und sparsame Führung des Haushalts bedacht, sollte sie keinerlei Ambitionen haben, sich außerhalb des von ihrem Gatten kontrollierten Terrains zu bewegen bzw. ihm in irgendeiner Weise ungehorsam zu sein. Diesen Anspruch nach einer absoluten Unterordnung führt Welsch noch weiter, wenn er meint:

> Denn wir haben oben gedacht/ daß/ wann ein Weib/ so da geschehen laesset/ daß von dem Manne in ihr Kinder gezeuget werden/ sich ihrem Manne/ den Gedancken nach/ fein gleichförmig erweiset/ so wuerden daraus wolgestalte Kinder/ und die gemeiniglich dem vater gleich/ und aehnlich waeren.[127]

Nur unschwer läßt sich hier die Doktrin des Gehorsams gegenüber dem Ehemann herauslesen, wie es Johann Jakob Grynäus 1574 in einer Hochzeitspredigt formuliert:

> Erstlich soll die Hausfrau ihrem Ehemann unterthan sein und gehorsam in allen billigen Sachen. Das ist ihre Tugend, unterthänig und gehorsam, nicht stolz und ungehorsam [...]. Das heißt aber unterthänig sein, daß das Weib ihren Mann aller Ehren wert schätze, sein Wort und Werk im besten aufnimmt, gern thut, was recht ist, das er haben will, ihm vergibt und nicht veracht.[128]

Die auf die Macht der Einbildungskraft zurückgeführte Mißgestalt des Kindes konnte deshalb ebenfalls als Indiz für die mangelhafte moralische

---

sich in jeder Bewegung, mit Vernunft und Klugheit sich in jedem Worte zu beherrschen weiß, sowohl im Hause unter den Angehörigen, noch viel mehr aber draußen unter den Leuten. Deshalb wird es mir sehr lieb sein, zu sehen, daß dir diese leichtfertigen Gebärden verhaßt sind, dieses Hinundherwerfen der Hände, dieses Schnattern, wie es manche Marktweiber den ganzen Tag treiben, im Hause, an der Tür und anderswo, bald mit der, bald mit jener, indem sie fragen und erzählen, was sie wissen und was sie nicht wissen; denn sonst würdest du für leichtfertig und töricht gelten. Schweigsamkeit war immer an einer Frau eine Zierde ihrer Würde, etwas Achtungsgebietendes, zuviel Schwätzen immer Art und Kennzeichen einer Törin." (S. 296/297).

126 Van Dülmen weist auf die zunehmende Verfolgung der alleinstehenden Frauen Ende des 16. Jahrhunderts hin, die es besonders schwer hatten, dem "ständischen Patriarchalismus und seiner Rationalität, wie er im frühmodernen Staat zum Durchbruch kam,[...]" standzuhalten. "Die ihnen zugeschriebene Unvernunft, Hysterie, Melancholie und unheimlich-magischen Kräfte wurden, solange sie nicht unter der Gewalt männlicher Ratio standen, als Bedrohung empfunden." (van Dülmen, Entstehung, S. 244).

127 HebammenBuch, S. 562.

128 Zit. nach Beuys, Pfarrfrau, S. 51.

Haltung jener gegen die Verhaltensregeln ihres Geschlechts verstoßenden Frauen gelesen werden.[129] Während die sich 'rollenkonform' verhaltende Frau wohlgestaltete Kinder gebar, riskierte jene, die die an sie gestellten Erwartungen ignorierte, daß ihr fehlerhaftes Handeln durch die Geburt eines Monstrums oder zumindest durch die Stigmatisierung des Kindes durch ein Mal bestraft und somit für alle sichtbar wurde.

So wurde beispielsweise das 'schweinsköpfige' Monstrum von 1578 als Strafe für die Verfluchung des außerehelich empfangenen Kindes durch die Mutter gesehen:[130]

> Ist auch ein erschrecklich fürbildt allen liechtfertigen Frawen/ die sich dann offtmals mit Buben vnd Gesellen in vnzucht anlegen/ vnd wenn sei alßdenn bekomen/ darnach sie selber gerint haben/ sich vnd ihrem frucht mit grosser vngedult erschrecklich verfluchen vnd verschweren/ vnd damit offtmal verursachen zu suchen mißstalten geburten. (Abb. 31)

Dieses Ergebnis wäre nicht eingetreten, wenn sie sich gemäß den Ermahnungen anläßlich der Königsberger Mißgeburt von 1581 verhalten hätte:

> Soenderlich sollen alle frome Christliche Frawen und Matronen/ wenn sie befinden/ das sie Gott der Herr mit Leibes Fruechten gesegnet/ teglich zu Gott ruffen und bitten/ das Gott der Allmechtige/ sie nicht allein/ fuer aller anfechtung und schrecken/ dadurch vierley Mißgeburthen verursacht werden/ behueten und bewaren/ sondern auch die Frucht jres Leibes selbsten formiren/[...]. (Abb. 53)

Auf diese disziplinierende Funktion, die die Vermeidung der angeblichen Folgen der Einbildungskraft hatte, weist explizit im 18. Jahrhundert Christian Rickmann in seiner Kritik der Lehre von der Macht der Einbildungskraft bei Schwangeren hin, wenn er feststellt, daß diese häufig als Mittel diene, die Menschen zu ermahnen, ihre Affekte zu mäßigen.[131] Wenngleich er der Kraft der Einbildung jede Wirkung auf das Ungeborene abspricht, sieht er es doch als seine Aufgabe an, durch Hinweise auf die abortative Wirkung von übermäßigem Zorn, Schrecken und Furcht die Frauen dennoch zur

---

[129] Goltwurm bezeichnet diese per se als Monstrum (Wunderwerck, S. 216ff.).

[130] Horst führt die Verfärbung des Neugeborenen auf den Ärger seiner Mutter über die ungewollte Schwangerschaft zurück (Geheimnüsse, S. 508). Bodin weist darauf hin, daß die Eltern ihr Kind durch das Verfluchen dem Teufel weihten (Teuffelsheer, S. 134). Die moralische Deutung ausbauend, daß Eltern, die ihre Kinder verfluchen, von Gott gestraft würden, führt Stengel das Beispiel an, daß ein Vater, der die Schwangerschaft seiner Frau verflucht habe, durch ein mißgestaltetes Kind gestraft worden sei (De monstris, S. 629).

[131] Von der Unwahrheit des Versehens und der Hervorbringung der Muttermahle durch die Einbildungskraft, S. 39.

Vorsicht zu ermahnen, "um dennoch das schöne Geschlecht nicht zu dreist zu machen."[132]

Außerdem beinhaltete die Lehre von der Macht der Einbildungskraft, daß die Schuld an der Mißbildung der Kinder letztendlich der Frau angelastet wurde - ein Mechanismus, der von Jacob Blondel - einem weiteren Kritiker der Theorie im 18. Jahrhundert - erkannt und abgelehnt wurde. In seiner Schrift 'Über die Einbildung der schwangeren Weiber in ihre Leibesfrucht'[133] entkräftet er die Lehre von der Macht der Einbildungskraft bei Schwangeren durch anatomische, physiologische und entwicklungsgeschichtliche Erkenntnisse, die gegen die Kraft einer solchen Wirkung in bezug auf die Zeichnung und vergleichbare Verstümmelung des Kindes sprächen.[134] Darüber hinaus benennt er auch die gesellschaftliche Bedeutung dieses Erklärungsmusters: Während die Lehre von der Macht der Einbildungskraft in der Antike, die den monströsen Geburten eine Prodigienfunktion zuerkannt habe, für die betroffenen Eltern eine entlastende Funktion gehabt haben möge,[135] sieht er in der Gegenwart eher negative Auswirkungen dieser Auffassung. So werde den Frauen mit dieser Erklärung die Verantwortung für die Zeichnung ihrer Kinder aufgebürdet:

> [...] und ich verwundere mich, daß das Frauenzimmer die Schwachheit begehet, und dieses einraeumet, und sich also ungerechter Weise eines Fehlers beschuldiget, der ihrem Geschlecht sehr nachtheilig ist.[136]

---

[132] Unwahrheit, S. 103.

[133] Rickmann, Unwahrheit, S. 9. "The strength of the imagination of pregnant women examined, and the opinion, that marks and deformities are from them, demonstrated to be a vulgar error". Die Schrift, die 1727 in London in erster Auflage erschien, wurde 1756 zusammen mit anderen Schriften gleicher Tendenz in deutsch publiziert, um diese Auffassungen einem breiten Publikum zugänglich zu machen. 1756 wurde zur Beantwortung der Frage, ob die Einbildungskraft eine solche Wirkung auf das Kind ausüben könne, ein Wettbewerb von der Petersburger Akademie ausgeschrieben und dabei eine Verteidigungsschrift dieser Wirkung des Leipziger Arztes Carl Christian Krause prämiert, die zusammen mit der Gegenschrift Johann Georg Roederers publiziert wurde. (Herrn Carl Christian Krausens Abhandlung von den Muttermälern, nebst einer andern Abhandlung, welche die gegenseitige Meinung behauptet, Leipzig 1758).

[134] Blondel, Einbildung, S. 11/15-17/27ff(vgl. dazu auch Fischer-Homberger, Krankheit, S. 26-28).

[135] Blondel, Einbildung, S. 30. Dementgegen hätte die Lehre von der Macht der Einbildungskraft bei den Alten jedoch im Vergleich zu anderen Erklärungen für die Entstehung der Mißgeburten nur eine geringe Rolle gespielt. Wichtiger seien 1. "Überfluß oder Mangel des Samens", 2. "üble Beschaffenheit des Samens", 3. "Vermischung von verschiedenen Samen", 4. "Fehler oder üble Gestalt des Vaters", 5. "üble Lage der Gebährmutter", 6. "widernatürlicher Beischlaf", 7. "gewaltsame Zufälle" und schließlich 8. "die göttliche Vorsehung und die göttliche Rache" gewesen (Blondel, Einbildung, S. 28).

[136] Blondel, Einbildung, S. 22/23.

Dementsprechend meint auch Christian Rickmann im Vorwort seiner Schrift:

> Wie viel Unruhe macht es (das Frauenzimmer, d.A.) sich nicht sehr oft noch lange nachher, wie ängstliche Besorgnisse, sich woran versehen zu haben? Bloß die Furcht, daß man woran versehen moechte, zieht oftmals die Folge nach sich, daß sich das Frauenzimmer kaum getrauet ans Fenster zu gehen und in einer Eingezogenheit lebet, welche der Gefangenschaft nahe kommt.[137]

Die Imaginationslehre war somit ein nützliches Mittel zur 'Domestizierung' der Frauen, da sie beschränkend auf deren äußeren und - mittels der Selbstzensur der Gedanken - sogar 'inneren' Aktionsradius wirken konnte.

Außerdem war sie ein Mittel, Defekte an den Nachkommen auf die Unvollkommenheit der Frau abzuschieben, und unterstützte letztendlich die Auffassung, daß die Frau der verantwortungsvollen Aufgabe des Austragens der Nachkommen kaum gewachsen sei und die Nachkommenschaft nicht nur aufgrund ihrer schwachen Konstitution gefährde, sondern auch aufgrund ihres mangelhaften Verstandes, der zur Selbstkontrolle offensichtlich nicht fähig sei.

Im 16. Jahrhundert wurde davon ausgegangen, daß Gesehenes und Gedanken unmittelbare, ganz konkrete Auswirkungen auf den Körper haben konnten. Besonders bei Schwangeren wurde vermutet, daß das noch ungeborene, symbiotisch mit der Mutter über das Blut (der Blutkreislauf war noch nicht erforscht) verbundene Kind durch außergewöhnliche Eindrücke, die diese erschreckten oder besonders fesselten, gezeichnet werde. Diese Annahme hatte für die Frauen zum einen die Einräumung bestimmter Privilegien, aber noch häufiger die Auferlegung vieler Beschränkungen zur Folge.

Wurde als Gegenmittel vor einer allzu heftigen Wirkung der Einbildungskraft das Regulativ des Verstandes empfohlen, so war es für die 'Experten' des 16. Jahrhunderts auf der Grundlage der zeitgenössischen Humoralpathologie keine Frage, daß die Frau aufgrund ihres Überschusses an Feuchtigkeit und Kälte ein Opfer ihres Körpers und deshalb zu einer Regulierung ihrer Einbildungkraft nicht fähig war. Als 'Therapie' gegen diese Gefahr wurde empfohlen, daß sich die Frauen vor allen besonderen Eindrücken vorsehen sollten. Dieses schien am ehesten durch eine auf die tägliche innerhäusliche Arbeit reduzierte Wahrnehmung gewährleistet, die durch eine Beschränkung der Kontakte und Gedanken unterstützt werden sollte. Nur die

---

[137] Unwahrheit, Vorwort, o.S. Diese Unentrinnbarkeit aus der Angst, Opfer der eigenen Phantasie zu werden, macht auch Schott an einem Beispiel deutlich: Die Schwangere habe in diesem Fall besondere Angst gehabt, ein Kind ohne Arme zu gebären. Da sie die ganze Zeit daran gedacht habe, habe sie ein Kind ohne Arme geboren (Physica curiosa, S. 636).

Frau, die ihren Blick, ihre Gedanken und ihre Außenkontakte nicht beschränkte, gebar somit nach damaliger Auffassung Monstra, die als Resultate der übersteigerten Imagination angesehen wurden. Auf diesem Weg hatte das Monstrum neben seiner allgemein gehaltenen gesellschaftspolitischen disziplinierenden Funktion für Frauen noch eine weitere, die Ausbildung eines geschlechtsspezifischen Verhaltens fördernde Wirkung.

6.2. Die Monstra und der Teufel

Nach Auffassung der Deuter des 16. Jahrhunderts waren die Monstrageburten hermeneutische Zeichen der in der Gesellschaft herrschenden Unordnung. Doch es bestand auch die Möglichkeit, sie unmittelbar mit dem Teufel als Verursacher aller Unordnung auf der Welt in Verbindung zu bringen. Im folgenden soll der Frage nachgegangen werden, ob die Monstra im 16. Jahrhundert dem Einfluß des Teufels zugeschrieben wurden und somit in der Hexendiskussion des 16. Jahrhunderts eine Rolle spielten und wie dieses Erklärungsmuster zur Prodigiendeutung stand.

6.2.1. Die Frage nach der Übereinstimmung von äußerer und innerer Gestalt

Die Monstra waren mit ihrem von der Norm abweichenden Aussehen dafür prädestiniert, im Zusammenhang mit dem Teufel gesehen zu werden, mit dem ebenfalls ein häßliches, von der menschlichen Norm abweichendes Aussehen verbunden wurde. Stach dieser in seiner Physiognomie, wenn er sich nicht gar der Bocksgestalt bemächtigte, durch tierische Versatzelemente wie den Bocksfuß hervor, die auf die Verbindung mit seinem heidnischen Vorgänger Pan hinwiesen,[138] so blieb nach Ansicht der Dämonologen auch für die Hexen die Zusammenarbeit mit dem Teufel nicht ohne Folgen, da sie allgemein als häßlich und stinkend charakterisiert wurden.[139]

Die Auffassung, daß das böse Prinzip sich auch äußerlich durch Häßlichkeit zu erkennen gebe, entsprach einer der vier möglichen Kombinationen von Schönheit und Häßlichkeit in der christlichen Ästhetik. Wenngleich schon von Augustinus und Autoren des Mittelalters am Beispiel Hiobs aufgezeigt worden war, daß ein gutes Inneres durch eine häßliche Hülle

---

[138] Bodin, Teuffelsheer, S. 109/118 und S. 47.
[139] Bodin, Teuffelsheer, S. 109/118 und S. 163.

umgeben sein könne,[140] und wenn auch am Beispiel der Frau in der Patristik immer wieder davor gewarnt wurde, daß eine im Inneren versteckte häßliche Seele durch eine schöne äußere Hülle verdeckt werden könne,[141] so hatte das Modell der Übereinstimmung von äußerer und innerer Schönheit bzw. Häßlichkeit eine noch größere Verbreitung. Bestes Beispiel für diese eindeutige Zuweisung sind wohl die Darstellungen des Jüngsten Gerichts, in denen die himmlischen Heerscharen sich durch Schönheit und Licht auszeichnen, während die teuflischen mißgestaltet und der Finsternis zugeordnet sind.

Einer daraus abgeleiteten negativen Bewertung widerspricht Augustinus, wenn er bemerkt, daß eine monströse Physiognomie - ebenso wie die der Wundervölker, d.h. jener Bewohner der 'Ränder' der Welt, deren außergewöhnliches Aussehen in alten Reiseberichten wie z.B. Mandevilles beschrieben worden war - keinen Aussagewert über ihre ethische Disposition beinhalte. Er betont in Abgrenzung zu der von Plinius in seiner Naturgeschichte geäußerten antiken Ansicht, daß sowohl einzelne Monstra als auch ganze monströse Völker nur als Spiel der Natur anzusehen seien,[142] daß beide Erscheinungsformen als Ausdruck der Allmacht Gottes verstanden werden sollen, da dieser nach seinem Ermessen in den Lauf der Natur eingreifen könne und sozusagen als Beweis hierfür diese besonderen Ausformungen zustande bringe. Sowohl die einzelnen Monstra als auch die monströsen Erdrandbewohner seien den Menschen zuzurechnen.[143] Wenn auch der Mensch aufgrund seines beschränkten Überblicks über den Naturverlauf in Versuchung komme, alle Formen von Monstra als Abweichungen von der göttlichen Schöpfung zu sehen, so stellt Augustinus fest, daß Gott die wundersamen Erdrandbewohner gerade deshalb geschaffen habe, damit der Mensch nicht angesichts einzelner Monstra ins Zweifeln über deren Urheberschaft gerate.[144] Als Maßeinheit dafür, ob jene Lebewesen mit

---

[140] Michel richtet in diesem Zusammenhang sein Interesse auf die Frage, wie Autoren des Mittelalters die Häßlichkeit in Schönes umgedeutet haben (Michel, Bewältigungsformen, S. 18/21).

[141] Michel, Bewältigungsformen, S. 17. Augustinus bemerkt, daß die Körperschönheit auch den Bösen verliehen werde (Civ. Dei XV,22). Als Beleg hierfür führt Augustinus das Beispiel des schönen Sklaven, der ein Dieb ist, und des häßlichen, der seinem Herrn treu ergeben ist, an (vgl. ebenda, S. 48).

[142] 7. Buch, 1.1/2.2 (S. 292/297).

[143] Espenberger, Vorwort zu Augustinus, Civ.Dei, Bd. 1, S. XXVIII. Augustinus: "Unmöglich kann ja etwas gegen die Natur sein, was sich durch den Willen Gottes zuträgt." (Civ.Dei XXI,8). "Gott ist der Schöpfer aller, und er weiß, wo und warum etwas zu schaffen ist oder war; denn er weiß, welche Teile er gleichartig und welche er abweichend zu gestalten hat." (Civ.Dei XVI,8).

[144] Civ.Dei XVI,8.

außergewöhnlicher Physiognomie zu den Menschen zu zählen seien, gibt Augustinus die beiden Kriterien Vernunft und Sterblichkeit an.[145]

Auch Konrad von Megenberg behandelt im 14. Jahrhundert in seinem 'Buch der Natur' die Frage, ob die Monstra zu den Menschen gehören, im Zusammenhang mit den Erdrandbewohnern.[146] Die Frage nach der Vernunft der Wesen spielt auch bei ihm eine Rolle, wenn er ihre Zuordnung zum Geschlecht der Menschen davon abhängig macht, ob es sich um beseelte oder unbeseelte Monstra handle. Jedoch kommt er zu einer anderen Einteilung als Augustinus: In die Gruppe der Unbeseelten, die nicht zu den Menschen zu zählen seien, reiht er einerseits zum großen Teil die Mensch-Tier-Mischwesen ein - wobei die Verteilung der menschlichen und tierischen Anteile das Kriterium dafür bildet, ob sie zu den beseelten oder unbeseelten Lebewesen zu rechnen sind[147] -, andererseits auch die Wundervölker. Da diese nicht als einmalige Abweichung innerhalb des menschlichen Geschlechts auftreten, sondern eine eigene genealogische Vererbungslinie aufweisen, meint Megenberg, daß ihnen deshalb auch nicht mehr eine menschliche Seele innewohne.[148] Demgegenüber steht es für ihn außer

---

145 "Dagegen möge kein Gläubiger zweifeln, daß, wer immer als Mensch, d.i. als vernünftiges und sterbliches Wesen, geboren wird, unter welchem Himmelstrich es auch sei, seinen Ursprung nimmt von jenem Ersterschaffenen, mag er im übrigen auch eine unserer Erfahrung noch so ungewohnte Körpergestalt oder Farbe oder Bewegung oder Stimme haben, gleichgültig auch, mit welcher Fähigkeit, nach welcher Seite hin, mit welchen Eigenschaften seine Natur besonders ausgestattet ist." (Civ.Dei XVI,8). Und an anderer Stelle: "[...] so muß man auch bei all den Völkern, die laut der Berichte in allerlei körperlicher Verschiedenheit gleichsam aus dem Fahrgleis der Natur ausspringen, daß die Mehrheit und fast die Gesamtheit einhält, wofern sie nur unter die Begriffsbestimmung vernünftiger sterblicher Wesen fallen, unbeirrt daran festhalten, daß sich ihre Abstammung herleitet von eben jenem Stammvater aller,[...]." (Civ.Dei, XVI,8).

146 Megenbergs 'Buch der Natur' ist die erste in deutscher Sprache verfaßte Naturgeschichte (ca. 1350) und basiert zum großen Teil auf Thomas von Cantimprés Werk 'De animalibus liber'. Megenberg selbst dachte, daß es sich um ein Werk des Albertus Magnus handle. Jedoch kommen ihm gegen Ende der Übersetzung immer öfter Zweifel, da er keine Übereinstimmung zu Ansichten, die Albertus in anderen Werken äußert, finden kann: "Dar umb sprich ich Megenberger, daz ich zweifel, ob Albertus daz puoch hab gemacht ze latein, wan er in anden püechen verr anders redet von den sachen dan daz puoch redet,[...]" (Pfeiffer, Buch, S. 430).

147 Bei dieser Einteilung hat sich Megenberg von seiner Vorlage entfernt und kennzeichnet sie als seine Ergänzung (Megenberg, Buch, S. 488).

148 "aber ez sint ander wundermenschen, die von rehten menschen niht geporn werdent und habent auch niht menschlicher sêl, die kindelnt ireu aigeneu kindel mit ainander und würkent etleich werk gleich dem menschen, sam die affen und die merkatzen, und die wurzeln niht von Adam her, wan ez sint besundereu tier, diu got beschaffen hât ân des menschen werk." (Megenberg, Buch, S. 489). Auf diesen Bruch in der Argumentation in nachkarolingischer Zeit weist auch Friedman hin (Races, S. 88/89).

Frage, daß die vereinzelt auftretenden Monstra, bei denen er zwischen jenen mit körperlichen und jenen mit seelischen Abweichungen unterscheidet, als beseelt anzusehen seien und sie deshalb zu den Menschen gehörten.[149]

Wenngleich die Monstra nur als Abweichung im Naturlauf gesehen wurden, wurde dennoch eine negative Einschätzung mit ihrer physiognomischen Abweichung verbunden. So führt Megenberg - wie später Goltwurm und Irenäus - die Möglichkeit ihres Entstehens letztendlich auf die Erbsünde zurück,[150] und auch bei Augustinus kommt trotz seiner Integrationsversuche die Zuordnung von schön=himmlisch und häßlich=teuflisch zum Tragen, wenn er sich mit der Frage beschäftigt, mit welcher Gestalt jene, die von Geburt an mit Mißbildungen versehen oder im Lauf ihres irdischen Daseins verstümmelt wurden, am Jüngsten Tag auferstehen werden.[151] Gemäß seiner Ansicht, daß aus der Masse des irdischen Stoffes des vorherigen Menschen der neue geschaffen werde und nicht jedes Teil wieder genau jenes bilde, das es im irdischen Leben war, bestehe die Möglichkeit, daß deformierte Menschen in Vollkommenheit wiederauferstehen werden.[152]

So bekämen Frühgeburten, die sich noch nicht ganz zum Menschen herausgebildet hätten, in der Auferstehung wahrscheinlich die fehlenden Teile ergänzt.[153] Diesen Gedanken weiterführend, kommt er zu dem Schluß, daß neben den verstümmelten Körpern der Märtyrer auch die Körper von Mißgeburten bei der Auferstehung vervollkommnet werden:

> Auch das wird man nicht leugnen dürfen, daß auch die Mißgeburten, die zur Welt kommen und die, wenn auch nur für kurze Zeit, tatsächlich leben, auferstehen werden, so wenig, wie man andererseits wird glauben müssen, sie würden als solche Mißgeburten auferstehen und nicht vielmehr so, daß ihre Natur berichtigt und regelmäßig hergestellt sein wird.[154]

---

149 Bei den seelischen Gebrechen unterscheidet er zwischen der angeborenen geistigen Behinderung und jener, die durch mangelhafte Sozialisation entstanden sei. Als Beispiel für letztere führt er jene Waldmenschen an, die ihr Leben lang fern jeglicher anderer Menschen leben, wodurch ihr Verstand verkümmere.

150 Buch, S. 486 (gemäß 1. Mose 1, 18).

151 Enchiridon, Kap. 23. Auch Irenäus beruft sich im 7. Kapitel seines 'De monstris' bei dieser Frage auf Augustinus. Georg Stengel löst ebenfalls im 17. Jahrhundert in seinem 'De monstris', Kap. XVII die Frage zur Unversehrtheit der geschundenen Heiligen nach der Auferstehung gemäß Augustinus.

152 Enchiridon, Kap. 23,89.

153 Enchiridon, Kap. 23,85.

154 Enchiridon, Kap. 23,87. Ebenda : "[...] wo die einzelnen Geburten ein Glied zu viel oder eines zu wenig haben oder wo man sie wegen allzu großer Unförmigkeit als Mißgeburten bezeichnen muß, da werden sie bei der Auferstehung wieder in regelmäßige Menschengestalt gebracht werden,[...]."

Wenn Gott auch auf der Erde zur Demonstration seiner Schaffenskraft Monstra forme, so ist es für Augustinus unmöglich, sich vorzustellen, daß ein Monstrum oder ein verstümmelter Märtyrer zwischen der himmlischen Schar der Auferstandenen wandeln wird.

Diese negative Bewertung der Mißbildung wird auch dann deutlich, wenn er bemerkt, daß jene, die verdammt seien, mit all "ihren körperlichen Mängeln und Mißbildungen und mit all den unförmlichen Verkrüppelungen, die ihre Glieder einst an sich trugen,[...]"[155] wieder auferständen, um vom Teufel und seinen Engeln bestraft zu werden.

Paracelsus vertritt offensiv 1537 in seinem 'Liber primus de generationibus rerum naturalium' diese oben angeklungene Parallelisierung von nicht dem gewöhnlichen menschlichen Aussehen entsprechender Physiognomie und damit verbundenem schlechten Ursprung, wenn er der Meinung ist, daß die Monstra quasi gemäß göttlicher Naturgesetze aufgrund ihrer äußerlichen Beschaffenheit von ihren Artgenossen gehaßt und ausgegrenzt würden, da "got ein greuel und ein misfallen ab den monstris hat und keines selig mag werden, dieweil sie nit die bildnus gottes tragen."[156]

Diese Auffassung vertritt auch Fischart in der Übersetzung von Bodins 'Teüffelsheer', wenn er - sich auf die Etymologie des Wortes berufend - darauf hinweist, daß die Hexen aufgrund ihrer Häßlichkeit von ihren Mitmenschen gehaßt würden.

Paracelsus meint, daß die Abneigung gegenüber den Monstra auch auf der mit ihnen in Verbindung gebrachten Entstehungsart basiere. Neben der Sodomie oder der künstlichen Erzeugung durch "putrefaction" - d.h. durch "Fäulung" im Reagenzglas - sowie astralen Einflüssen führt Paracelsus ihr Entstehen auch auf das Wirken des Teufels zurück, dem es durch die aus "böser lust", "böser begirde" und "bösen gedanken" resultierenden Imagination der schwangeren Frauen gelänge, die Kinder zu zeichnen.[157] Für ihn steht die Verbindung einer inneren Deformation - den "bösen begirden" - mit der durch sie verursachten äußeren Deformation außer Frage. Im Vergleich mit der zeitgenössischen Rechtspraxis, die die Straftat durch eine entsprechende Verstümmelung ahndet und den Täter äußerlich kennzeichnet, sieht er auch in den von der Natur durch die teuflische Beeinflussung Gezeichneten ihr schlechtes Wesen zur Schau gestellt. Diese Parallelisierung findet er 'empirisch' bestätigt, wenn er darauf hinweist, daß Mißgestaltete häufig keines natürlichen Todes sterben, sondern ihr Leben durch den Henker verlören.[158] Deshalb kommt er zu dem Schluß:

---

[155] Enchiridon, Kap. 23,92. Diesen Aspekt verfolgt er jedoch nicht weiter, da seiner Meinung nach die Art der körperlichen Verfassung und Schönheit nebensächlich sei.
[156] Paracelsus, Liber, S. 316.
[157] Paracelsus, Liber, S. 316 (Zitate) sowie S. 375/376.
[158] Paracelsus, Liber, S. 316/376.

darumb sind alle menschen zu förchten, die ein glid zu vil oder zu wenig haben oder sonst ein glid duplirt haben. dan solches ist ein praesagium vom teufel und ein gewisse anzeigung seiner verborgnen tück und schalkheit, die aus im folgen werden [...].[159]

Waren somit trotz der frühen Bestrebungen der Integration der Monstra als außergewöhnlicher Ausprägung innerhalb der menschlichen Rasse Grundlagen dafür gegeben, die Monstra aufgrund ihres Aussehens mit teuflischen Ursprüngen in Verbindung zu bringen, so ist zu fragen, wie die Meinungen der Dämonologen im 16. Jahrhundert hierzu lauteten.

6.2.2. Die Monstra und die Hexen

Schwangerschaft und Geburtsvorgang mit ihren Unabwägbarkeiten bildeten ein geeignetes Feld, das Auftreten von Unglücksfällen der Macht der Hexen - als der ausführenden Organe des Teufels - zuzuschreiben.[160]

Die Hexen im Prozeß von Schlettstadt, 1566, deren Urgichte (die bei der Folter erhaltenen Geständnisse) der dortige Geistliche Reinhard Lutz 1571 veröffentlichte, gestanden, neben dem Schadenzauber am Vieh diverse Kinder verhext zu haben, die darauf gestorben seien.[161] Zu anderen Fällen bemerkten sie nur ganz allgemein, daß sie sie "verderbt" hätten. Dies könnte neben Schadenzauber wie Krankheiten, Lähmungen,[162] Erblindungen etc. auch Schädigungen der Frucht im Mutterleib einschließen, die eine Tot- oder Frühgeburt oder aber eine Mißbildung zur Folge hatten.

In Hexenprozessen tauchten in Verhören zuweilen Geständnisse auf, daß von Hexen geborene Früh- oder Mißgeburten die Frucht eines teuflischen Beischlafs gewesen seien.[163] Offensichtlich erschien die teuflische Urheberschaft jenen Frauen, die eine Mißgeburt zur Welt gebracht hatten, häufig als die einzig mögliche Erklärung für dieses traumatische Erlebnis. Die Anwendung solch eines Erklärungsmusters wird bei Hondorff in seinem

---

[159] Paracelsus, Liber, S. 316.

[160] Zedler verweist 1735 im Artikel "Hexerey" auf den Mechanismus, daß der Mensch, da er für alle Dinge die Ursachen wissen möchte, für Phänomene, die er nicht einzuordnen wisse, oder die zu böse oder unmöglich sind, um sie mit Gott in Verbindung zu bringen, die Kraft des Teufels als Erklärung gern heranziehe (Universal-Lexikon, Sp. 1978/79).

[161] Theatrum de veneficiis, S. 6/7.

[162] So glaubte Thomas Murner, daß er von einer Hexe, die seiner Mutter ein Rezept gegen seine Erkrankung gegeben habe, gelähmt worden sei (Sondheim, Murner, S. 149ff.).

[163] So gestand eine Angeklagte, daß sie ungestalte Fleischstücke zur Welt gebracht habe (van Dülmen, Imaginationen, S. 106). Verweis auf zeitgenössische Quellen, die von der Zeugung von Monstra durch 'teuflische Unzucht' in der Walpurgisnacht sprachen, ohne nähere Angabe bei Biedermann, Hexen, S. 75.

'Promptuarium Exemplorum' deutlich, in dem er von einem Fall aus dem Jahr 1565 berichtet, bei dem die angeklagte Frau angab, daß der Teufel sie in Gestalt ihres Mannes geschwängert und sie darauf eine Mißgeburt zur Welt gebracht habe.[164]

Offensichtlich lag es nahe, Fehl- und Mißgeburten als negative Ereignisse sowohl mit der teuflischen bösen Absicht, den Menschen zu schaden, zu erklären, als auch als Resultat einer unmittelbaren Einflußnahme des Teufels durch Schwängerung zu sehen.

Entgegen den in den Prozessen gemachten Aussagen zur teuflischen Herkunft der Monstra spielte diese Frage in den Abhandlungen der Gelehrten kaum eine Rolle. Das Standardwerk zu diesen Fragen, der 1487 von den Dominikanern Jakob Sprenger und Heinrich Institoris verfaßte 'Malleus maleficarum' oder auch 'Hexenhammer', zählt zu den von den Hexen an Lebewesen ausgeübten möglichen Formen des Schadenzaubers die Erkrankung, Beschädigung, Lähmung und schließlich die Tötung.[165] Eine besondere Vorliebe wird den Hexen in bezug auf die Schädigung von Kindern nachgesagt.[166] Zu dem Bereich der Kinderschädigung bemerkt der Hexenhammer, daß die besonders gefährlichen Hexen die Macht hätten, Frühge-

---

[164] Hondorff, Promptuarium, 1595, S. 69v. Der Fall - den Hondorff aus einem in Ölmütz gedruckten Flugblatt entnahm - trug sich 1565 in Schmitz zu. Die Geburt habe kein Haupt gehabt, in seiner Brust habe sich an der linken Achsel der Mund, an der rechten ein Ohr befunden. An Händen und Füßen habe es froschartige Extremitäten gehabt. Der Leib sei braun wie eine Leber gewesen und habe gezittert wie Gallert, da keine Knochen in ihm gewesen seien. Als das Kind, nachdem es vorher von der Gemeinde vor der Kirche betrachtet worden war, auf dem Kirchhof an der Stelle für die Ungetauften begraben worden war, habe die Mutter immer wieder gedrängt, es solle ausgegraben und verbrannt werden. Schließlich bekannte sie, daß es das Produkt der Unzucht mit dem Teufel sei, der des nachts in Gestalt ihres Mannes zu ihr gekommen sei. Deshalb bat sie, man solle die Geburt dem Teufel überlassen und sie vor seinen weiteren Angriffen schützen. Die Geburt wurde wieder ausgegraben und verbrannt, wobei dies trotz großer Mengen Holzes nicht gelingen wollte. Selbst die Windeln seien naß geblieben (!). Schließlich sei die Geburt zerhackt worden, worauf das Verbrennen gelungen sei. In der Nacht darauf sei vor dem Haus der Frau lautes Kreischen und Heulen aufgetreten, das schließlich nach mehrmaligen Beten und Anrufen Gottes verstummt sei. Die Geschichte wurde auch von Wolfgang Bütner, Epitome historiarum, 1576, S. 53r (Alsheimer, Katalog, Nr. 564) und Zacharias Rivander, Festchronik, 1602 (ed. pr. 1591), S. 60v (Alsheimer, Katalog, Nr. 840) aufgenommen.

[165] Sprenger/Institoris, Hexenhammer, 2. Teil, Kap. 11 und 12. Bei Spielmann, Hexenprozesse, werden verschiedene Fälle angeführt, bei denen Wahnsinn, Erblindung und Lähmungen mit dem Hexenwesen in Verbindung gebracht werden (vgl. S. 63/ 64/ 66/ 67/ 71/ 84). Prätorius (s.u.) schreibt diese Fähigkeiten nur den Zauberinnen zu, die sich des Giftes bedienen (Prätorius, Zauberey, S. 52). Andererseits beruft er sich auf die Aussage Christi, daß der Teufel der Geist der Krankheit sei, der Menschen krank, krumm, lahm und stumm werden lasse, sofern es Gott zulasse (S. 17).

[166] Beispiele bei Spielmann, Hexenprozesse, S. 81/82/107.

burten zu bewirken oder die Kinder im Mutterleib durch bloße äußerliche Berührung zu töten.[167] Diese Schwerpunktsetzung wird auch noch 1622 an einem Fragenkatalog für das Hexenverhör deutlich:

> Item ob keine Leute von ihr (der Hexe, d.A.) gelembt oder gar getödet worden, sonderlich, ob sye die jungen Künder nit verletzt, gestollen und hinweggeführt [...].[168]

Obgleich den Hexen die Fähigkeit zugestanden wird, in den Körper Negatives wie Knochen, Dornen, Haare etc. hineinzaubern zu können, erwähnen Sprenger/Institoris hierbei nicht die Möglichkeit einer dadurch eingetretenen Mißgestaltung, da davon ausgegangen wird, daß dieser Unrat zusätzlich in den Körper gezaubert werde und das Kind nicht schädige.[169]

Das vermeintliche Interesse der Hexen an den Neugeborenen ist weniger auf das Mißbilden gerichtet - sofern sie damit nicht die Eltern strafen wollen-, sondern besteht vielmehr darin, die Kinder entweder zwecks Herstellung von Salben und Giften zu töten oder sie vor der Taufe dem Satan zu weihen und dadurch ihre Seele zu vernichten.[170] Sprenger/Institoris richten deshalb ihr besonderes Interesse in bezug auf das Wirken der Hexen gerade auf die Zeit zwischen Geburt und Taufe, die sie als die kritischste ansehen. Ihrer Meinung nach kann einerseits in diesem Zeitraum das Kind um so leichter ein Opfer des Teufels werden, da es ungetauft schutzlos unmittelbar der Erbsünde verhaftet sei, andererseits bleibe den ohne Taufe verstorbenen Neugeborenen die Wiederauferstehung nach dem 'Jüngsten Tag' verschlossen, wodurch sie als auf ewig dem Teufel verbunden angesehen wurden.[171] Wenngleich Sprenger/Institoris bekennen müssen, daß auch getaufte Kinder nicht vor der Macht der Hexen geschützt seien, da diese laut dem beim Teufelsbündnis erhaltenen Befehl gerade getaufte Kinder benötigen, um besonders wirksame Salben aus ihren Knochen und Gliedern zu bereiten,[172] so wird dennoch die möglichst schnelle

---

[167] 2. Teil, Kap. 2 (S. 28).

[168] Interrogatoria, darauf ungefehrlich die zauberisch oder hexen Personnen peinlich examinirt werden mochten. in: General-und Special-Instruction über den Hexenprozeß im Churfürstenthumb Bayrn de anno 1622 (zit. nach Riezler, Geschichte, S. 339).

[169] Sprenger/Institoris, Hexenhammer, 2. Teil, Kap. 13 (S. 135). 1657 bekommt die Frau von Friedrich Kloß aus Ziegenhain einen Sohn. Einige Stunden später gehen jedoch noch einige ungewöhnliche Dinge wie Federn, Ripplein und etwas wie ein Katzenkopf ab. Darauf erinnert sich nun die Kindbetterin, daß sie sich diese Krankheit wahrscheinlich vor 33 Wochen in Hans Budders Haus zugezogen habe, wo die Badefrau sie am ganzen Leib gewaschen habe (Spielmann, Hexenprozesse, S. 112).

[170] Sprenger/Institoris, Hexenhammer, 2.Teil, Kap.13. Nach ihrer Theorie benötigten die Hexen zur Herstellung ihrer Verschwiegenheitssalben ungetaufte Kinder [3.Teil, 15. Kap.(S. 94)/ 2. Teil, 2. Kap. (S. 37)].

[171] Sprenger/Institoris, Hexenhammer, 2. Teil, Kap. 13 (S. 138).

[172] Hexenhammer, 2. Teil, Kap. 2 (S. 27/29).

Taufe als einzige Prophylaxe für die Kinder vor dem Zugriff der Hexen gesehen.

Äußern sich Sprenger/Institoris in ihrem Grundlagenwerk zur Hexerei nicht eindeutig dazu, ob Monstra als Resultate des Schadenzaubers anzusehen seien, lassen sie auch endgültige Aussagen zu der Frage vermissen, ob Monstra für unmittelbare Teufelskinder gehalten werden. Im 'Malleus maleficarum' wird die Möglichkeit, daß der Teufel mittels der 'Succubus-Incubus-Methode' mit den Menschen Kinder zeugen könne, unumschränkt als "gut katholisch" akzeptiert.[173] Als Grundlage für diese Annahme beruft man sich auf Gen. 6,4 wo die Möglichkeit der Zeugung von Kindern durch 'geistige Wesen' und Menschen belegt zu werden schien, wenn dort berichtet wird, daß die 'Gottessöhne' mit den Töchtern der Menschen Kinder (Riesen) gezeugt hätten.[174] Diese Bibelstelle wurde im Mittelalter auch für die Erklärung der Erzeugung der Wundervölker herangezogen.[175] Eine weitere Grundlage für die Bejahung der Frage bildet Augustinus' Aussage in seiner 'Civitas Dei', in der er sich mit der aus der Exegese von Gen. 6,4 resultierenden Frage beschäftigt, ob die Engel geistigen Wesens mit den Menschentöchtern Ehen eingegangen seien und Riesen gezeugt hätten.[176]

Mit der Annahme der Existenz unmittelbarer teuflischer Nachkommen war allerdings noch nicht geklärt, ob diese durch ein besonderes Aussehen gekennzeichnet seien. Hinsichtlich der aus der Bibel bekannten Bezeichnung

---

[173] Hexenhammer, 1. Teil, 3. Kap.: Ob durch Incubi und Succubi Menschen gezeugt werden können (S. 46/55). Bei dieser Theorie wurde davon ausgegangen, daß der Teufel zuerst weibliche Gestalt annehme, um sich durch Beischlaf in den Besitz des männlichen Samens zu bringen, und darauf in männlicher Gestalt mit diesem Samen Kinder zeuge.

[174] Hexenhammer, 2. Teil, 4. Kap.(S. 62).

[175] Indem unter den Kindern Gottes die Söhne Seths und unter den Menschenkindern die mißgestalteten Töchter Kains verstanden wurden (Friedman, Races, S. 99; vgl. Wisbey, Wunder, S. 196/197 zum Streit über die Deutung dieser Passage).

[176] Civ.Dei XV, Kap. 22/23. Augustinus möchte hier allerdings selbst unter den Gottessöhnen besonders fromme Menschen verstanden wissen und spricht sich gegen jene aus, die deren Menschsein ausschlossen - eine Argumentation, die später von den Hexenverfolgungskritikern aufgenommen wird. Mit Verweis auf die Stelle, wo Augustinus Pan und andere Waldgeister als 'Incubi' bezeichnet, negieren Sprenger/Institoris jedoch diese Einschränkung und sehen in der Stelle, wo Riesen als monströse Nachkommen dieser Dämonen angeführt werden, einen Beleg dafür, daß die Erzeugung von Nachkommen möglich sei. Demgegenüber verweist eigentlich schon der Bibeltext darauf, daß diese nur riesig in bezug auf ihre Berühmtheit zu nennen seien. Auch Gödelmann zitiert jene Stelle bei Augustinus als Argumentationsgrundlage für die Befürworter dieser Möglichkeit der Erzeugung von Nachkommen (Zaeuberern, S. 217).
Rund 100 Jahre später meint Anton Praetorius zu dieser Annahme, daß sie auf heidnischen Traditionen beruhe, in denen davon ausgegangen wurde, daß die Götter Kinder mit den Menschen zeugen könnten (Prätorius, Zauberey, S. 39).

der Nachkommen als Riesen wurde die Meinung vertreten, daß diese Stelle nicht wörtlich zu nehmen sei. Eine Festlegung in bezug auf das Aussehen der teuflischen Nachkommen hätte auch die Menge der Teufelskinder erheblich geschmälert und die von Sprenger/Institoris vertretene Theorie von dem stetig unerkannt anwachsenden Hexenheer durch die Töchter der Hexen beeinträchtigt. Die leiblichen Töchter überführter Hexen standen nämlich per se unter Verdacht, Teufelskinder zu sein. Angeblich konnten sie dem Teufel entweder durch entsprechende im Hexenhammer angeführte Rituale der Darbringung und durch die Lehre der Mutter in der Ausübung teuflischer Praktiken geweiht worden sein, oder sie wurden als Resultate der vom Teufel angewandten 'Succubus-Incubus-Methode' angesehen.[177] Um den Nachweis der dämonischen Abkunft nicht unnötig zu erschweren, vertreten Sprenger/Institoris die Auffassung, daß das mittels der 'Succubus-Incubus-Methode' gezeugte Kind, da es aus einem von einem Menschen gestohlenen Samen resultiere, nicht ein Dämon, sondern ein Mensch sei,[178] und sie gehen deshalb auch nicht weiter auf die Frage ein, ob dieser so gezeugte Mensch - aufgrund seiner dämonischen 'Zwischenlagerung' - durch eine besondere, mit teuflischen Merkmalen versehene Physiognomie hervortrete.[179]

Allein bei den sogenannten Wechselbälgern oder auch Kielkröpfen wurde von einem unmittelbaren Zusammenhang mit dem Teufel ausgegangen. Nach Sprenger/Institoris handelte es sich hierbei um unmittelbar nach der Geburt untergeschobene teuflische Kinder, die entweder aus einer teuflischen Buhlschaft resultierten und der Hexe vom Teufel weggenommen[180]

---

[177] van Dülmen, Imaginationen, S. 106/107; Hexenhammer, 2. Teil, 13. Kap. und 4. Kap. Hier wird die Frage nach den dämonologischen verwandtschaftlichen Beziehungen gestellt.
Luther führt die Melusine von Lützelburg, die laut Überlieferung nach ihrem Tod ihrem Mann wieder erschien und mit ihm Kinder zeugte, als 'Succubus' an [WA TR 3, Nr. 3676; vgl. auch dazu Paulus, Hexenwahn, S. 28: Predigt über die Genesis am 14.6.1523 (WA XXIV 162/ XIV 185)].

[178] Hexenhammer, 1. Teil, 3. Kap. (S. 50/51).

[179] Ein anderer Vertreter der Succubus-Incubus-Theorie, der Dominikaner Wilhelm Durandus von S. Pourçain, behauptete im 14. Jahrhundert, daß hieraus aufgrund der Geschicklichkeit des Teufels besonders wohlgestaltete Kinder hervorgingen (Hansen, Inquisition, S. 186).

[180] Hexenhammer, 2. Teil, 8. Kap. (S. 271). Luther führt - sich an Nixenmythen anlehnend - als weitere mögliche Entstehungsform an, daß der Teufel Frauen ins Wasser ziehe, sie schwängere und bei sich behalte, bis sie gebären. Dieses Kind werde dann gegen ein normal gezeugtes Kind ausgetauscht (WA TR 4, Nr. 4513). An anderer Stelle der Tischreden streitet er hingegen diese Berichte, die hier von Käthe Luther vorgebracht werden, als Einbildungen ab (WA TR 6, Nr. 6831). Zedler weist gemäß Hexengeständnissen darauf hin, daß der Teufel die Kinder den Hexen gleich nach der Geburt wegnähme (Universal-Lexicon, 1735, Art. 'Hexerey', Sp. 1884).

oder ihm gleich nach ihrer Geburt geweiht worden waren. Schließlich konnte es sich hierbei auch um den Teufel selbst handeln.[181]

Die Wechselbälger zeichneten sich jedoch weniger durch eine körperliche Auffälligkeit als vielmehr eine des Verhaltens aus. Sprenger/Institoris stellen fest, daß diese durch ewiges Geschrei und einen unstillbaren Hunger, der sie trotzdem nicht dicker werden lasse, auffielen.[182] Diese Charakterisierung tradiert auch Luther in seinen 'Tischreden',[183] in denen er zwei zeitgenössische Beispiele anführt: das ewig quengelnde, schreiende Kind zu Halberstadt, das sich während der Wallfahrt als Teufel zu erkennen gegeben habe,[184] und jenes zu Dessau,[185] das schon ein Alter von zwölf Jahren erreicht hätte, jedoch zu keiner anderen Regung als der Nahrungsaufnahme, -verarbeitung und -ausscheidung sowie des Lachens und Weinens fähig gewesen sei.[186]

Die Verhaltensauffälligkeit bleibt das Hauptkriterium, an dem die Gelehrten die Wechselbälger zu erkennen glauben. Als physisches Kennzeichen wird allein von einer Häßlichkeit gesprochen, die vor allem durch einen besonders großen Kopf, der nicht den übrigen Proportionen entspreche, verursacht werde.[187]

Hielten sich somit die Aussagen der 'Experten', daß die Monstra als Abkommen der Teufel anzusehen seien, sehr in Grenzen, so wurde dieser Auffassung durch jene 'Hexenexperten', die die Lehre des Hexenhammers, daß der Teufel Kinder zeugen könne, überhaupt bestritten, endgültig der

---

[181] Hexenhammer, 2. Teil, 8. Kap. (S. 270). Luther, Halberstaedter Wechselbalg (WA TR 4, Nr. 4513).

[182] Hexenhammer, 2. Teil, 8. Kap.

[183] WA TR 2, Nr. 2529b.

[184] WA TR 4, Nr. 4513/ TR 2, Nr. 2529b.

[185] WA TR 5, Nr. 5207.

[186] An der Auflistung der protestantischen Teufelserzählungen Alsheimers wird jedoch deutlich, daß die Zuschreibung der Entstehung von Monstra oder Wechselbälgern in diesem Zusammenhang gegenüber anderen Taten des Teufels eine verschwindend geringe Rolle spielen (Alsheimer, Katalog, S. 417-519).

[187] In der Wittenberger 'Disputationem Physicam de Infantibus supposititiis' des Abraham Himler bei Gothofredo Voigt von 1667 werden als Erkennungszeichen die außerordentliche Gefräßigkeit, das fortwährende Schreien, die außerordentliche Größe des Kopfes, die Unfähigkeit zu sprechen und die angeborene Schadenfreude angeführt (Teil 4. Abdruck in Bachmann, Erbe, S. 36/37). In Jacob von Liechtensteins 'Ware Entdeckung und Erklärung aller fürnembsten Artikel der zauberey. Durch Doktor Jacob Wecker an tag geben' (ed.pr.s.l. 1575 im Theatrum de veneficis abgedruckt) werden dementgegen die Wechselkinder deutlicher als Monstra charakterisiert: "Diese Kindt seind vngestalt/ groß Baeuch/ kleine Glieder/ große Koepff/ Teuffels Lidmaß haben sie/ vnnd fuenff Frawen seind nicht genug eines seugen oder nehren." (S. 312. Alsheimer, Katalog, Nr. 753).

Boden entzogen. Es blieb allein - wie im Fall der Wechselbälger - die Möglichkeit offen, daß es sich hierbei um den Teufel selbst handle.

Als einer der ersten bestritt Ulrich Molitor in seinem Gutachten für Erzherzog Sigismund die Möglichkeit einer Nachkommenschaft aus der Verbindung von Teufel und Hexe.[188] Stellt er schon im sechsten Dialog des 'Von Hexen und Vnholden' richtig, daß es sich bei der Melusine, deren Kinder als Teufelskinder mit besonderen Zeichen am Körper - so z.B. drei Augen und Zähnen wie bei einem Eber - ausgestattet waren, um eine Sage handle, die keine wahre Grundlage habe,[189] so widerspricht er im zwölften Dialog der Meinung, daß aus teuflischer Buhlschaft Nachkommen gezeugt werden könnten.[190] Den Verweis auf Gen. 6,4 als Beleg entkräftet er damit, daß es sich hierbei um Riesen im Sinne von gewaltigen, berühmten Menschen gehandelt habe.[191] Zur Unterstreichung dieser Auffassung führt er das christliche Argument an, daß Christus der einzige Mensch gewesen sei, der jemals aus einer Verbindung von Geist und Mensch gezeugt worden sei.

Während er es für möglich hält, daß der Teufel Kinder, besonders ungetaufte, stehle und anderen unterschiebe, sofern dieses von Gott zugelassen werde, so lehnt er die Theorie der Zeugung von Kindern mittels der 'Succubus-Incubus-Methode' auch aus naturkundlichen Erwägungen ab. Dieses sei unmöglich, da - und hierbei beruft er sich auf Galen - neben dem Samen auch die lebendige Seele aus dem Herzen, die die natürliche Wärme temperiere und mäßige, für die Erzeugung eines Kindes notwendig sei. Da der Teufel über diese nicht verfüge, könne er bei der 'Succubus-Incubus-Methode' den Samen nicht zeugungsfähig erhalten.

In einen unmittelbaren Zusammenhang mit der Frage nach den Ursachen der Monstrabildung stellt 1554 der Züricher Arzt Jacob Rueff diese Formen möglicher teuflischer Einflußnahme, wenn er das letzte Kapitel des Abschnitts über die Mißgeburten in seinem Buch über die Empfängnisse der Frage widmet:

---

[188] Theatrum de veneficis, Ulrich Molitor (Conrad Lautenbach, dt.), Von Hexen vnd Vnholden, S. 70-96.

[189] Molitor, Hexen, S. 81.

[190] Molitor, Hexen, S. 92ff.

[191] Auch Isidor lehnte schon ab, Gen. 6,4 als Grundlage für die Argumentation der Entstehung von Riesen anzuführen. Seiner Meinung nach handelte es sich nur um sehr große und starke Männer, von welchen die Erde voll sei: "Falso autem opinantur quidam imperiti de Scripturis sanctis, praevarivatores angelos cum filiabus hominum ante diluvium concubuisse, et exinde natos Gigantes, id est, nimium grandes et fortes viros, de quibus terra completa est." [Etymologiae, Buch 11 (De homine et portentis), Kap. 3,14].

Ob der tüfel sich in menschliche gstalt moege verkeeren/ den menschen erschynen/ mit jnen reden/ un by jnen schlaaffen: ob ouch uß soelichen unküschen wercken deß boesen geists kinder geboren werden moegind.[192]

Ganz der Argumentation Molitors folgend, hält er den Beischlaf mit dem Teufel - der allerdings für die Menschen meist tödlich ende, da die Geschlechtsteile danach "als Strafe und Warnung vor solchen Sünden" vom Brand befallen würden, für möglich und bestreitet, daß ein Mensch mittels der 'Succubus-Incubus-Methode' gezeugt werden könne.[193] Für diese Annahme spreche auch die Erfahrung, daß der Teufel, wenn er diese Macht besäße, das ganze Menschengeschlecht schon längst physisch und psychisch verformt hätte.

Die überlieferte Hexenlehre kritisierende Autoren wie Johannes Weyer in seinem 'De Praestigiis Daemonum',[194] Georg Gödelmann in 'Von Zäuberern'[195] oder Anton Prätorius in seinem 'Von Zauberey und Zauberern gründlich Bericht'[196] gehen Ende des 16. Jahrhunderts über diesen Standpunkt noch hinaus und stellen selbst die Möglichkeit des teuflischen Beilagers in Frage.

6.2.3. Prodigien und Teufelswerk

Die Monstra wurden also von den Gelehrten in keinen unmittelbaren Zusammenhang mit den Hexen gebracht. Diese Sicht wird auch in den Monstraflugblättern unterstrichen, wenn immer wieder auf den einwandfreien Lebenswandel der betroffenen Eheleute verwiesen wird. Obgleich die Monstra als negative Zeichen einer Störung im Naturverlauf galten, führten die Ausleger ihren Ursprung gerade nicht auf die teuflische Macht zurück, sondern unmittelbar auf die göttliche. Die Grundlage dieser Auffassung wird an der Diskussion um die Einflußmöglichkeit der Hexen auf den Naturverlauf deutlich. Diese wurde nicht am Beispiel der Monstraentstehung geführt, sondern an der Frage, ob den Hexen durch die Mithilfe des Teufels das "Wettermachen" möglich sei. Als Hilfe für die Beantwortung dieser

---

192 Rueff, Trostbuechle, 5. Buch, 6. Kap.

193 Rueff, Trostbuechle, 5. Buch, 6. Kap., S. XCIIIr/XCVv/XCVIr.

194 De Praestigiis, 3. Buch.

195 Zäuberern, S. 219.

196 Frankfurt 1629. Prätorius hatte 1598 die Schrift unter dem Pseudonym Joh. Scultetus veröffentlicht. 1603 erschien sie unter seinem Namen (Paulus, Hexenwahn, S. 183). Prätorius hält, nach Weyer, die Teufelsbuhlschaft für der Einbildung der Hexen entsprungen. Die Auffassung, daß die Götter mit den Menschen Kinder zeugten, käme von den Heiden. Zu Gen. 6,24 meint er, daß die Kinder Gottes für die frommen Menschen und die Töchter der Menschen für die Ungläubigen stünden (S. 38/39).

Frage konnten sich die Experten nicht an Aussagen der Bibel bezüglich der Macht des Teufels halten, da sich selbst dort hierzu widersprüchliche Aussagen fanden. Einerseits wurde der Teufel so beschrieben, als habe er ebensoviel Macht wie Gott und könne dessen Werk behindern, andererseits wurde ihm nur die Macht zugebilligt, als Vollstrecker des göttlichen Willens zu fungieren.[197]

Die vermeintliche Macht des Teufels bestreitend, lehnt Ulrich Molitor in seinem Gutachten für Erzherzog Sigismund die Möglichkeit des Wetterzaubers ab und versucht den durch Geständnisse 'erwiesenen' Zusammenhang zwischen Schadenzauber und Unwetter auf anderem Wege zu erklären.[198] Der Annahme, daß außergewöhnliche Naturkatastrophen der Macht der Hexen zuzuschreiben seien, setzt er die 'naturkundliche' Theorie entgegen, daß der Teufel allein in der Lage sei, anderswo schon vorhandene Schlechtwetterwolken früher als die Menschen zu erblicken. Diesen Wissensvorsprung über ein nahendes Unwetter nutze er dazu, bei den Hexen erst darauf das Bedürfnis zu wecken, Schadenzauber zu vollbringen und ihnen dadurch vorzugaukeln, daß sie das Wetter gezaubert hätten.

Diese Erklärung erschien allen nachfolgenden Kritikern des Unwetterzaubers so einleuchtend, daß sie häufig übernommen[199] und z.T. durch weitere naturkundliche Erklärungen in bezug auf das Entstehen von Unwettern untermauert wurde.[200]

Während Molitor in diesem Zusammenhang nicht weiter auf die Unwetter als göttliche Strafaktion eingeht, so bemüht sich der protestantische Pfarrer Johannes Brenz darüber hinaus darum, das richtige 'christliche' Verständnis dieser Unwetter zu verbreiten, indem er sich im Rahmen der Hexendiskussion dafür einsetzt, außergewöhnliche Naturereignisse nicht als Folge des Teufelswerks zu sehen, sondern als göttliches Strafzeichen.

Wenngleich Johannes Brenz an die Existenz des Teufels glaubt und wie Luther die Theorie befürwortet, daß der Umgang mit dem Teufel in Gestalt

---

[197] Haag, Teufelsglaube, S. 11ff.; Merkel, Art. 'Satan', Bibellexikon, S. 439/440. Caspar Peucer vertritt im Kapitel 'De Terascopia' in seinem 'Commentarius de Praecipuis Generibus Divinationum' die ausgleichende Ansicht, daß die Monstra entweder direkt oder indirekt durch die 'Handlanger' Gottes, die Engel oder Dämonen, geschaffen werden (322r-324v, vgl. Smith, Birth, S. 228).

[198] Ulrich Molitor, Hexen, S. 70-96, S. 87/89.

[199] Gödelmann, Zäuberern, S. 241-242. Er beruft sich auf Heerbrand, de magia, Thes. 46 und Molitor. Prätorius (Zauberey, S. 50) führt es auf die Scharfsinnigkeit des Teufels zurück, die die des Menschen tausendfach übertreffe. Auch der katholische Pfarrer R. Lutz (Zeittung) übernahm diese Argumentation (in: Theatrum, veneficis, S. 1-13, S. 4).

[200] Gödelmann, Zäuberern, S. 230ff. Gödelmann erklärt in diesem Zusammenhang, wie Hagel auf natürliche Weise entstehe (S. 232). Prätorius führt auch die naturkundliche Argumentation an, daß die Mittel, derer sich die Hexen bedienten, vollkommen ungeeignet für den erstrebten Effekt seien (Zauberey, S. 48).

des Succubus und Incubus möglich sei,[201] so bestreitet er in seiner Hagelpredigt[202] - die er erstmals 1539 gehalten hatte - die Macht der Hexen, Unwetter zu machen, wie es im Hexenhammer behauptet worden war,[203] auf das entschiedenste.[204] Grundlage hierfür war weniger eine humane Haltung gegenüber den seiner Ansicht nach verblendeten Frauen, deren Anklägern er dadurch die Grundlage für die Anschuldigung entziehen wollte, sondern viel eher das theozentrische protestantische Gottesverständnis. Der Glaube an die Macht des Teufels stellt für Brenz einen Verstoß gegen das 1. Gebot dar.[205] Nach seiner Auffassung konnte kein Geschöpf, auch nicht mit Hilfe des Teufels, in den Naturablauf eingreifen, da alles Geschehen auf der Erde durch Gott vorherbestimmt sei und nur von diesem geändert werden könne.

Diese Auffassung unterstützt auch Ludwig Lavater im 16. Kapitel seiner Abhandlung 'Von Gespensten/ Vngehewren/ Faellen/ oder Poltern/ Vnd anderen wunderbaren dingen/[...]', in der er darauf hinweist, daß Prodigien

---

[201] Diese Auffassung vertritt er anläßlich eines von ihm erstellten Gutachtens für den Pfarrer zu Waldenburg 1561. Solcher Umgang mit dem Teufel sei noch schwerwiegender als die Sodomie, die nach Ex.22 und gemäß Augustinus, Civ. Dei XV, Kap. 23 mit dem Tode zu bestrafen sei (vgl. Paulus, Hexenwahn, S. 113/114).

[202] In Weyer, Teuffelsgespenst (De Praestigiis Daemonum, dt.), Apologia, Brenz, Von Straffung der Unholden, S. 484-491. In der Apologia ist darüber hinaus der Briefwechsel zwischen Brenz und Weyer, der auf Brenz' Hagelpredigt hin entstand, dokumentiert. Vgl. zu Brenz auch Schwerhoff, Rationalität, S. 70, der ihn fälschlicherweise als Sebastian Brenz zitiert, und Paulus, Hexenwahn, S. 105-107. 1557 war die Hagelpredigt auf Latein in Straßburg und Eisleben veröffentlicht worden (Homilia de grandice, habita anno 1539, abgedruckt in: Pericopae evangeliorum [...] expositae per D.I. Brentium, Francof. 1556-1557, S. 1326-1335, vgl. Paulus, Hexenwahn, S. 105). Die Übersetzung 'Predigt vom Hagel, Donner und allen Ungewitter' kam Weyer in die Hände, und er veröffentlichte sie in seinem 'De praestigiis daemonum' auf Latein. Später wurde sie zusammen mit Weyers Buch wiederum ins Deutsche übersetzt (J.Weyer, Von Teuffelsgespenst, Frankfurt am Mayn 1586, S. 485ff). Paulus, Hexenwahn, S.115.

[203] Als Beweis dienen die Versuchungen Hiobs, wobei der Teufel - mit Erlaubnis Gottes - Hiobs Besitztümer durch Katastrophen zerstört (Sprenger/Institoris, Hexenhammer, 2. Teil, Kap. 15).

[204] "Die andern/ so in den Gedancken stehen/ oder dieser meynung seyn/ Hagel vnnd Vngewitter welches Gott vnserer suenden halben veber vns kommen lest/ sey deß Teuffels vnnd seines anhang werck vnd geschefft/ solche haben warlich kein fuencklien Christliches glaubens in ihrem hertzen vnd gemuete/ werden auch/ wz der rechte glaube sey/ mit nichten wissen noch verstehen." (Weyer, Apologia, S. 486). Gemäß Molitors Erklärung der Teufelsmacht räumt Brenz ein: Gott allein sei Autor und Verwalter des Hagels "[...]/ vnnd daß er dem Teuffel/ wenn er ein Hagel erwecken vnnd kommen lassen woelle/ vmb vnser suenden willen verhengnuß dazu gebe." (Brenz, Straffung, in Weyer, Teuffelsgespenst, S. 490).

[205] Brenz, Straffung, in Weyer, Teuffelsgespenst, S. 487.

von Gott stammten und als einzig legitime, darüber hinausgehende Erklärung gelten läßt, daß sie auch auf falschem Zeugnis oder Einbildung beruhen könnten.[206]

Mit dieser entschiedenen Definition von Naturkatastrophen - zu denen letztendlich auch die Monstra gezählt werden konnten - als Gotteszeichen im Sinne einer göttlichen Strafaktion für begangene Sünden[207] ebnet Brenz den Weg für die Prodigiendeutung, indem er ihnen jeglichen Zusammenhang mit der teuflischen Macht und der damit verbundenen Interpretation als Ausdruck teuflischer Inkarnationen aberkennt. Durch diese eindeutige Absage an den teuflischen Ursprung konnte den außergewöhnlichen Wunderzeichen erst die Funktion von Prodigien zugebilligt und sie einer ausführlichen Deutung unterzogen werden, ohne daß sich ihre Interpreten dem Vorwurf ausgesetzt hätten, vom Teufel geblendet worden zu sein, indem sie von ihm geschaffene Zeichen interpretiert hätten.

Solange die Erklärung der auffälligen Naturabweichungen als Hexenwerk möglich war, bestand dadurch außerdem die Gefahr, deren Deutung als Zeichen einer allgemeinen Sündhaftigkeit der Zeitgenossen - wie es die Monstradeuter betrieben - zu entkräften: Die Erklärung der Monstra und Prodigien als Hexenwerk gab den Menschen die Möglichkeit, die Ursache für die auftretenden Unglücksfälle in einer einzelnen Person bzw. einer bestimmten Gruppe und ihrem schädigenden Kontakt zum Teufel zu personalisieren und damit sich selbst zu entlasten. Da dadurch die Hinterfragung des eigenen Lebenswandels als Ursache für die auftretenden Widrigkeiten nicht mehr notwendig war, beinhaltete der Hexenglaube die Gefahr, die Wirkung der Prodigienlehre zu unterlaufen.

Selbst die Dämonologen Jean Bodin[208] und Martin Delrio[209] führen die Monstra nicht auf die teuflische Macht zurück. Im Zusammenhang mit der Frage nach erlaubten Auslegungspraktiken billigen sie die Prodigien als göttliche Zeichen mit eschatologischer Bedeutung und verurteilen ihre Deutung nicht als schwarze und damit verbotene Magie.

Obgleich Bodin in der Frage der Teufelsbuhlschaft und der daraus resultierenden Nachkommenschaft dem Hexenhammer folgt, indem er die 'Succubus-Incubus-Theorie'[210] vertritt und die Wechselbälger für Produkte

---

[206] Theatrum de veneficiis, VI. Traktat, S. 170/171.

[207] Brenz, Straffung, in Weyer, Teuffelsgespenst, S. 487/491.

[208] 'De la Démonomanie des Sorciers', [1]1580. Die frz. Originalausgabe wurde 1591 von Fischart ins Deutsche übersetzt: 'Vom außgelasnen wuetigen Teüffelsheer'. Ich beziehe mich auf Fischarts Übersetzung.

[209] 'Disquisitionum magicarum libri sex', Lovaniae 1599.

[210] Teüffelsheer, 2. Buch, Kap. 7. Als typischen Incubus bezeichnet er gemäß Augustinus den Faun oder Satyr (S. 130). Als Beweis für die Möglichkeit der Schwängerung durch den Incubus führt er die Urgicht einer Hexe an, in der diese aussagt, daß der Teufel sie gefragt habe, ob sie von ihm geschwängert werden möchte. Da sie dieses jedoch

dieser Verbindung hält, sieht er in den Monstra legitime Objekte der Wahrsagekunst.[211] Dies läßt sich darauf zurückführen, daß für die Hexenverfolger die Differenzierung in erlaubte und verbotene - d.h. vom teuflischen Einfluß abhängige - Wahrsagungsmethoden vorrangig war. Da zu den letzteren vor allem künstlich erzeugte Zeichen, aus denen darauf von den Erzeugern Weissagungen gelesen wurden, gehören, kommt Bodin in seinem 'Außgelasnen Teuffelsheer' - so die deutsche Übersetzung von Johann Fischart - bei den Prodigien zu dem Schluß, daß ihre Auslegung wie die der gewöhnlichen Naturzeichen, die die Astronomen und Astrologen, Seeleute, Bauern und Ärzte betreiben, nicht zu verdammen sei, da es sich, wenn auch um ungewöhnliche, so doch natürliche Zeichen handle. Sich der Tradition dieser Form der Weissagungen bewußt, weist er entschieden darauf hin, daß diese Art der Weissagung nur akzeptiert werde, wenn die Bedeutung dem christlichen Gott zugeschrieben werde:

> Nun die Vorsagung/ die man auß dergleichen sachen/ wann man Wunderwerck sihet/ schliesset vnd abnimmt/ ist nit vnzimlich/ jedoch mit diesem Anhang/ daß man es Gott zuschreibe vnd zumesse/ vnnd nicht den Götzen oder Abgötteren: gleich wie die Heiden thaten vnd noch thun.[212]

Von der weitergehenden Aussagekraft der Monstra überzeugt, wendet sich Bodin sogar gegen jene Lesart der Monstra, die in ihnen nur noch Naturkuriosa und nicht mehr den göttlichen Hinweis für die Menschen sehen wolle:

> Dann betreffend die Wundergeburten vnd Wunderzeichen/ welche wider der Natur lauff sich zutragen/ da kan man nit verneinen/ daß sie nicht solten eine anzeigung Göttliches zorns vnnd auffmunterliche Warnung auff sich tragen/ dardurch Gott die Menschen zur Buß locket vnnd reitzet/ sich zu ihm zubekehren/ vnd nicht der bösen vnsicheren sicherheit des Aristotelis zufolgen/ welcher behaupten wöllen/ es ändere vnd varier sich nichts in der Natur/ vñ die Wundergeburten kommen von nichts anderst her/ als außmangel Matery: Welches doch alle Werck vnnd Wunder Gottes/ so je vnd je seind vorgangen/ vnnd noch wider dē Natürlichen lauff vorgehn/ hieß auffheben vnd vernichtigen.[213]

Gemäß der distanzierteren Haltung der katholischen Kirche gegenüber der Prodigiendeutung setzt sich der Jesuit Martin Delrio in seinen 1599 ver-

---

verneint habe, ist Bodin in diesem Fall den Beweis, daß Nachkommen aus solch einer Verbindung hervorgehen können, letztendlich schuldig geblieben (S. 129). Bei den Wechselkindern billigt er, gemäß dem Hexenhammer, auch die andere Möglichkeit, daß es sich hierbei um sich verstellende Teufel handle (S. 132).

211 Teüffelsheer, 1. Buch, Kap. 7, S. 64.

212 Teüffelsheer, 1. Buch, Kap. 7, S. 64.

213 Teüffelsheer, 1. Buch, Kap. 7, S. 62.

faßten 'Disquisitionum Magicarum libri sex',[214] in denen er eine dem gegenreformatorischen Standpunkt gemäße Einteilung bezüglich der Erlaubnis oder des Verbotes der verschiedenen Magiepraktiken vornimmt, kritischer mit den Prodigien auseinander. Neben der göttlichen Eingebung und der dämonisch geleiteten Weissagung bildet die Vorhersage aus natürlichen Dingen die dritte Gruppe der möglichen Weissagungsformen, deren Legitimität bei der Suche nach über das normale Maß hinausgehenden Informationen je nach Ursprung und benutztem Medium schwankt.[215] Er akzeptiert in diesem Zusammenhang die ganz allgemein gehaltene Auslegung, die Monstra und andere Prodigien als Zeichen des Zornes Gottes zu deuten, um so die Menschen zu ermahnen.[216] Im Vergleich zu Bodin und den Prodigiendeutern beschränkt er aber die Deutung der Monstra und Prodigien, wenn er sich gegen eine detaillierte Erforschung und Auslegung der Monstra ausspricht, da er dies für genauso abergläubisch hält wie die weitergehenden pessimistischen bzw. optimistischen Deutungen, die aus dem zufälligen Zusammentreffen mit negativ bzw. positiv besetzten Personen oder Ereignissen gezogen werden.[217]

Da sich die Prodigienliteratur gerade auf ein Naturverständnis stützte, das alle in der Natur wirkenden Kräfte auf die Allmacht ihres Schöpfers zurückführte und dadurch die Legitimation für die Aussagekraft der Prodigien bildete, ist es nicht verwunderlich, daß die Frage nach einer unmittelbaren Urheberschaft des Teufels unerwähnt bleibt bzw. vehement abgelehnt wird. Während Goltwurm in seinem 'Wunderwerck' im 6. Teil eine allgemeine - am 'Hexenhammer' orientierte - Zusammenstellung über die Hierarchie der Teufel und der Wunder, die der Teufel zu vollbringen vermag, liefert, ohne sie in bezug zu den Monstra zu setzen, so verweist Christoph Irenäus in seinem 'De monstris' bei der Frage "Wer der Monstrorum oder Wundergeburten Schöpfer sei" explizit darauf:

---

214 Die Schrift wurde zwischen den Jahren 1599-1755 fünfundzwanzigmal aufgelegt (vgl. hierzu die Bibliographie Fischer, Disquisitionum, S. 156-175).

215 Disquisitionum, 4. Buch. Im folgenden beziehe ich mich auf die Darstellung bei Fischer, Disquisitionum, S. 72ff.

216 Fischer, Disquisitionum, S. 85/86. "Recte tamen concionatores ex iis imminentem Dei vindictam denunciant, vel ab instanti facinore ac vitae prauitate homines ijs deterrent, & ad poenitentiam hortantur: reuera enim idcirco illa solenta à Deo ostendi." (Delrio, Disquisitionum, S. 560).

217 "Non licet ea curiose obseruare ad fortuitos euentus certò praedicendos:[...]" (Delrio, Disquisitionum, S. 560). Im 3. Buch war Delrio auf die "vana observantia", die abergläubische Magie, eingegangen, bei der eine positive Beeinflussung durch Dinge erhofft wurde, die seiner Meinung nach in keinerlei Zusammenhang mit dem zu beeinflussenden Objekt stünden. (Fischer, Disquisitionum, S. 66ff.).

Derhalben thun die unrecht/ die da fast wie die Manicheer solche monstra/ ungewoehnliche seltzame Wundergeburt dem Teuffel zu schreiben/ gleich als solten sie vom Teuffel herkomen/ gemacht oder geschafft werden.[218]

Obgleich die von den Dämonologen, gemäß Augustinus' 'De Natura',[219] vertretene Zuteilung der Ordnung und des Maßes zum Guten und der Unordnung zum Bösen auch für die Prodigiendeutung zutraf, wenn die Monstra als Zeichen der Unordnung in der Gesellschaft gelesen wurden, so beinhaltete diese Zuordnung nicht notgedrungen die unmittelbare Verbindung zum Bösen, d.h. zum teuflischen Ursprung. Für die Prodigienautoren war die teuflische Urheberschaft an den Monstra nur eine mittelbare, indem sie ihren Ursprung im Sündenfall hatte[220] und seitdem durch die gegen die christlichen Normen verstoßende Lebensführung der Menschen offenbar wurde. Goltwurm beschreibt diese Verbindung in seinem 'Wunderwerck':

Wiewol Gott der himlische Vatter/ den Menschen anfaencklich/ an leib vnd Seel/ schoen/ gerecht und volkoemlich on allen fehl vnnd gebrechen erschaffen/ und weren auch fuerters also die Menschen in solcher gestalt und bildniß bliben/ und das menschliche geschlecht ordentlicher weiß außgebraittet vnnd erweittert worden. Jedoch dieweil der Sathan den Menschen betrogen/ vnd zum ungehorsam bewegt hat/ ist nicht allein ihre ausserliche/ sondern auch innerliche zierde verfinstert und verderbet worden/ und nach volgends durch des Teufels arglistigkeit viel wunderbarliche veraenderung inn menschlichen leiben und leben erwachsen. Und solche wunderbarliche Monstra/ lest Gott etwa uns fuergestelt werden/ nemlich/ das wir daraus die verderbte Menschliche Natur lernen bedencken und erkennen/[...].[221]

Wurden die Verstöße nun durch die Monstra verbildlicht, so galt als Initiator nicht der Teufel, sondern der zürnende Gott. Wie es bei Brenz in der Hagelwetterpredigt deutlich wurde, verstieß die Annahme, daß der Teufel die Kraft habe, eigenmächtig das von Gott geschaffene Werk zu verändern, und somit unmittelbar die Monstra verursache, gegen das erste Gebot, wonach es nur einen Gott gäbe. Als Unterscheidungshilfe führt Engel in seinem 'WiderNatur und Wunderbuch' an, daß die göttlichen Wunder daran zu erkennen seien, daß sie gegen die Natur verstoßen, während der Teufel

---

218 De monstris, 4. Kapitel.

219 Hexenhammer, 1. Teil, 4. Kap.(S. 56).

220 Irenäus, De monstris, 4. Kap. sowie Goltwurm, Wunderzeichenbuch, S. 228r. Auch argumentieren Rinoverus/Victorius in ihrer Flugschrift 'Beschreibung und Deutung' so (S. 15).

221 S. 228r. Entsprechend wird in einem Flugblatt zu einer monströsen Zwillingsgeburt 1580 vermerkt (Abb. 83): "Wenn wirt ein kind so schew geborn// Denck anders nit/ daß ist Gots zorn.// Der hat dem boesen feind verhenckt.// Vnd den Menschen so arg verrenckt."

sie nur manipulieren könne, d.h. dem Menschen unbekannte Naturgesetze benutze.[222] Demgemäß argumentiert auch Irenäus:

> Solche Kinder sol man keines weges fuer Geschoepff und Creaturen des Teuffels/ der allding nichts wesentlichs und lebendiges/ auch nicht ein Laus (Exod.7) schaffen kan und vermag/ halten/ sondern Gott ist so wol solcher/ als aller andern Kinder Schoepffer.[223]

Die Zunahme der Teufelsmacht und der Monstra waren für die Prodigienautoren im 16. Jahrhundert Zeichen ein und derselben Ursache, des sittlichen Verfalls der christlichen Welt. Sandte Gott einerseits Zeichen, um die Menschen zu warnen, so gewann andererseits der Teufel - mit Einwilligung Gottes - aufgrund dieses moralischen Verfalls immer mehr Opfer, die aufgrund ihrer Ungläubigkeit seiner Versuchung erlagen. Diese Auffassung wird sowohl in Goltwurms 'Wunderwerck'[224] als auch in Fincels 'Wunderzeichen' deutlich, in dem er die Geschichten, die Belege des direkten Eingreifens des Teufels seien,[225] neben die Berichte über Wundergeburten stellt.

Das Monstrum resultierte für die Monstraauslegung nicht aus einem direkten Eingreifen des Teufels, sondern aus seiner allgegenwärtigen Anwesenheit in Form der von den Autoren beklagten Verstöße gegen die gesellschaftlichen Ordnungen.

6.2.4. Die Hexen und die Unordnung in der christlichen Gemeinde

Im Zusammenhang mit dieser Einschätzung des Teufels als Ausdruck des Prinzips des Bösen, das angeblich die Lasterhaftigkeit mit dem Sündenfall in die Welt gebracht hatte, wandelte sich auch das Verständnis von der Funktion der Hexen.

Die Diskussion um den Schadenzauber der Hexen weiterführend, vertritt der calvinistische Prediger Anton Prätorius in seiner Schrift 'Von Zauberey

---

[222] Engel, WiderNatur und Wunderbuch, S. 44[2].

[223] Irenäus, De monstris, 4. Kap./ 5. Kap., 2.Teil. Eine Stelle, die Sprenger/Institoris gerade als Beleg dafür anführten, daß Zauberer und Hexen - mit der Erlaubnis Gottes - Wundertaten vollbringen konnten (Hexenhammer, 1. Teil, Kap. 1, S. 6/13 und Kap. 2, S. 28).

[224] Goltwurm behandelt ebenfalls Monstra- und Teufelserzählungen in gesonderten Kapiteln (Wunderwerck, Kapitel 5 und 6).

[225] So z.B. der Stadtbrand 1533 in Schwaben, der angeblich auf der Einflußnahme des Teufels auf eine Zauberin beruhte. Oder aber die Geschichte vom Rattenfänger von Hameln aus demselben Jahr bei dem es sich auch um den Teufel gehandelt habe, der alle Kinder des Ortes mit sich genommen habe (Fincel, Wunderzeichen, o.S.).

und Zauberern gründlich Bericht',[226] in der er vehement gegen die Folter- und Strafpraxis seiner Zeit spricht,[227] die Ansicht, daß die Hexen die ihnen vorgeworfenen Schäden gar nicht verursachen könnten, da dieses der Natur zuwider und deshalb unmöglich sei.[228] Eine Ausnahme bildeten jene Zauberinnen, die durch Gift konkreten Schaden verursacht hätten und deshalb ebenfalls getötet werden dürften.[229] Im Gegensatz zu der üblichen Strafpraxis, nach der die Hexen wegen unglaublicher Delikte angeklagt würden, stellt er den Abfall von Gott - der durch ihr Ansinnen, mit Hilfe des Teufels Schaden zu tun, offenbar geworden sei - in den Vordergrund.[230] In diesem Zusammenhang wirft er den Richtern vor, daß sie nur die Hexereidelikte im Auge hätten und nicht genügend auf die Verfolgung anderer Laster achtgäben.[231] Auf diesen Aspekt weist auch Gödelmann in seinem 'Von Zäuberern' hin, wenn er bemerkt, daß die meisten Laster der Zeit - obgleich die Bibel auch hierfür Strafen fordert - ungestraft blieben, während bei den Hexen dafür umso härter durchgegriffen werde und sie für Taten, die sie faktisch gar nicht begangen haben könnten, getötet würden.[232]

Obgleich beide Autoren den Schadenzauber der Hexen für unmöglich halten, ist die Hexe in ihren Augen wegen ihrer Ketzerei zu bestrafen. Für sie ist die Hexe Ausdruck jener Lasterhaftigkeit, vor der von göttlicher Seite durch das Auftreten der Monstra gewarnt werde.

Demgemäß hält Prätorius umfangreiche Disziplinierungsmaßnahmen, die große Parallelen zu jenen zur Verhinderung der Monstra aufweisen, für die geeigneteren Bekämpfungsmittel des Hexenzaubers.[233] Sein umfangreiches Programm zur Disziplinierung setzt bei der Spitze des Herrschaftsgefüges ein: Gemäß dem Motto "Ein guter Vorgänger macht gute Nachfolger"

---

226 Frankfurt 1629. 1598 hatte Praetorius die Schrift unter dem Pseudonym Joh. Scultetus veröffentlicht. Erst 1603 erschien sie unter seinem Namen. In der 3. Auflage, Heidelberg 1613, stellt er den Bezug zu der ersten, unter Pseudonym erschienen Ausgabe her (vgl. Paulus, Hexenwahn, S. 183).

227 Prätorius, Zauberey, Kap. 11, Kap. 12. Er wendet sich dagegen, daß alle, die unter der Anklage des Zauberdelikts verurteilt werden - egal welches Ausmaß bzw. welche Unwirksamkeit ihr angeblicher Zauber hatte -, mit dem Tode bestraft werden (S. 141).

228 Richtige Zauberinnen könnten sehr wohl - mit Gottes Erlaubnis - Mensch und Vieh beschädigen, töten, lähmen und krank machen. Dies geschehe jedoch nicht durch Ansehen, Anhauchen oder Angreifen, sondern durch Gift (Prätorius, Zauberey, 9. Kap., S. 52ff. Zu Prätorius vgl. auch Paulus, Hexenwahn, S.187ff und Behringer, Unkraut, S. 45).

229 Prätorius, Zauberey, S. 139.

230 Prätorius, Zauberey, S. 142.

231 Prätorius, Zauberey, S. 147ff.

232 Prätorius, Zauberey, S. 154. Goedelmann, Zäuberern, S. 454.

233 Prätorius, Zauberey, Kap. 13, S. 152ff. Vgl. hierzu auch Schwerhoff, Rationalität, S. 71 und Paulus, Hexenwahn, S. 193.

müßten der Herrscher und seine Behörden in Gestalt der Amtleute und Richter sowie im geistlichen Bereich der Prediger untadelig sein. Die Bevölkerung solle durch zwangsweise verordnete Anleitung in Kirche und Schule sowie durch eine gute Polizeiordnung belehrt und durch Zensur vor den gefährlichen Schriften bewahrt werden. So wie diese gute Ordnung, die Gesetze und Exempel die Gemeinde zur wahren Gotteserkenntnis führen sollten, werde gegen jene, die sich diesem Unterricht nicht unterziehen wollten, drastisch vorgegangen. Während er für die bußfertigen Hexen Nachsicht fordert,[234] sieht er in der uneinsichtigen Praktizierung der alltäglichen Laster den Nährboden für das Zauberwesen. Gemeindemitglieder, die "frech/ hartneckig vnd vnbaendig sind/ die Ermahnung vnd goettliche Straff in Wind schlagen/ vnd nach wie vor heimbliche oder offentliche Abgoetterey/ Laesterung/ Vnzucht/ Vppigkeit vnd sonst gottloß wesen mit Ergernuß muthwillig treiben/[...]"[235] sollten belehrt, gezüchtigt und bedroht werden. Jene, die sich aus Trotz nicht belehren ließen, sollten bei Wasser und Brot ins Narrenhaus gesperrt werden. - Die Parallelen zu dem in Anbetracht der Monstra geforderten Verhalten sind offensichtlich.

Da Prätorius in dem Überhandnehmen des Hexen- und Zauberwesens nur die Spitze jener allgemein um sich greifenden Lasterhaftigkeit sieht, verurteilt er das Prinzip der Entlastung der Allgemeinheit, nach dem Unglücke den Hexen zugeschrieben werden und dadurch vom Nährboden dieser Entwicklung, den ungestraft bleibenden täglichen Lastern, abgelenkt werde:

> Diß ist die Summ/ Muessiggang ist die Wurtzel/ Trunckenheit der Stamm oder Baum/ boese Exempel vnd Gesellschafft/ die Zweige aller Schande vnd Laster. Tilge die Wurtzel/ so dorret der Baum/ so kompt kein Frucht.[236]

Mit der die Macht der Hexen einschränkenden Deutung konnten die Hexen, die jetzt als Inbegriff der lasterhaften Lebensführung gesehen wurden, in die allgemeine Lamentation über die Sündhaftigkeit der Welt eingeordnet werden.

Während die Monstra als von Gott gesandte Zeichen dieser Lasterhaftigkeit glimpflich behandelt wurden, wurde Prätorius' nachsichtige Haltung gegenüber den bußwilligen Hexen im 16. Jahrhundert kaum geteilt, sondern man vertrat die Ansicht, daß sie trotz der abgesprochenen Einflußnahme auf

---

[234] Die dem Laster der Hexerei Verfallenen sollen zur Buße gebracht werden und zur Belehrung aller anderen diese Bekehrung öffentlich machen, um darauf zu um so besseren Wahnern zu werden.

[235] Prätorius, Zauberey, S. 162.

[236] Prätorius, Zauberey, S. 165. Müßiggang, Fressen, Saufen, Fechten, Spielen, Tanzen und ähnliches trügen den Samen der teuflischen Bosheit in sich und seien zu verbieten (S. 164). Ähnliche Ansichten formuliert er auch im Kapitel über den Ursprung der Zauberei (S. 10/11).

das Wirken der Natur aufgrund des von ihnen angestrebten Paktes mit dem Teufel als Ausdruck der gegen die christlichen Grundsätze gerichteten Rebellion zu vernichten seien.[237] So meint der Jurist am Marburger Hofgericht und Herausgeber des 'Theatrum de verificiis' Abraham Saur[238] 1582, daß die Hexen allein gestraft gehörten "ex causae Rebellionis, das ist/ das sie von irem HERREN Gott/ Schoepffer vnd Erloeser/ schaendlich vnd mutwillig abfallen/ vñ ergeben sich frey eigen dem leidigen Teuffel."[239]

Vor dem Hintergrund der an ihnen sichtbar werdenden Lasterhaftigkeit hatten Monstra und Hexen die gleiche Zeichenfunktion: Sie waren Medien, die die Unordnung in der christlichen Gemeinde sichtbar machten.

Das beste Mittel, sich vor der teuflischen Versuchung zu schützen,[240] war deshalb nach Meinung der Zeitgenossen dasselbe wie das zur Vermeidung der Prodigien: die Sünden zu meiden und ein christliches, tugendhaftes Leben zu führen.

Obgleich von der normalen Entwicklung abweichendes Aussehen im 16. Jahrhundert durch die Tradition seiner Deutung sehr wohl - wie es an den Hexengeständnissen deutlich wurde - mit einem teuflischen Ursprung in Zusammenhang gebracht werden konnte, wurden die Monstra in der gelehrten Hexendiskussion nicht als Ergebnisse des Hexenzaubers oder als vermeintliche Teufelskinder angeführt. Wenn im 'Hexenhammer' die Zeugung

---

237 Johannes Brenz: "[...]/nicht daß sie einigerley schaden/ wie sie es zu thun vermeinen/ außrichten/ denn sie von jhnen selber nicht schaffen moegen/ sondern vmb solches ihres schendtlichen/ aergerlichen/ vnnd boesen Teuffelischen lebens vnnd wandels willen/ werden sie von der Obrigkeit gestraffet." (Straffung, in Weyer, Teuffelsgespenst, S. 489). In dieser Hinsicht lehnte Weyer auch Brenz' Hagelpredigt ab, der sich hierbei auf das mosaische Gesetz berief (Paulus, Hexenwahn, S. 116; Molitor, Hexen, S. 94/95). Diese Ansicht wurde auch bei dem Calvinisten James VI. von Schottland vertreten. Hier wurden die Hexen auch nicht mehr des Schadenzaubers bezichtigt, sondern des Abfalls von Gott und des Willens zu zaubern (Honegger, Hexen, S. 105; Behringer, Unkraut, S. 37/38). Gödelmann plädiert demgegenüber einerseits dafür, daß - wenngleich die Unholde aufgrund ihres Vorsatzes am Leben zu strafen seien - doch zwischen der Bosheit der Gedanken differenziert werden müsse. Andererseits - durch Weyer beeinflußt - meint er, daß die Frauen aufgrund der Schwäche ihres Geschlechts im Gegensatz zu den Männern zu schonen seien (Zäuberern, S. 445-450). Zur Bestrafung des Verstoßes gegen die göttliche Ordnung vgl. auch Honegger, Hexen, S. 93, 100, 101, 103-107.

238 Saur, Warnung, 8. Tractat in: Theatrum, S. 202-214. Schwerhoff stellt fest, daß Saur gemäß der Initialen M.A.S.F. der Herausgeber des Theatrums de veneficiis ist (Rationalität, S. 66).

239 Saur, Warnung, S. 206/207. Vgl. auch Paulus, Hexenwahn, S. 65 und Schwerhoff, Rationalität, S. 66.

240 Paulus, Hexenwahn, S. 102. Buße und Gehorsam, um so nicht den Zorn Gottes auf sich zu ziehen, führt auch Prätorius als Mittel an, der Zauberei zuvorzukommen (Zauberey, S. 56).

von teuflischen Kindern durch die 'Succubus-Incubus-Methode' für möglich gehalten wurde, so machen die Autoren keine Aussagen darüber, ob es sich dabei auch um Monstra handle. Allein die 'Wechselbälger' oder 'Kielkröpfe', die hauptsächlich durch ihr ungewöhnliches Verhalten charakterisiert wurden, wurden als Teufelskinder oder Teufel selbst bezeichnet. Mit der im 16. Jahrhundert einsetzenden Kritik an der vermeintlichen Zeugungsfähigkeit des Teufels wurde die Möglichkeit des Verdachts der 'teuflischen Vaterschaft' bei der Geburt eines Monstrums noch weiter eingeschränkt.

Aber auch der Vorwurf, daß es sich bei einem Monstrum um das Resultat des Schadenzaubers der Hexen handeln könne, wurde mit der Diskussion um die sehr begrenzte Macht des Teufels und damit auch der Hexen, wie es an Brenz' Hagelpredigt deutlich wurde, seiner Grundlage enthoben. So wie dort die Unwetter allein auf die göttliche Macht zurückgeführt wurden, so lehnten auch die Prodigieninterpreten einen unmittelbaren Zusammenhang der Monstra mit der teuflischen Macht ab. Eine solche Erklärung hätte auch die disziplinierende Wirkung der Monstradeutungen untergraben, da die Deuter die Autorität ihrer Auslegung aus der Tatsache ableiteten, daß es sich um göttliche Strafzeichen handle. Ein Zusammenhang mit der teuflischen Macht wurde nur insofern bei den Monstra hergestellt, als sie - als Strafe für die Sündhaftigkeit der Zeit - ihren Ursprung angeblich im Sündenfall hatten.

An der vermeintlich progressiven Einstellung Prätorius', der in den Hexen nur noch aufrührerische Frauen sah, die durch disziplinarische Maßnahmen zur Ordnung zu rufen seien, wurde deutlich, daß die Hexen wie die Monstra für die Zeitgenossen Ausdruck ein und desselben Phänomens waren: der um sich greifenden Unordnung in der Gesellschaft.

6.2.5. Die Monstra und die Tauffrage

Der unmittelbare Zusammenhang der Monstra mit dem Teufel wurde von den Prodigienautoren zwar abgewiesen, doch stellte sich dennoch die Frage, ob sie vom theologischen Standpunkt aus so weit zu den Menschen zu zählen waren, daß sie der Taufe für würdig erachtet wurden.

Nach Ansicht der protestantischen Theologen schienen die Monstra jenen Minimalkonsens, der Grundlage dafür war, daß ein Kind getauft werden durfte - der Täufling mußte ein geborener, lebender, noch nicht getaufter Mensch sein[241] -, zu erfüllen, obgleich sie vielfach den Kriterien, die zum Nachweis der Beseelung als Grundlage für die Taufe notwendig waren,

[241] Schoen, Kirchenrecht, S. 345. Mit geboren wird darauf verwiesen, daß das Kind ganz geboren sein mußte, bevor es die Taufe empfangen durfte.

nicht eindeutig genügten. Im Zweifel entschied man sich offensichtlich in Anbetracht des Zeitdrucks, der durch die hohe Sterblichkeit der Monstra bestand, für die Taufe.

Diese Praxis wird auch in den Monstraflugblättern und -flugschriften deutlich, wo immer wieder explizit darauf hingewiesen wird, daß die dort beschriebenen Monstra getauft worden seien. Der Vermerk der Taufe und des dem Monstrum gegebenen Namens gehört zum festen Bestandteil der Reihe von dokumentarischen Nachweisen der Geburt wie Jahr, Datum, Ort und Zeugen, die die Wahrheit des Geschehens belegen sollen.[242]

Die Grundlage für diese weit ausgelegte Tauffähigkeit ist in der theologischen Ambition zu sehen, zum einen die Seelen, die sich im Zustand der Ursünde befänden, durch die Taufe von diesem zu befreien, zum anderen so viele christliche Seelen wie möglich vor den Anfechtungen des Teufels durch die Vergabe der Taufe zu schützen.

Sprenger und Institoris wiesen im 'Hexenhammer' darauf hin, daß gerade die Zeit zwischen Geburt und Taufe die gefährlichste für die Seele des Kindes sei, da es in dieser ungeschützten Zeit um so leichter vom Teufel geholt werden könne.[243] Die Bedenken, daß die Seele des Neugeborenen den besonders heftigen Anfechtungen des Teufels ausgesetzt sei, prägten das Taufritual im 16. Jahrhundert, das z.B. Luther im 'Taufbüchlein' festgehalten hat, und ließen die Vorbereitungen für die Taufe zu einer prophylaktischen Teufelsaustreibung werden.[244] So wird der Körper des Kindes nicht nur mit den Kreuzzeichen versehen, damit der unreine Geist aus ihm ausziehen möge, sondern auch die Ohren werden für die Aufnahme der göttlichen Lehre präpariert, indem das rechte Ohr mit Speichel benetzt wird und die Aufforderung bekommt: "Ephthah, das ist, thu dich auff" und die Nase und das linke Ohr mit der Aufforderung "Du teuffel aber fleuch, denn gotis gericht kompt herbey" benetzt werden. Danach sollen die Paten nochmals an Stelle des Kindes dem Teufel absagen, bevor es dann endlich getauft werden darf.[245] Um die Bedeutung dieses Aktes den Begleitern um so deutlicher vor Augen zu führen, hatte Luther für die Übersetzung des Taufritus plädiert:

> Denn du hie hoerist ynn den wortten dißer gepett, wie kleglich und ernstlich die christlich Kirche das Kindlin her tregt, und mit so bestendigen ungezweyffelten Wortten fur Gott bekennet, es sey vom teuffel besessen vnd eyn Kind der sunden und ungnaden, und so vleyßlich bitt umb huelff unnd gnad durch die tauff, das es eyn kind Gottis werden muege.[246]

---

242 Vgl. z. B. Abb. 18.
243 Sprenger/Institoris, Hexenhammer, 2. Teil, Kap. 13.
244 Luther, Taufbüchlein, 1523, WA 12, S. 42-48.
245 Luther, Taufbüchlein, WA 12, S. 45.
246 Luther, Taufbüchlein, Nachwort, WA 12, S. 46.

Wenngleich diese Exorzismen, mit denen die Taufe begleitet wurde, in protestantischen Gebieten nicht unangefochten waren - wie die Rechtfertigung der Bremer Prediger zur Weglassung der Exorzismen bei der Taufe deutlich macht - und in vielen Kirchengebieten weggelassen wurden,[247] so blieben sie auf der anderen Seite jedoch auch in vielen Kirchenordnungen aufgrund der lutherischen Vorlage erhalten, wenn sie auch nicht als unbedingt notwendig angesehen wurden.[248]

Mit der Taufe wurde das mit der Erbsünde behaftete Kind in die christliche Gemeinde aufgenommen, und seine Wiederauferstehung wurde dadurch erst möglich. Melanchthon schrieb in seinen 'Loci Communes' zu der Funktion der Taufe:

> Der praktische Nutzen des Zeichens besteht nun in folgendem: es soll bezeugen, du bist durch den Tod zum Leben hinübergegangen; es soll bezeugen, das Sterben deines Fleisches ist heilbringend. Mögen die Sünden schrecken, mag der Tod schrecken,

---

[247] So enthält die Rechtfertigungsschrift der Bremer Prediger 'Warhaffte Vnd Christliche Verantwortung der Prediger zu Bremen' eine Anzahl von Schriften, die das Weglassen der Exorzismen rechtfertigen, u.a.: "Auß der Schrifft/ so Anno 1559/ In Preussen gedruckt ist/ mit diesem Titel: Bericht auß was Vrsachen die KirchenOrdnung des Hertzogthumbs Preussen/ jtzundt auffs Neuw getruckt/ vnd wie es sich vmb die Form der Tauff/ so derselben einverleibt ist/ erhalte." Hier wird darauf hingewiesen, daß etliche das Teufelbeschwören bei der Taufe weggelassen hätten, da es nur Beiwerk sei. Deshalb habe man es auch nicht in die neue Ordnung mitaufgenommen. Das Teufelbeschwören sei auch in anderen Kirchenordnungen weggelassen worden, und es sei richtig, sich daran zu halten: "Sonderlich dieweil dieselben Exorcismi oder Teuffelsbeschwerungen/ auß Gottes Wort nicht zuverteidigen sind/ vnd derhalben vermuetlich/ das auch andere Kirchen mehr/ solches Exempeln in Kurtz folgen werden." Am Beispiel der Nottaufe werde deutlich, daß allein für die Anerkennung einer gültigen Taufe die Begießung mit Wasser und die Taufformel wichtig seien.
So wird in der ebenfalls dort abgedruckten "Graefflichen Nassauischen Anordnung der eusserlichen Ceremonien" bezüglich des Exorzismus und der Ausbannung des Teufels auf die falsche Vorstellung verwiesen, daß der Teufel die Neugeborenen in seiner Gewalt habe und durch den Exorzismus ausgetrieben werden müsse, da dieses nicht nur dem Gnadenbund Gottes widerspreche, sondern auch jene in Verzweifung stürze, deren Kinder vor der Taufe stürben.

[248] "Den Tauf wollen wir brauchen nach der form, die von alters here in der kirchen gewesen und von doctor Martino in teuths bracht ist,[...]." (Ordnung der Christlichen kirchen in furstenthumb zu Hessen 1532, in Sehling, Kirchenordnungen, Bd. 8, S. 78). Ebenfalls wird in der Hessischen Kirchenordnung von 1566 auf den Exorzismus hingewiesen (Sehling, Bd. 8, S. 284) sowie in der Preussischen Kirchenordnung von 1568 (Sehling, Bd. 4, S. 90). In der Schrift "Auß der Schrifft/ so Anno 1559/ In Preussen gedruckt ist/ mit diesem Titel: Bericht auß was Vrsachen die KirchenOrdnung des Hertzogthumbs Preussen/[...]" wird bemerkt, daß man bisher keine Form der Taufe in der Kirchordnung gehabt habe und die Pfarrherrn sich deshalb des Taufbüchleins Luthers bedient hätten, um darauf jedoch das Weglassen dieser Exorzismen zu rechtfertigen (in: Warhaffte Vnd Christliche Verantwortung, o.S.).

> mögen andere Übel der Welt schrecken, vertraue, weil du das Siegel der Barmherzigkeit empfangen hast, wirst du errettet werden,[...].[249]

Die Verwehrung der Taufe hätte somit den Monstra eine Wiederauferstehung unmöglich gemacht. In seinen Auseinandersetzungen mit den Pelagianern hatte schon Augustinus der Auffassung des Vincentius Victor widersprochen, daß auch ungetaufte Kinder die Wiederauferstehung erlangen könnten, da es dann möglich wäre, trotz Behaftung mit der Ursünde, ohne die Gnade Christi, d.h. die Taufe, zum ewigen Leben und zum Himmelreich erlöst zu werden.[250] Dieser Ansicht stellt er jenen Ausspruch Christi in Johannes 3,5 entgegen:

> Wenn jemand nicht wiedergeboren wird aus dem Wasser und dem Geist, kann er in das Reich Gottes nicht eingehen.[251]

Die Verweigerung der Taufe wäre für die Monstra insofern von besonderem Nachteil gewesen, da die Monstra nach Augustinus' Auffassung wie alle Menschen mit ihrem ursprünglich intendierten vollkommenen Körper wiederauferstehen würden.[252] Leitidee hierbei ist die im Jenseits zu erlangende überirdische Schönheit. So meint er in der 'Civitas Dei' abschließend:

> Will aber jemand daran festhalten, daß jeder in der Körpergestalt auferstehen werde, die er beim Tode hatte, so braucht man sich dagegen nicht zu ereifern; es muß nur verbannt bleiben alle Verunstaltung, alle Schwachheit, alle Schwerfälligkeit und alle Vergänglichkeit und was sonst nicht paßt für ein Reich, in welchem die Kinder der Auferstehung und Verheißung gleich sein werden den Engeln, zwar nicht dem Leibe und dem Alter nach, jedoch sicher an Glückseligkeit.[253]

---

249 Melanchthon, Loci, dt., S. 224.

250 In seinen Schriften an die Pelagianer weist Augustinus darauf hin, daß die Pelagianer die Ursprungssünde leugneten, von der erst das Sakrament der Taufe löse [Pelagianer, 1.Buch, IX.10ff. (S. 174ff./179)/ 2. Buch, X.14 (S. 212ff.) und XII.17 (S. 215)]. Zur Erbsünde bei Augustinus, der darin die Tradierung der Sünde Adams auf die ganze Nachkommenschaft versteht, vgl. auch Barbel, Kommentar zu Enchiridion, S. 204-209.

251 Pelagianer, S. 175.

252 Enchiridion, Kap. 87; Civ. Dei 22,19. S. 480/481. "Er [Gott] sollte nicht alles Ungestalte an den menschlichen Leibern beseitigen und vernichten können, und zwar nicht bloß solches, was sich überall findet, auch die seltenen und ungeheuerlichen Mißgestaltungen, die wohl in dieses unselige Leben hereinpassen, aber mit der künftigen Seligkeit der Heiligen unvereinbar sind, und all das so beseitigen und vernichten, daß alle Auswüchse der Leibesmasse, welche Mißgestaltungen, selbst auch nur natürliche, hervorrufen, ohne Verringerung der Leibesmasse selber verschwinden?"

253 Civ.Dei. XXII, 21. Auch im Enchiridion hatte Augustinus darauf verwiesen, daß die Mißgeburten ohne Zweifel wiederauferstehen würden, jedoch nicht in ihrer irdischen Gestalt, sondern mit verbesserter und berichtigter Natur (Kap. 87).

Gemäß der Augustinischen Auffassung kommt auch Jacob Horst in seinen 'Geheimnüsse' zu dem Schluß, daß alle beseelten Monstra - unabhängig davon, wie abscheulich sie aussehen - in vollendeter Gestalt auferstehen werden:

> Und obwol in etlichen die Vernunft wenig oder nichts sich ereignet/ wegen Ungeschicklichkeit deß Leibes und Glieder/ als in den Kindern/ gar alten Leuten/ Narren/ bey welchen die Krafft der Seele gantz verhindert und untergedruckt wird/ jedoch ist die vernuenfftige Seele den Menschen allein gegeben/ und was da verderbet ist oder mangelt/ soll durch die Herrligkeit der Aufferstehung erfuellet werden.[254]

Dieser Auferstehung mußte jedoch notwendigerweise die Taufe vorangegangen sein.

Wenn Jacob Horst sagt, daß die Monstra auferstehen werden, weil ihnen wie allen Menschen die vernünftige Seele gegeben sei, so handelt es sich dabei um die zentrale Voraussetzung für die Taufe eines Lebewesens. Die unterschiedlichen Theorien über den Zeitpunkt und die Kennzeichen der Beseelung, die im folgenden dargestellt werden, bildeten die Grundlagen, auf denen die Verantwortlichen entscheiden sollten, ob ein Monstrum tauffähig war.

Bei der Beseelung der Lebewesen wurde nach dem aristotelischen Konzept zwischen drei Seelenarten, die der Mensch besitze, unterschieden:[255] Während er mit den Pflanzen die Ernährungsseele und mit den Tieren die Empfindungsseele gemein habe, so zeichne ihn erst die dritte Stufe, die Denkseele, als Menschen aus. Die Denk- oder auch Vernunftseele[256] werde schließlich als Abschluß der menschlichen Zeugung von Gott hinzugefügt.

Diese Auffassung vertrat auch der Aristotelesrezipient Thomas von Aquin in seiner 'Summa Theologica' und war damit ein Verfechter des Kreatianismus, nach dem die Beseelung immer wieder mit dem Zeitpunkt der Belebung durch Gott vollzogen wurde. Diese Auffassung stand im Gegensatz zu der anderen gängigen Theorie, dem Traduzianismus, dessen Anhänger davon ausgingen, daß auch die dritte Beseelung mit dem ersten Menschen-

---

[254] 15. Kap., S. 607.

[255] De anima, Lib.II; Balss, Zeugungslehre, S. 51. Auch Paré führt in seiner 'Wundtartzney' diese drei Arten der Seele an: die ernährende Seele wie sie bei Bäumen und Gewächsen der Erde angetroffen werde, die sinnliche und empfindende Seele, die auch die unvernünftigen Tiere aufwiesen, und schließlich die verständige Seele, die nur der Mensch habe (23. Buch, 11. Kap., S. 969).

[256] De generatione animalium, 736b 34-36 (Aubert/Wimmer, S. 149-151). "Es bleibt aber übrig, daß das Denkvermögen allein von außen hineinkomme, und allein göttlich sei. Denn seine Thätigkeit hat mit keiner körperlichen Thätigkeit Gemeinschaft." (736b 36).

paar vollzogen worden sei und durch die Zeugung weiter vererbt werde.[257]

Nach Thomas von Aquin behalten die Seelen ihre Aufgabenbereiche nach der Geburt bei: Die ernährende Seele ist für Ernährung, Wachstum und Zeugung zuständig, die Empfindungs- oder auch Sinnenseele umfasse alle äußeren und inneren sinnlichen Erkenntnisvermögen, und die Verstandesseele als die umfassendste Seelenart sei für darüber hinausgehende Erkenntnisvorgänge zuständig.[258] Aus diesem Grund widmeten die Theologen der Verstandesseele besondere Beachtung, da erst sie die Möglichkeit bot, sich der Erkenntnis der christlichen Lehre zu nähern, wie es Augustinus in seinem Sieben - Stufensystem zur Entwicklung der christlichen Seele darstellt.[259]

Bestand bezüglich der Auffassung, daß jene dritte Seelenstufe im Gegensatz zu den anderen von Gott eingegeben wurde, in der christlichen Welt Konsens, so stellt Jacob Horst in seinen 'Geheimnüsse' fest, daß es sich bei der Frage, ob die Seele letztendlich gemäß der Auffassung des Traduzianismus oder des Kreatianismus in das ungeborene Kind komme, noch immer um einen Streitpunkt der Zeit handle. Aus diesem Grund setzt er sich mit den zu seiner Zeit diskutierten Theorien über die Entstehung der Verstandesseele und deren Gegenargumenten auseinander.[260]

Der Auffassung, daß aus dem Samen der Eltern nicht nur der Körper geschaffen, sondern auch die Verstandesseele unmittelbar vererbt werde, stellt Horst 1588 die zu seiner Zeit üblichen Argumente entgegen, daß es unglaubhaft sei, aus einem leiblichen, sichtbaren, vergänglichen, irdischen Wesen wie dem Leib oder Samen ein geistliches, unsichtbares, unsterbliches Wesen wie die Seele zeugen zu können, und unzählige Seelen umkämen, wenn der Samen schon die lebendige Seele des Menschen enthalte.

Die aus dieser ablehnenden Haltung resultierende Auffassung lautete gemäß dem Kreatianismus, der mit der aristotelischen Sukzessivbeseelungs-

---

[257] Summa Theologica, qu.118,3 und qu.90,2 und 3 zur Frage der Hervorbringung der Seele des ersten Menschen durch einen Schöpfungsakt Gottes; Laktantius, De opificio Dei, dt., Kap. XIX, S. 280; Augustinus, De quantitate, dt., 1. Kap.; Augustinus, Schriften gegen die Pelagianer, 2. Buch, II,4/II,5; S. 201.

[258] Summa Theologica, qu.78, 1-4. Zwischen den äußeren und inneren Sinnen wird dahingehend unterschieden, daß erstere ihren Reiz unmittelbar durch den äußeren Gegenstand beziehen, während die inneren auf die Vermittlung eines anderen Sinnes angewiesen sind. So zählt er zu den inneren Sinnen Gemeinsinn, Vorstellungskraft, Schätzungsvermögen und Gedächtnis. Das Sinneserkennen bilde somit die Grundlage für das Verstandeserkennen, dem es gegenüber dem Sinn, der nur Konkretes wahrnehme, möglich sei, Abstraktes zu erfassen. Vgl. auch Kommentar S. 513ff. (bes. 516/517). Dem Verstandesvermögen widmet er die 79. Frage. Zur substantiellen Form der Verstandesseele vgl. qu. 76,4.

[259] De Quantitate, Kap. 33.

[260] Geheimnüsse, 8. Buch, IX. Kap., S. 575ff.

theorie[261] vereinbar war, daß die Seele unmittelbar von Gott zur Zeit der Erschaffung aller Glieder eingegeben werde. Wenngleich diese Meinung auch von Lemnius, dem Autor der Vorlage für Horsts 'Geheimnüsse', vertreten wurde und im 16. Jahrhundert die verbreitetste, kaum in Abrede gestellte Ansicht zu dieser Frage war,[262] so bemerkt Horst, daß er in diesem Punkt nicht mit Lemnius übereinstimme. Als Argument gegen diese Auffassung führt er den christlichen Einwand an, daß Gott nach den sechs Tagen der Schöpfung keine neuen Wesen mehr geschaffen habe und außerdem wohl kaum unreine, sündige Seelen schaffe, wenn er tatsächlich jede Seele einzeln eingebe. Demgegenüber sei es glaubwürdiger, daß die Seelen vererbt würden. Bei der Begründung dieser Ansicht stützt sich Horst allein auf naturkundliche Erklärungen. Schon bei der Theorie von der Bildung des Menschen stellt er nicht mehr die ersten beiden Formen der Seele in den Vordergrund, sondern beschreibt diese Entwicklung rein physiologisch, wenn er meint:

> [...] denn die Bildung deß Menschen in dem ersten Monat nicht die Seele/ sondern die natürliche Krafft der Gebärmutter deß Weibes/ und die Wirkung deß Samens/ auß unaussprechlicher Weisheit der Natur/ vollbringet/ biß daß allmaehlich unterschiedliche Glieder/ und eine vollkommliche Gestalt deß Menschen herfuer gebracht werde/ auff diese Weise.[263]

Zur Bekräftigung der Ansicht, daß auch die dritte Seelenart vererbt werde, führt er nun ebenfalls Theorien an, die sich bemühen, die Vererbung der Seele durch die Eltern rein physiologisch zu erklären. Danach werde die Seele nach Vollendung der Glieder mit dem lebendigen Atem, der vom Herzen der Mutter zum Embryo führe, eingegeben. Als physiologischen Beweis dafür benennt er die in jener Zeit entstehenden innerlichen Adern, die neben den beiden Blutadern nun Luft vom Herzen der Mutter durch den Nabel des Kindes zu dessen Herzen und Lunge transportierten. Wenn diese sich öffneten, werde durch die leiblichen Dünste des Herzens und der unsichtbaren Seele beim Kind der Atem mit der Seele untrennbar vereinigt.[264]

Als weiteren Beleg für die Vererbung der Seele führt er die Tatsache an, daß die Eltern die Gaben und Sitten des Gemüts auf ihre Kinder vererbten. Diese Auffassung sieht Horst auch im Traduzianismus Tertullians gestützt,

---

[261] Generatione animalium 736b 36 (Aubert/Wimmer, S. 151).

[262] Jerouschek stellt fest, daß Sennert als einer der ersten in seinen 'Questionum Medicarum' die Suczessivbeseelung in Frage stellt und für die Vererbung der Verstandesseele plädiert (Lebensschutz, S. 179-182).

[263] Geheimnüsse, 8. Buch, IX. Kap., S. 572.

[264] Als Quelle für diese Theorie beruft er sich auf Galens 'De foetus formatione'und Gabriele Falloppios 'Observationes Anatomicae'.

der in seinem 'De anima' die Meinung vertrat, daß die Seele nicht mit dem ersten Atemzug von außen in das Neugeborene eingeflößt werde, sondern bei der Befruchtung sowohl die körperliche Form als auch die Dispositionen für die Seele in dem Samen enthalten seien. Schließlich seien sowohl Körper als auch Seele beim Beischlaf beteiligt und flössen beide in den Samen ein. Horst ging deshalb davon aus, daß die Existenz der Seele des Embryos mit der Empfängnis anfange, spätestens aber dann ausgebildet sei, sobald der Embryo seine Gestalt erlangt habe.[265]

Unabhängig von der Frage, ob eine aristotelische Sukzessivbeseelung oder jene schon bei Tertullian erwähnte Simultanbeseelung angenommen wurde, mußten die für die Taufe Verantwortlichen davon ausgehen, daß ein normal ausgetragenes Monstrum auch mit der Verstandesseele ausgestattet und deshalb taufwürdig war.

Demgemäß postuliert auch Horst in seinen 'Geheimnüsse', daß Mißgestaltete, wie abscheulich sie auch aussehen mögen, zu den Menschen gezählt werden müßten, sofern sie jene menschlichen Eigenschaften wie Reden, Verstehen, Urteilen, Denken aufwiesen und dadurch belegten, daß sie die Gaben der vernünftigen Seele besäßen.[266]

Diese Beweise einer vorhandenen Verstandesseele waren zwar bei älteren Monstra anzuwenden, doch boten sie bei der möglichst schnell zu treffenden Entscheidung, ob ein neugeborenes Monstrum zu taufen sei, kaum ein geeignetes Hilfsmittel, da solche Fähigkeiten bei Neugeborenen wohl generell kaum festgestellt werden konnten. So bemerkt der französische Arzt Paré, daß die Seele nicht sofort zu spüren und selbst nach der Geburt noch nicht gleich zu erkennen sei, da die um sie herum angeordneten Instrumente - die Sinnesorgane - erst nach vielen Jahren ganz entwickelt seien.[267]

Wie an den Hinweisen auf die erfolgte Taufe in den Monstraflugblättern deutlich wird, schienen die Theologen des 16. Jahrhunderts davon auszugehen, daß es sich bei einem von einer Frau geborenen Monstrum, das nicht allzu weit vom menschlichen Maß abwich, um ein gleich einem Menschen beseeltes und somit tauffähiges Lebewesen handelte.

Ein weiteres Hilfsmittel zur Klärung der Frage, ob es ein schon beseeltes Lebewesen sei, war der Zeitpunkt, zu dem von der mal mehr, mal weniger unmittelbar gesehenen göttlichen dritten Beseelung ausgegangen wurde. Hatte Hippokrates in seiner Schrift 'Vom Werden des Kindes' 30 Tage für

---

[265] "Geheimnüsse", 8. Buch, IX. Kap., S. 579; Tertullian, De anima, Kap. 25-27, 37.2. Diese Auffassung wurde 1609 auch von Daniel Sennert in seinen 'Quaestionum Medicarum controversarum liber' vertreten, wenn er sagt, daß die Seele im Samen ohne äußere Zusätze die Entwicklung eines beseelten Menschen fertigbringe (Jerouschek, Lebensschutz, S. 181; Bäumer, Ei, S. 82).

[266] Horst, Geheimnüsse, S. 607.

[267] Wundtartzney, 23. Buch, 11. Kap.

die Gliederung der männlichen und 42 Tage für die der weiblichen Frucht angeführt,[268] so schreibt Paré in seiner 'Wundtartzney' zu dieser Frage:

> Die Seele kompt ehe nicht in deß Menschen Leibe/ biß daß er in seiner Mutter vollkommenlich formieret/ unnd in alle unnd jede unterschiedliche Glieder abgetheilet ist/ welches in den Knäblin/ als deren angeborne unnd formierrende Wärmbde weit kraefftiger und staerker ist/ im viertzigsten Tage/ In den Maegdlin aber am fuenff unnd viertzigsten/ ehe oder langsamer/ je nach Gelegenheit der Staercke der wuerckenden Ursachen/ und der Matery Zulassung/ zugeschehen pfleget.[269]

Differierte die Angabe bezüglich des Zeitpunktes der Beseelung je nach Vorlage des Autors und Geschlecht des Kindes zwischen dem 30. und 90. Tag,[270] so wurde von diesem Zeitraum an davon ausgegangen, daß das Kind beseelt und somit nicht mehr als Sache, sondern als Mensch anzusehen sei. Horst führt zur Untermauerung dieser Auffassung die bei Tertullian erwähnte Interpretation des mosaischen Gesetzes an. Dieser schrieb hierzu:

> Auch das Gesetz Moses verurteilt den der Abtreibung Schuldigen dann zur Wiedervergeltung, wenn es sich um einen schon ausgebildeten Menschen handelt, wenn ihm schon der Zustand von Leben und Tod zugerechnet werden kann, wenn er bereits in dem Buch des Schicksals eingeschrieben steht, obwohl er dadurch, daß er noch in der Mutter lebt, meistens mit der Mutter sein Geschick teilt.[271]

Während demgegenüber in Exodus 21.22 zwischen dem Leben des ungeborenen Kindes und dem der Mutter noch viel schärfer unterschieden wird, indem festgelegt wird, daß eine durch unbeabsichtigte Verletzung der Schwangeren ausgelöste Fehlgeburt nur mit einer vom Ehemann festgelegten Geldsumme zu strafen sei, solange nicht auch die Frau einen Schaden erleide, so interpretiert Horst diese Stelle nun entsprechend seiner 'Beseelungszeitrechnung' in der Hinsicht, daß ab diesem Zeitraum eine durch Schlagen hervorgerufene Frühgeburt als Mord bestraft werden solle.

Wie schon an den oben zitierten Äußerungen deutlich wird, spielte auch der Grad der Ausformung der Glieder für die Feststellung des Beseelungszeitpunktes eine entscheidende Rolle. So meint der Rechtsmediziner Fortunatus Fidelis, der mit seiner Abhandlung 'De relationibus medicorum' das erste rechtsmedizinische Standardwerk schuf, daß dem Foetus nach Aus-

---

[268] Vom Werden des Kindes, Kap. 7.

[269] Wundtartzney, 23. Buch, 11. Kap.

[270] So geht Aristoteles in seiner Tierkunde 'Historia animalium' davon aus, daß eine erste Bewegung beim Jungen nach dem 40. Tag, bei einem Mädchen um den 90. Tag herum einsetze und ab diesem Zeitpunkt die Gliederbildung festzustellen sei [VII.Buch, 583b (Gohlke, Aristoteles, Thierkunde, S. 309)].

[271] De anima, 37.2. Horst nennt als Stelle Exod. 20. (eigentlich: Exod. 21.22).

bildung seiner Glieder eine Seele eingeflößt werde.[272] Die Auffassung, daß das beseelte Kind an der völligen Ausformung der Glieder zu erkennen sei, wird auch in bezug auf die juristische Frage angewandt, ab wann es sich bei einem Abort um eine Kindstötung handle. In der 'Carolina' Karls V. wird zu dieser Frage in Art.131, Abs.1 festgelegt, daß dieser Tatbestand erst dann vorliege, wenn das "kind, das leben vnd glidmass empfangen hett".[273]

Das hieß nun allerdings nicht, daß aus diesem Grund angenommen wurde, daß Monstra mit mißgebildeten Gliedern den dritten Grad der Beseelung nicht erlangt hätten. So weist Fortunato Fidelis darauf hin, daß ein Monstrum ohne Frage als Mensch anzusehen und zu behandeln sei, solange nach genauer Betrachtung nachgewiesen werden könne, daß es einen menschlichen Körper habe, der nur durch mangelhafte Beschaffenheit deformiert sei.[274]

Bei dieser Definition handelte es sich vielmehr um die Ausgrenzung jener unausgebildeten Gewebemassen, der Mola, und jener extremen Frühgeburten oder aus "unzureichendem Samen" entstandenen Lebewesen, die nach damaliger Theorie deshalb auf der tierischen Stufe der Entwicklung stehen blieben und als Würmer, Schlangen oder sonstiges Getier zur Welt kämen. Diese waren nach der Auffassung Fortunato Fidelis' nicht als Menschen anzusehen und aufgrund ihrer negativen Wirkung auf die Bevölkerung sogar vom Arzt zu beseitigen.[275]

Horst bemerkt zu diesen Geburten, die deshalb als unbeseelt und somit nicht taufwürdig angesehen wurden:

> [...] alle unmenschliche und ungeheure Gestalt der Leibes=frucht/ unter welchen ob wol etliche sich bewegen/ oder huepffen/ als haetten sie was Lebens/ jedoch haben sie nicht die Seele und das rechte leben deß Menschen/ sondern die Bewegnuß die sich da befindet/ die haben sie allein von den natürlichen Wirckungen unnd lebendigen Athem deß Samens und Gebluets/ darauß sie gezeuget/ denn dieselbe ernaehren und erhalten die ersten 40. tage von der Empfängnuß die Frucht des Leibes/ und bilden die Gestalt deß Menschen/ gleicher weise als die unvernünfftige Thier/ haben ein lebendige Athem/ und natuerliche Kraeffte/ dadurch sie sich mehren/ fuehlen und leben/ welches sie bekommen auß der Krafft des Samens/ und deß Blutes/ nehmen zu/ und kriegen ihr Leben.[276]

---

[272] De relationibus, lib. 3, sect. 6., vgl. Fischer-Homberger, Medizin, S. 268.

[273] Gerichtsordnung, Paragraph 131. Vgl. zur Verbindung des voll ausgebildeten Körpers mit der menschlichen Beseelung Jerouschek, Lebensschutz, S. 83/ S. 89-93/ S. 143/144/ S. 193).

[274] De relationibus, lib. 3, sect. 8, cap. 2, S. 489.

[275] De relationibus, lib. 3, sect. 8, cap. 2, S. 489/490.

[276] 8. Buch, 9. Kap., S. 580. So unterscheidet auch Welsch im 'Hebammenbuch' von den Monstra die Mola. Hierbei handle es sich um die völlige Unvollkommenheit, die nicht mehr als gebrechliches Kind oder Mißgeburt zu bezeichnen sei (41. Kap: Über die

Während bei solch unausgebildeten Lebewesen leichter zu entscheiden war, daß sie nicht zu den Menschen gezählt werden konnten, so stellten sich die zeitgenössischen Gelehrten bei Kindern mit tierischen Gliedern wiederum die Frage, ob diese denn die Beseelung erlangt hätten und getauft werden dürften. Auch in diesem Fall plädiert Fidelis im Zweifel für die Taufe solcher Kinder. Wenn einzelne Teile tierisch seien, so solle man sie ruhig taufen, da man das ja auch bei den Monstra mit fehlenden Gliedern oder anderen Verformungen praktiziere.[277] Da davon ausgegangen werden konnte, daß jene Teile, die tierisch aussahen auch tierisch waren, war hierbei zu beachten, daß die 'wichtigen Teile' menschlich sein mußten. Aus diesem Grund kann sich Fidelis auf die Meinung der Gelehrten stützen, daß ein Monstrum mit einem menschlichen Haupt als Mensch anzusehen und zu taufen sei.[278] Daß diese Systematisierung der Monstra nach ihrem Grad der Annäherung an die menschliche Form beibehalten wurde, spiegelt sich auch in der juristischen Disputation 'De jure monstrorum', die Karl Otto Thyllius aus Laubauch 1687 beim Marburger Professor der Rechte Otto Philipp Zaunschliffer hielt.

Nachdem er sich in den Eingangsthesen mit der Prodigienbedeutung der Monstra beschäftigt hat, führt er in der 5. und 6. These an, daß Monstra nicht zu den Kindern zu zählen und deshalb nicht erbberechtigt seien. Jedoch müsse genau geprüft werden, ob es sich überhaupt um ein Monstrum handle.[279] Bei der die Existenz des Monstrums betreffenden Frage, ob es getauft oder getötet werden könne, entscheidet er gemäß Fidelis bzw. dessem Schüler Zaccharia nach dem Vorhandensein des Kopfes. Sofern eine Frau einen tierischen Nachkommen wie ein Schwein, einen Hund oder eine Gans gebäre, könne dessen Vernichtung erwogen werden, nicht zuletzt auch, um für die betroffene Familie die Schande der Aufzucht zu vermeiden. Anders liege der Fall jedoch, wenn jene Geburt einen menschlichen Kopf aufweise. Da dann davon ausgegangen werden könne, daß dieser Teil auch mit Verstand begabt sei, sei die Familie rechtlich anzuweisen, das Kind zu taufen und nicht zu töten.[280] Sich auf die Meinung der Jenaer Theologischen Fakultät berufend, will er diese Regelung selbst auf tierähn-

---

Mola, Mutterkalb/Fleischklumpen oder Monkind, S. 573).

277 De relationibus, lib. 8, sect. 3, cap. 3, S. 491/493.

278 De relationibus, lib. 3, sect. 8, cap. 3, S. 491.

279 De jure monstrorum, These V: "Quoad considerationem vero nostri argumenti Juridicam dicendum est, monstrum regulariter non esse in liberis numerandum:[...]" These VI: "Ex quibus dictis multae conclusiones deducuntur, & primo quidem monstrum non succedere; nec secundo testamentum rumpere [...]." (S. 4).

280 "Aut vero membrum aliquod, aut forma humana aberrat, & tum iterum vel est membrum principale, vel minus principale. Si hoc v.gr. si mulier enitatur canem cum capite humano, praeditum illum partum ratione praesumunt, & ideo non occidendum sed baptizandum asserunt." (De jure monstrorum, S. 5).

liche Geburten angewandt wissen, die nachweislich aus der Sodomie resultierten:

> Wenn aber ex concubitu cum bestiis die Mißgebuhrt herruehrt/ ist ein Unterscheid zu machen/ so die rechte Seite vom Haupt biß auff den Fuß einem Menschen/ die linke Seite aber einem Vieh gleich ist/ vel contra halten wir dafuer/ wofern das Haupt eines menschlichen Haupts Gestalt haette/ daß in beiderleyen Faellen die Tauff einer solchen Mißgebuhrt mitzutheilen; in Ansehung daß das Haupt ist sedes animae rationalis, und weil dasselbe eine Forme menschlichen Haupts hat, ist dahero abzunehmen/ daß in demselben partu monstrosos eine menschliche vernuenfftige Seele vorhanden.[281]

Hierbei konnte er sich auf das Ergebnis einer lange währenden Auseinandersetzung um den Sitz der Verstandesseele berufen. Letztendlich hatte sich die Frage, ob es sich bei einem Monstrum um einen Menschen handle oder nicht, an dem Vorhandensein zweier Organe entschieden: dem Herzen und dem Gehirn. Doch herrschte keine Einigkeit darüber, welches der beiden Organe denn der Sitz der Seele sei. Diese Unsicherheit in bezug auf den Sitz der Seele im Körper spiegelt sich auch im Taufritus wider, wenn zur Austreibung des Teufels und zur Bereitmachung für die Taufe das Zeichen des Kreuzes an Stirn und Brust gemacht wurde.[282]

Bei Monstra, die aus zwei aneinandergewachsenen Körpern bestanden, stand die Anzahl der Taufen gemäß der Anzahl der Individuen außer Frage. So wird z.B. anläßlich eines Monstrum 1512 bemerkt:

> Dann do sy zů dem tauff kamen
> Zway haupt zway hertz all synnlichait
> Mit zwayen selen worens klaidt.[283]

Die Entscheidung über die Anzahl der Lebewesen, die zu taufen seien, wurde aber brisant, wenn es darüber zu befinden galt, ob es sich bei jenen normal gebildeten Monstra mit zwei Köpfen um ein oder zwei Lebewesen handle.

Angesichts eines solchen Falles formuliert Aristoteles in seiner Schrift 'De generatione animalium'[284] den Primat des Herzens. Da sich die Einschätzung, ob es sich bei solchen Mißbildungen um ein oder zwei Menschen handle, nach dem Lebensquell richte, als den er das Herz ansieht, bestimmt er, daß ein Monstrum mit einem Herzen als ein Lebewesen mit überschüssigen Gliedern und Wucherungen einzuschätzen sei, ein Monstrum mit zwei

---

281 S. 6.
282 Luther, Taufbüchlein, 1523, WA 12, S. 42.
283 München, Staatsbibliothek (Einbl. I, 41).
284 Lib. IV, Cap. 4.

Herzen hingegen als zwei infolge der Berührung der Keime zusammengewachsene Lebewesen zu beurteilen sei.

Viele Aristoteliker folgten auch im 16. Jahrhundert gerade bei der Frage der Doppelgeburten dieser Zuordnung. So plädiert Schenck von Grafenberg in seiner Systematik der Mißbildungen dafür, angesichts solcher Fälle nach der Anzahl der Herzen zu entscheiden:

> Dann so das Hertz ein theil deß jenigen ist/ welches ein einiges hertz allein hat/ so ist es auch allein ein Mensch/ oder ein Gethier allein: Welches 2. Hertz besitzt/ solches dann auch für 2. Leiber gezehlt werden sol/ wegen Vereinbarung der Empfaengnussen.[285]

An diese Theorie lehnt sich Anfang des 17. Jahrhunderts auch der Wittenberger Professor für Medizin Daniel Sennert in seinen 'Epitome Naturalis Scientiae' an, wenn er dem Herzen Vorrang vor dem Gehirn einräumt, da es das wichtigste Organ im Körper sei, das alle Abläufe koordiniere.[286] Bei teilweise doppelgebildeten Geburten vertritt er deshalb die Auffassung, daß es von der Anzahl der Herzen abhinge, ob es sich um ein oder zwei Lebewesen handle.[287]

Diese aristotelische Auffassung wurde hingegen von den Zeitgenossen nicht einhellig geteilt, zumal Platon als Vertreter des Primats des Gehirns als Sitz der dritten Seele angeführt werden konnte.[288] So stimmt auch Me-

---

285 Er sieht darin gemäß Aristoteles einen Fall von Überbefruchtung (Wunder-Buch, S. 19).

286 "Esse autem cor partem, inqua anima tanquam radice haereat, & hac rational princeps, ex multis patet. Nam illud est memburm princeps, non in quo, ut instrumento proximo, nobilissima actio exercetur; sed id, a quo omnium partium actiones, sive nobiles sint, sive ignobiles, dependent & gubernantur." "Itaque quamvis cor primum agens salvum sit, si cerebrum, quod agens proximum est, sit laesum, actio aboletur: Eodem modo laesa manu, quamvis cerebrum sit salvum, apprehensio fieri non potest; quia proximum apprehensionis instrumentum est laesum. Illud itaque principale membrum statuendum est, quod omnes totius corporis actiones gubernat; quod commune, & maxime familiare totius animae instrumentum, spiritus nimirum, generat." [Epitome, ^{2}1624, Lib. 8, cap. 1, S. 452/453, (1. Auflage, Wittenberg 1618)].

287 "Deinde illud membrum praecipuum est, cuius unitatem vel multitudinem sequitur, unitas vel multitudo animalis. Quia enim animal per unam animam unum est, per duas, duplex: Illud membrum, quo duplicato animal fit duplex, animae sedes omnio est constituenda." (Epitome, S. 453). Hierbei beruft er sich auf Aristoteles, de generatione animalium, Buch 4, Kap. 4.

288 Platon, Timaios, Kap. 31 (69c/d), wo über die Erschaffung der sterblichen Art der Seele gehandelt wird, die von den von Gott erschaffenen Göttern erschaffen werde: "Diese aber ahmten ihn nach und drechselten, nachdem sie unsterblichen Grundstoff der Seele erhalten hatten, danach um sie herum sterbliche Körper (den Kopf); und als Gefährt gaben sie ihr den ganzen Körper, und in ihm siedelten sie zusätzlich eine andere Art von Seele, die sterbliche, an, welche in sich mächtige und unumgängliche

lanchthon in seinem 'Liber de anima', das 1553 als erweiterte Fassung des 'Commentarius de anima' von 1540 erschien und als Lehrbuch für Studierende gedacht war, in diesem Punkt nicht mit Aristoteles überein, auf dessen Schrift 'De anima' er sich in großen Teilen beruft. Am Beispiel des Schlafes werde deutlich, daß dieser eintrete, wenn das Zentralorgan ruhe, und das sei eben nicht das Herz, das währenddessen seine Tätigkeit ungehindert fortsetze, sondern das Gehirn.[289]

Auch Fortunato Fidelis widmet sich dieser Sonderfrage ausführlich und benennt dasselbe ausschlaggebende Kriterium wie bei der Frage nach der Beseeltheit von Kindern mit tierischen Gliedern: Die Anzahl der Lebewesen richte sich nach dem Vorhandensein des Kopfes, da das Gehirn der Herrscher über den Verstand und der Sitz der Seele sei.[290] Zu diesem Ergebnis kommt er, nachdem er die verschiedensten antiken Theorien über den Sitz der Seele aufgezählt hat und bemerkt, indem er Plato und Galen als Autoritäten anführt, daß das Herz zwar die Quelle der Lebensvorgänge sei, das Gehirn jedoch diese Vorgänge letztendlich auslöse und kontrolliere.[291] Deshalb sei ein Monstrum mit zwei Köpfen als zwei Lebewesen zu betrachten - unabhängig davon, ob es auch im Brustbereich zweigeteilt sei und zwei Herzen aufweise oder nicht.[292]

Leidenschaften birgt: zunächst die Lust,[...], dann Schmerzen,[...] ferner Kühnheit und Furcht,[...], sowie den schwer zu beschwichtigenden Zorn und die leicht zu narrende Hoffnung." Diese sterbliche Seelenform wurde nun getrennt von der unsterblichen Seele im Brustkorb festgebunden und vom Herzen kontrolliert (69e), während die Leber verantwortlich zeichnete für die natürlichen Begierden (Kap. 32/70c). Über den Sitz der göttlichen Seele differenziert Plato später bei der Beschreibung des Markes noch genauer (Kap. 33 /73c/d): "Und den Teil des Markes, der, gleich einem Saatfeld, den göttlichen Samen in sich enthalten sollte, bildete er allenthalben kugelförmig, und ihn nannte er Gehirn, da nach Vollendung jedes Lebewesens das Gefäß, welches es umgeben sollte, der Kopf sein sollte." (vgl. auch Fischer-Homberger, Medizin, S. 301).

289 Petersen, Geschichte, S. 81; Rump, Psychologie, S. 44-46; Corpus Ref., Bd. XIII, S. 5ff.

290 De relationibus, lib. 3, sect. 8, cap. 1 und 2, sowie cap. 8: "Ergo, ut me tandem colligam, ea mihi sententia est, quam & magnorum virorum placitis & rebus ipsis confirmasse satis videor: cerebrum esse princeps rationalis animae domicilium:[...]"

291 De relationibus, lib. 3, sect. 8, cap. 7, S. 504: "[...]: statuitque cor esse quidem in nobis, quantum ad vitam, omnium praecipuum: non autem absolute, atque simpliciter; neque enim natura, inquit, cordi id tribuit, ut dominaretur, imperaretque aliis: sed cerebro imperium: cordi obedientiam demandavit. Praeterea hinc probat cerebrum instrumentorum omnium, quae sensum & motum voluntarium in animalis membra traducunt, originem esse:[...]" Grundlage bilden hier Platons Timaios, 69A-72D und Galens 'De foetus formationes', cap. 3.

292 "Quod si fiat, ut duo conspicua sint pectora, ac totidem similiter corda: non propterea duos in hoc esse animas putabo: siquidem uno capite conjungentur: nam quanquam ea omnia, quae ad irascibilem, atque animosam attinent partem, laetari, irasci, timere, & coetera alia, diversisi fortasse in eo actibus fient." (lib. 3, sect. 8, cap. 8, S. 510).

Da die Verantwortlichen im Gegensatz zu den gelehrten Überlegungen, wann welche Art von Monstrum getauft werden durfte, im konkreten Fall aufgrund der hohen Sterblichkeit der Monstra einem großen Zeitdruck unterworfen waren, entschieden sie sich im Zweifelsfall offensichtlich eher dafür, ein nicht beseeltes Kind zu taufen, als einem die Taufe zu verweigern. So weist Welsch in seiner Übersetzung von Scipio Mercurios 'La commare oriccoglitrice', dem 'Kinder- Mutter- oder Hebammenbuch', die Kindsmütter darauf hin, daß sie die Mißgeburt "[...]/ der Theologen gut Befinden nach/ zu der Hl. Tauffe befoerdern solle/ dieweil Arist[oteles] sagt/ daß sie nicht lange zu leben/ sondern bald wieder zu versterben pflegen; Und Gottes Wort wil/ weil eine menschliche Seele in ihnen vermuetet wird/ daß sie getauffet werden sollen."[293]

Diese Praxis wird auch an den Flugblattberichten deutlich, wenn anläßlich einer an der Brust zusammengewachsenen Doppelgeburt 1588 bemerkt wird:

> Derhalben auch alsbaldt mit diesen zweyen Kindtlein zur heyligen Tauff geeylet/ vnnd sie taeuffen lassen/ da das hungerige vnd geitzige Kindt Laurentia/ vnd das ander Aninas genant worden.[294]

Um die Taufe zu gewährleisten, mußte häufig bei solchen Geburten sofort die Hebamme die Nottaufe vornehmen, damit die Kinder bis zur Ankunft des Pfarrers nicht ungetauft starben.[295] Der nach Oxford gegangene Student, der Wick ein Flugblatt (Abb. 106) über eine Doppelgeburt aus England zusandte, schreibt diesem, den englischen Text wiedergebend:

> Dise zwey Kinder sind von der hebammen getaufft und John - Johanne genamsset unnd dernach zu der Kirch getragen. auch allda von dem Pfarrherr zu der gemaynd Gottes uffgenommen nach Inhalt des Konigsbock.[296]

Die im Zweifelsfall wohl eher großzügig gehandhabte Praxis der Taufe von Monstra wird auch an den 1614 verabschiedeten 'Rituale Romanum',[297]

---

293 S. 572 (40. Kap: 'Von den Ursachen der Mißgeburten und woher sie zu kommen pflegen'). Welschs Vorlage stammt aus den 90er Jahren des 16. Jahrhunderts.

294 Abb. 16. Schon in der Überschrift wird ebenfalls auf die Taufe verwiesen: "Erschroeckliche vnd warhafftige Contrafaytung einer Mißgeburt/ zweyer Kinder/ [...]/ so geboren vnd getaufft worden seindt/".

295 Vgl. z.B. die Kasseler Kirchenordnung, 1539 (Sehling, Kirchenordnungen, Bd.8, S. 119).

296 1552. "And also these sayde Chyldren were Baptised by the Mydwyfe and named John Johane, and after brought to the Church, alowed also by the Curate, and receyued by him into the Congregation according to the order of the Kynges Maiesties booke." (dt. Text zit. nach Sonderegger, Mißgeburten, S. 25-27).

297 Zur Entwicklung des Rituale Romanum vgl. Fischer, Rituale, S. 257/258.

den katholischen Taufbestimmungen, deutlich, in denen auch die Frage nach der Taufe von Doppelgeburten behandelt, jedoch keine eindeutige Stellungnahme in bezug auf den Sitz der Seele vorgenommen wird.

In dem Abschnitt "De baptizandis parvulis" werden Anweisungen für außergewöhnliche Fälle bei der Geburt und daraus sich ergebende Taufvorschriften gegeben. Ein Extraabschnitt beschäftigt sich mit der Taufe von Monstra.

Anfangs wird darauf verwiesen, daß die Frage der Taufe von Monstra mit größter Sorgfalt geprüft werden müsse und solche Monstra, von denen nach eingehender Prüfung nicht gesagt werden könne, daß sie der menschlichen Spezies deutlich angehörten, nicht getauft werden sollten.[298] Jene Monstra, bei denen dies nicht eindeutig zu verneinen sei, sollten mit der einleitenden Auflage getauft werden: "Si tu es homo, ego te baptizo, [...]".[299] Bei Doppelgeburten soll die Frage, ob es sich um zwei Individuen handle, nach der Anzahl der Köpfe oder der Brustkörbe entschieden werden. Sofern diese doppelt vorhanden seien, könne davon ausgegangen werden, daß es sich um zwei Individuen handle, die jeweils nach dem ganz normalen Taufritus getauft werden sollten.[300] Wenn jedoch die Gefahr bestehe, daß die Kinder vor der Taufe stürben, so könne ausnahmsweise von der Tauffomel "Ego vos baptizo in nomine Patris, et Filii, et Spiritus sancti"[301] Gebrauch gemacht werden. Doch auch für den Fall, daß die Anzahl der Individuen nicht deutlich herauszukristallisieren sei, da nicht deutlich zwei Köpfe und zwei Brustkörbe erkannt werden könnten, empfiehlt das 'Rituale Romanum' eine besondere Kombination der Tauffomeln,

[298] "In monstris vero baptizandis, si causus eueniat, magna cautio adhibenda est, de quo si opus fuerit, Ordinarius loci, vel alii periti consulantur, nisi mortis periculum immineat. Monstrum quod humanum speciem non prae se ferat, baptizari non debet:[...]" (Rituale Romanum, zit. nach Spital, Taufritus, S. 189).

[299] Zit. nach Rituale Romanum Pauli V. Pontifieis Maximi iussu editum, apud Joannen Kinchium, Köln 1640, in: Spital, Taufritus, S. 189. Dieses Taufritual führt auch Schott als Schutzmaßnahme an. Das geeignete Subjekt für die Taufe sei allein der Mensch, der von Adam herkomme. Ein Monstrum müsse getauft werden, wenn sicher sei, daß es mit einer rationalen Seele, dem Verstand, ausgezeichnet sei. Die Taufwendung "Wenn du ein Mensch bist, tauf ich dich" solle somit vermeiden, daß Bestien in die Gemeinde der Gläubigen aufgenommen werden (Physica curiosa, S. 646ff.). Schott plädiert für eine großzügige Auslegung der Taufpraxis und ist der Ansicht, daß auch die Wunderrassen zu taufen seien (S. 647ff.). Als Kriterium für die Vergabe der Taufe sieht er die Frage, ob das Neugeborene erwachsen werden könne (S. 647).

[300] "Illud vero, de quo dubium est, vnane, aut plures sint personae, non baptizetur, donec id discernatur: discerni autem potest si habeat vnum vel plura capita, vnum vel plura pectora, tunc enim totidem erunt corda, et animae hominesque distincti, et eo casu singuli seorsum sunt baptizandi,[...]." (Rituale Romanum, zit. nach Spital, Taufritus, S. 189).

[301] Rituale Romanum, zit. nach Spital, Taufritus, S. 189.

indem der eine Körper nach dem normalen Taufritus getauft werden solle, der andere jedoch - um die Doppeltaufe eines Individuums zu vermeiden - mit der besonderen einschränkenden Tauffformel "Si non baptizatus, ego te baptizo in nomine Patris, et Filii, et Spiritus sancti".[302]

Die Sorge um die Taufe ging so weit, daß, selbst wenn der eine Teil einer solchen Doppelbildung von Zwillingen schon verstorben war, der noch lebende getauft wurde - eine Praxis, die aus den Berichten der Flugblätter deutlich wird. 1569 wird zum doppelköpfigen Monstrum von Beerweiler (Abb. 2) vermerkt, daß der eine Kopf schon tot gewesen, der noch lebende Teil des Kindes jedoch zur Taufe gebracht worden sei und diese auch empfangen habe. Zwei Stunden später sei es dann gestorben. Ebenso wird bei jenem 1620 in Garck geborenen Monstrum mit zwei übereinander angeordneten Köpfen in dem einleitenden Teil des Einblattdrucks darauf verwiesen, daß der lebendige Kopf noch getauft worden sei, nachdem das andere Haupt schon nicht mehr am Leben gewesen sei (Abb. 15). Dies scheint auch bei dem 1569 geborenen Monstrum mit zwei übereinander gewachsenen mißgebildeten Köpfen der Fall gewesen zu sein, da es laut Bericht nur auf einen Namen getauft wurde:

> Dis ist die erschroeckliche geburt/ vnd das seltzame wunderzeichen an disem Knaeblin/ welches hernach getaufft vnd Joerg genannt worden. (Abb. 1)

Die Praxis, bei Doppelgeburten mit zwei Köpfen beide als eigenständige Individuen anzusehen und zu taufen, wird auch an jenen mit parasitärem Zwilling geborenen Kindern deutlich. Während bei Hans Kaltenbrunn (Abb. 86) nur der unterentwickelte Unterleib eines Zwillings aus dem Thoraxbereich hervorragt und dieser somit als eine Person galt, wurde bei Coloredo von zwei Individuen gesprochen. In einem 'Werbeblatt' von 1645 (Abb. 93) wird hierzu bemerkt:

> Wahre Abbildung zweyer Zwilling: Welche zu Genua in Italia 1618 an diese Welt gebohren vnd getaufft worden: Vnd ist der Grosse genannt Lazarus Coloreda/[...] :Der Kleine aber/ so dem Grossen auß dem Leib gewachsen/ ist auch getaufft/ vnd Johann Baptista genannt worden.

Einen Einblick in die anscheinend recht großzügige zeitgenössische Handhabung der Frage, ob die Monstra getauft werden durften und ihnen dadurch der Weg der Wiederauferstehung ermöglicht werden sollte, gewährt Dietmar Merula in seiner 1577 verfaßten Auslegung des Monstrums zu HohenEych,

---

[302] "Quando vero non est certum in monstro esse duas personas, vt quia duo capita, et duo pectora non habet bene distincta; tunc debet primum vnus absolute baptizari, et postea alter sub conditione." (Rituale Romanum, zit. nach Spital, Taufrituale, S. 190).

einem Monstrum, das für die Zeitgenossen aufgrund seines mißgestalteten Kopfes wohl kaum das Kriterium des Besitzes einer Verstandesseele erfüllen konnte:

Obs aber wol ein greußlich gstalt/
Hat man dennoch gelauffen bald.
Zum Pfarrherrn/ im die Tauff zu gebn/
Darmits nit stürb/ sondern moecht lebn.
Derselb von Weychmanshausen koempt/
Als er vom Vatter solchs vernimpt.
Saumt sich nit lang/ nimmts nit in bdenckn/
Ob er dem Kind die Tauff solt schenckn.
Zum Gvattern auch der Vatter bitt/
Wie solches ist der Christen sitten.
Ein Knecht/ Jacob Gerlach er heißt/
Vnd seinen Catechismum weiß.
Dann man allhier helt diesen brauch/
Daß niemand hierzu wirt gelassn/
Er koenn dann gruendtlich aller massn.
Sein Catechismum/ fuehr darnebn/
Ein Christliche Gottgefelligs lebn.
Also wirt nun in Mitternacht/
Das Kind zur heilgen Tauffe bracht.
Und wirt genennt Jacob mit Namen/
Gott wol sich sein erbarmen/ Amen.[303]

Entgegen der auf den Lutherzitaten zu den Kielkröpfen und Wechselbälgern basierenden, noch heute bestehenden Ansicht, daß im 16. Jahrhundert Monstra ungetauft getötet wurden,[304] scheint demnach realiter von den Theologen und den Rechtsmedizinern eine andere Praxis empfohlen und zum großen Teil auch praktiziert worden zu sein, damit keine Seele verlorengehe.

Die ausdrückliche Betonung der Taufe der Monstra in den Prodigienflugblättern wurde durch die Ansicht getragen, daß dieses zu weitergehenden Botschaften auserwählte Zeichen aufgrund seines göttlichen 'Auftraggebers' auch der Taufe für würdig erachtet werden müsse. Durch die Verbreitung dieser Ansicht in den Flugblättern wird sie auch liberalisierend auf die Taufpraxis gewirkt haben.

---

303 Flugschrifttext zu Abb. 21.

304 So schließt Wilken pauschalisierend aus den Aussprüchen Luthers "[...] so müssen wir auf der anderen Seite feststellen, daß auch zur Zeit der Reformation mit ausdrücklicher Billigung der Kirche verkrüppelte und mißgebildete Kinder als 'Elben, Kielkröpf oder Wechselbälger' umgebracht werden." (Wilken, Körperbehindertenpädagogik, S. 231, ebenso bei Jantzen, Sozialisation, S. 44).

Abschließend läßt sich feststellen, daß auch in der Tauf- und Beseelungsdiskussion die Auffassung deutlich wird, daß es sich bei den Monstra um göttliche und nicht teuflische Wesen handle. Entgegen in neuerer Literatur aufgrund von Lutheräußerungen über die Wechselbälger gemachten Aussagen, daß die Monstra im 16. Jahrhundert ungetauft getötet wurden, lassen die Äußerungen in der damaligen zeitgenössischen Literatur auf eine andere Praxis schließen. Die Diskussion über Zeitpunkt und Kennzeichen der Beseelung, Sitz der Verstandesseele und die daraus abgeleitete Regelung der Tauffähigkeit eines Kindes führte zu der Auffassung, daß die meisten Monstra getauft werden durften. Diese Einschätzung teilten auch die Prodigiendeuter, wenn für sie außer Frage stand, daß die Monstra als göttliche Zeichen zu taufen seien.

Generell läßt sich über die Bedeutung der Monstra im Geschlechterdiskurs sagen, daß die Geburt der Monstra nicht auf die unmittelbare teuflische Einflußnahme zurückgeführt und nicht auf diesem Weg zur Disziplinierung der Frauen eingesetzt wurde - obgleich der Teufelsglaube insgesamt ebenfalls ein Disziplinierungsmittel der Zeit war -, da diese Erklärung nicht mit der Prodigiendeutung vereinbar war. Dennoch hatten die Monstra über die allgemein gehaltene gesellschaftspolitische Disziplinierung hinaus besondere Auswirkungen für die Frauen der Zeit. Über die Erklärung, daß die Monstra Resultate der übersteigerten mütterlichen Einbildungskraft seien, dienten sie als Mittel der Festigung der patriarchalen Gesellschaft, indem die Frauen als 'prophylaktische Maßnahme' auf die ihnen zugewiesene Geschlechterrolle beschränkt und aus dem öffentlichen Leben verdrängt werden sollten.

7. Beispiele zur wandlungsreichen, interessegeleiteten Deutung der Monstra

Unter den hermeneutisch gedeuteten Monstra existieren einige, die durch ihre besondere Physiognomie, die Elemente der im 16. Jahrhundert bekannten Teufelsikonographie wie z.B. Hörner, Mehrgesichtigkeit, Krallen, Fledermausflügel, Bocksbeine aufnimmt, auffallen (Abb. 39, 41, 42). Obgleich sie aufgrund dieser physiognomischen 'Zeichen' heutzutage eher der Gruppe der illustrativen Monstra zugerechnet werden, die vom Künstler zur Versinnfälligung eines Zusammenhangs oder zur 'Charakterisierung' eines konfessionellen oder politischen Gegners geschaffen wurden und einer solchen Funktion wahrscheinlich auch ursprünglich ihr Entstehen zu verdanken haben, wurden sie im 16. Jahrhundert - wie an ihrer Rezeption in den Flugblättern und auch in der naturkundlichen Literatur deutlich wird - als von Gott geschaffene, d.h. real existierende, hermeneutische Vorzeichen verstanden.

An drei Beispielen soll der sich aus ihrer besonderen Physiognomie abgeleiteten Deutung und ihrem Wandel nachgegangen werden. Beim 'Ravenna-Monstrum' (Abb. 39) handelt es sich um ein schon Anfang des 16. Jahrhunderts aufgetretenes Monstrum, das im Laufe seiner siebzig Jahre währenden 'Existenz' auf Flugblättern und in der Literatur je nach Interessenlage der Deuter als 'Abbild' unterschiedlicher Mißstände ausgelegt wurde. Eine ähnlich interessierte und langwährende Aufnahme auf dem deutschen Flugblattmarkt sowie eine anhaltende Rezeption bei den Naturgelehrten erfuhren die beiden 1578 auftretenden italienischen Monstra: das novaresische und das piemontische Monstrum (Abb. 41, 42). Mit einem Ausblick auf die Auslegung des novaresischen Monstrums im 17. Jahrhundert zeigt sich der Wandel von der hermeneutischen Deutung des Monstrums zum illustrativen Gebrauch.

7.1. Das Ravenna-Monstrum

Dieses Monstrum wurde erst im Laufe seiner Rezeptionsgeschichte zum im 16. und 17. Jahrhundert allgemein bekannten 'Ravenna-Monstrum'. Die früheste erhaltene Nachricht von diesem Monstrum ist ein deutscher Einblattdruck, in dem es auf das Jahr 1506 datiert und Florenz als Ereignisort angegeben wird (Abb. 37).[1] Dargestellt ist ein Wesen, dessen Kopf von einem Horn gekrönt wird, aus den Ohren scheinen Flammen zu schlagen, und der Mund ist in der Breite deformiert. Über der linken Brust sind zwei achtspitzige Kreuze zu erkennen, in der rechten Lendengegend ist der Körper durch einen gepunkteten, ovalen Kreis und einen Strich markiert. Darüber züngeln Flammen auf der Brust, die links als weiblich, rechts als männlich gekennzeichnet ist. Entsprechend ist das Monstrum sowohl mit dem weiblichen als auch dem männlichen Geschlecht ausgestattet. Anstelle der Arme besitzt es Flügel. Während das rechte Bein, bis auf ein Auge im Knie, normal ausgebildet erscheint, ist das linke mit Schuppen besetzt und endet in einem fünf Krallen aufweisenden Greiffuß.

Im beigefügten Text wird neben Zeitangabe und 'Geburtsort' darauf verwiesen, daß das Monstrum dem Papst vorgeführt worden sei und dieser bestimmt habe, es verhungern zu lassen. Außer durch seine außergewöhnliche, 'beredte', negativ besetzte Physiognomie läßt diese Information vermuten, daß das Monstrum nicht aufgrund der allzu anschaulichen Umsetzung einer mündlichen Beschreibung entstand, sondern als illustratives Zeichen ein heute nicht mehr bekanntes Ereignis in Florenz verbildlichte, das vom Papst nicht gutgeheißen wurde.[2] Da das Ereignis eine solche Physiognomie bekam, ist allerdings anzunehmen, daß auch der Initiator des Blattes keine Sympathie für die Sache empfand.

War der Hermaphroditismus schon für die damalige Zeit ein deutlicher Verweis auf die Lasterhaftigkeit als Ursprung des Monstrums, wenn z.B. im Flugblatt zum Hermaphroditen in Zürich 1519 Unkeuschheit, Völlerei und Hoffart als Ursachen genannt werden (Abb. 26),[3] so wird dieser Aspekt

---

[1] Auch im Rahmen der neueren Gentechnikdiskussion wurde das Monstrum als Abbild einer künstlich erzeugten Physiognomie wieder aufgenommen und zierte das Programm zur Diskussionsveranstaltung über 'Humangenetische Beratung zwischen Selbstbestimmungsrecht und Bevölkerungskontrolle' im Januar 1986. Ausführlich behandeln Schenda, Monstrum und auch Smith, Births, S. 387ff. die Geschichte dieses Monstrums.

[2] Das Monstrum könnte im Zusammenhang mit der 1506 vom Papst an Florenz gerichteten Forderung nach Unterstützung seines Feldzugs gegen Bologna durch Truppen stehen, da es um die Frage, ob dieser Forderung gefolgt werden sollte, in Florenz zu Auseinandersetzungen rivalisierender Gruppen kam, so daß nur äußerst zögerlich der Aufforderung Folge geleistet wurde (vgl. Butters, Governors, S. 109/110).

[3] Aurnhammer weist in seiner Dissertation darauf hin, daß in der Monstraliteratur der Renaissance im Hermaphroditismus allein das Zeichen moralischer Verworfenheit gesehen wurde. Eine Deutung, die der mittelalterlichen Bewertung entsprach. Ihre "mythische Begründung und utopische Qualität" von Vollkommenheit hatte die Androgynie in diesem Zusammenhang gänzlich eingebüßt. Vgl. dazu Aurnhammer, Androgynie, S. 128-135. Dagegen gab es in dem Zeitraum auch positive Beurteilungen des Androgynie-Motivs, wenn es zum Beispiel in der Literatur zur Verdeutlichung des Ehegleichnisses verwendet wird oder im italienischen und später auch im französischen Adel als Mittel des spielerischen Geschlechtsrollentauschs genutzt wird. Aurnhammer, Androgynie, S. 52-102.

1512 bei einer mit kleinen Veränderungen versehenen 'Wiederbelebung' des Florentiner Monstrums in den Vordergrund gerückt (Abb. 38). Von dem Monstrum, dessen Darstellung mit dem Horn am Kopf und den Fledermausflügeln immer mehr der durch eine lange ikonographische Tradition überlieferten teuflischen Physiognomie angenähert wird, wird nun behauptet, daß es 1512 in der Nähe von Florenz in einem Kloster von einer Nonne geboren worden sei. Damit wird das Monstrum zum göttlichen mahnenden Zeichen des lasterhaften, den Zölibat brechenden Verhaltens des Klerus und ist damit Ausdruck der zeitgenössischen Kritik am geistlichen Stand, wie sie schon im Papstesel propagiert wurde, dessen abbildhafte Verbreitung seit 1496 nachweisbar ist.[4] Die äußerst ausführliche Legende, die sich auf einen 'welschen' Bericht beruft, informiert neben einer genauen Beschreibung nun nicht mehr darüber, daß es dem Papst vorgeführt und dieser sein Verhungernlassen befohlen habe, sondern daß das Monstrum vierzig Tage gelebt habe und sich nur von Zucker und anderen Süßigkeiten ernährt habe. Auch dieser 'exklusive' Geschmack konnte als Kritik am Reichtum des Klerus gelesen werden. Dem Vorwurf, Kritik am Papstum und seinem Klerus zu treiben, wird entgegengewirkt, wenn zur Deutung bemerkt wird: "Dyser seltzamen gepurt hat sich menigklich verwundert vnd nyemant kan das wunderliche ding [...] außlegen weder doctor geschrifft gelert, vnd vngelert, vnd man kan auch nit wissen ob das gut oder pöß bedeut."[5]

Noch im selben Jahr erschien das Monstrum auf einem weiteren Flugblatt, das aber nicht Florenz sondern Ravenna als seinen Ursprungsort angibt (Abb. 39). Nun wird auch der vermeintliche 'Vater' benannt,[6] wenn

---

[4] Die älteste Darstellung ist jene aus dem Jahr 1496 von Wenzel von Olmütz, der im Vordergrund den 'Papstesel' darstellt, links im Hintergrund flankiert von der Engelsburg, rechts vom päpstlichen Gefängis. Das Blatt ist mit der Überschrift 'Roma caput mundi' versehen (vgl. Lange, Papstesel; Schuster, Abstraktion, S. 178).

[5] Kann das Flugblatt, von dem wie von seinem Vorgängerblatt keine italienische Vorlage erhalten ist, als Ausdruck der in Deutschland verbreiteten Kritik am Papsttum und seinem Apparat verstanden werden, so besteht auch eine mögliche Verbindung zu der 1512 in Florenz herrschenden politischen Situation: Da Florenz, das halbherzig mit dem päpstlichen Gegner, dem französischen König paktierte, von einem Angriff des päpstlichen Heeres bedroht wurde, hatte man sich auf eine Besteuerung des Klerus geeinigt, um die Verteidigung der Stadt zu finanzieren. Als allerdings die Steuer im Februar - d.h. zum Zeitpunkt, als angeblich das Monstrum geboren wurde - eingetrieben werden sollte, stand kein entsprechender Apparat zur Verfügung, um diese Aktion gegen den Willen des Klerus durchzuführen (Butters, Governors, S. 150-156). Das Fehlen einer italienischen Vorlage oder einer zeitgenössischen Erwähnung dieser beiden Fälle veranlaßte Rudolf Schenda zu der These, daß es sich bei dem Flugblatt von 1512 um ein deutsches Flugblatt gehandelt habe, das in Italien dann im selben Jahr - nun mit Bezug auf Ravenna - aufgegriffen worden sei (Schenda, Monstrum, S. 213).

[6] Da es seitenverkehrt wiedergegeben ist, ist hier das rechte Bein mit Schuppen versehen, und das V und der Halbmond liegen auf der rechten Brustseite. Aus dem I ist nun das pythagoreische Y geworden, das Schott als Zeichen der Tugend erklärt, zu dem sich die Menschen vergeblich zu flüchten trachten: "Nam X Christi crucem, Pythagorae

das Monstrum der begangenen Unzucht zwischen Mönch und Nonne zugeschrieben wird. Kann es dadurch weiterhin in die Kritik am Lebenswandel des geistlichen Standes eingereiht werden, so beruht der Ortswechsel auf einem 'aktuellen' Ereignis: Laut angefügtem Bericht ist es von Papst Julius II. von Ravenna nach Rom gebracht worden, und kurz darauf sei die Schlacht von Ravenna entbrannt. Mit der Verbindung nach Ravenna eröffnete das Flugblatt zwei 'Lesemöglichkeiten' des Monstrums: Einerseits verwies es auf die Niederlage der 'Heiligen Liga' zwischen dem Papst, Spanien, England, Kaiser Maximilian I. und Venedig gegen den König von Frankreich und konnte als göttlich gesandtes, das Papsttum warnendes 'Spiegelbild' gedeutet werden, in dessen Folge der Papst durch die 'Gottesgeißel', die in Form des siegreichen französischen Heeres erschien, gestraft wurde.[7] Andererseits läßt die lateinische Beischrift, daß das Monstrum Vorzeichen des Übels gewesen sei, das für Italien darauf folgte, jedoch auch eine andere Deutung zu: Denn auch für Florenz - dem früheren Ursprungsort des Monstrums - brachte die Schlacht, die die letzte erfolgreiche ihres Verbündeten, des französischen Königs, gegen die 'Heilige Liga' war, große Veränderungen, da als Folge ihrer Niederlage gegen die 'Liga' das republikanische Herrschaftssystem aufgelöst wurde und die Medici die Regierungsgewalt über Florenz zurückerlangten.[8] Das Monstrum konnte somit auch als 'Abbild' der zurückgekehrten Mediciherrschaft gelesen werden.

Mit diesem Bericht war schließlich das sogenannte 'Monstrum von Ravenna' geboren, das in den folgenden Jahrzehnten in den Kompendien überliefert wurde.

Die Florentiner Blätter scheinen selbst den Zeitgenossen nicht mehr bekannt gewesen zu sein. Ansonsten hätten sie zumindest darauf verwiesen, daß andere Meldungen Florenz als Geburtsort angäben. Schließlich entsprach es dem Anspruch der Autoren im 16. Jahrhundert, alle ihnen bekannten Informationen - dem Bestreben nach möglichst umfassender Kompilation gemäß - in ihren Werken mitzuteilen. Diese Praxis wird an einem anderen

---

litteram Y virtutem designasse afferunt, ideoque si homines (ajunt) pro arcenda Dei ira, ad christi crucem, & virtutes confugiisent, procul dubio coelum Lunae penetrantes, ad sedes usque empyreas penetrassent." (Physica curiosa, S. 628). Auch das Gesicht hat sich verändert, indem es löwenartig geworden und mit einer Mähne umgeben ist. Schott stellt, sich auf Lycosthenes berufend, auch die Satyrähnlichkeit des Kopfes fest (S. 615). Auch Goltwurm erwähnt sein Auftreten im Zusammenhang mit der 1512 stattgefundenen Schlacht von Ravenna (Wunderwerck, S. 233^{v}-234^{r}).

7 Lange, Papstesel, S. 24; Wiesflecker, Maximilian, Bd. IV, S. 99/100. Schon Savanarola hatte den damaligen König von Frankreich, Karl VIII., als von Gott Gesandten bezeichnet, der die Kirche reinigen sollte (Reinhardt, Florenz, S. 212). Smith verweist darauf, daß es auch aus päpstlicher Sicht später als eine Art Abbild der Italiener, die zusammen mit den Franzosen gegen den Papst kämpften und langfristig dann doch unterlagen, gelesen werden konnte (Births, S. 405).

8 Butters, Governors, S. 157-163.

'phantastisch' anmutenden Monstrum aus der Mitte des 16. Jahrhunderts, dem 'Krakauer-Monstrum'(Abb. 107), deutlich: Nicht das Aussehen dieses Monstrums wandelte sich im Laufe seiner Rezeption, aber es kursierten unterschiedliche Überlieferungen über seinen Ursprungsort und das Jahr seines Auftretens. Während die meisten Autoren - wie auch Münster in seiner 'Cosmographei' - das Jahr 1547 und als Geburtsort dieses "Wachet, wachet, Ewer Gott ist fuer der thuer" prophezeienden Monstrums Krakau angaben,[9] existiert in der Sammlung Wicks ein Flugblatt (Abb. 40), das genau dasselbe Monstrum mit seinem prophetischen Spruch abbildet, jedoch als Erscheinungsort die Niederlande und als Jahr 1543 benennt.[10] Daß die unterschiedliche Datierung den Zeitgenossen 'Kopfschmerzen' verursachte, wird Anfang des 17. Jahrhunderts bei Licetus deutlich: Er führt das Monstrum als 1543 in Belgien geboren an und bemerkt zur Krakauer Lokalisierung und Datierung von Münster, Rueff und Cardanus, daß es sich hierbei wohl um das belgische Monstrum handle, das dorthin getragen worden sei.[11] Ebenso weist noch im 17. Jahrhundert Caspar Schott in seiner 'Physica curiosa' darauf hin, daß es entgegen der Behauptung Rueffs nicht in Krakau, sondern 1543 in Belgien am Tag der Bekehrung Sankt Paulus aufgetreten sei.[12]

Neben der zweibeinigen Form des Ravennamonstrums erschien noch eine zweite, einbeinige Variante, die in der Literatur wie z.B. bei Lycosthenes, Rueff (Abb. 108), Paré, Licetus (Abb. 109) und Schott[13] sowohl zusam-

---

[9] Goltwurm, Wunderwerck, S. 233ᵛ; Münster, Cosmographei, S. MXXV.

[10] Auf die künstliche Erzeugung dieses Monstrums mag der Name des Vaters "Conrad Configes" hindeuten, der auf das 'Zusammenfügen' des Monstrums durch den Urheber des Flugblattes verweisen könnte. Jedoch wurde dieser Hinweis in der Rezeption nicht berücksichtigt.

[11] De monstris, S. 255.

[12] Caspar Schott (5.2.1608 Königshofen - 22.5.1666 Würzburg): 1627 trat Schott in den Jesuitenorden in Würzburg ein. Als 1631 der Dreißigjährige Krieg Würzburg erreichte, wurde die dortige Jesuitenschule aufgelöst und die Studenten an andere Schulen geschickt. Schott gelangte wie sein Lehrer Athanasius Kircher nach Palermo, wo er sein Studium beendete und mehrere Jahre Philosophie, Moraltheologie und Mathematik lehrte. Ab 1652 war er als Sozius seines ehemaligen Würzburger Lehrers Athanasius Kircher in Rom tätig. 1655 schickte ihn sein Orden nach Mainz, wo er sich der Forschung und Lehre widmen sollte. Hier bemühte er sich auch um die Drucklegung seiner schon verfaßten Bücher. In seinen Werken untersuchte Schott die unterschiedlichsten naturkundlichen Phänomene und versucht sie mit der christlichen Lehre in Einklang zu bringen. Neben der 'Physica curiosa' (Würzburg ^{1}1662, erw. 1667, ^{3}1697) zählen u.a. die 'Magia universalis naturae et artis' (1658-59) und die 'Technica curiosa' (Würzburg ^{1}1664, ^{2}1687) zu seinen bekanntesten Werken (Duhr, Geschichte der Jesuiten, Bd. 3, S. 589-592; Killy, Bd. 10, S. 375 [F.G. Sieveke]).

[13] Lycosthenes, Prodigiorum ac ostentorum chronicon, 1557, S. 517; Rueff, Hebammenbuch, 1563, S. 122; Schenk von Grafenberg, Wunder-Buch, 1610, S. 109/110; Paré, Wundtartzney, S. 1048; Schott, Physica curiosa, S. 711 (vgl. zu weiterer Rezeption des Falles in der Kompilationsliteratur Schenda, Monstrum, S. 219ff.).

men mit der anderen Form als auch allein besprochen wird. Diese Version ist das Resultat einer ungenauen Beschreibung, die eine Veränderung des Monstrums im Laufe seiner Rezeptionsgeschichte verursachte: In der Beschreibung des Monstrums in der Fortsetzung der Chronik des Eusebius 1512 durch Joannes Multivallis, einem Gelehrten aus Tournai, wird nicht deutlich, daß das Auge nicht im Knie des schuppigen Beines mit dem Raubvogelfuß saß, sondern in dem anderen Bein des Monstrums.[14] Aufgrund dieser Ungenauigkeit entstand plötzlich aus einem Monstrum ein zweites, und - wie von Lycosthenes an bis zu Schott[15] deutlich - die Gelehrten hielten es der Vollständigkeit halber für ihre Pflicht, sofern sie ihnen bekannt sind, beide Versionen anzuführen.

Aufgrund der beigefügten Information, daß es sich um ein reales, von einer Frau geborenes Monstrum handle, stand es für die alle Fälle von Monstrabildung sammelnden Ärzte wie Rueff, Paré, Schenck von Grafenberg und Licetus außer Frage, daß auch dieses Monstrum in den Kanon der möglichen Mißbildungen einzugliedern sei. Während Rueff es noch ganz unvermittelt in die Aufzählung der Mißbildungen einfügte, differenzierte Schenk von Grafenberg in seinem 'Wunder-Buch' schon stärker und ordnete es der Sonderkategorie "ungewöhnliche, scheußliche und abscheuliche Geburten" zu, da es ihm aufgrund der Physiognomie nicht mehr möglich war, das Monstrum einer bestimmten Gruppe von Deformationen zuzurechnen.[16] Von seiner hermeneutischen Bedeutung ausgehend, reihte es Paré unter der zweiten Ursache von Mißgeburten, der prophetischen, ein.[17]

Während bei den frühen Darstellungen das Ravenna-Monstrum in Verbindung zu bestimmten Ereignissen gesetzt wurde, indem es für die deutschen Rezipienten[18] offensichtlich direkt durch das lasterhafte Verhalten einer Nonne oder indirekt im Zusammenhang mit der Schlacht von Ravenna als schlechtes Vorzeichen politischer Entwicklungen entstand, trat bei den später folgenden Auslegern die detaillierte Erläuterung der einzelnen physiognomischen Merkmale in den Vordergrund: Die Physiognomie des Monstrums wurde zur verbildlichten Sündhaftigkeit.

---

[14] Bei der Sichtung der das Monstrum erwähnenden Texte stieß Rudolf Schenda auf diese Textstelle (Schenda, Monstrum, S. 216: Eusebü Caesariensis Episcopi Chronicon [...] Ad quem et prosper et Matthaeus Palmerius, et Matthias Palmerius, demum et ioannes Multivallis complura quae ad haes usque tempora subsecuta sunt adiecere. Paris, Henricus Stephanus, 1512, 4°; vgl. auch Zedler, Bd. 22, Sp. 731).

[15] Schott bemerkt hierzu, daß das Monstrum neben der bekannteren einbeinigen Version von anderen auch unterschiedlich beschrieben worden sei (Physica Curiosa, S. 615).

[16] Rueff, Hebammenbuch, S. 122; Schenk von Grafenberg, Wunder-Buch, 1610, S. 109-110.

[17] Paré, Wundtartzney, S. 1048.

[18] Aufgrund der Informationslage der Zeit ist anzunehmen, daß den deutschen Lesern die möglichen Bezüge zur florentinischen Geschichte nicht bekannt waren.

Caspar Hedio beschreibt 1545 in seiner 'Chronica' das Monstrum, dessen Geburtsjahr er auf 1519 aktualisiert, basierend auf der Beschreibung des Monstrums bei Joannes Multivallis, indem er die physiognomische Beschaffenheit als Abbild von neun Lastern deutet:

Im Jar M.D.IXX. In Ravenna ward ein Monstrum geboren/ vnd an statt der arm fluegel/ einen fueß mit klawen wie ein raub vogel/ am knew ein aug/ war boeder geschlecht hat mittē an der brust den buechstaben ypsilon/ vnnd die bildniß des creutzes/ Ettlich habens also außgelegt durch das horn die hochfart/ durch die flügel/ die onbestendigkeit vnnd leichtuertigkeit/ Mangel der arm zeigte an mangel an guetten wercken/ der reubisch fueß den kirchen raub wůcher vnnd allen geitz/ das aug am knew/ das all yr gedenckē allein auff das zeitlich sehē/ bederlei geschlecht/ die Sodomitische stummende sunden/ vnnd das umb der suend willen Italia mit krieg vnnd auffrueff sol gequelet werden/ Aber der buechstab ypsilon/ vnd das creutz seien zeichen/ das yn widerum sol geholffen werden dan der Buechstab ypsilon/ ein figura ist der tugent darumb so sich zů tugent/ vnnd dem creutz Christi bekeren sollen sy von yeren trübsaelen geledigt werden.[19]

Protestantische Prodigiensammler wie Fincel und Goltwurm zitieren Hedios moralische Deutung des Monstrums.[20] Auch Westphal und Spangenberg halten es für angebracht, 1575 in ihrem 'Hoffartsteufel' - sich auf Fincel berufend - ebenfalls dieses konkrete Abbild der Sündhaftigkeit, dessen Ursprungsjahr jedoch auf 1532 aktualisiert wird und dessen Folgen sie weniger optimistisch in bezug auf die Bedeutung des Buchstabens Y einschätzen, zu zitieren:

Das haben etliche also gedeutet/ das Horn zeuget Hoffart/ die Flügel unbestendigkeit uñ leichtfertigkeit/ daß es keine Arme gehabt/ deutet den Mangel guter Wercke zu thun/ und liebe zu vben/ Der Habichtsfuß bedeut Raub/ Wucher und Geiz/ welches alles im Bapstthumb im schwang gehet/ vnd vns nicht viel fehlet/ dz Auge im Knie deutet die Lust allein zu irdischen dingen/ daß es ein Androginus, bedeutet die aller schaendlichste Sodomitische unzucht/ vmb welcher willen dazumal Welschland verderbt worden/ das Creutz deutet/ so man sich zu Christo bekere von Suenden/ koendte man gnade erlangen/ das Ypsilon bedeutet meines erachtens/ wo das nicht geschehe/ das man ware

[19] Chronica, 3. Teil, XII. Buch, 2. Capitel (S. CCCC^{v}). Zu Caspar Hedios Übernahme von Multivallis Darstellung in seiner Bearbeitung und Fortsetzung der Chronik des Abbas Uspergensis vgl. Schenda, Monstrum, S. 216. Schenda zitiert auch eine anonyme französische Schrift von 1513: Les auertissemens es trois estatz du monde selon la signification de ung monstre ne lan mille. v. cens. et .xij. Par lequelz on pourra prendre auis a soy regir a tousioursmais (Valence, P.Belon, 18.9.1513). Der Verfasser heißt Francois Ynoy oder Ivoy laut Brunet, Manuel du libraire, Paris 1860/65, vol.1, p.583. Die Schrift erwähnt ebenfalls eine moralische Interpretation des zweibeinigen Monstrums, der eine Ständekritik folgt. Diese Interpretation wird auch von Lycosthenes verbreitet (Lange, Papstesel, S. 24).

[20] Da Fincels Sammlung erst im Reformationsjahr 1517 einsetzt, bedient er sich eines Kniffes und schiebt dieses Monstrum bei einem anderen, nicht weniger prophetischem Monstrum ein, das 1547 in Krakau erschien und die Welt auf die nahe Endzeit verwies.

Busse thu/ so sey es jhrem vnd unserm verderben nahe/ Gleich wie dieser Buchstabe das Y der nechste fuer dem letzten im ABC / und also dem ende im ABC am nechsten ist.[21]

Wenn die protestantischen Pfarrer Westphal und Spangenberg den Habichtsfuß als Zeichen des Wuchers und Geizes im Papsttum und die Zweigeschlechtlichkeit als Zeichen der Unzucht deuten, die Italien den Niedergang gebracht habe, so knüpfen sie damit wiederum an die alte Kritik am Papsttum an wie sie ihnen durch Mönchskalb- und Papsteseldeutung noch bekannt waren.[22] Allerdings erweitern sie ihre Deutung entsprechend der in der zweiten Hälfte des 16. Jahrhunderts üblichen Form, wenn sie das Monstrum auch als warnendes Zeichen für die eigene Gemeinde anführen: Bekehre man sich nicht zu Christus, wende sich von den Sünden ab und tue Buße, so führe das unweigerlich ins Verderben wie es in Italien schon eingetreten sei.

Die Deutung der einzelnen Körperteile und sonstigen Zeichen sowohl bei Hedio als auch bei Westphal und Spangenberg machen die zeitgenössische Lesart dieser negativ besetzten Physiognomie deutlich: Mittels einer Auslegung der physiognomischen Abweichungen wird das Monstrum zum komprimierten Abbild der Laster Hoffart, Unbeständigkeit, Leichtfertigkeit, Trägheit, Eigennutz, Habgier, Neid, Unmäßigkeit und Unzucht, die im Mittelalter unter dem Begriff der Todsünden zusammengefaßt wurden. Einige der physiognomischen Versatzstücke sprechen schon per se eine leicht auszulegende Sprache: Die fehlenden Arme verhindern notwendigerweise die Ausführung guter Werke, die Flügel sind offensichtliches Zeichen der Flatterhaftigkeit.[23] Die Verbindung des Hornes mit dem Hochmut war auf ebensolches 'Allgemeinwissen' zurückzuführen, wenn im 175. Kapitel der Gesta Romanorum über die gehörnten, bocksbeinigen Bewohner Scythiens, die zu der Gruppe der Satyrn gezählt wurden, zu lesen war, daß diese "überall die Hörner des Hochmuths zeigen".[24]

Während in der Beschreibung meist keine Verbindung zur teuflischen Physiognomie hergestellt wird, spricht das Aussehen einzelner Körperteile

---

[21] Westphal/ Spangenberg, Hoffartsteufel, S. 402r.

[22] Irenäus zitiert zum Beispiel 1584 in seinem 'De monstris' im 7. Kap. ausführlich Luthers Auslegung des Mönchskalbs.

[23] In seiner Beschreibung der 'Physiognomie des Neides' hatte Hans Sachs die Fledermausflügel mit Bezug auf die Lebensweise (die 'proprietates') der Fledermaus noch umfassender als Ausdruck der Heimlichkeit und Tücke gedeutet - eine Deutung, die Westphal und Spangenberg wohl nicht bekannt war, wenn sie sich der naheliegendsten bedienten ('Das feindselig laster/ der heymlich Neid', Abb. 66).

[24] Gesta Romanorum, S. 121. Auch Sachs hatte den Neid mit Hörnern als Ausdruck des bockigen, störrischen Wesens, das ihn begleitete, ausgestattet ('Das feindselig laster/ der heymlich Neid'. Abb. 66).

für sich. So sind z.B. der Krallenfuß, hier als Habichtsfuß[25] bezeichnet, und die Fledermausflügel,[26] das breite Maul im deformierten Kopf[27] sowie generell die Verbindung tierischer Elemente mit menschlicher Physiognomie eindeutige Indizien für den eigentlichen Urheber, der das Auftreten eines solchen Monstrums erst ermöglichte: den Teufel.[28]

Die teuflische Physiognomie, wie sie auch in den Flugblättern in den konfessionellen Auseinandersetzungen bei den 'illustrativen Monstra' eingesetzt wurde, leitete sich zum Teil aus der allegorischen Deutbarkeit der tierischen Körperpartien ab. Reptilienhafte Elemente ließen sich mit Drachen und Schlange gleichsetzen, die auf den Sündenfall verwiesen. Die mit Krallen versehenen Füße und Hände waren bildliche Umsetzungen für das Festklammern des durch den Teufel verkörperten Bösen und auch des Schmerzes, der die Strafe für ein lasterhaftes Leben nach dem Weltengericht sein würde. Die Vielgesichtigkeit an Bauch, Knien, Brust und Schultern wie sie z.B. beim Krakauer Monstrum auftrat, verbildlichte die bannende Fähigkeit des Teufels.[29]

Die Determination der Teufelsphysiognomie wird auch durch Anlehnung an die Gestalt antiker mythologischer Wesen deutlich, die im Christentum eine negative Besetzung erfuhren. Bekanntestes Beispiel dürfte hierfür die bocksbeinige Gestalt des Pan sein, der schon von Augustinus mit dem Teufel gleichgesetzt und zum Inbegriff der Voluptas, der Wollust, wurde.[30]

Anhand eines im Ravenna-Monstrum verarbeiteten mythologischen Wesens, der Sirene, läßt sich die Rezeption der Verbindung von Physiognomie und Bedeutung charakterisieren. Die in den antiken Schriften ver-

---

25 Allein Sebastiano di Branca Tedallini bezeichnet den Krallenfuß als Teufelsfuß (Schenda, Ravenna, S. 212), und Schott verweist auf die These Heinrich Kornmanns, daß das Monstrum einem dämonischen Incubus entsprungen sein könne (Physica Curiosa, S. 628).

26 Die Fledermaus war im Alten Testament (3 Mose 11,19) für unrein erklärt worden. Gemäß dieser Rezeption galt die Fledermaus seit der Romanik als teuflisch.

27 Erich, Darstellung, S. 77/78.

28 Jauss, Rechtfertigung, S. 154. Aegidius Albertinus schreibt in seiner 'achten Seelengejagdt' über die anderen Teufel in der Hölle, die nicht ganz so schrecklich wie Lucifer seien, aber doch so abscheulich, daß ihr Anschauen über alle Maßen erschrecke: "[...] derowegen in heiliger Schrift vnderschidlichen dingen verglichen, nemblich den Schlangen, Heuschrecken, den Zähnen der Löwen, den Schwäntzen der Scorpionen, der wilden Pferden, welche Löwenköpff haben, vnnd Fewr, Rauch, vnnd Schwefel außspeyen." (Albertinus, Lucifers, S. 364).

29 Das prophetische Krakauer Monstrum, das zum Erkennen des frevelhaften Lebens mahnt, hat an Knien, Brust und Schultern Hunds- und Affenköpfe. Auch die Vervielfachung der Gesichter, wie sie das novaresische Monstrum durch die Vervielfachung der Augen aufweist, ist ein 'Kennzeichen' des Teufels, dem es durch diese Gesichter gelingt, sein Gegenüber zu erschrecken und zu bannen. Peter Dell d.Ä. stellt ca. 1543 z.B. den den Glauben versuchenden Teufel mit Gesichtern an Knien dar (Schuster, Abstraktion, S. 76).

30 Augustinus, Civitas Dei, 15,23; Hammer-Tugendhat, Luxuria, S. 18ff.

tretenen Mischwesen lebten in der naturkundlichen Diskussion des 16. Jahrhunderts weiter[31] und konnten die Deutung solcher allegorischen Wesen beeinflussen, wenn auch die oben angeführten Interpreten auf einen diesbezüglichen Verweis verzichteten. Der Typus der Sirenen war über die mittelalterlichen Bestiarien tradiert worden, in denen unter ihrem Namen sowohl Wesen mit vogelartigem als auch mit fischartigem Unterkörper sowie mit einer Kombination aus beiden zusammengefaßt wurden (Abb. 110).[32]

Da das Ravenna-Monstrum mit seinem halb menschlichen und halb vogelartigen geschuppten Körper Verwandtschaft zur mythologischen Sirene aufweist, kann in ihr eine 'Ahnin' dieses Monstrums gesehen werden.[33] Die Verbindung zu einem Fabelwesen wie der Sirene legte eine allegorische Interpretation des ihm ähnlichen Monstrums nahe.

Im 13. Kapitel des Physiologus wird die Sirene entsprechend ihrer Funktion in der homerischen Dichtung[34] als tödliche Verlockung für die vorüberfahrenden Seefahrer zur Allegorie der weltlichen Verführung. Aus ihrer Mischgestaltigkeit leitet der Physiologus-Ausleger die Doppelbödigkeit des Menschen ab, der ganz von der behütenden Kontrolle der Gemeinde abhänge, um nicht ein Opfer seines 'viehischen' Anteils zu werden, der ihn dazu verleite, ketzerische Widerrede zu führen und dadurch auch andere zu verführen.

Dementsprechend befaßt sich im 12. Jahrhundert auch Honorius Augustodunensis mit dieser Geschichte und legt sie als Bußaufforderung aus,[35] indem er die Sirenen zu Verbildlichungen der Weltlust und des Teufels werden läßt. In demselben Sinn führt sie Herrad von Landsberg im 'Hortus deliciarum' an.[36]

---

[31] So meint selbst im 17. Jahrhundert der dänische Arzt Thomas Bartholinus zu den Seemenschen, es sei nicht auszuschließen, daß in der See Tiere mit menschlichem Anlitz leben würden, allerdings glaube er nicht, daß diese Seemenschen sprechen könnten. (Anatomische Geschichten, 2. Hundert, 11, S. 226).

[32] McCulloch stellt dies in ihrer Untersuchung fest (Bestiaries, S. 167ff.). Auch Guillaume le Clerc (1053-1112) schreibt von der Sirene, daß sie oberhalb des Nabels einen Frauenkörper habe, während die untere Hälfte als Frosch oder Vogel gebildet sei (Robert Reinsch (Hrsg.), Le Bestiaire, das Thierbuch des normannischen Dichters Guillaume le Clerc, Leipzig 1890, Altfrz. Bibliothek, Bd. 14, S. 93/94).

[33] Diese Verwandtschaft stellt auch Mode fest (Fabeltiere, S. 105).

[34] Odyssee, 12,39-46: "Erstlich erreichet dein Schiff die Sirenen, diese bezaubern/ Alle sterblichen Menschen,[...]/ Welcher mit törichtem Herzen hinanfährt und der Sirenen/ Stimme lauscht, dem wird zu Hause nimmer die Gattin/ Und unmündige Kinder mit freudigem Gruße begegnen:/ Denn es bezaubert ihn der helle Gesang der Sirenen./ Die auf der Wiese sitzen, von aufgehäuften Gebeinen/ Modernder Menschen umringt und ausgetrockneten/ Häuten."

[35] Predigt zum 3. Vorfastensonntag (vgl. Wera v. Blankenburg, Tiere, S. 37).

[36] Herrad von Hohenbourg, Hortus Deliciarum, fol. $221^r/221^v$; Lex. der christl. Ikonographie, Art. 'Laster', Sp. 20.

Die Vogelähnlichkeit wurde mit der Verführung und Verlockung zur Lasterhaftigkeit in Verbindung gebracht, wie sie auch in der Allegorie der sieben Sünden, der 'Frau Welt', im 15. Jahrhundert zu Tage trat (Abb. 111) - einer Allegorie, deren Anliegen der Visualisierung der Sünden mit dem des Monstrums übereinstimmt.[37]

Die Interpretation des Ravenna-Monstrums war durch zwei sich wechselseitig verstärkende Auffassungsweisen gekennzeichnet: Wurde das Monstrum als Zeichen der Lasterhaftigkeit verstanden, so lag es nahe, seine körperlichen Abweichungen mit den Termini der dämonischen Physiognomie zu beschreiben. Die Visualisierung diente wiederum zur Konsolidierung der Auslegung dieses Monstrums als Zeichen für die herrschende Lasterhaftigkeit, da der Teufel als Verkörperung des bösen Prinzips und Verursacher aller Laster galt.

7.2. Die italienischen Monstra von 1578

Auch die anderen beiden gleichzeitig auf dem deutschen Flugblattmarkt auftretenden Monstra stammen aus dem italienischen Ausland. Während vom Ravenna-Monstrum keine italienischen Vorlagen überliefert sind,[38] sind vom novaresischen und piemontischen Monstrum zwei italienische Blätter (Abb. 41, 42) erhalten, die durch die Gleichartigkeit ihrer Darstellung darauf verweisen, daß sie gleichzeitig in ein und derselben Werkstatt hergestellt wurden.[39] Die auf dem Flugblatt eingravierten Informationen, die Angaben zu Ort, Zeit und Eltern der Monstra geben, verweisen deutlich auf die gängige 'Echtheitslegitimation' und veranlaßten die Rezipienten, sie als hermeneutische Monstra zu deuten.

Es handelt sich um ein siebenköpfiges und -armiges, bocksbeiniges Monstrum, dessen vorderer Kopf mit einem Zyklopenauge und Schweine- bzw. Hundeohren ausgestattet ist. Dieses Monstrum, das schon aufgrund seiner Physiognomie nichts Gutes erwarten läßt, ist laut Beischrift 1578 in "Eusrigo Terra del novarese", d.h. in Eusrigo/ Evorigo im Gebiet der Stadt Novara (Abb. 41),[40] geboren worden. Gleichzeitig wird aus dem piemonti-

---

[37] Schenda äußert die These, daß das Monstrum von Ravenna letztendlich auf die Allegorie der Frau Welt zurückgehe (Monstrum, S. 224/225; Stammler, Frau Welt, S. 62ff.).

[38] Vgl. Schenda, Monstrum, S. 213.

[39] Außerdem ist in der Wickiana eine Zeichnung des Piemonter Monstrums mit dem handschriftlichen Vermerk Wicks erhalten, daß der Stich durch die Kaufleute Sangallenses, die mit der Stadt Cher handelten, in Auftrag gegeben worden sei (Sonderegger, Mißgeburten, S. 76/ Tafel 21; Wickiana F27/ S. 29).

[40] Zedler verweist darauf, daß das Gebiet um Novara, einer Stadt in der Nähe Mailands, als Novarese bezeichnet werde (Universal-Lexicon, Bd. 24). Laut Strauß handelt es sich bei Eusrigo um Evorigo, nahe Mailand (Strauß, Woodcut, Nr. 768).

schen Gebiet, der Stadt Chieri, nahe Turin,[41] ein mit einem langen Hautlappen und vier Hörnern am Kopf sowie verkehrt herum ausgerichteten Knien ausgestattetes Monstrum gemeldet (Abb. 42).

Als einzige Erläuterung wird bei dem novaresischen Monstrum angegeben, daß es von einer alten Frau geboren worden sei, bei dem piemontischen, daß die Mutter die Frau eines Arztes sei. Diese Erläuterungen könnten nach damaligem naturkundlichem Verständnis Hinweise auf die Ursachen ihres Entstehens sein: Es konnte sich bei dem von einer alten Frau geborenen novaresischen Monstrum - gemäß aristotelischer Lehre - um eine geschädigte Frucht durch fehlerhafte, da zu schwache Materie handeln, die nur noch das Allgemeinste, das Tierähnliche, herausbilden konnte.[42] Paré bemüht sich in seiner 'Wundtartzney' um eine naturkundliche Erklärung und sieht - die Information über die alte Mutter nicht erwähnend - das Monstrum als ein Resultat vom Überfluß des Samens, der dadurch Überzähliges bilde.[43] Das piemontische Monstrum, bei dem als Hinweis hinzugefügt worden war, daß es die Frau eines Arztes geboren habe, die aufgrund der Arbeit ihres Mannes wahrscheinlich gräßlichsten Anblicken ausgesetzt gewesen war, konnte von den Zeitgenossen als ein Resultat zu stark angeregter weiblicher Einbildungskraft gelesen werden.

Mit der auf den Blättern eingravierten Bezeichnung "formis All' Arca di Noe" mag der 'Schöpfer' dieser Monstra denselben Irritationseffekt angestrebt haben, wie ihn die ergänzenden Informationen auf den Monstraflugschriften zur Konkordienformel und zum Konkordienbuch aufwiesen: Damit sollte deutlich gemacht werden, daß es sich entgegen der Überschrift nicht um reale Monstra handelte, da sie nicht zu den bekannten Besiedlern der Erde gehörten und deshalb wohl nicht auf der Arche Noah geschaffen worden waren. Dieser 'Bruch' in der Berichterstattung über diese Monstra könnte dann auch die Vermutung zulassen, daß auch diese beiden Monstra durch ihre dämonische Physiognomie als illustrative Monstra konkrete, heute nicht mehr bekannte Ereignisse in Chieri und Eusrigo veranschaulichen sollten.

Wie an der Rezeption dieser Monstra deutlich werden wird, ist die Information über ihren vermeintlichen Ursprungsort entweder nicht weitergegeben worden, oder aber die Rezipienten sahen hierin gerade einen nachdrücklichen Hinweis auf die reale Existenz dieser Monstra: In Anbetracht der Vorstellungen von der Existenz der Erdrandbewohner und sonstiger ungewöhnlicher Lebewesen erschien es im 16. Jahrhundert als durch-

---

[41] "nato in Cher, Terra del Piemonte" Hierbei handelt es sich um die Stadt Chieri, oder auch Quiers oder Chiers, die in der Landschaft Chieri in der Nähe von Turin liegt (Zedler, Universal-Lexicon, Bd. 45, Sp. 1886; Bd. 30, Sp. 255).

[42] De generatione animalium 767a 33/34; 769b 54/55. Auch Horst führt ungestalte Kinder durch alte Eltern auf die für die Entwicklung unentbehrliche mangelnde Wärme zurück (Geheimnüsse, S. 794).

[43] Paré, Wundtartzney, S. 1052.

aus glaubwürdig, daß in abgeschiedenen ländlichen Gegenden noch andere Geschöpfe mit außerordentlicher Physiognomie entdeckt werden konnten. Vor dem Hintergrund dieser Auffassung war die Grundlage für die Möglichkeit dieser Naturbildung demnach einerseits mit der Artenrettung in der Arche Noah gelegt worden, andererseits konnte darin auch ein Verweis auf die angestrebte Auslegung der Monstra gesehen werden, da mit der Arche Noah auch die Sünde überlebte, als deren veranschaulichendes Abbild die Monstra mit ihrer teuflischen Physiognomie gelesen werden konnten.

Die italienischen Blätter scheinen einen großen Verbreitungsgrad gehabt zu haben; denn es erschienen verschiedene deutschsprachige Blätter, die diese Monstra aufnahmen und durch weiterführende Auslegungen ergänzten.

Hierbei handelte es sich um eine gängige Methode. Offensichtlich wiesen die italienischen Blätter nicht solche umfangreichen Deutungen auf, wie es in Deutschland in der zweiten Hälfte des 16. Jahrhunderts üblich war. Diese Art der Rezeption, die die vorhandenen Informationen deutend ergänzt, wird auch an einem anderen aus Venedig überlieferten Fall deutlich, der in der Flugblattsammlung Wicks dokumentiert ist: Während von der venezianischen Doppelgeburt von 1575 drei italienische Blätter (Abb. 60, 61, 62) erhalten sind, die neben der Darstellung des Monstrums nur die Information verbreiten, daß es von einer Jüdin im Ghetto der Stadt geboren worden sei und kurz auf naturkundlich Interessantes verweisen, erscheint bei Michael Schirat, dem eines der Blätter (Abb. 62) aufgrund der Ähnlichkeit der Darstellung und der naturkundlichen Informationen offensichtlich als Vorlage diente, nun ein Flugblatt dieses Monstrums (Abb. 12) mit einer ausführlichen Deutung der Zeitumstände, die ein solches Auftreten von Monstra bewirkten.[44]

Während sich ein anonymer, seitenverkehrter Nachstich des novaresischen Monstrums wirklich nur darauf beschränkt, die Fakten des italienischen Blattes auf deutsch wiederzugeben (Abb. 43), werden im gleichen Jahr, 1578, auf einem Straßburger Flugblatt beide Monstra in bezug zu einer Flutkatastrophe in Horb am Neckar in Württemberg gesetzt und, indem eine äußerst ausführliche Aufzählung der Wunderzeichen folgt, in den Kontext der zeitgenössischen eschatologischen Zorneszeichen gestellt (Abb. 44):

> Und warlich/ das sie nicht gar on bedeutnus vnd würckung seien/ sihet man leyder taeglich hin vnd wider/ fern vnd nahe/ an den wunderlichen vnruhen/ empoerungen/ kriegen vnd Blutvergiessen/ verfolgungen/ verhergungen/ verhaetereien/ Meuchelmoerdreien/ falschen Lehren/ einfallen frembdes Volcks Kriegsgeschrey/ pluenderung fürnemmer Stätt/ vngewohnten kranckheiten vnd Seuchen/ absterben hoher Leut/ Ungewittern/ wütenden Winden/ schwaeren Wasserguessen/ Mißgewaechssen/ vnd

[44] Demnach bezieht sich der Verweis in der Überschrift "auß Italienischer sprach in Teutsch getrewlich versetzt" auf die genaue Wiedergabe der kurzen Informationen der italienischen Vorlage im ersten Absatz des deutschen Flugblattes.

endlich allenthalben vm sich herum an der Unmenschlichen vntreu vnd mißtrauen/ an den vnchristlichen haendeln/ dem vbersatz/ schinden/ Judentzen vnd Vorkauff/ an allerhand schand vnd lastern/ Gotteslästerungen/ verachtung vnd verkerung GOttes Worts/ verspottung fromer Leut warnung/ vngehorsam gegen Obern vnd Fürgesetzte/ vnd kutzum/ an heutiger grosser sicherheyt/ vnd erkaltung aller Lieb.

Da der Autor sich einer eingehenden Deutung der Körperteile enthält, verweist er, um deutlich zu machen, wie die Physiognomie der beiden Monstra zu deuten ist, auf die vorbildliche Auslegung des Grevenmühler Monstrums durch Simon Pauli, die er dringlich zum Kauf empfiehlt.[45]

Mit Pauli benennt er jenen Autor, der par excellence die Deutung eines Monstrums vorgeführt hatte. Wie im Kapitel 4.2. dargestellt wurde, schuf er durch die vergleichende Benennung der Mißbildungen die Grundlage, aus der sich eine Deutung ableiten ließ. Bei diesen Monstra wie auch beim Ravenna-Monstrum ist dieser Weg nicht nötig, da viele Teile ihrer Physiognomie schon mit Bedeutungen besetzt sind und auf diesem Wege die Monstra in der Aussage, die durch sie vermittelt werden soll, 'beredt' sind. Aus diesem Grunde kann sich der Autor des Straßburger Flugblattes auch einer genauen Deutung der italienischen Monstra enthalten. Ein anderes Flugblatt (Abb. 45), das die Übersetzung eines in Campen erschienenen niederländischen Blattes Johann Sadelers ist, macht deutlich, daß die Monstra in diesem Sinne gelesen wurden.[46] Aus geographischer Unkenntnis und aufgrund der niederländischen Herkunft der unmittelbaren Vorlage wird im Text nun angeführt, daß das Monstrum von einer Frau in den Niederlanden geboren worden sei, obgleich in der Überschrift weiterhin "Eusrigo Terra, del nouva rese" als Geburtsort genannt wird. Wie durch die Benennung und Deutung des novaresischen Monstrums deutlich wird, ähnelt es in seiner Gestalt wiederum Figuren der antiken Mythologie, die entsprechend der Tradition ihrer christlichen Deutung schon deutliche Vorgaben für die Auslegung machen. So bemerkt Sadeler, daß das Auge vom Zyklopen,[47] die Bocksbeine sowie die spitzen Ohren offenkundig vom Centaur oder Satyr abstammen, um damit Habgier, Geiz und Wollust seiner Zeitgenossen zu kritisieren. Die versiebenfachte Zyklopenhaftigkeit ist für ihn, entsprechend der mythologisch belegten Menschenfresserei dieser Wesen, ein Hinweis auf die zeitgenössische 'Menschenfresserei' durch Geiz und Neid. Die centaurischen Füße verweisen hingegen auf den Lebenswandel der Zeitgenossen, der eher dem von Satyrn und Centauren gleicht als dem von Menschen. Die Bocksbeinigkeit des Satyrs, der gemäß der antiken Mythologie zum Gefolge des Dionysos gehörte, bildete auch einen wichtigen Be-

---

45 Pauli, Bildtnuß.

46 "Erstlich durch Johan Sadeler excusum zu Campen/ von jtzt newlich aus Niderlendischer sprach ins Deudsche gebracht."

47 Nach Megasthenes sind die Einäugigen an den Brüsten behaart, haben aufrecht stehende Hundeohren und das Auge mitten auf der Stirn (Mode, Fabeltiere, S. 222).

standteil der Teufelsikonographie, durch die die Triebhaftigkeit des Teufels verbildlicht wurde. Dies hatte schon Augustinus festgelegt, für den Satyr und Incubus dasselbe bezeichneten.[48]

Doch über diese Deutung hinaus konnte die Physiognomie des Monstrums den Zeitgenossen weitere Hinweise für die Grundlagen seines Entstehens geben: Während im mythologischen Kontext die Vielköpfigkeit ihren bedrohlichen Aspekt aus der Verbindung zur Hydra erhielt, so war aus christlicher Sicht der siebenköpfige, apokalyptische Drache der Offenbarung des Johannes (12,3) Grundlage für jedes Verständnis eines siebenköpfigen Monstrums. Als ein Bild des Teufels (Off. 12,9ff.) wurde dessen Siebenköpfigkeit seit den Exegeten des 12. und 13. Jahrhunderts auch mit der Verführung zu den sieben Todsünden in Verbindung gebracht.[49] Das Bild der Siebenköpfigkeit des apokalyptischen Drachens war auch bei den konfessionellen Auseinandersetzungen zur Veranschaulichung der Lasterhaftigkeit des konfessionellen Gegners gebraucht worden. So erschien um 1529 ein Titelholzschnitt zu Johannes Cochlaeus' 'Sieben Köpffe Martini Luthers' (Abb. 112), in dem der Illustrator den Titel der Schrift ganz wörtlich ins Bild umgesetzt und auf einen Rumpf sieben kleine Köpfe gepflanzt hat, um durch die verschiedenen Köpfe und entsprechende Bezeichnungen die unterschiedlichen Standpunkte Luthers zu charakterisieren.[50] Es dauerte nicht lange, bis sich ca. 1530 die protestantische Seite mit dem siebenköpfigen "Papsttier", das die verschiedenen geistlichen Stände darstellt, revanchierte (Abb. 113). Alle seine sieben Köpfe wachsen aus einer als Altarretabel

---

[48] Augustinus, Civ. Dei 15, Kap. 23: "Und da weitum die Sage ist und viele aus eigener Erfahrung oder auf Grund von Mitteilungen solcher, die aus eigener Erfahrung sprächen und an deren Glaubwürdigkeit nicht zu zweifeln sei, versichern, daß Silvane und Pane, die im Volksmund incubi heißen,[...]." (vgl. auch Schenda, Prodigiensammlungen, S. 46). Bodin weist ebenfalls darauf hin, daß in der Antike unter dem Begriff Pan das verstanden wurde, was die Hebräer als Satan bezeichnet hätten (Teuffelsheer, S. 47).

[49] Die sieben Köpfe stehen in der Exegese des Richard von St. Victor (PL 196, 799D, 834D-835A) ebenfalls u.a. für die sieben schweren Sünden und sind ein Abbild der sieben Töchter des Hochmuts: invidia, ira, libido, luxuria, avaritia, discordia, idolatria. Auch bei Bonaventura (Breviloquum III,c.9) werden die sieben Todsünden mit den sieben Häuptern des apokalyptischen Tieres verglichen und so in die Bußliteratur übernommen (Gothein, Todsünden, S. 459). Bei Rupert von Deutz sind die sieben Köpfe ebenfalls ein Zeichen der sieben Hauptsünden (negligentia, curiositas, concupiscentia, experientia, consuetudo, contemptus, malatia), aus deren Ketten sich die Seele nur dank der Gnadengabe des heiligen Geistes befreien könne (PL 189, 1066D. Heinz Meyer, Rudolf Suntrup, Zum Lexikon der Zahlenbedeutungen im Mittelalter, in: Frühmittelalterliche Studien, 11, 1977, S. 62-64).

[50] Cochlaeus ließ ebenfalls 1529 Martin Luther in seiner Schrift 'Antilogia contra Lutheri' mit zwei Köpfen, einem Schönredner und einem Streitsüchtigen darstellen (Schuster, Abstraktion, Abb. 33a).

genutzten Geldtruhe hervor.[51] Die Verbindung zwischen siebenköpfigem Drachen und den sieben Lastern wird auch in Ripas 'Iconologia' deutlich. Dieser bildet als Personifikation des Lasters - als Gegenbild zur schönen Gestalt der Tugend - einen Zwerg ab, der in den Händen eine siebenköpfige Schlange, Symbol der sieben Todsünden, hält (Abb. 114).

Bei dem piemontischen Monstrum (Abb. 42) fallen die krallenartigen Hände, die aus der Teufelsphysiognomie bekannt sind und auch als Zeichen des Neides benutzt wurden, ins Auge.[52] Ebensowenig verheißen bekannterweise die Hörner auf seinem Kopf etwas Gutes.[53] So versah Dürer in seiner Apokalypse-Folge bei der 'Einlochung Satans' (Abb. 69, 70) diesen neben krallenartigen Füßen mit fünf Hörnern, wovon sich das mittlere von den je zwei äußeren Widderhörnern unterscheidet. Bei dem piemontischen Monstrum ist nun das mittlere zu einem langen Fleischsack mutiert, der Irenäus dazu verleitet, ihn mit einer "Judenkappe" zu vergleichen.[54]

Die verkehrt gerichteten Knie verweisen hingegen auf jenes Volk, das sich durch verkehrt gestellte Beine auszeichnet: die Antipoden. Diese Darstellungsweise der Antipoden resultierte aus einem Mißverständnis, das auf ihrer Beschreibung bei Martianus Capella basierte. Dieser beschrieb in seiner 'Hochzeit von Philologie und Merkur' die Antipoden als Menschen, die in einer Zone lebten, in der Nacht sei, wenn in Europa Tag sei. Diese Menschen, die verkehrt herum auf der Erde wanderten - was ursprünglich bedeutete, daß sie auf der anderen Seite der Erde, entgegengesetzt zu den Europäern die Füße auf die Erde setzten -, bezeichnete er als "gegensätzlich-befußte" Menschen. Diese Beschreibung führte zu ihrer Darstellung mit in verkehrte Richtung weisenden Füßen, da die Annahme, daß sie auf der anderen Seite der Erde herumlaufen könnten, von Autoritäten wie Augustinus für unglaubwürdig erklärt wurde.[55]

---

51 Wie lebendig diese Verbindung von siebenköpfigem apokalyptischem Drachen und konfessionellem Gegner war, zeigt auch ein Kupferstich von 1619, in dem von katholischer Seite auf der Grundlage dieses Musters der siebenköpfige Calvinistengeist charakterisiert wird (Coburg, Ausstellungskat., 1983, Nr. 33).

52 Molsdorf, Symbolik, S. 135.

53 Ambrogio Lorenzetti bedient sich bei der Darstellung des schlechten Regiments dieser teuflischen Insignien, indem er die Tyrannei gehörnt darstellt (Allegorie des schlechten Regiments, 1338/39, Siena, Palazzo Publico).

54 "Hinden vom Kopff herab ist uber dem Rücken gehangen etwas/ wie ein langer enger Sack/ so schier gestalt wie ein Jueden Kappen: Unter welchem an Nacken und Hals/ wie ein hindergeschobem Muenchskappen gewesen/[...]." (Irenäus, De monstris, 2. Kap.). Schenk schreibt, daß das Monstrum mit fünf Widderhörnern und einem bis auf den Rücken hinabhängenden Stück Fleisch ausgestattet sei. Das Fleisch am Hals, das mit einem Kragen verglichen wird, läßt wiederum einen Verweis auf die Unsitten der zeitgenössischen Kleidung zu (Wunderbuch, S. 9). Paré vergleicht den bis auf den Rücken herabhängenden Fleischlappen mit der "Hauptdecken" "wie bei den Weibern" (Wundtartzney, S. 1052).

55 Friedman, Races, S. 47ff. (Augustinus, Civ. dei, 16.9).

Aus den verkehrt gestellten Beinen der Antipoden wird in der Moralisatio einer mittelalterlichen Bearbeitung von Thomas von Cantimprés 'De naturis rerum' der Schluß gezogen, daß dementsprechend ihr ganzes Tun verkehrt sei, da bei ihnen Schande vor Ehre gehe und sie als halsstarrige Menschen lieber in die Wirtschaft und ins Bordell als in die Kirche gingen.[56]

Auf welchen Ursprung das verkehrte Handeln, welches durch verkehrt gerichtete Füße angezeigt wurde, letztendlich hinwies, wird an der Überlegung deutlich, die Giovanni Francesco Pico della Mirandola anläßlich der Aussage einer Hexe, der Teufel sei ihr in menschlicher Gestalt, jedoch mit nach rückwärts gerichteten Gänsefüßen erschienen, anstellte. In einem langen Dialog führte er gelehrte Vermutungen und Überlegungen sowie Vergleichsbeispiele aus Ovid, Plinius, Aristoteles und Herodot an, weshalb der Teufel diese Tierfüße gewählt habe, ohne eine definitive Erklärung zu finden. Die verkehrte Stellung der Füße ließ sich für Pico dagegen schon leichter erklären, da die Handlungsweise des Teufels immer gegen den Willen Gottes und gegen das sittliche Handeln gerichtet sei.[57]

In diesem Sinn verdeutlichte das piemontische Monstrum nicht nur, daß es dem natürlichem Lauf der Natur widerstrebte, sondern daß es auch als Zeichen gedeutet werden konnte, das das der geforderten religiösen Lebensweise widerstrebende herrschende Verhalten widerspiegelte.

Aufgrund der ikonographischen Tradition, an die die außergewöhnliche Physiognomie dieser Monstra anknüpfte, waren sie von einer solch deutlichen hermeneutischen Sprache, daß sich für die Zeitgenossen eine Auslegung, die nur hinter die Komplexität des Abgebildeten zurückfallen konnte, zu erübrigen schien.

Trotz der Offensichtlichkeit, mit der die Physiognomie dieser Monstra an die bildliche Tradition der Teufelsdarstellung anknüpfte, wird an deren Rezeption deutlich, daß sie im 16. Jahrhundert nicht als Konstrukte menschlicher Phantasie, sondern in ihrer Physiognomie, die als pointiert dargestellt verstanden worden sein mag, als um so deutlicherer göttlicher Fingerzeig auf den eigentlichen Verursacher der grassierenden Lasterhaftigkeit und ihrer Resultate gesehen wurden. Dabei gilt es zu berücksichtigen, daß im 16. Jahrhundert die Diskussion um die reale Existenz des Teufels noch nicht entschieden war. Für wie leibhaftig er noch gehalten wurde, wurde an der Hexenverfolgung deutlich.

Waren die beiden italienischen Monstra im 16. Jahrhundert als göttlich gesandte mahnende 'Abbilder' der allgemein herrschenden Lasterhaftigkeit gedeutet worden, so erlebte das novaresische Monstrum Mitte des 17. Jahrhunderts ein 'Comeback': 1654 wurde seine Darstellung nochmals in

---

56 Hilka, Bearbeitung des Liber de monstruosis hominibus orientis, Zeile 469-482.

57 Giovanni Francesco Pico della Mirandola, Strix, sive de ludificatione daemonorum, Bologna 1525, Buch II (zit. nach Gombrich, Icones Symbolicae, Das symbolische Bild, S. 211/212).

Augsburg publiziert. Auf den ersten Eindruck könnte man meinen, daß Ulrich Boas d. Ä. (Abb. 46) sowie Raphael Custos[58] (Abb. 47) ein alter Holzschnitt oder Druckstock bzw. die Darstellung in Licetus' 'De monstris' in die Hände gefallen war und sie das Monstrum wieder aufgriffen und ihm eine neue 'Identität' gaben. Nach dem beigefügten Text handelte es sich nun um ein vierzehnjähriges Monstrum, das, in Katalonien im Gebirge von spanischen Soldaten gefangengenommen, in Madrid dem König vorgeführt und danach in den Escorial transportiert worden war. Es hatte also den zu der Zeit für Monstra üblichen Weg in die Wunderkammer oder in diesem Fall in die Menagerie des Königs beschritten. Bei genauerer Betrachtung der Informationen der Bildunterschrift wird deutlich, daß im 17. Jahrhundert das Monstrum nun als illustratives Zeichen in einem politischen Zusammenhang gebraucht wird. Vermutlich ging die Rezeption des Monstrums durch Custodes und Boas nicht auf den knapp 80 Jahre zurückliegenden 'Fall' des novaresischen Monstrums zurück, sondern sie griffen zeitgenössische französische oder spanische Blätter auf, die dieses Monstrum erneut verwandten.

Dieser Ursprung des 'Wiederauflebens' des Monstrums läßt sich nur aus dem beigefügten Text erschließen: Indem berichtet wird, daß es von spanischen Soldaten, auf ihrem Weg zu einer französischen Stellung in Katalonien im Bergland der Cerdagna eingefangen wurde, wird auf den seit 1635 herrschenden spanisch-französischen Krieg Bezug genommen: Mit der Angabe, daß das Monstrum 14jährig sei, wird auf das Jahr 1640 verwiesen. In diesem Jahr brach der katalanische Aufstand gegen die spanische Krone los, der die spanische Seite im französisch-spanischen Krieg weiter schwächte, zumal die Katalanen Schutz bei Frankreich suchten. Das Monstrum mit der negativen Aussagekraft seiner Physiognomie wird zur Personifikation des katalanischen Widerstands. Doch aufgrund der Informationen konnte es auf zweierlei Weise (eine spanische und eine französische) gelesen werden:[59] Einerseits konnte das Monstrum Zeichen der noch immer virulenten Unabhängigkeitsbestrebungen der Katalanen sein. Der Aufstand war zwar offiziell 1652 beendet worden, aber der katalanische Adel hatte die Hoffnung auf Autonomie noch nicht ganz aufgegeben und diese Bestrebungen wurden durch permanente französische Invasionen in den Jahren 1653-58 unterstützt. Andererseits konnte die Notiz, daß das Monstrum sich leicht habe fangen lassen, aber auch von französischer Seite aus auf die 1652 eingetretene Brechung des katalanischen Widerstands und die offizielle Unterordnung unter die spanische Krone verweisen. Diese Lesart wird auch durch den Schluß bestärkt, der darauf hinweist, daß das Monstrum in den

[58] Custos war auch unter dem Namen Custodes bekannt (vgl. Thieme-Becker, Bd. VIII, S. 219).

[59] Deshalb ist auch nicht eindeutig festzulegen, aus welchem Land die Vorlagen für die deutschen Drucke kamen.

Escorial - eine Anlage, die unter Karl V. und Philipp II. als herrschaftlicher Mittelpunkt der spanischen Monarchie erbaut worden war - gebracht worden sei.[60]

Wenngleich diese Lesart aufgrund der Fakten naheliegend war, so wird an der Rezeption dieses neuen Monstrums in Georg Philipp Harsdörffers 'Der Teutsche Sekretarius' (^{3}1656) deutlich, daß schon die Zeitgenossen aufgrund der fehlenden 'weltpolitischen' Informationen die Anspielung auf dieses Ereignis nicht verstanden. Im Kapitel über das 'Catalonische Monstrum' stellt Harsdörffer fest, daß es natürlichen Ursprungs sei, und führt deshalb alle zu seiner Zeit üblichen naturkundlichen Erklärungen zum Entstehen eines solchen Mischwesens an. Aufgrund der Eindeutigkeit der Physiognomie des Monstrums kann er es nicht unterlassen, auch noch eine Deutung anzufügen: Das Monstrum scheint ihm ein Abbild von Ruchlosigkeit und Unzucht. Nicht zuletzt aufgrund des vermeintlich natürlichen Ursprungs des Monstrums lehnt er eine Vorzeichenfunktion göttlicher Provenienz entschieden ab.[61] Die 'Verwandtschaft' offensichtlich erkennend, schließt er ein Kapitel über den Satyr an und gelangt im Vergleich hierzu nun zu der Vermutung, daß auch das katalanische Monstrum zu den 'Märlein' zu rechnen sei. Allerdings schließt er von der Erfindung des Monstrums gleichzeitig auf die 'Nichtexistenz' des Landes, in dem es gefangen worden sei: Seiner Ansicht nach ist auch Katalonien von den Malern und Zeitungsschreibern erdichtet.[62]

Nicht zufällig publizierte Custos auch Grotesken, in denen der Satyr als 'Verwandter' der Monstra sowie ähnliche Mischwesen auftauchen, die nun jeglicher hermeneutischer oder illustrativer Funktion entledigt waren (Abb. 115). Die Mischwesenartigkeit stellt auch die Verbindung zwischen den aus diabolisch determinierten physiognomischen Teilen zusammengesetzten - ehemals prodigienhaft gedeuteten - Monstra und der Groteske her, die sich aus Schnacken, "songes drolatiques"[63] und jenen Monstren, die sich ebenfalls auf antike Mischwesen - wie Harpyren, Sirenen, Chimären, Sphingen und Kentauren[64] - rekrutiert.[65]

---

60 Zum katalanischen Aufstand und spanisch-französischen Krieg: van Dülmen, Entstehung, S. 381; J.H. Elliott, The Revolt of the Catalans, A Study in the Decline of Spain (1598-1640), Cambridge 1963.

61 Sekretarius, S. 670.

62 Harsdörffer, Sekretarius, S. 667-672. Den am Ende geäußerten generellen Zweifel Harsdörffers an der Existenz des Monstrums und Kataloniens erwähnt auch Schilling (Bildpublizistik, S. 133).

63 Vgl. Warncke, Groteske, S. 63ff.

64 Piel, Ornament-Grotteske, S. 44.

65 Warncke versucht, die Verwendung dieser Monstra in der Groteske mit der gewandelten Einstellung gegenüber monströsen Bildungen zu erklären, die durch deren Benutzung in den konfessionellen Kampfschriften und die damit einhergehende "Umwertung in neuen inhaltlichen Zusammenhängen" verursacht wurde (S. 75). Hierbei berücksichtigt er allerdings nicht, daß es sich bei den von ihm letztendlich angeführten Beispielen

Wie fließend die Grenzen zwischen den verschiedenen Ebenen der Rezeption der Monstra im 17. Jahrhundert sind, wird daran deutlich, daß die beiden italienischen Monstra zur gleichen Zeit noch immer in der wissenschaftlichen Literatur vertreten sind: Der italienische Arzt und Wissenschaftler Fortunato Licetus hatte sich in seinem 1616 in Padua erschienenen Werk 'De monstris' um die Katalogisierung der verschiedenen bekannten Monstraformen gemäß ihrer Ursachen nach aristotelischem Muster bemüht. Die Illustrationen der bekanntesten Monstra, bei denen auf die Darstellungen bei Rueff, Paré und Schenk von Grafenberg zurückgegriffen wurde, wurden jedoch mit groteskem Beiwerk, das ihre 'Verwandtschaft' zu diesem Wesen deutlich vor Augen führte, versehen und verweisen auf die sich im 17. Jahrhundert verändernde Rezeption dieser Art von Monstra. Während der Aristoteliker Licetus sich noch ernsthaft um ihre Einordnung in die Genealogie der Lebewesen bemüht,[66] interpretiert der Illustrator besonders die Monstra mit aus der teuflischen Ikonographie bekannten physiognomischen Teilen auf seine Weise: Beim novaresischen Monstrum wird im Hintergrund die Erlegung des 'Vorfahren' des siebenköpfigen Zyklopen dargestellt: die Erschießung eines apokalyptischen Drachens (Abb. 116).[67] Das Krakauer Monstrum[68] wird mit einer daneben abgebildeten Frühgeburt durch ein Spinngewebe, das auf ihre Antiquiertheit verweist, verbunden. Am Rücken des Monstrums treiben geflügelte Mischgestalten aus der Groteske ihr Unwesen (Abb. 117).[69] Diese im 17. Jahrhundert einsetzende

---

nicht um die Rezeption von Prodigien, sondern nur um die der Wundervölkerphysiognomie handelt (Warncke, Groteske, S. 75ff.).

[66] Das gehörnte, mit Fleischsack und verkehrt gestellten Knien versehene Monstrum wird zusammen mit dem einhörnigen und einbeinigen Ravennamonstrum abgebildet und im 89. Kapitel: "Monstri Cacodaemonis effigiem referentis existentia patefit" als Beispiel für die Kraft der bösen Dämonen angeführt. Das siebenköpfige Monstrum wird in Kapitel 58: "Monstra multiformia diversas animalium species in eodem genere proximo referentia, non esse sigmenta, sed in rerum natura reperiri" als Beispiel in der Einleitung für die verschiedenen Formen der Vielgestaltigkeit und ihrer Ursachen genannt. Ebenso behandelte er auch den Fall des Ravenna-Monstrums mit wissenschaftlichem Ernst, wenn er sein Entstehen auf die Fehlleistung der zeugenden, der formenden und der untergeordneten trennenden Kraft zurückführt (de monstris, S. 234ff., vgl. Schenda, Monstrum, S. 223).

[67] Die Kupferstiche der Monstra aus der Ausgabe von 1634 werden in die Amsterdamer Ausgabe von 1665 übernommen. Die hier abgebildeten entstammen der Amsterdamer Ausgabe.

[68] Lib. II, Kap. LXXXIX, S. 256.

[69] Demgegenüber verändert sich die Darstellung der Monstra im 1665 von Gerardus Blasius neu hinzugefügten Appendix, der zum großen Teil auf Berichten der Monstraforscher des 17. Jahrhunderts, u.a. Nicolas Tulpius und Thomas Bartholinus, beruht. Tulp hatte in seinen "Observationum Medicarum Libri Tres" Amsterdam [1]1641 einige Sektionen von Mißgeburten beschrieben, wie auch den Orang-Utan publiziert, der auch in den Appendix (S. 339) aufgenommen wurde. Ebenso stammt die Darstellung der Gebrüder Colloredo (S. 346) aus Bartholinis' 'Anatomische Geschichten' (66. Ge-

Verwischung zwischen mythologischen und realen Monstra wird am Titelkupfer der Ausgabe von 1665 deutlich (Abb. 118),[70] wenn der Illustrator die Statue der Natura - zu der Licetus aufblickt, der hier posthum in das Titelblatt mitaufgenommen worden ist - ebenso belebt als Monstrum darstellt wie die um sie herum angeordneten 'medizinischen' Fälle. Letztere scheinen wiederum auf ihren 'grotesken' Ursprung zu verweisen, wenn die Anordnung der Muskeln auf dem Rücken des Monstrums im linken Vordergrund eine Maske bilden, die die Betrachter wegen ihres Interesses an diesen Monstra anzugrinsen scheint.

Verloren solche mischgestaltigen Monstra im 17. Jahrhundert zunehmend ihre Prodigienbedeutung, so wird an der Geschichte ihrer Rezeption deutlich, daß sie im 16. Jahrhundert von den Gelehrten immer wieder aufgenommen und gemäß der Intention des Auslegenden in einen aktuellen Deutungszusammenhang gestellt wurden. Ursache für diese Beliebtheit wird ihre im Gegensatz zu den 'gewöhnlichen' Monstra außergewöhnlich auffällige und beredte Physiognomie gewesen sein, die den Deutern ihre Auslegung legitimierende Vorgaben machte und sie auf ein großes Interesse und dadurch auf eine entsprechende Verbreitung ihrer Deutung hoffen ließ.

---

schichte, S. 141ff.). Hier werden die Monstra nicht mehr in der typischen Aufreihung auf grüner Wiese dargestellt, wie es im 16. Jahrhundert üblich war, sondern ihre Darstellungen resultieren zum großen Teil aus vor Ort angefertigten Studien.

70 Auf dem Titelkupfer der Ausgabe von 1634 steigen die verschiedenen im Buch behandelten Monstra links und rechts zum Titel empor.

Anhang

Literaturverzeichnis

Primärliteratur

LEON BATTISTA ALBERTI
Über das Hauswesen (Della famiglia, 1534-1441, dt.). Übersetzt von Walther Kraus. Eingeleitet von Fritz Schalk. Zürich/Stuttgart 1962.

AEGIDIUS ALBERTINUS
Lucifers Königreich und Seelengejaidt. Hrsg. von Rochus Freiherrn von Liliencron. Deutsche National-Litteratur, Bd. 26. Berlin, Stuttgart 1884.

ARISTOTELES
Aristoteles. Die Lehrschriften. Hrsg., übertr. u. in ihrer Entstehung erläutert v. Paul Gohlke. Paderborn 1948-1961.

Über die Seele (De anima). In: Die Lehrschriften, Bd. 6,1. Paderborn ^{6}1986 (^{1}1961).

Fünf Bücher von der Zeugung und Entwicklung der Thiere (De generatione animalium). Übers. u. erl. von H. Aubert und Fr. Wimmer. Leipzig 1860.

Über die Zeugung der Geschöpfe (De generatione animalium). In: Die Lehrschriften, Bd. 8,3. Paderborn 1959.

Tierkunde (Historia animalium). In: Die Lehrschriften, Bd. 8,1. Paderborn 1949.

Physikalische Vorlesung (Physica). In: Die Lehrschriften, Bd. 4,1. Paderborn 1956.

AURELIUS AUGUSTINUS:
Enchiridon (De Fide Spe et Caritate). Handbüchlein über Glaube, Hoffnung und Liebe. Text u. Übersetzung mit Einl. u. Komm. hrsg. v. Joseph Barbel. Testimonia. Schriften der altchristlichen Zeit, Bd. 1. Düsseldorf 1960.

Schriften gegen die Pelagianer. Gesamtausgabe der antipelagianischen Schriften. Hrsg. v. Adalbero Kunzelmann und Adolar Zumkeller. Bd. 3: Natur und Ursprung der Seele. Übers. v. Anton Maxsein und Dioysius Morick OSA. Würzburg 1977.

Der Gottesstaat. Des heiligen Kirchenvaters Aurelius Augustinus ausgewählte Schriften aus dem Lateinischen übersetzt von Alfred Schröder. Bibliothek der Kirchenväter, Bd. 1-3. München 1912-16.

Die Grösse der Seele (De Quantitate Animae Liber unus, dt.). Erste deutsche Übertragung von Carl Johann Perl. Paderborn 1960.

JOHANNES AURIFABER
Colloquia Oder Tischreden Doctor Martin Luthers/ So er in vielen Jaren/ gegen Gelaerten Leuten/ auch frembden Gesten/ vnd seinen Tischgesellen gefuehret/ Nach dem Hauptstuecken unserer christlichen Lehre/ zusammen getragen. Und jetzt Auffs neuwe in ein richtige Ordnung gebracht/ Und nach den geschriebenen Tischreden Doct. Mart. Luth. corrigieret. Gedruckt zu Franckfurt am Mayn/ durch Thomas Rebarts Seligen Erben/ Anno MDLXXI. (StUB Frankfurt)

FRANCIS BACON
Franz Baco's Neues Organon. Übers., erläutert und mit einer Lebensbeschreibung des Verfassers versehen von J.H.v.Kirchmann. Philosophische Bibliothek oder Sammlung der Hauptwerke der Philosophie alter und neuer Zeit, Bd. 32. Leipzig 1870.

Advancement of Learning, Novum Organum, New Atlantis. Encyclopaedia Britannica. The Great Books of the Western World, Bd. 30. Inc., Chicago, London, Toronto [23]1980 ([1]1952).

THOMAS BARTHOLINUS
Deß Hoechstberuehmten Anatomici Herrn Thomae Bartholini, Der Artzney-Kunst Doctoris, Wie auch Fuernehmsten Koenigl. Professoris und Wolverordneten Decani zu Copenhagen/sc. Ungewohnlicher Anatomischer Geschichten Erstes und Zweytes Hundert. Auff Vieler Begehren auß dem Lateinischen ins Teutsche versetzt/ und mit darzu dienlichen Registern verfertiget Von Georg Seger. Franckfurt am Maeyn/ Bey Peter Haubold/ Buchhandlern von Copenhagen. Im Jahr MDCLVII. (UB Marburg XI b C 257 an: XI a C 65)

CASPAR BAUHIN
Caspari Bauhini Basileensis. De HERMAPHRODITORUM monstrosorumque partuum NATURA ex Theologorum, Jureconsultorum, Medicorum, Philosophorum, & Rabbinorum sententia. LIBRI DUO hactenus non editi: plane Philologici, infinitis exemplis illustrati: omnium facultatum Studiosis, lectu ut jucundissimi, sic & utilissimi. Oppenheimii Typis Hieronymi Galleri, Aere Johan Theodori de Bry 1614. Francofurti Excudebat Mathaeus Becker Impensis Io. Theo & Io. Israel de Brij. frat M.D.C. (UB Marburg XI b C 269[m])

BESTARIEN:
Reinsch, Robert (Hrsg.). Le Bestiaire. Das Thierbuch des normannischen Dichters Guillaume le Clerc. Altfranzösische Bibliothek, Bd. 14. Leipzig 1890.

The Bestiary. A Book of Beasts, being a Translation from Latin Bestiary of the twelfth century (Cambridge University Library II.4.26). Made and ed. by T.H. White. New York [8]1960 ([1]1954).

James, Montague Rhodes. The Bestiary, being a Reproduction in Full of the Ms.II.4.26 in the University Library Cambridge with Supplementary Plates from other Mss. of English Origin. London 1928.

JACOB BLONDEL
Über die Einbildung der schwangeren Weiber in ihre Leibesfrucht (The strength of the imagination of pregnant women examined, and the opinion, that marks and deformities are from them, demonstrated to be a vulgar error, London [1]1727). In: Drey merkwürdige Physikalische Abhandlungen. Von der Einbildungskraft der schwangern Weiber, und derselben Wirkung auf ihre Leibesfrucht. Davon die zwey ersten aus dem Englischen, die dritte aber aus dem Französischen übersetzt worden. (Amand König Verleger) Straßburg 1756. (StUB Frankfurt 8° R 398.5046)

JEAN BODIN
De Magorvm Daemonomania. Vom Außgelasnen Wuetigen Teüffelsheer. Allerhand Zauberern/ Hexen vnnd Hexenmeistern/ Unholden/ Teuffelsbeschwerern/ Warsagern/ Schwartzkuenstlern/ Vergifftern/ Augenverblendern/ sc. Wie die vermoeg aller Recht erkant/ eingetrieben/ gehindert/ erkuendigt/ erforscht/ Peinlich ersucht vnd gestrafft werden sollen. Gegen des Herrn Doctor J. Wier Buch von der Geister verfuehrungen/ durch den Edlen vnd Hochgelehrten Herrn Johann Bodin/ der Rechten D. vnd des Parlements Rhats inn Franckreich außgangen. Vnd nun erstmals durch den auch Ernvesten vnd Hochgelehrten H. Johann Fischart/ der Rechten D. sc. auß Frantzoesischer Sprach trewlich in Teutsche gebracht/ vnd nun zum andernmahl an vilen enden vermehrt vnd erklaert. Getruckt zu Straßburg/ bei Bernhart Jobin. 1591. (Nachdruck mit einem Vorwort von Hans Biedermann. Graz 1973)

SEBASTIAN BRANT
Sebastian Brants Narrenschiff. Hrsg. v. Friedrich Zarncke. Leipzig [1]1854 (Reprint Hildesheim 1961).

Heitz, Paul. Flugblätter des Sebastian Brant. Mit einem Nachwort von F. Schultz. Jahresgaben d. Gesellschaft für Elsäss. Literatur, Bd. 3. Straßburg 1915.

JOHANNES BRENZ
Von dem Hagel/ ein Predigt Johannis Brentij/ [...] In: Weyer, Apologia. An: Von Teuffelsgespenst, S. 485-491.

TOMMASO CAMPANELLA
Sonnenstaat (Civitas solis). Rowohlts Klassiker der Literatur und Wissenschaft. Philosophie des Humanismus und der Renaissance, Bd.3. Der utopische Staat. Hrsg. v. Klaus J. Heinisch. Reinbek b. Hamburg 1986 ([1]1960).

CAROLINA
Die peinliche Gerichtsordnung Kaiser Karls V. von 1532 (Carolina). Hrsg. u. erl. v. Gustav Radbruch. Stuttgart 1967.

REALDO COLOMBO
Anatomia, Das ist: Sinnreiche/ kuenstliche/ begruendte Auffschneidung/ Theilung/ unnd Zerlegung eines vollkomenen menschlichen Leibs und Coerpers/[...] Erstlich Durch den Hochgelehrten/ Realdum Columbam Cremonensem der Medicin Doctor/[...] Anjetzo aber zu nuetzlicher/ auch nohtwendiger Erklaerung/[...] vermehrt [...]: Zumal in die Teutsch Zung und Spraach ubersetzt [...] Durch Johannem Andream Schenckium, der Medicin Studiosum. Gedruckt zu Franckfort am Mayn/ durch Matthiam Becker. In Verlegung Theodori de Bry seligen Wittib/ sampt Zweyer Soehnen MDCIX. (Venedig [1]1559). (StUB Frankfurt 4° R 171.1483)

MARTIN DELRIO
Disquisitionum Magicarum libri sex quibus contineatur accurata curiosarum artium, et vanarum superstitionum num confutatio, vtilis Theologis, Iurisconsultis, Medicis, Philologis. Auctore Martino Delrio Societas Iesu Presbytero. Mogvntiae, Sumptibus Petri Henningii. Anno M.DC.XXIV. ([1]1599). (UB Gießen Rara 522)

JOHANN BAPTISTA DELLA PORTA (GIOVANNI BATTISTA DELLA PORTA)
Des Vortrefflichen Herren Johann Baptista Portae von Neapolis Magia Naturalis, oder Haus= Kunst= und WunderBuch. Zuerst von demselben lateinisch beschrieben; hernach von Ihm selbst vermehret; nunmehr aber allen Liebhabern der natuerlichen Wissenschafften zum besten/ nicht nach dem alten Druck/ der Frantzoesischen und Teutschen Edition, darinnen nur 4 Buecher; sondern durch alle zwantzig Buecher gantz aufs neu in die Hochdeutsche Sprache uebersetzet;[...] Durch Christian Peganium, sonst Rautner genannt. Nuernberg/ in Verlegung Johann Ziegers Buchhaendlers. Gedruckt zu Sulzbach durch Abraham Liechtenthaler/ Im Jahr Christi 1680.

Magiae Naturalis, sive de miracvlis rervm natvralivm, libri IIII. Ioanne Baptista Porta Neapolitano Auctore. Lvgdvni, Apud Gulielmum Rouillium, sub Scuto Veneto. 1561. (UB Marburg IX C 33)

RENÉ DESCARTES
Die Leidenschaften der Seele. Hrsg. v. Klaus Hammacher. Philosophische Bibliothek, 345. Hamburg 1984.

GEROG DRAUD
Bibliotheca Librorum Germanicorum classica. Das ist: Verzeichnuß aller und jeder Buecher/ so fast bey dencklichen Jaren in Teutscher Spraach von allerhand Materen hin und wider in Truck außgangen/ und noch den mehrertheil in Buchlaeden gefunden werden. Durch M. Georgium Draudium. Francfurt Johann Saurn, in Verlegung Peter Kopffen MDCXI. (StUB Frankfurt)

BENEDIKT DUBEN
Catalogus Prodigiorum/ Rerumque Aliquot/ Mirabilium, Quae Paullo/ ante, in & post Nativitatem Domini ac Salvatoris nostris Iesu Christi acciderunt. Ex Optimis Quibusque diversorum autorum monumentis variis collectus a M. Benedictus Dubenus Lucense. Wittenberg 1591. (UB Marburg XIX b C 491°)

ANDREAS ENGEL
WiderNatur und Wunderbuch. Darin so wol in gemein von Wunderwercken des Himmels/ Luffts/ Wassers und Erden/ als insonderheit von allen widernatuerlichen wunderlichen Geschichten groessern teils Europae, fuernemlich der Churfuerstlichen Brandenburgischen Marck/ vom Jahr 490. biß auff 1597. ablauffendes Jahr beschehen/ gehandelt wird. Mit fleiß zusammen getragen/ durch M. Andream Angelum zu Straußberg/ inn Brandenburgischer Mittelmarck Pfarherr. Gedruckt zu Franckfurt am Mayn/ durch Johann Gollitz/ in verlegung Paul Brachfelds/ 1597. (StaBi München 8° Phys. m. II.)

FORTUNATUS FIDELIS
Fortunati Fidelis, Medici, De Relationibus Medicorum Libri Qvatvor, In qvibus ea omnia, qvae in forensibus, ac publicis causis, Medici referre solent, plenissime traduntur. Adjecto duplici Indici: Capitum scil. & Rerum Memorabilium, revisi, ac Mendis librariis plerisque deletis, Publico usui destinati, studio D.Pauli Ammanni. Lipsiae. Impensis Joh.

Christ. Tarnovii. Literis Christiani Michaelis, Anno M.DC.LXXIV. (UB Marburg XI i C 1114[m]/ Mikrofilm: Qu Film 89/202)

THOMAS FIENUS (FEYENS)
De viribus imaginationis tractatvs, Avthore Thoma Fieno Antverpiano. Medicinae in Academia Louaniensi Professore Primario, ac Serenißimorum Belgii & Bavariae Ducum quondam Medico Cubiculario. Lovanii In Officina Typographica Gerardi Rivii, Typographi iurati. Anno 1608. (UB Marburg XIV C 408[w] an: Fernelius IX a C 141[ac])

JOBUS FINCEL
Wunderzeichen. Warhafftige beschreibung und gruendlich verzeichnus schrecklicher Wunderzeichen und Geschichten/ die von dem Jar an M.D.XVII bis auff jtziges Jar MDLVI geschehen und ergangen sind/ nach der Jarzal. Durch Jobum Fincelium. Gedruckt zu Jhena/ Durch Christian Roedinger MDLVI.
Der ander teil Wunderzeichen. Gruendtliche verzeichnis/ schrecklicher Wunderzeichen und Geschichten/ so innerhalb 40 Jaren sich begeben haben/ den Gottlosen und unbußfertigen/ beide hie zeitliche und dort ewige straffe drawend/ den glaubigen Christen aber zum herrlichen Trost dienend. Durch Jobum Fincelium. Gedruckt zu Franckfurt am Mayn durch Thomam Rebart. Anno M.D.LXVI.
Der dritte theil Wunderzeychen. Gruendtliche Verzeichnuß/ schrecklicher Wunderzeychen unnd Geschichten/ so von d. Zeyt an/ da Gottes Wort in Teutschland rein und lauter geprediget worden/ geschehen unnd ergangen sind/ Den Gottlosen und Unbußfertigen/ beyde/ hie zeytliche und dort ewige Straff dräuwend/ Hergegen den Glaubigen und Christen aber zu einer herrlichen Freud und Trost dienende. Durch Jobum Fincelium. Gedruckt zu Franckfurdt am Mayn/ bey Weygand Hanen Erben. MDLXVII. (UB Göttingen 8^0 Hist. un IV, 3001)

GESTA ROMANORUM
Das älteste Mähren- und Legendenbuch des christlichen Mittelalters, oder die Gesta Romanorum, zum 1.Male vollständig aus dem Lateinischen ins Deutsche. Von Johann Georg Theodor Gräße, Dresden/Leipzig ^{2}1847 (Reprint 1984 Vaduz/Liechtenstein).

GEORG GÖDELMANN
Von Zaeuberern Hexen vnd Vnholden/ Warhafftiger vnd wolgegruendter Bericht Herrn Georgii Goedelmanni/ beyder Rechten Doctor vnnd Professorn in der Hohen Schul zu Rostock/ wie dieselbigen zuerkennen vnd zu straffen [...] Jetztund aber allen Liebhabern/ mit vorwissen deß Authoris/ ohn abbruch deß rechten Verstandts/ lateinischer/ vnd anderer etwas frembder Worten/ auch eingefuehrter Gebraeuch/ auffs fleissigste verteutschet/ mit einem sonderlichen Rathschlag vnd Bedencken gemehret/ alles durch M. Georgium Nigrinum Hessischen Superintendenten zu Echzell in der Wetteraw. Gedruckt zu Franckfort am Mayn/ durch Nicolaum Bassaeum MDXCII. (De magis, veneficis et lamis, libri III, dt.) (UB Marburg I B 73[ai])

CASPAR GOLTWURM
Wunderwerck und WunderzeichenBuch. Darinne alle fuernemste Goettliche/ Geistliche/ Himlische/ Elementische/ Irdische und Teuflische wunderwerck/ so sich in solchem allem von anfang der Welt schoepfung biß auff unser jetzige Zeit/ zugetragen und begeben haben/ kuertzlich unnd ordentlich verfasset sein/ Der gestalt vor nie gedruckt worden. Caspar Goltwurm Athesinus. Gedruckt zu Franckfurt am Main durch Dauidem Zephelium/ Zum eysern Huth. (1557) (UB Marburg I B 73[h])

JOSEPH GRÜNPECK
Ad reverendissimos et illustr. principes, Philippum et Johannem, Frisingensis et Ratisbon. ecclesiarum Episcopos, comites Palatinos et duces Bavariae salubris exhortatio Josephi Gruenpeck in litterariarum rerum et universorum graducim cum bonorum tum dignitatum gravissimam jacturam. Landshut sexto Kalendas Februarii 1515. (StaBi München)

Prodigiorum ostentorum et monstrorum, quae in saeculum Maximilianeum inciderunt quaeque aliis temporibus apparuerunt, interpretatio. In: Verzeichnis der illuminierten Handschriften in Österreich, hrsg. v. Fr. Wickhoff. Bd. 1: Hermann Julius Hermann. Die illuminierten Handschriften in Tirol, Nr. 314. Leipzig 1905.

Die Geschichte Friedrichs III. und Maximilians I.. Hrsg. u. übers. v. Th. Ilgen. Die Geschichtsschreiber der deutschen Vorzeit, Bd. 90. 2. Gesamtausgabe, 15. Jahrhundert, Bd. 3, Leipzig 1899.

GEORG PHILIPP HARSDOERFFER
Der Teutsche Secretarius. Das ist: Allen Cantzleyen/ Studir - und Schreibstuben nutzliches/ fast nohtwendiges/ und zum drittenmal vermehrtes Titular- und Formularbuch. Nürnberg/ in verlegung Wolfgang Endters/ deß Aeltern. Im Jahr 1656. 2 Bde. (Reprint. Hildesheim, New York 1971).

CASPAR HEDIO
Chronica der Alten Christlichen Kirchen. I. Hystoria Ecclesiastica Eusebij Pamphili Caesariensis xi Buecher. II. Hystoria Ecclesistica Tripartita/ Sozomeni/ Socratis vnd Theodoreti xii Buecher. III. Hystoria Ecclesiastica/ sampt andern trefflichen Geschiechten die zueuor in Teudtscher sprach wenig gelesen sind auch XII. Buecher. Von der zeyt an/ da die Hystorj Ecclesiastica Tripartita auffhoeret/ das ist von der Jarzal an CCCC nach Christi geburt/ biß auff das Jar M.D.XLV. Durch Caspar Hedion Doctor im Münster zu Straßburg/ verteudtscht/ zusamen getragen vnd geordnet. M.D.XLV. (Getruckt zuo Straßburg bey Wolff Koephlin in verlegung [...] Johann Herwagen, Burgern zu Baßel). (UB Marburg XIX a A 53)

JOHANN HEROLD
Wunderwerck Oder Gottes unergruendtliches vorbilden/ das er inn seinen gschoepffen allen/ so Geystlichen/ so leyblichen/ in Fewr/ Lufft/ Wasser/ Erden/ auch auß denselben vier vrhaben/ ineingefuegtem stuck dem Mentschen/ in Gefluegel/ Vieh/ Thier/ Visch/ Gewuerm/ von anbegin der weldt/ biß zuo unserer diser Zeit/ erscheynen/ hoeren/ [...] lassen [...] Auß Herrn Conrad Lycosthenis latinisch zuosamengetragner beschreybung/ mit grossem fleiß/ durch Johann Herold/ uffs treuwlichst inn vier Buecher gezogen unnd verteütscht (Basel 1557). (StUB Frankfurt Occ 24 - Exemplar sehr beschädigt)

HERRAD VON HOHENBURG
Hortus Deliciarum. Hrsg. Rosalie Green. Studies of the Warburg Institute, Vol.36. 2 Bde. London 1979.

ABRAHAM HIMLER s. GOTTFRIED VOIGT

HIPPOKRATES
Die Werke des Hippokrates. Die hippokratischen Schriftensammlungen in neuer deutscher Übersetzung. Hrsg. v. Richard Kapferer u. Mitw. v. Georg Sticker. 5 Bde. Stuttgart 1933-40.

HOMER
Odyssee (gr. u. dt.). Übers. von Johann Heinrich Voss, bearb. v. E.R.Weiss. Neuausgabe: Bruno Snell. Berlin/Darmstadt 1966.

ANDREAS HONDORFF
Promptvarium Exemplorum. Das ist: Historien vnd Exempelbuch/ nach ordnung vnd Disposition der heiligen zehen Gebott Gottes/ auß heiliger Goettlicher Schrifft/ vnd anderen bewerten vnd glaubwirdigen/ Geistlichen vnd weltlichen/ alten vnd newen Scribenten/ mit allem fleiß zusammengetragen [...] Andreas Hondorff, Pfarrherr zu Droissig. Getruckt zu Franckfurt am Mayn M.D.LXXXIIII. Getruckt d. Peter Schmidt. (UB Marburg XIX c A 800[a])

JACOB HORST
Levini Lemnii, Occulta naturae miracula: Das ist/ Wunderbarliche Geheimnüsse der Natur in deß Menschen Leibe und Seel/ auch in vielen andern natuerlichen Dingen/ als Steinen/ Ertzt/ Gewaechs und Thieren: [...] nicht allein auß dem Latein in Teutsche Sprach gebracht/ Sondern nun zum vierdten mal vermehret/ verbessert/ und durch und durch mit neuen Poesien gezieret/ eines grossen Theils von neuem selbst geschrieben. Durch Jacobum Horstium, der freyen Kuenste und Artzney Doctorem. Franckfurt und Hamburg in Verlegung Christian Guths. M.DC.LXXII. (UB Marburg XI a B 106[m] an: XI e B 388)
Frühere Ausgaben:
Levini Lemnii, Occulta naturae miracula: [...] zum 3. mal verm. u. e. grossen theils von newen selbs geschrieben durch Jacob Horstium. Leipzig (:Steinmann) 1588 (Herzog August Bibliothek Wolfenbüttel, 35 Phys.). Weitere Nachdrucke: Leipzig (:Voegelin) 1593 (HAB Wolfenbüttel, Ma 692a), Leipzig (:Voegelin) 1605 (HAB Wolfenbüttel, 31.2 Phys); Leipzig (:Voegelin) 1612 (HAB Wolfenbüttel, Ma 692b).

JUAN H. HUARTE
Johann Huart's Prüfung der Köpfe zu den Wissenschaften. Aus dem Spanischen übersetzt von Gotth. Ephraim Lessing. 2. verbess. mit Anmerkungen und Zusätzen versehene Aufl. v. Johann Jacob Ebert. Wittenberg/ Zerbst (Samuel Gottfried Zimmermann) 1785 (Examen de Ingenios/ Scutinium ingeniorum, dt.). (UB Marburg XIV C 444)

INTERROGATORIA
Interrogatoria, darauf ungefehrlich die zauberisch oder hexen Personnen peinlich examinirt werden mochten. In: General-und Special-Instruction über den Hexenprozeß im Churfürstenthumb Bayrn de anno 1622 (zit. nach S. von Riezler. Geschichte der Hexenprozesse in Bayern. Stuttgart 1896. Reprint Aalen 1968).

CHRISTOPHERUS IRENÄUS
De monstris. Von seltzamen Wundergeburten. Anno M.D.LXXXIIII. Getruckt zu Vrsel/ Durch Nicolaum Henricum 1585. (UB Marburg XI b C 269[b] Rara)

ISIDOR VON SEVILLA
Etymologiae. In: Sancti Isidori Hispalensis episcopi opera amnia. J.P. Migne. Patrologiae Latinae Tomus 87. Turnholti o.J.

JOHANNES KEPPLER
Weltharmonik (Harmonices mundi, dt.). Übers. u. eingel. von Max Caspar (2. unveränd. reprograf. Nachdr. d. Ausg. v. 1939). München 1971.

KIRCHENORDNUNGEN
Sehling, Emil (Hrsg.). Die evangelischen Kirchenordnungen des XVI. Jahrhunderts. Fortgef. v. Institut f. evang. Kirchenrecht d. Evang. Kirche in Deutschland zu Göttingen. Bd. I-V, Leipzig 1902-1913; Bd. VI-XV, Tübingen 1955-1980.

KONRAD VON MEGENBERG
Das Buch der Natur. Hrsg. v. Franz Pfeiffer. Stuttgart 1861.

JOHANN CHRISTIAN KUNDMANN
Rariora Naturae & Artis item in Re Medica, oder Seltenheiten der Natur und Kunst des Kundmannischen Naturalien-Cabinets, wie auch in der Artzney-Wissenschafft. Breslau, Leipzig (Michael Huber) 1737. (StUB Frankfurt Bibl. Gustav Freytag 58)

LAKTANTIUS
Lucius Caelius Firmianus. Gottes Schöpfung (De opificio Dei vel formatione hominis, dt.). In: Bibliothek der Kirchenväter. Eine Auswahl patristischer Werke in deutscher Übersetzung. Hrsg. v. O. Bardenhewer, K. Weyman, J. Zellinger. Kempten, München 1919.

LUDWIG LAVATER
Von Gespensten/ Vngehewren/ Faellen/ oder Poltern/ Vnd anderen wunderbaren dingen/ so mehrtheils/ wenn d. Menschen sterben sollen/ oder wenn sonst grosse Sachen vnd Enderungen vorhanden sind/ beschehen/ Kurtzer vnd einfeltiger Bericht/ gestellt durch Ludwigen Lauater/ Diener der Kirchen zu Zuerich. In: Theatrum de veneficis, 6. Tractätlein. (UB Marburg XVIII g A 1061)

GOTTFRIED WILHELM LEIBNIZ
Grundriss eines Bedenckens von aufrichtung einer Societät in Teutschland zu aufnehmen der Künste und Wissenschaften. In: Alexandre Foucher de Careil. Oeuvres de Leibniz publiées pour la première fois d'après les manuscrits originaux avec notes et indroductions. Vol. VII: Leibniz et les académies. Paris 1875, S. 27-63.

LEONARDO DA VINCI
Tagebücher und Aufzeichnungen. Übers. u. hrsg. v. Theodor Lücke. Leipzig 1940.

LEVIN LEMNIUS
De miraculis naturae libri IIII. Item de vita cum animi et corporis incolumitate recte instituenda, liber unus. Antverpiae, apud Christophorum Plantinum architypographum Regium. MDLXXIIII. (UB Marburg XI a C 169^{b} Rara)

FORTUNIUS LICETUS
De Monstris. Ex recensione Gerardi Blasii, M.D. & P.P. Qui Monstra quaedam nova & rariora ex recentiorum scriptis addidit. Editio novissima. Iconibus illustrata. Amstelodami, Sumptibus Andreae Frisii, 1665. (UB Marburg XI b B 182)

De Monstrorum caussis, natura, et differentiis libri duo. In quibus ex rei natura Monstrorum historiae, caussae, generationes, & differentiae plurimae a Sapientibus intractae, cum generatim & in plantarum, & belluarum genere, tum seorum in humana specie tractantur. Multis illustrium Autorum locis difficillimis explanatis. Secunda editio correctior, auctior, & iconibus aeneis Monstrorum praecipuorum illustrata. Autor Fortunius Licetus Genuensis in Pata. Lyceo Physiologus Ordinarius. Eminentissimo Principi Io.

Francisco Guidio Cardinali A. Balneo. D.D.D. Patavii Apud Paulum Frambottum. M.DC.XXXIV. ([1]1616) (UB Gießen S 36 340(1))

JACOB LOCHER
Carmen heroicum de partu monstrifero in oppido Rhain. Ingolstadt o.J. u. Dr. (Johann Kachelofen, nach 26.11.1499) 4 Bl. (Heidloff, Bibliographie Locher, Nr. XVI.a) (StBi München 4°, inc. c.a. 660)

Carmen de monstrifero ab prodigioso partu in oppido Rhain. o.O. (Basel, Johann Bergmann v. Olpe) 1500 (Heidloff, Bibliographie Locher, Nr. XVI.b). In: Haberditzl, Die Einblattdrucke des XV. Jahrhunderts in der Hofbibliothek zu Wien, I, 1920, Tafel CXV)

PFALTZGRAFF LUDWIGS ALLMOSEN - UND EHEORDNUNG
Pfaltzgraff Ludwigs Churfuerstens/ [...] neuw auffgerichte und publicierte Policey: Allmusen: unnd Ehe Ordnunge/ [...] Gedruckt in der Churfuerstlichen Statt Heydelberg/ durch Johann Spies. MDLXXXIII. (UB Marburg XVIII f B 1255 Rara)

MARTIN LUTHER
D. Martin Luthers Werke. Kritische Gesamtausgabe. Weimar 1883ff. (= WA).

Deutung der zwo greulichen Figuren, Bapstesels zu Rom und Mönchkalbs zu Freiberg in Meissen funden. Philippus Melanchthon. D. Martinus Luther. 1523. In: WA 11, S. 357-385.

Taufbüchlein, verdeutscht. In: WA 12, S. 42-48.

Unterricht der Visitatoren an die Pfarrherrn im Kurfürstentum zu Sachsen (1528). In: WA 26.

Die Weissagung Joh. Lichtenbergers deutsch zugericht. Vorrede Martin Luthers auff die Weissagung des Johannis Lichtenbergers. In: WA 23, S. 7-12.

Die reformatorischen Grundschriften in vier Bänden. Neu übertragene und kommentierte Ausgabe von Horst Beintker, München 1983.

Von den guten werken. In: Die reformatorischen Grundschriften, Bd. 1.

Die Freiheit eines Christen. In: Die reformatorischen Grundschriften, Bd. 4 (WA 7, 194-203).

Eine kurze Form der 10 Gebote (1520). In: Die reformatorischen Grundschriften, Bd. 4.

An den christlichen Adel deutscher Nation. Mit einer kurzen Biographie und einem Nachwort herausgegeben von Ernst Kähler, Stuttgart 1982 ([1]1962)

Eine Predigt vom Ehestand. In: Martin Luther. Vom ehelichen Leben und andere Schriften über die Ehe. Hrsg. v. Dagmar C.G. Lorenz Stuttgart 1983 ([1]1978), S. 63-74.

D. Martin Luthers Werke. Kritische Gesamtausgabe. Tischreden Bd. 1-6, Weimar 1912-1921 (= WA TR).

Martin Luther, D. Martin Luthers Tischreden oder Colloquia, so er in vielen Jahren geführet. Nach Aurifabers erster Ausgabe mit sorgfältiger Vergleichung sowohl der Stangwaldschen als der Selneccerschen Redaction. (D. Martin Luthers sämtliche Schriften 22, Abth. 1-4). ed. Karl Eduard Förstemann et Heinrich Ernst Bindseil, 4 vol. Berlin 1844-48.

D. Martin Luthers Werke. Kritische Gesamtausgabe. Briefwechsel. Bd. 1ff., Weimar 1930ff. (= WA BR).

REINHARD LUTZ
Warhafftige Zeittung/ Von Gottlosen Hexen/ Auch Ketzerischen vnd Teuffels Weibern/ die zu Schlettstadt/ deß H. Roem. Reichsstadt in Elsaß/ auff den XXII. Herbstmonat d. 1570. Jahrs/ von wegen ihrer schaendtlichen Teuffelsverpflichtung/sc. sindt verbrenntt worden [...] Sampt einem kurtzen Extrakt vnd Außzug etlicher Schriften von Hexerey/ zusammen bracht/ Durch Reinhardum Lutz Erytropolitanum. In: Theatrum veneficis, 1. Traktätlein. (UB Marburg XVIII g A 1061)

CONRAD LYCOSTHENES
Prodigiorum ac ostentorum chronicon/ Quae praeter naturae ordinem, motum/ et operationem, et in superioribus et his inferioribus mundi regionibus, ab exordio mundi usque ad haec/ nostra temora, acciderunt [...] adiectis etiam rerum omnium ueris imaginibus, conscriptum per Conradum Lycosthenem/ Rubeaquensem. Cum Caesarae Maiest. gratia et priuilegio/ Basileae. per Henricum Petri (1557). (StUB Frankfurt Occ.25)

MAXIMILIAN I.
Weisskunig. Hrsg. v. H. Th. Musper. 2 Bde. Stuttgart 1956.

PHILIPP MELANCHTHON
Liber de anima. In: Melanchthons Werke in Auswahl. Hrsg. v. Robert Stupperich. Bd. 3: Humanistische Schriften. Hrsg. v. Richard Nürnberger. Gütersloh 1961.

Initia doctrinae physicae. In: Corpus Reformatorum. Hrsg. v. Carolus Gottlieb Bretschneider. 28 Bde. 1834-1860. Band XIII, S. 182-415.

Loci communes (1521). Grundbegriffe der Glaubenslehre. Ins Dt. übertragen von Friedrich Schad. München 1931.

LUDOVICUS MILCHIUS
SchrapTeuffel/ Was man den Herrschaften schueldig sey/ womit das Volck beschweret werde/ Was solche Beschwerunge fuer Schaden bringen/ Was die Schrifft darwider zeuge/ wie Gott straffe/ Und mit welchen Suenden sie das Volck verdiene. Alles auß heyliger Schrifft mit fleiß tractiert und gebessert/ Durch Ludovicum Milchium. In: Theatrum Diabolorum, 1575, S.319^{r}-356^{v}. (Ub Marburg XIV A 33^{k} Rara)

MICHEL DE MONTAIGNE
Über die Einbildungskraft. In: Essais. Ausw. u. Übers. v. Herbert Lüthy. Zürich 1953 (^{1}1580, ^{5}1588).

Von den Menschenfressern. In: Essais. Ausw. u. Übers. v. Herbert Lüthy. Zürich 1953 (^{1}1580, ^{5}1588).

SEBASTIAN MÜNSTER
Cosmographei oder beschreibung aller laender/ herrschafften/ fürnemsten stetten/ geschichten/ gebreüchen/ hantierungen etc. ietz zum dritten mal trefflich sere durch Sebastianum Munsterum gemeret vnd gebessert/ in weldlichen vnd naturlichen historien. Item vff ein neuws mit hübschen figuren vnnd landtaflen gezieret/ [...] Getruckt zu Basel (1550). (UB Marburg VI a A 5[ab])

ULRICH MOLITOR
Von Hexen vnd Vnholden/ Ein christlicher/ nuetzlicher/ vnnd zu diesen vnsern gefaehrlichen zeiten nothwendiger Bericht/ auß Gottes Wort/ Geistlichen vnnd weltlichen Rechten/ auch sonst allerley Historien gezogen. Anfaenglich vor 123 Jahren durch Vlricum Molitoris von Costnitz/ der Rechten Doctor/ Lateinisch zu Form [...] jetzt newlich auffs trewlich verteutscht/ vnd in gewisse Dialogos abgetheylet/ durch Conrad Lautenbach/ Pfarrherrn zu Hunaweiler. In: Theatrum de veneficis, 4. Tractätlein. (UB Marburg XVIII g A 1061)

ANDREAS MUSCULUS
Der Hosen Teuffel. Vom zuluderten/ zucht und ehrerwegenen/ pludrichten Hosenteuffel/ Vermahnung und Warnung. D. Andreas Musculus. In: Theatrum Diabolorum, S. 430[r]-434[v]. (UB Marburg XIV A 33[k] Rara)

FRIEDRICH NAUSEA
Frederici Navseae Blancicampiani, eximii LL. doctoris, inclytae ecclesiae Moguntinae a sacris Concionibus eminentis. Libri Mirabilium Septem. Coloniae apud Petrum Quentell. Anno MDXXXII. (UB Marburg XIX d B 1034[d], Kaps. XV,5)

ERNST ANTON NICOLAI
Gedanken von den Würckungen der Einbildungskraft in den menschlichen Körper. Halle (Carl Hermann Hemmerde) [2]1751. (UB Marburg XIV C 410)

JULIUS OBSEQUENS
A Book of Prodigies after the 505 Year of Rome. In: Titus Livius Patavinus, Werke lat. und engl. in 14 vol., London 1940-67, Bd. 14 (Loeb classical library).

Jvlii Obsequentis Prodigiorum Liber, ab Vrbe condita usque ad Augustum Caesarem, cuius tantum extabat Fragmentum, nunc demum Historiarum beneficio, per Conradvm Lycosthenem Rubeaquensem, integritati suae restitutus. Lugdvni, apud Ioan. Tornaesivm, et Gvil. Gazeivm. M.L.LIII. (UB Marburg IV b C 791)

JOHAN OLDECOP
Chronik des Johan Oldecop. Hrsg. v. Karl Euling. Bibl. des lit. Vereins in Stuttgart, Bd. 190. Tübingen 1891.

GABRIELE PALEOTTI
De imaginibus sacris, et profanis illvstriss. et reverendiss. D.D. Gabrielis Palaeoti Cardinalis. Libri quinque. Quibus multiplices earum abusus, iuxta sacrosancti Concilij Tridentini decreta, deteguntur. Ingolstadii. Ex Officina Typographica Davidis Sartorii. Anno M.D.XCIV. (StaBi München)

PARACELSUS (THEOPHRASTUS VON HOHENHEIM)
Liber primus de generationibus rerum naturalium. Die neun Bücher de Natura rerum. Angeblich Villach 1537. In: Sämtliche Werke. Hrsg. v. Karl Sudhoff. 1.Abt. Medizini-

sche, naturwissenschaftliche und philosophische Schriften, Bd. 11. München/ Berlin 1928, S. 307-404.

Liber de Imaginibus. In: Sämtliche Werke. 1. Abt., Bd. 13, München/Berlin 1931, S. 359-386.

AMBROSE PARÉ
Wundtartzney/ oder Artzneyspiegell des hocherfahrnen und weitberühmbten Herrn Ambrosii Parei/ [...] Von Petro Uffenbach/ der freyen Kunst und Artzney D. und der Statt Franckfurt a.M. bestalten Medico, auß d. Lateinischen edition Jacobi Guillemeau Koen. WundtArtzts/ in die Teutsche Sprach auff das fleissigst transferirt und gesetzt. Gedruckt zu Franckfort am Mayn. Bey Zacharia Palthenio/ in Verlegung Peter Fischers Erben. M.DCI. (StUB Frankfurt 2° R 105.277)

SIMON PAULI
Bildtnuß und Gestalt einer erschrecklichen vnnatuerlichen vnd vngewoehnlichen Geburt/ eines Kindes/ welches Anno 1577. den XX. Decembris zu Grevesmülen in dem Landes Meckelnburg/ von eines Schneiders/M.B. Ehelichen Haußfruawen geboren ist. D. Simonis Pauli. Gedruckt zu Rostock durch Jacobum Lucium M.D.LXXVIII (vgl. Abb.3). (Zentralbibliothek Zürich Z XVIII 469/33)

Predigt über das Evanglium am andern Sonntage des Advents (Luc.21, V.25-36). In: Postilla, das ist Auslegung der Episteln und Evangelien, nach der Rhetorik gefasset. Magdeburg 1574. Abgedr. in: Wilhelm Beste. Die bedeutendsten nachreformatorischen Kanzelredner d. lutherischen Kirche des XVI. Jahrhunderts. Bd. 2, S. 274-287. Leipzig 1858. In: August Friedrich Beste. Die bedeutendsten Kanzelredner der älteren lutherischen Kirche von Luther bis zu Spener in Biographien und einer Auswahl ihrer Predigten dargestellt. 3 Bde. Leipzig 1856-86.

CASPAR PEUCER
Commentarivs de Praecipvis Generibvs Divinationvm, in quo a prophetijs autoritate diuina traditis & a Physicis coniecturis, discernuntur artes et imposturae diabolicae, atque obseruationes natae ex superstitione et cum hac coniunctae. Et monstrantur fontes ac causae Physicarum praedictionum. Diabolicae uero ac superstitiosae confutatae damnantur ea serie, quam tabella indicis loco praefixa ostendit. Recens editus & auctus accessione multiplici. Avtore Casparo Pevcero. Witebergae. Excvdebat Iohannes Crato. Anno M.D.LX. (UB Marburg I C 253[c] Rara)

PHILOSOPHICAL TRANSACTIONS
Philosophical Transactions, giving some accompt of the present undertakings, studies [...] London 1666ff., Vol. 1ff. (Reprint Amsterdam 1963/64).

PHYSIOLOGUS.
Übertragen und erläutert von Otto Seel. Zürich/Stuttgart 1960.

GIANFRANCESCO PICO DELLA MIRANDOLA
Über die Vorstellung (De imaginatione). Lat.-dt. Ausgabe. Einl. v. Charles B. Schmitt/ Katharine Park. Hrsg. v. Eckhard Kessler. Humanistische Bibiliothek, Reihe II, Texte, Bd. 13. München 1984.

PLATON
Timaios. In: Werke in acht Bänden, gr. und dt. Hrsg. v. Gunther Eigler, Bd. 7. Bearb. v. Klaus Widdra. Darmstadt 1972.

CAJUS PLINIUS SECUNDUS
Naturgeschichte. Übers. v. Christian F.L. Strack. Überarb. u. hrsg. v. Max C.D.L. Strack. Darmstadt 1968 (Nachdruck d. Ausg. Bremen 1853).

Naturkunde (Naturalis historia, lat./dt.). Hrsg. und übersetzt von Roderich König, Gerhard Winkler, Karl Bayer und Joachim Hopp. München 1973ff.

PLUTARCH
Grosse Griechen und Römer, Bd.5: Alexandros und Caesar. Eingel. u. übers. v. Konrad Ziegler. Zürich/Stuttgart 1960.

CASPAR POSNER (1626-1700)
Curiöser Tractat Von denen MißGeburten/ Erster und Ander Theil/ Aus dem Lateinischen ins Deutsche übersetzt von M.M.. Dreßden u. Leipzig. Bey Johann Christoph Miethen. 1702 (Posner, De monstris, dt.) (StaBi München Phys. m 227^{m})

ANTON PRAETORIUS
Gruendlicher Bericht Antonii Praetorii Lippiano - Westphali. Von Zauberey vnd Zauberern/ deren Vrsprung/ Vnterscheid/ Vermoegen vnd Handlungen/ Auch wie einer christlichen Obrigkeit/ solchem schaendlichen Laster zu begegnen/ [...] Auß Goettlichem vnd Kayserlichem Recht kurtzlich vnd ordentlich gestellt vnd zusammengetragen. Getruckt zu Franckfurt am Mayn/ Durch Johann-Niclas Stoltzenbergern/ In Verlag Johann Carl Vckels/ Buchhaendlers daselbsten. M.DC.XXIX. (UB Marburg I 5373^{q})

CHRISTIAN RICKMANN
Von der Unwahrheit des Versehens und der Hervorbringung der Muttermahle durch die Einbildungskraft. Jena (Christian Friedrich Gollner) 1770. (StUB Frankfurt 8° R 398.5047)

PETRUS RINOVIUS
Beschreibung und Deutung der zweyen Mißgeburten/ So Anno Christi 1580 12 Decembris nach Mittage/ zwischen 7. und 8. uhrn zu Havelberg inn der Marck/ von einer Frawen geboren. Gestellet und beschrieben Durch Petrum Rinovium Havelbergensum und Petrum Victorium, Welsenacensem, Predigern daselbst. Anno MDLXXXI. (Zürich Zentralbibliothek, Wickiana F 30, Flugschrift 14)

CESARE RIPA
Iconologia. Rom 1603. Nachdruck mit einer Einl. von Erna Mankowsky. Hildesheim/-New York 1970.

RITUALE ROMANUM
In: Hermann Josef Spital, Der Taufritus in den deutschen Ritualien von den ersten Drucken bis zur Einführung des Rituale Romanum. Münster 1968.

JACOB RUEFF
Ein schoen lustig Trostbuechle von den empfengnussen und geburten der menschen/ vnnd jren vilfaltigen zufaelen vnd verhindernussen/ mit vil unnd mancherley bewaerter stucken unnd artzneyen/ ouch schoenen figuren/ darzu dienstlich/ zu trost allen gebaeren-

den frouwen/ und eigentlichem bericht der Hebammen/ erst nüwlich zusamen gelaesen durch Jacob Rueff/ burger und Steinschnyder der loblichen Statt Zürych. Getruckt zu Zürych ba Christoffel Froschouer/ im MDLIIII jar. (UB Marburg XI f B 413 Rara)

HebammenBuch/ Daraus man alle Heimligkeit deß weiblichen Geschlechts erlehrnen/ welcherley gestalt der Mensch im Mutterleib empfangen/ zu nimpt unnd geboren wirdt/ Auch wie man allerley Kranckheit/ die sich leichtlich mit den Kindbetterin zutragen [...] Jacob Rueffen. Sampt einem nuetzlichen Anhang/ von Cur und Pflegung der newgebornen kindtlein. Frankfurt im Jar 1563 (Verl. Siegm. Feyerabend) [Reprint München-Allach (Konrad Kölbl) 1968].

HANS SACHS
Werke. Hrsg. v. Adalbert von Keller. 26 Bde. Stuttgart 1870 - 1908 (Reprint Hildesheim 1964 - 1982).

ABRAHAM SAUR
Ein kurtze/ trewe Warnung/ Anzeige vnd Vnderricht: Ob auch zu dieser vnser zeit vnder vns Christen/ Hexen/ Zaeuberer vnd Vnholden vorhanden/ [...] Durch Abraham Saur beschrieben/ vnd an Tag gegeben. In: Theatrum de veneficis, 8. Tractätlein. (UB Marburg XVIII g A 1061)

JOHANNES AMBROSIUS SCABELLINUS
Disputatio Physica. De monstris. Sub praesidio excellentissimi praestantissimi multarumque rerum experientia et doctrina clarissimi viri Dn. M. Rodolphi Goclenii, [...] Pro assequendo gradu magisterij publice ad disputandum proponit. Ioannes Ambrosius, Scabellinus, Bickenbacensis Rhenanus. Marpurgi, Ex officina Typographica Caspari Scheffe-ri. (Zentralbibliothek Zürich Z XIX 247/51)

JOHANN GEORG SCHENCK VON GRAFENBERG
Wunder-Buch. Von menschlichen/ unerhoerten Wunder- und Mißgeburten so wider den gemeinen Lauff der Natur erschroecklich/ frembd/ unnd seltzam gebildet: doch glaubwuerdig in diese Welt gebohren worden. Wie nicht minder von Mißgebuhrten der unvernuenfftigen Gethier. Erstl. in lat. Spraach gestellt und zusamen getragen durch Johann Georg Schencken von Grafenberg/ der Artzney Doctorn/ Hernach aber auß dem lat. Exemplar/ so zu den Observationibus Schenckianis gehoerig/ als ein gedeckwu^e^rdige Historie ins Teutsch vbersetzt. Gedr. zu Franckfort bey Matthis Beckern: In Verlegung Dietrichs von Bry seeligen Wittib/ sampt zweyer ihrer Soehnen. M.DC.X. (Monstrorum historia memorabilis, 1609, dt.). (Staatl. Bibliothek Neuburg/Donau 4° Med. 139)

FRIDERICH WILHELM SCHMUCK
Fasciculus Admirandorum Naturae oder Der spielenden Natur Kunstwercke/ In verschidenen Mißgeburthen vorgestellt. Durch Friderich Wilhelm Schmucken, Kunsthaendlern. Straßburg/ Im Jahr Unserer Erloesung 1679. (UB Marburg IX B 38)

CASPAR SCHOTT
P. Gasparis Schotti - Regis curiani e societate Jesu, olim in Panormitano Siciliae, nunc in Herbipolitano Franconiae Gymnasio eiusdem Societatis Jesu Matheseos Professoris, Physica curiosa, sive mirabilia naturae et artis libris XII comprehensa, [...] Herbipoli. Anno M.DC.LXVII. (UB Marburg IX B 38)

DANIEL SENNERT
Danielis Sennerti Uratislaviensis. Epitome Naturalis Scientiae. 1624 (Ed. sec.). Witebergae. Impensis Caspar Heiden. Bibliopol. Ex officina Typographica Jobi Wilhelmi Fincelii. (UB Marburg IX C 40a)

ARNAULD SORBIN
Tholosanorum theologi et regii ecclesiatae tractatus de monstris, quae a temporibus constantini hucusque ortum habuerunt, ac iis, quae circa eorum tempora misere acciderunt, ex historiam cum graecarum tum latinarum testimoniis. Parisiis 1570.

JAKOB SPRENGER/ HEINRICH INSTITORIS
Der Hexenhammer (Malleus maleficarum, dt.). Nachdruck der 1. Hrsg. der Übersetzung von J.W.R.Schmidt. Berlin 1906. München 71987.

GEORG STENGEL
Georgio Stengelio. Soc. Jesu Theologo. De Monstris et Monstosis, quam mirabilis, bonus, et iustus, in mundo administrando, sit Deus, monstrantibus. (Permissu Superiorum. Et cum Privilegio Sacrae Caesareae Maiestatis.) Ingolstadij, Apud Gregorium Haenlin Sumtu Joannis Wagneri. Anno 1647. (UB Göttingen 8° Zoolog. III 1413; StaBi München 8° Phys. m 267)

QUINTUS SEPTIMIUS FLORENS TERTULLIAN
Über die Seele (de anima, dt.). Werke d. Q. Septimus Florens Tertullianus, Bd.1. Eingel., übersetzt und erläutert v. Jan H. Waszink. Zürich/München 1980.

THEATRUM DIABOLORUM
Das ist: Warhaffte eigentliche und kurze Beschreibung/ Allerley grewlicher/ schrecklicher und abscheulicher Laster/ so in diesen letzten/ schweren und bösen Zeiten/ an allen orten und enden fast braeuchlich; Franckfurt am Mayn, Sigmund Feyrabend (Hrsg.), (Peter Schmid/H.) 1575. (UB Marburg XIV A 33k Rara)

THEATRUM DE VENEFICIS
Das ist: Von Teuffelsgespenst, Zauberern vnd Gifftbereitern/ Schwartzkuenstlern/ Hexen vnd Unholden/ vieler fuernemmen Historien vnd Exempel bewaerten/ glaubwirdigen/ Alten vnd Newen Scribenten/ was von solchen jeder zeit disputiert vnd gehalten worden/ mit sonderm fleiß (derer Verzeichnuß am folgenden Blat zu finden) an Tag geben [...] Allen Voegten/ Schuldtheissen/ Amtleuthen deß Weltlichen Schwerdts/ [...] sehr nuetzlich vnd dienstlich zu wissen/ vnd keines wegs zu verachten. Gedruckt zu Franckfurt am Mayn/ durch Nicolaum Basseum. M.D.LXXXVI. (UB Marburg XVIII g A 1061)

THOMAS VON AQUIN
Vollständige, ungekürzte dt.-lat. Ausgabe der Summa Theologica. Übersetzt von Dominikanern und Benediktinern Deutschlands und Österreichs. Hrsg. v. kath. Akademikerverband. 36 Bde. u. 2 Zusatzbde. Salzburg, Leipzig 1933-1961.

THOMAS DE CANTIMPRÉ
Alfons Hilka. Eine altfranzösische moralisierende Bearbeitung des Liber de monstuosis hominibus orientis aus Thomas von Cantimpré 'De naturis rerum' (nach d. einzigen Handschrift. Paris, Bibl. nat. fr. 15106). Abhandlungen d. Gesell. der Wissenschaften zu Göttingen, Philologisch - hist. Klasse, 3. Folge, Nr. 7. Berlin 1933.

CARL OTTO THYLLIUS s. OTTO PHILIPP ZAUNSCHLIFFER

GASPAR TORELLA
Iudicium universale de portentis, praesagiis, et ostentis rerum admirabilium/ ac solis et lunae defectibus/ atque cometis Autore Gaspare Torella Valentino, Episcopo Sanctae Iustae Promulgante Anselmo Stoeckelio Equite aurato Ordinis Constantiniani, Consiliario Ducali Bavarico. Cum Privilegio Caesarae Maiestatis in Typographia Tegernseensi LXXVIII. (StaBi München 4° Phys. m 94)

ADAM URSINUS
Kurtze Beschreibunge der geschehenen und gesehenen unnatuerlichen Wunderzeichen am Himmel/ im 1568. 69 und 70 Jare. Gedruckt zu Erffordt/ durch Georgium Bawman/ zu der Schweinßlawen bey S. Paul. (UB Marburg XB 238)

POLYDOR VERGIL
Polydor Vergilij Vrbinatis de Prodigij Libri III (1526). An: Jvlii Obsequentis Prodigiorum Liber, ab Vrbe condita usque ad Augustum Caesarem, cuius tantum extabat Fragmentum, nunc demum Historiarum beneficio, per Conradvm Lycosthenem Rubeaquensem, integritati suae restitutus. Lugdvni, apud Ioan. Tornaesivm, et Gvil. Gazeivm. M.L.LIII. (UB Marburg IV b C 791)

MAPHEUS VEGIUS
Mapheus Vergius. Erziehungslehre. Einl., übers. und erl. von K.A. Kopp. De educatione librorum et eorum claris moribus libri VI (Argentinae, M. Brant 1493; Mediolani [1]1491)). Bibliothek der katholischen Pädagogik II. Pädagogische Schriften. Freiburg i.Br. 1889.

ANDREAS VESALIUS
Andreae Vesalii. Brvxellensis. Scholae medicorum Patauinae professoris, de Humani corporis fabrica libri septem. Basileae, es officina Ioannis Oporini, Anno salutis reparatae M D XLIII. Mense Iunio (Reprint, Bruxelles 1964).

PETRUS VICTORIUS s. PETRUS RINOVIUS

GOTTFRIED VOIGT/ ABRAHAM HIMLER
Disputationem physicam de infantibus supposititiis, in Electorali ad Albim Universitate, Annuente Divina Gratia, & Praeside M. Gothofredo Voigt/ [...] Responsurus Abraham Himlerus, [...] Wittebergae, Typis Johannis Borckardi. Anno M.DC.LXVII. Abgedruckt in: Bachmann. Das unselige Erbe.

GOTTFRIED WELSCH
La Commare del scipione Mercurio. Kinder- Mutter - oder Hebammenbuch. Worinnen von dem wunderbahren Werck der Empfaegniß/ [...] Von den Zufaellen/ und Kranckheiten der Sechswoechnerin/ [...] uebersetzt/ an vielen Orthen vermehret/ und mit denen Alten/ auch etlichen Neuen Kupffern verbessert hat Gottfried Welsch/ der Philosophie und Artzney Doctor, Universitaet Leipzig Decanus, des grossen/ und kleinen Fuersten-Collegii Collegiatus, der Academie Decem Vir, und Stadt-Physicus Wittenberg/ In Verlegung D. Tobiae Meviisel Erben/ und Elerd Schumachers/ Druckts Matthaeus Henkel/ Univers. Buchdr. Im Jahr 1671. (Scipio Mercurio. La commare oriccoglitrice del ecc. Scipion Mercurii. Divisa in 3 libri. Ristampata, corr. et accuresciuta dall' istesso autore. libro 1 (1601) - 3 (1620) Venetia) (UB Marburg XI f B 421[ggb])

JOACHIM WESTPHAL/ CYRIACUM SPANGENBERG
Wider den HoffartsTeuffel/ der jetziger zeit solchen pracht/ vbermut/ vnmaß/ vppigkeit vnd leichtfertigkeit/ in der Welt treibet/ mit vberfluessiger vnd unziemlicher Kleydung/ kurtz vnd einfeltig. Schulrecht. Durch Joachimum Westphalum Ißlebensem/ Kirchendiener zu Sangerhausen.

Von Frauw Hoffart vnd ihren Toechtern/ sampt treuwen Warnungen/ sich mit ernst fuer jnen zu hueten. M. Cyriacus Spangenberg. In: Theatrum Diabolorum, S. 364^{v}-429^{v}. (UB Marburg XIV A 33^{k} Rara)

JOHANN WEYER
De Praestigiis Daemonum. Von Teuffelsgespenst Zaeuberern vnd Gifftbereytern/ Schwartzkuenstlern/ Hexen vnd Vnholden/ darzu jrer Straff/ auch von den Bezauberten/ Vnd wie ihnen zuhelffen sey/ Ordentlich vnd eigentlich mit sonderm fleiß in VI. Bu^{e}cher getheilet: [...] Erstlich durch D. Johannem Weier in Latein beschrieben/ nachmals von Johanne Fuglino verteutscht/ jetztvnd aber nach dem letzten lateinischen außgangenen Original auffs newe vbersehen/ vnnd mit vielen heilsamen nuetzlichen stuecken: [...] so der Bodinus mit gutem grundt nicht widerlegen kan/ durchauß gemehret vnd gebessert. Getruckt zu Franckfurt am Mayn/ durch Nicolaum Basseum. M.D.L.XXXVI (Reprint Darmstadt o.J.)

GEORG WITZEL
Chorvs Sanctorvm omnivm. Zwoelff Bücher Historien Aller Heiligen Gottes/ (on alle andere auserweleten/ welcher Namen allein im Hymel geschrieben seynd) aus den alten/ guten/ vnd bewereten schrifften vnserer Gottseligen Vorfaren/ mit trew und vleis beschrieben/ vnd jtzt eins grossen teils gemehret/ auffs beste castigirt vnd zugerichtet durch Georgivm Wicelivm Seniorem zu Cölln am Rhein/ durch die Erben des Erbarn Johan Quentelo und Gerwinum Calenium/ im jar Christi Jesu unsers Herren 1563. (UB Marburg XIX d A 613^{k})

OTTO PHILIPP ZAUNSCHLIFFER
Disquisitio juridica de jure monstrorum. Quam Auspici Deo T.O.T.M. Sub Umbone Viri Excellentissimi, Celeberrimi Consultissimi, Domini Ottonis Philippi Zaunschlifferi, Amico Dominorum Commilitonum examini subjicit Carolus Otto Thyllius, Laubacensis. Marburgi Cattorum. Typis Johannis Henrici Stockenii, Anno 1684. (UB Marburg XVIII c B)

ZEDLERS UNIVERSAL-LEXICON
Großes vollständiges Universal-Lexicon aller Wissenschaften und Künste. Joh. Heinrich Zedler. Bd. 1-64, Suppl.-Bd. 1-4. Halle & Leipzig 1732-1754.

FRIEDRICH ZORN
Wormser Chronik. Mit Zusätzen Franz Bertolds von Flersheim. Hrsg. v. Wilhelm Arnold. Bibliothek des literarischen Vereins, Bd. 43. Stuttgart 1857.

HULDRYCH ZWINGLI
Von der Fürsichtigkeit Gottes, ein buechlin in Latin beschriben durch Meister Hulrich Zuinglin, vertütscht durch Leo Jud. 1531. (Sermonis de providentia Dei anamnema, 1530, dt.). In: Huldrych Zwingli. Hauptschriften. Bearb. von Fritz Blanke, Oskar Franer, Rudolph Pfister, Bd. 2. Zürich 1941.

ANONYM
Warhaffte Vnd Christliche Verantwortung der Prediger zu Bremen/ auff die jhnen zugemessene Artickel vnd Puncten/ Durch welche sie zum theil mit vnerfindlichen aufflagen/ Zum theil mit verkehreten mißdeutunge/ allerhand vermeinter Irrthuemben vnd Sectereyen/ beschueldiget/ vnd bey hohes vnd nidriges standes personen/ verunglimpfet worden sind. jetzund auffs new vbersehen und zum andern mahl gedruckt/ Zu Bremen durch Dietrich Gleichstein, Anno LXXXII.[...] Jetzundt zusammen gedruckt/ von wegen des an vielen Ohrten dieser Zeit schwebenden Streits vom Exorcismo oder Teuffelsbeschwerung bey dem Tauff der Kinder. Zu Bremen/ Bey Bernhardt Peterß/ Im Jahr/ M.D.XCII. (UB Marburg XIX d B 1285[c])

ANONYME FLUGSCHRIFTEN
Eigentliche Abcontrofetung einer seltzamen erschrecklichen Wundergeburt zu Rhena/ vier Meilen von Schwerin/ [...] / Anno 1589 gesehen. Gedruckt in verlegung Johannis Bassaei 1590 (Zentralbibliothek Zürich S 146/2). Vgl. Abb. 79.

Das Bergische Monstrum/ das ist Ein wunder seltzame vn erschroeckliche Geburt: welche zu Berg fuer Magdeburg/ im Land zu Sachsen empfangen/ vnd zu Dreßden in Meissen/ anno 1580 ans liecht geboren/ vnd an vielen orthen/ von mennigklichem gesehen worden: wie nachfolgende Contrafactur/ warhafftiglich anzeiget: sampt kurtzer erklaerung/ was dise Mißgeburt bedeute vnd anzeige. Durch Thidarium Bethabarenum. Getruckt zu Guntzenhausen/ durch Azbitachum Utopium (Zentralbibliothek Zürich; Z III O 244) vgl. Abb. 35.

Eigentliche Beschribung eines erschrokenlichen Monstri welches in Sachsen von einer Schwaebischen huoren geboren worden jm jar LXXXIX (Zürich Zentralbibliothek, Wickiana Ms F 29, S. 97-104) Vgl. Abb. 36.

Warhafftige vnd sehr Erschroeckliche Geburt/ Wie sich hatt zugetragen/ in eim Stedtlin bey Mastrich gelegen/ mit namen Tungern/ von einem Kindt/ Vnd ist geschehen auff den XX. tag Februarij/ an. M.D.Lxvj. Getruckt zu Franckfurt am Mayn/ durch Nicolaum Basse. M.D.Lxvj (Zentralbibliothek Zürich, Wickiana Ms F 17, S. 120-123).

Warhafftige vn erschreckliche newe Zeitung/ vnd vor nie erhoerete Wundergeburt/ welche sich zugetragen hat am 23. Septembris diß verflossen 76. jars/ im Voitland/ in einem Dorff/ Franckenaw genannt. Anno M.D.LXXVII. Erstlich Gedruckt zu Tuebingen/ im Jahr/ 1577 (Zentralbibliothek Zürich, Wickiana Ms F 26/45) Vgl. Abb. 33.

Sekundärliteratur

ADB: Allgemeine deutsche Biographie. Hrsg. durch die hist. Komm. bei der königl. Akademie d. Wiss. Bd. 1-56. Leipzig 1875-1912 (Neudruck d. 1.Aufl. v. 1875, Bd. 1ff. Berlin 1967ff.).

Adelung, Gelehrten-Lexico. Fortsetzung und Ergänzung zu Christian Gottlieb Jöchers allgemeinem Gelehrten-Lexico v. Johann Christoph Adelung. Vom Buchstaben K fortgesetzt v. Heinrich Wilhelm Rotermund. 7 Bde. Leipzig 1784-1897.

Alsheimer, Rainer. Katalog protestantischer Teufelserzählungen des 16. Jahrhunderts. In: Volkserzählung und Reformation. Hrsg. v. Wolfgang Brückner. Berlin 1974, S. 417-519.

Althaus, Paul. Die Ethik Martin Luthers. Gütersloh 1965.

Archambault, Paul. The Analogy of the "Body" in Renaissance Political Literature. In: Bibliothèque D'Humanisme et Renaissance. T. XXIX. Genf 1967, S. 21-53.

Armin, Hans v. Die Entwicklung der Aristotelischen Gotteslehre. In: Metaphysik und Theologie des Aristoteles. Hrsg. v. Fritz-Peter Hager. Wege der Forschung, 206. Darmstadt 1969, S. 1-74.

Aurnhammer, Achim. Androgynie. Studien zu einem Motiv in der europäischen Literatur (Literatur und Leben, N.F., Bd. 30). Köln, Wien 1986 (Diss. Heidelberg 1984).

Baader, Joseph. Nürnberger Polizeiordnungen aus dem 13.-15. Jahrhundert. Amsterdam 1966 (Nachdruck: Bibl. d. lit. Vereins in Stuttgart, Bd. LXIII, Stuttgart 1861).

Bachmann, Walter. Das unselige Erbe des Christentums. Die Wechselbälge - Zur Geschichte der Heilpädagogik. Gießener Dokumentationsreihe Heil- und Sonderpädagogik, Bd. 6. Gießen 1985.

Bächtold-Stäubli, Hanns (Hrsg.). Handwörterbuch des deutschen Aberglaubens. 10 Bde. Berlin, Leipzig 1927-42.

Balss, Heinrich. Die Zeugungslehre und Embryologie in der Antike. Quellen und Studien z. Geschichte der Naturwiss. u. d. Medizin, Bd. 5, H. 2/3. Berlin 1936. S. 193-274.

Bangerter-Schmid, Eva-Maria. Erbauliche illustrierte Flugblätter 1570-1670. Mikrokosmos, Bd. 20. Frankfurt, Bern, New York 1986.

Baschnagel, Georg. Narrenschiff und Lob der Torheit. Zusammenhänge und Beziehungen. Frankfurt 1979.

Bäumer, Änne. Das Ei als Instrumentum Dei. Religion und Embryologie im 17. und 18. Jahrhundert. In: Annali dell'Instituto storico italogermanico in Trento 11 (1985), S. 79-102.

Behringer, Wolfgang. "Vom Unkraut unter dem Weizen". Die Stellung der Kirchen zum Hexenproblem. In: Richard van Dülmen (Hrsg.). Hexenwelten. Magie und Imagination. Frankfurt 1987, S. 15-47.

Benzing, Josef. Festschrift für Josef Benzing zum 60. Geburtstag, 4.Februar 1964. Hrsg. v. Elisabeth Geck und Guido Pressler. Wiesbaden 1964.

Benzing, Josef. Die Buchdrucker des 16. und 17. Jahrhunderts im deutschen Sprachgebiet. Beiträge zum Buch- und Bibliothekswesen, Bd. 12. Wiesbaden 1963.

Benzing, Josef. Der Kupferstecher, Kunstdrucker und Verleger Johann Bussemacher zu Köln. In: Aus der Welt des Bibliothekars. Festschrift für Rudolf Juchhoff zum 65. Geburtstag. Hrsg. von Kurt Ohly und Werner Krug. Köln (1961). S. 129-146.

Beste, August Friedrich Wilhelm. Die bedeutendsten Kanzelredner der älteren lutherischen Kirche von Luther bis zu Spener in Biographien und einer Auswahl ihrer Predigten dargestellt. 3 Bde. Leipzig 1856-86.

Beuys, Barbara. Die Pfarrfrau: Kopie oder Original? In: Greiffenhagen, Martin (Hrsg.). Das evangelische Pfarrhaus. Eine Kultur- und Sozialgeschichte. Stuttgart 1984, S. 47-61.

Bibellexikon. Reclams Bibellexikon. Hrsg. von Klaus Koch, Eckart Otto, Jürgen Roloff und Hans Schmoldt. Stuttgart 1982 ([1]1978).

Biedermann, Hans. Hexen. Auf den Spuren eines Phänomens. Traditionen, Mythen, Fakten. Graz 1974.

Biographisches Lexikon der hervorragenden Ärzte aller Zeiten und Völker. Hrsg. von August Hirsch. 7 Bde. und 1 Bd. Nachträge. München/Berlin, 3. Auflage.

Blankenburg, Wera von. Göttliche und heidnische Tiere. Köln [2]1975 (Köln [1]1943).

Bloch, Bruno. Die geschichtlichen Grundlagen der Embryologie bis auf Harvey. Nova Acta, Abhandl. d. Kaiserl. Leop.-Carol. Deutschen Akademie der Naturforscher, Bd. 82, Nr. 3. Halle 1904, S. 217-334.

Blumenberg, Hans. Die Lesbarkeit der Welt. Frankfurt a. M. 1981.

Boas, George. Macrocosm and Microcosm. In: Dictionary of the History of Ideas. Philip P. Wiener (Hrsg.), Bd. 3, S. 126-131.

Bochnik, Peter A. Die mächtigen Diener. Die Medizin und die Entwicklung von Frauenfeindlichkeit und Antisemitismus in der europäischen Geschichte. Reinbek b. Hamburg 1985.

Böhme, Gernot. Die kognitive Ausdifferenzierung der Naturwissenschaft - Newtons mathematische Naturphilosophie. In: Metaphysik und Theologie des Aristoteles. Hrsg. v. Fritz-Peter Hager. Wege der Forschung, 206. Darmstadt 1969, S. 237-263.

Borch, Herbert von. Das Gottesgnadentum. Hist.-soz. Versuch über die religiöse Herrschaftslegitimation. Probleme d. Staats- und Kultursoziologie, Bd. 9. (Diss. Heidelberg) Berlin 1934.

Borst, Otto. Alltagsleben im Mittelalter. Frankfurt 1983.

Brauer, Adalbert. Beziehungen der Vorfahren von G.W. Leipzig zu Buchdruck und Buchhandel. In: Festschrift für Josef Benzing zum 60. Geburtstag. 4. Februar 1964. Hrsg. v. Elisabeth Geck und Guido Pressler. Wiesbaden 1964, S. 50-67.

Brecht, Martin. Martin Luther. Bd. 2: Ordnung und Abgrenzung der Reformation. Stuttgart 1986.

Brecht, Martin. Die Ordnung der Württembergischen Kirche im Zeitalter der Reformation. In: Kirchenordnung und Kirchenzucht in Württemberg vom 16. bis zum 18. Jahrhundert. Quellen und Forschungen zur Württembergischen Kirchengeschichte. Hrsg. v. Martin Brecht und Gerhard Schäfer. Bd. 1. Stuttgart 1967, S. 9-52.

Brednich, Rolf-Wilhelm. Die Liedpublizistik im Flugblatt des 15. und 17. Jahrhunderts. Bibliotheca bibliographica Aureliana, 55.60. 2 Bde. Baden-Baden 1974/75.

Brehaut, Ernest. An Encyclopedist of the Dark Ages. Isidor of Seville. New York 1967 ([1]1912).

Brenk, B.. Art.: Teufel. In: Lexikon der christlichen Ikonographie. Hrsg. E. Kirschbaum, 4. Bd., Sp. 295-300.

Brückner, Wolfgang (Hrsg.): Volkserzählung und Reformation. Berlin 1974

Brinkmann, Henning. Mittelalterliche Hermeneutik. Darmstadt 1980.

Brinkmann, Henning. Die Zeichenhaftigkeit der Sprache, des Schrifttums und der Welt im Mittelalter. In: Zeitschrift für deutsche Philologie, 93. Bd., H. 1. (1974), S.1-11.

Bücking, Jürgen. Johann Rasser (ca. 1535-1594) und die Gegenreformation im Oberelsass. Reformationsgeschichtliche Studien und Texte, Bd. 101. Münster 1970.

Büttner, Manfred. Regiert Gott die Welt? Vorsehung Gottes und Geographie. Studien zur Providentiallehre bei Zwingli und Melanchthon. Calwer Theologische Monographien, Bd. 3. Stuttgart 1975.

Burckhardt, Andreas. Johannes Basilius Herold. Kaiser und Reich im protestantischen Schrifttum des Basler Buchdrucks um die Mitte des 16. Jahrhunderts. Basel, Stuttgart 1967 (Basler Beiträge zur Geschichtswissenschaft, Bd. 104).

Butters, H.C.. Governors and Government in Early Sixteenth-Century Florence 1502-1519. Oxford 1985.

Céard, Jean. La nature et les prodiges, l'insolite au XVIe siecle, en france. Genève 1977.

Chapeaurouge, Donat de. Einführung in die Geschichte der christlichen Symbole. Darmstadt [2]1987.

Chydenius, Johan. The Theory of Medieval Symbolism. Commentationes Humanorum Litterarum 27, 2. Helsingfors 1960.

Coburg, Ausstellungskatalog: Illustrierte Flugblätter aus d. Jahrhunderten der Reformation und der Glaubenskämpfe. Hrsg. v. Wolfgang Harms. Bearb. v. Beate Rattay. Ausstellung v. 24.Juli-31. Okober 1983. Kataloge d. Kunstsammlung d. Veste Coburg. Coburg 1983.

Conrad, Franziska. Reformation in der bäuerlichen Gesellschaft. Zur Rezeption reformatorischer Theologie im Elsaß. Veröffentlichungen des Instituts für europäische Geschichte, Mainz. Abt. für abendl. Religionsgeschichte. Hrsg. v. Peter Manns. Stuttgart 1984.

Coulton, George Gordon. Infant Perdition in the Middle Ages. In: Medieval Studies, No. 16. London 1922.

Coupe, William A.. The German Illustrated Broadsheet in the 17th Century. Historical and Iconographical Studies. Bibliotheca Bibliographica Aureliana 17 und 20. Baden-Baden 1966/67.

Czerny, Albin. Der Humanist und Historiograph Kaiser Maximilian I. Joseph Grünpeck. In: Archiv für österreichische Geschichte, Bd. 73. 1888, S. 317-354.

Daxelmüller, Christoph. Disputationes Curiosae. Zum "volkskundlichen" Polyhistorismus an den Universitäten des 17. und 18. Jahrhunderts. Veröffentlichungen zur Volkskunde und Kulturgeschichte, Nr. 5. Hrsg. v. Wolfgang Brückner und Lenz Kriss-Rettenbeck. Würzburg 1979.

de Lubac, Henri. Der geistige Sinn der Schrift. (Histoire et Esprit, Ausz.) Übers. v. Martha Gisi. Einsiedeln 1952 (^{1}1950).

Delfos, Leo. Die Anfänge der Utrechter Union 1577-87. Historische Studien, Bd. 375. Berlin 1941.

Delumeau, Jean. Angst im Abendland. Die Geschichte kollektiver Ängste im Europa des 14. bis 18. Jahrhunderts. 2 Bde. Kulturen und Ideen. Hrsg. v. Johannes Beck, Heiner Boehncke, Wolfgang Müller und Gerhard Vinnai. Reinbek b. Hamburg 1985 (Paris ^{1}1978).

Deneke, Bernward. Kaspar Goltwurm. Ein lutherischer Kompilator zwischen Überlieferung und Glaube. In: Volkserzählung und Reformation. Hrsg. v. Wolfgang Brückner. Berlin 1974, S. 124-177.

Depner, Maja. Das Fürstentum Siebenbürgen im Kampf gegen Habsburg. Untersuchungen über die Politik Siebenbürgens während des Dreißigjährigen Krieges. Schriftenreihe der Stadt der Auslandsdeutschen, Bd. 4. (Diss. Hamburg 1938) Stuttgart 1938.

Dictionary of the History of Ideas. Studies of selected pivotal Ideas. Philip P. Wiener, ed. in chief. Vol. 1-4, Index. New York 1973/74.

Diederichs, Peter. Kaiser Maximilian als politischer Publizist. (Diss. Heidelberg) Jena 1932.

Diefenbach, J.. Die lutherische Kanzel. Beiträge zur Geschichte der Religion, Politik und Cultur im 17. Jahrhundert. Mainz 1887.

Dohrn-van Rossum, Gerhard. Organ, Organismus, Organisation, politischer Körper. In: Geschichtliche Grundbegriffe. Historisches Lexikon der politisch-sozialen Sprache in Deutschland, Bd. 4. Hrsg. v. Otto Brunner/ Werner Conze, Reinhart Kossellek. Stuttgart 1978, S. 519-560.

Drews, Paul. Der evangelische Geistliche in der deutschen Vergangenheit. Monographien zur deutschen Kulturgeschichte, Bd. XII. Hrsg. v. Georg Steinhausen. Jena 1905.

Duden, Barbara. Geschichte unter der Haut. Ein Eisenacher Arzt und seine Patientinnen um 1730. Stuttgart 1987.

Dülmen, Richard van. Entstehung des frühneuzeitlichen Europa 1550-1648. Fischer Weltgeschichte, Bd. 24. Frankfurt ^{2}1985 (^{1}1982)

Dülmen, Richard van (Hrsg.). Hexenwelten. Magie und Imagination. Frankfurt 1987.

Dülmen, Richard van. Imaginationen des Teuflischen. Nächtliche Zusammenkünfte, Hexentänze, Teufelssabbate. In: van Dülmen, Hexenwelten, S. 94-130.

Dülmen, Richard van. Theater des Schreckens. Gerichtspraxis und Strafrituale in der frühen Neuzeit. München ^{3}1988 (^{1}1985).

Duhr, Bernhard. Geschichte der Jesuiten in den Ländern deutscher Zunge, 4 Bde., Freiburg 1904-1928.

Ebeling, Gerhard. Hermeneutik. In: ^{3}RGG, Bd. 3, Tübingen 1959. Sp. 242-262.

Ecker, Gisela. Einblattdrucke von den Anfängen bis 1555. Untersuchungen zu einer Publikationsform literarischer Texte. Göppinger Arbeiten zur Germanistik, Bd. 14,1. Göppingen 1981.

Eichmann, Eduard. Die Kaiserkrönung im Abendland. Ein Beitrag zur Geistesgeschichte des Mittelalters. 2 Bde. Würzburg 1942.

Eisenbart, Liselotte Konstanze. Kleiderordnungen der deutschen Städte zwischen 1350 und 1700. Ein Beitrag zur Kulturgeschichte des deutschen Bürgertums. Göttinger Bausteine z. Geschichtswissenschaft, Bd. 32. Göttingen (1962).

Engelsing, Rolf. Analphabetentum und Lektüre. Zur Sozialgeschichte des Lesens in Deutschland zwischen feudaler und industrieller Gesellschaft. Stuttgart 1973.

Erich, Oswald A.. Die Darstellung des Teufels in der christlichen Kunst. Berlin 1931.

Falckenheimer, Wilhelm (bearb.). Personen- und Ortsregister zu der Matrikel und den Annalen der Universität Marburg 1527-1652. Marburg 1904.

Fischer, Edda. Die 'Disquisitionum Magicarum libri sex' von Martin Delrio als Gegenreformatorische Exempel-Quelle. (Diss.) Frankfurt 1975.

Fischer, Balthasar. Das Rituale Romanum (1614-1964). Das Schicksal eines liturgischen Buches. In: Trierer Theologische Zeitschrift, Bd. 73 (1964), S. 257-271.

Fischer-Homberger, Esther. Krankheit Frau. Zur Geschichte der Einbildungen. Darmstadt/Neuwied 1984.

Fischer-Homberger, Esther. Medizin vor Gericht: Gerichtmedizin von der Renaissance bis zur Aufklärung. Bern 1983.

Förster, August. Die Missbildungen des Menschen systematisch dargestellt. Jena 1861.

Förster, Otto H.. Stefan Lochner. Ein Maler zu Köln. Frankfurt 1938.

Franzen, August. Katholische Kirchenordnungen. In: LThK, Bd.6, 1961, Sp. 241.

Franzen, August (Hrsg.). Die Visitationsprotokolle der 1. Nachtridentinischen Visitation im Erzstift Köln unter Salentin von Isenburg im Jahre 1569. Reformationsgeschichtliche Studien und Texte, Bd. 85. Münster 1960.

Freytag, Hartmut. Die Theorie der allegorischen Schriftdeutung und der Allegorie in deutschen Texten bes. d. 11. und 12. Jahrhunderts. (Habil.) Berlin/München 1982.

Friedman, John Block. The Monstrous Races in Medieval Art and Thought. Cambridge/ Mass. 1981.

Friedrich, Johann. Astrologie und Reformation. Die Astrologen als Prediger der Reformation und Urheber des Bauernskrieges. München 1864.

Fuchs, Walther Peter (Hrsg.). Staat und Kirche im Wandel der Jahrhunderte. Stuttgart, Berlin, Köln, Mainz 1966.

Fuchs, Walther Peter. Das Zeitalter der Reformation. Gebhardt. Handbuch der deutschen Geschichte, Bd. 8. München 1986 (1973[1]).

Gatzemeier, M.. Makrokosmos/Mikrokosmos. In: Historisches Wörterbuch der Philosophie, Bd. 5, Darmstadt 1980, Sp. 640-642.

Geschichte der ökumenischen Konzilien. Hrsg. v. Gervais Dumeige, Heinrich Bracht. 13 Bde. Mainz 1964ff. Bd. 11. Trient. Hrsg. von Joseph Lecler, Henri Holstein, Pierre Adnès und Charles Lefebvre. Mainz 1987.

Geschichtliche Grundbegriffe. Historisches Lexikon der politisch-sozialen Sprache in Deutschland. Hrsg. v. Otto Brunner/ Werner Conze, Reinhart Kossellek. Bd.1 -, Stuttgart 1972

Gierke, Otto. Die Staats- und Korporationslehre des Altertums und des Mittelalters und ihre Aufnahme in Deutschland. Das deutsche Genossenschaftsrecht, 3. Bd. Berlin 1881.

Gombrich, Ernst H.. Icones Symbolicae, Das symbolische Bild. Zur Kunst der Renaissance II. Stuttgart 1986 (London 1972).

Gothein, Marie. Die Todsünden. In: Archiv für Religionswissenschaft. Hrsg. v. Albrecht Dieterich. Bd. 10, H. 3/4. Leipzig 1907. S. 416-484.

Grau, Conrad. Berühmte Wissenschaftsakademien: Von ihrem Entstehen und weltweiten Erfolg. Leipzig 1988.

Greiffenhagen, Martin (Hrsg.). Das evangelische Pfarrhaus. Eine Kultur- und Sozialgeschichte. Stuttgart 1984.

Grimm, Jacob und Wilhelm. Deutsches Wörterbuch. Bd. 1-16. Leipzig 1854-1960.

Grundmann, Herbert. Kaisertum und Papsttum. In: ³RGG, Sp. 1093-1099.

Gurjewitsch, Aaron J. Das Weltbild des mittelalterlichen Menschen. München ³1986 (Moskau 1972).

Haag, Herbert. Teufelsglaube. Tübingen 1974.

Haberditzl, Franz Martin. Die Holzschnitte. Die Einblattdrucke des XV. Jahrhunderts in der Kupferstichsammlung der Hofbibliothek zu Wien. Bd. 1. Wien 1920.

Hammer-Tugendhat, Daniela. Venus und Luxuria. Zum Verhältnis von Kunst und Ideologie im Hochmittelalter. In: Frauen - Bilder - Männer - Mythen. Kunsthistorische Beiträge. Hrsg. von Ilsebill Barta, Zita Breu, Daniela Hammer-Tugendhat, Ulrike Jenni, Irene Nierhaus, Judith Schöbel. Berlin 1987, S. 13-34.

Hampe, Theodor. Nürnberger Ratsverlässe über Kunst und Künstler im Zeitalter der Spätgotik und Renaissance. 3 Bde. Quellenschriften für Kunstgeschichte und Kunsttechnik des Mittelalters und der Neuzeit, NF. 11-13. Wien 1904.

Handbuch der Kirchengeschichte. Hrsg. v. Hubert Jedin. Bd. 1-7. Freiburg i.Br., Basel, Wien 1962-1979.

Hansen, J. Zauberwahn, Inquisition und Hexenprozeß im Mittelalter und die Entstehung der großen Hexenverfolgungen. München, Leipzig 1900.

Harms, Wolfgang. Allegorie und Empirie bei Konrad Gesner. Naturkundliche Werke unter literaturwissenschaftlichen Aspekten. In: Akten d. V. Internationalen Germanistenkongresses Cambridge 1975. Hrsg. v. Leonard Forster und Hans-Gert Roloff, H. 1-4 (Jahrbuch für Internationale Germanistische Kongreßberichte, R.A. Bd. 2/3.). Bern, Frankfurt, München 1976, S. 119-123.

Harms, Wolfgang. Der Eisvogel und die Halykonischen Tage. Zum Verständnis von naturkundlicher Beschreibung und allegorischer Naturdeutung. In: Verbum et Signum. Beiträge zur mediävistischen Bedeutungsforschung. Studien zu Semantik und Sinntradition im Mittelalter. 2 Bde.. Hrsg. v. Hans Fromm, Wolfgang Harms, Uwe Ruberg. München 1975, S. 477-515.

Harms, Wolfgang, J.R. Paas, M. Schilling, A. Wang (Hrsg.). Illustrierte Flugblätter des Barock. Eine Auswahl. Dt. Neudrucke, Reihe Barock, 30. Tübingen 1983.

Harms, Wolfgang (Hrsg.). Deutsche illustrierte Flugblätter des 16. und 17. Jahrhunderts. München 1980ff. Die Sammlung der Herzog August Bibliothek in Wolfenbüttel, Bd. 1. Hrsg. v. Wolfgang Harms und Michael Schilling zusammen mit Barbara Bauer und Cornelia Kemp. Tübingen 1985.

Harms, Wolfgang, Heimo Reinitzer. Natura loquax. Naturkunde und allegorische Naturbetrachtung vom Mittelalter bis zur frühen Neuzeit. Mikrokosmos, Bd. 7. Frankfurt 1981.

Harms, Wolfgang. Lateinische Texte illustrierter Flugblätter. Der Gelehrte als möglicher Adressat eines breit wirksamen Mediums der frühen Neuzeit. In: Kontroversen, alte und neue, Bd. 7. Tübingen 1986. S. 74-85.

Heidloff, Günter. Untersuchungen zu Leben und Werk des Humanisten Jacob Locher Philomusus (1471-1528). (Diss. Freiburg 1971) Münster 1975.

Heidrich, Paul. Karl V. und die deutschen Protestanten am Vorabend des Schmalkaldischen Krieges. Frankfurter Historische Forschungen, H.6. Frankfurt 1912.

Heinemeyer, Walter. Das Zeitalter der Reformation. In: Das Werden Hessens. Hrsg. v. Walter Heinemeyer. Marburg 1986, S. 225-266.

Heitz, Paul. Flugblätter des Sebastian Brant. Mit einem Nachwort von F. Schultz. Jahresgaben d. Gesellschaft für Elsäss. Literatur, Bd. 3. Straßburg 1915.

Hellmann, Gustav. Die Meteorologie in den deutschen Flugschriften und Flugblättern des 16. Jahrhunderts. Ein Beitrag zur Geschichte der Meteorologie. Abhandlungen der Preussischen Akademie der Wissenschaften, Jg.1921, physikalisch-mathematische Klasse, Nr. 1.

Hermann, Herm. Jul. Die illustrierten Handschriften in Tirol. Verzeichnis der illuminierten Handschriften in Österreich. Hrsg. v. Fr. Wickhoff, Bd. 1. Leipzig 1905.

Herrlinger, Robert. Geschichte der medizinischen Abbildung, Bd. 1. München 1967.

Hilka, Alfons (Hrsg.). Eine altfranzösische moralisierende Bearbeitung des Liber de monstruosis hominibus orientis aus Thomas von Cantimpré "De naturis rerum" nach der einzigen Handschrift (Paris, Bibl. Nat. fr. 15106). Abhandlungen der Gesellschaft der Wissenschaften Göttingen, Philolog.-hist. Klasse, 3. Folge, Nr.7. Berlin 1933.

Hönig, Edeltraut. Kaiser Maximilian I. als politischer Publizist. (Diss.) Graz 1970.

Hoensbroech, Graf von. Das Papsttum in seiner sozial-kulturellen Wirksamkeit. Leipzig ^{5}1905.

Hofmann, Werner (Hrsg.). Luther und die Folgen für die Kunst. Ausstellungskatalog Hamburg 1983.

Holländer, Eugen. Wunder, Wundergeburt und Wundergestalt in Einblattdrucken des 15. und 18. Jahrhunderts. Stuttgart 1921.

Hohenemser, Paul (Bearb.). Flugschriftensammlung Gustav Freytag. Frankfurt 1925.

Honegger, Claudia (Hrsg.). Die Hexen der Neuzeit. Studien zur Sozialgeschichte eines kulturellen Deutungsmusters. Frankfurt 1978.

Hübner, Jürgen. Die Theologie Johannes Keplers zwischen Orthodoxie und Naturwissenschaft. Beiträge zur historischen Theologie, Bd.50. Tübingen 1975.

Imhof, A.E. Die gewonnenen Jahre. Von der Zunahme unserer Lebensspanne seit 300 Jahren oder der Notwendigkeit einer neuen Einstellung. Ein historischer Essay. München (1981).

Janssen, Johannes. Geschichte des deutschen Volkes seit dem Ausgang des Mittelalters. 8 Bde. Freiburg 1878-1894.

Jantzen, Wolfgang. Sozialisation und Behinderung. Studien zu sozialwissenschaftlichen Grundfragen der Behindertenpädagogik. Gießen 1974.

Jauss, Hans Robert. Die klassische und die christliche Rechtfertigung des Hässlichen in mittelalterlichen Literatur. In: Die nicht mehr schönen Künste. Grenzphänomene des Ästhetischen. Hrsg. v. Hans Robert Jauss. München 1968, S. 143-168.

Jedin, Hubert. Das Tridentinum und die Bildenden Künste. In: Zeitschrift für Kirchengeschichte, Bd. 74 (1963), S. 321-339.

Jerouschek, Günter. Lebensschutz und Lebensbeginn. Kulturgeschichte des Abteibungsverbots. Medizin in Recht und Ethik, Bd. 17. (Diss. Freiburg 1986) Stuttgart 1988.

Joachimsen, Paul. Geschichtsauffassung und Geschichtsschreibung in Deutschland unter dem Einfluß des Humanismus, Bd. 1. Beiträge zur Kulturgeschichte des Mittelalters und der Renaissance, H. 6. Leipzig, Berlin 1910.

Jöcher, Gelehrten-Lexicon. Allgemeines Gelehrten-Lexicon. Darinne die Gelehrten aller Stände sowohl männ- als weiblichen Geschlechts, welche vom Anfange der Welt bis auf ietzige Zeit gelebt, und sich der gelehrten Welt bekannt gemacht. Hrsg. v. Christian Gottlieb Jöcher. 4 Bde. Leipzig 1750-1751.

Jones-Davies, Marie-Thérèse. Monstres et prodiges au temps de la Renaissance (Centre de Recherches sur la Renaissance). Paris 1980.

Kähler, Ernst. Martin Luther. An den christlichen Adel deutscher Nation. Von der Freiheit eines Christenmenschen. Sendbrief vom Dolmetschen. Mit einer kurzen Biographie und einem Nachwort herausgegeben von Ernst Kähler. Stuttgart 1982 (^{1}1962).

Kahn, Fritz. Das Versehen der Schwangeren in Volksglaube und Dichtung. (Diss. med.) Berlin 1912.

Kappler, Claude. Monstres, Démons et Merveilles a la Fin de Moyen Age. Paris 1980.

Kappler, Claude. L'interprétation politique du monstre chez Sébastien Brant. In: Jones-Davies. Monstres et prodiges, S. 100-109.

Kern, Fritz. Gottesgnadentum und Widerstandsrecht im frühen Mittelalter. Zur Entstehungsgeschichte der Monarchie. München, Köln ^{2}1954.

Killy, Walther (Hrsg.). Literaturlexikon. Autoren und Werke deutscher Sprache. 15 Bde. Gütersloh 1988-1993.

Kirche und Visitation. Beiträge zur Erforschung des frühneuzeitlichen Visitationswesen in Europa. Hrsg. v. Ernst Walter Zeeden und Peter Thaddäus Lang. Spätmittelalter und Frühe Neuzeit, Bd. 14. Stuttgart 1984.

Klaiber, Wilbirgis (Hrsg.). Katholische Konstroverstheologen und Reformer des 16. Jahrhunderts. Reformationsgeschichtliche Studien und Texte, Bd. 116. Münster 1978.

Kleinschmidt, Erich. Denkform im geschichtlichen Prozeß. Zum Funktionswandel der Allegorie in der frühen Neuzeit. In: Formen und Funktionen der Allegorie. Symposion Wolfenbüttel 1978. Hrsg. v. Walter Haug. Germanistische Symposien. Berichtsbände, 3. Stuttgart 1979, S. 388-404.

Kleinspehn, Thomas. Der flüchtige Blick. Sehen und Identität in der Kultur der Neuzeit. Reinbek b. Hamburg 1989.

Klempt, Adalbert. Die Säkularisierung der universalhistorischen Auffassung. Zum Wandel des Geschichtsdenkens im 16. und 17. Jahrhundert. Göttinger Bausteine z. Geschichtswissenschaft, Bd. 31. (Diss. Göttingen) Göttingen, Berlin, Frankfurt 1960.

Kliemann, Horst. Über einige Versuche, sich gegen Nachdruck zu wehren. In: Festschrift für Josef Benzing zum 60. Geburtstag. 4. Februar 1964. Hrsg. v. Elisabeth Geck und Guido Pressler. Wiesbaden 1964, S. 252-254.

Klinck, Roswitha. Die lateinische Ethymologie des Mittelalters. Medium Aevum 17. München 1970.

Knemeyer, Franz-Ludwig. Polizei. In: Geschichtliche Grundbegriffe, Bd. 4, S. 875-897.

Köpfe der Lutherzeit. Hrsg. von Werner Hofmann. Katalog zur Ausstellung in der Hamburger Kunsthalle, 4. März-24. April 1983. München 1983.

Koepplin, Dieter / Tilman Falk. Lukas Cranach. Gemälde, Zeichnungen, Druckgraphik. 2 Bde. Basel 1974.

Korn, Dietrich. Das Thema des Jüngsten Tages in der deutschen Literatur des 17. Jahrhunderts. Tübingen 1957.

Krasenbrink, Josef. Die Congregatio Germanica und die katholische Reform in Deutschland nach dem Tridentinum. Reformationsgeschichtliche Studien und Texte, Bd. 105. Münster 1972.

Kuechen, Ulla-Britt. Wechselbeziehungen zwischen allegorischer Naturdeutung und der naturkundlichen Kenntnis von Muschel, Schnecke und Nautilus. In: Form und Funktion der Allegorie. Symposion Wolfenbüttel. Hrsg. v. Walter Haug. Stuttgart 1979, S. 478-514.

Kunz, Erhard. Protestantische Eschatologie. Von der Reformation bis zur Aufklärung. Handbuch der Dogmengeschichte. Hrsg. v. Michael Schmaus, Alois Grillmeier, Leo Scheffczyk, Michael Seybold. Bd. IV, 1. Teil. Freiburg 1980.

Kurz, Gerhard. Metapher, Allegorie, Symbol. Kleine Vandenhoeck-Reihe, Bd. 1486. Göttingen ^{2}1988.

Lämmel, Klaus. Luthers Verhältnis zu Astronomie und Astrologie (anhand der Tischreden und Briefe). In: Lutheriana. Zum 500. Geburtstag Martin Luthers von den Mitarbeitern der Weimarer Ausgabe. Gerhard Hammer/Karl-Heinz zur Mühlen (Hrsg.). Köln/Wien 1984, S. 299-312.

Lange, Konrad. Der Papstesel. Ein Beitrag zur Kultur- und Kunstgeschichte des Reformationszeitalters. Göttingen 1891.

Lecoutreux, Claude. Les Monstres dans la littérature allemande du moyen âge. Contribution à l'étude du merveilleux médieval. Göppinger Arbeiten zur Germanisitk, Nr. 330,1-3. Göppingen 1982.

Lehmann-Langholt, Ulrike. Kleiderkritik in Mittelalterlicher Dichtung. Der Arme Hartmann, Heinrich v. Melk, Neidhart, Werner d. Gartmaere und ein Ausblick auf die Stellungsnahmen spätmittelalterlicher Dichter. (Diss. Köln 1983) Frankfurt, Bern 1985.

Lentz, C.G.H. Geschichte der christlichen Homiletik, ihrer Grundsätze und der Ausübung derselben in allen Jahrhunderten. 2 Bde. Braunschweig 1839.

Lesky, Erna. Die Zeugungs- und Vererbungslehren der Antike und ihr Nachwirken. Abhandlungen der Akademie der Wissenschaften und der Literatur. Geistes- u. Sozialwiss. Klasse, No. 19. Mainz 1950 (1951).

Leube, Hans. Die Reformideen der deutschen lutherischen Kirche zur Zeit der Orthodoxie. Leipzig 1924.

Lexikon der christlichen Ikonographie. Hrsg. v. Engelbert Kirschbaum. Bd. 5ff. Hrsg. v. Wolfgang Braunfels. Bd. 1-8. Rom, Freiburg, Basel, Wien 1968-1976.

Lhotsky, Alphons. Dr. Jacob Mennel. Ein Vorarlberger im Kreise Kaiser Maximilian I. In: Aufsätze und Vorträge. Ausgew. und Hrsg. v. Hans Wagner und Heinrich Keller. Bd. 1-5. München, Wien 1970-76. Bd. 2, München 1971, S. 289-311.

Lindberg, David. Auge und Licht im Mittelalter. Die Entwicklung der Optik von Alkini bis Kepler. Frankfurt 1987 (Theories of Vision from Al-Kindi to Kepler. Chicago/ London [1]1976).

Loewenich, Walther von. Luthers Stellung zur Obrigkeit. In: Walther Peter Fuchs (Hrsg.). Staat und Kirche im Wandel der Jahrhunderte. Stuttgart, Berlin, Köln, Mainz 1966, S. 53-68.

Loux, Francoise. Das Kind und sein Körper in der traditionellen Medizin. Frankfurt 1983 (Paris [1]1979).

LTHK: Lexikon f. Theologie und Kirche. 2. neubearb. Aufl. d. kirchl. Handlexikons. Hrsg. v. Michael Buchberger, Bisch. Bd. 1-10. Freiburg 1930-38. Begr. v. Michael Buchberger. 2. völlig neu bearb. Aufl. hrsg. v. Josef Höfer und Karl Rahner. Bd. 1-10. Freiburg 1957-1968.

Maier, Hans. Die ältere deutsche Staats- und Verwaltungslehre (Polizeiwissenschaft). Ein Beitrag zur Geschichte der politischen Wissenschaft in Deutschland. Politica. Abhandlungen und Texte zur politischen Wissenschaft, Bd. 13. Neuwied 1966.

Maurer, Wilhelm. Die Entstehung des Landeskirchentums in der Reformation. In: Walther Peter Fuchs (Hrsg.). Staat und Kirche im Wandel der Jahrhunderte. Stuttgart, Berlin, Köln, Mainz 1966, S. 69-78.

McCulloch, Florence. Medieval Latin and French Bestiaries. University of North Carolina Studies, 33. ChapelHill o.J. (1960).

Meier, Christel. Argumentationsformen kritischer Reflexion zwischen Naturwissenschaft und Allegorie. Frühmittelalterliche Studien, Bd. 12. Berlin 1978.

Meier, Christel. "Gemma spiritalis". Methode und Gebrauch der Edelsteinallegorese vom frühen Christentum bis ins 18. Jahrhundert, Teil 1. Münstersche Mittelalter-Schriften, Bd. 34,1. München 1977.

Meier, Christel. Überlegungen zum gegenwärtigen Stand der Allegorie-Forschung. Mit besonderer Berücksichtigung der Mischformen. Frühmittelalterliche Studien, Bd.10, S. 1-69. Berlin 1976.

Merchant, Carolyn. Der Tod der Natur. Ökologie, Frauen und neuzeitliche Naturwissenschaft. München 1987 ([1]1980).

Merkel, Helmut. Satan. Reclams Bibellexikon, S. 439-441.

Meyer, Almut Agnes. Heilsgewißheit und Endzeiterwartung im deutschen Drama des 16. Jahrhunderts. Untersuchungen über die Beziehungen zwischen geistlichem Spiel, bildender Kunst und den Wandlungen des Zeitgeistes im lutherischen Raum. Heidelberger Forschungen, Bd. 18. (Diss.) Heidelberg 1976.

Meyer, Heinz/ Rudolf Suntrup. Zum Lexikon der Zahlenbedeutungen im Mittelalter. Frühmittelalterliche Studien, Bd. 11, Berlin 1977.

Michel, Paul. "Formosa deformitas". Bewältigungsformen des Hässlichen in mittelalterlicher Literatur. Studien zur Germanistik, Anglistik und Komparatistik, Bd. 57. Bonn 1976.

Mode, Heinz. Fabeltiere und Dämonen. Die phantastische Welt der Mischwesen. Leipzig 1977.

Moldaenke, Günter. Schriftverständnis und Schriftdeutung im Zeitalter der Reformation. T. 1: Matthias Flacius Illyricus. Forschungen zur Kirchen- und Geistesgeschichte, Bd. 9. Stuttgart 1936.

Molsdorf, Wilhelm. Christliche Symbolik der mittelalterlichen Kunst. Graz 1984. Nachdruck der Ausgabe Leipzig 1926.

Monden, L., S.J. Theologie des Wunders. Freiburg, Basel, Wien 1961 (Het Wonder, Utrechte [1]1958).

Muchembled, Robert. Kultur des Volkes - Kultur der Eliten. Die Geschichte einer erfolgreichen Verdrängung. Stuttgart 1982 ([1]1978).

Müller, Jan-Dirk. Gedechtnus. Literatur und Hofgesellschaft um Maximilian I. Forschungen zur Geschichte der älteren deutschen Literatur, Bd. 2. (Habil.) München 1982.

Müller, Jan-Dirk. Poet, Prophet, Politiker: Sebastian Brant als Publizist und die Rolle der laikalen Intelligenz um 1500. In: Zeitschirft für Literaturwissenschaft und Linguistik, 10 (1980), H. 37, S. 102-117.

Müller-Jahnke, Wolf-Dieter. Magie als Wissenschaft im frühen 16. Jahrhundert. Die Beziehungen zwischen Magie, Medizin und Pharmazie im Werk Agrippa v. Nettesheim (1486-1535). (Diss.nat.) Marburg 1973.

Münch, Paul (Hrsg.). Ordnung, Fleiß und Sparsamkeit. Texte und Dokumente zur Entstehung der "bürgerlichen Tugenden". München 1984.

Münch, Paul. Zucht und Ordnung. Reformierte Kirchenverfassungen im 16. und 17. Jahrhundert (Nassau-Dillenburg, Kurpfalz, Hessen-Kassel). Spätmittelalter und Frühe Neuzeit, Bd. 3. Stuttgart 1978.

NDB: Neue deutsche Biographie. Hrsg. v. d. hist. Komm. bei der Bay. Akad. d. Wiss.. Bd. 1ff. Berlin 1953ff.

Needham, Joseph. A History of Embryology. New York 1959.

Ohly, Friedrich. Vom geistigen Sinn des Wortes im Mittelalter. In: ders., Schriften zur mittelalterlichen Bedeutungsforschung. Darmstadt 1977, S. 1-31.

Ohly, Friedrich. Schriften zur mittelalterlichen Bedeutungsforschung. Darmstadt 1977. Einleitung, S. IX-XXXIV.

Ohse, Bernhard. Die Teufelsliteratur zwischen Brant und Luther. Ein Beitrag zur näheren Bestimmung der Abkunft und des geistigen Ortes der Teufelsbücher, besonders in Hinblick auf ihre Ansichten über das Böse. (Diss.) Berlin 1961.

Ornstein, Martha. The Rôle of Scientific Societies in the Seventeenth Century. London 1963 (Nachdruck der 3. Auflage von 1938, [1]1913).

Osborn, Max. Die Teufelsliteratur des XVI. Jahrhunderts. Acta Germanica. Organ für deutsche Philologie, Bd. 3, H. 3. Hrsg. v. R. Henning und Julius Hoffory. Berlin 1893.

Park, Katharine. Picos "De Imaginatione" in der Geschichte der Philosophie. In: Gianfrancesco Pico della Mirandola. Über die Vorstellung (De imaginatione). Lat.-dt. Ausgabe. Einl. v. Charles B. Schmitt/ Katharine Park. Hrsg. v. Eckhard Kessler. Humanistische Bibiliothek, Reihe II, Texte, Bd. 13. München 1984, S. 16-40.

Park, Katharine und Lorraine J. Daston. Unnatural Conceptions: The Study of Monsters in sixteenth- and seventeenth - Century France and England. In: Past & Present, Nr. 92 (1981), S. 20-54.

Paulus, Nikolaus. Hexenwahn und Hexenprozeß. Freiburg i.Br. 1910.

Paulys (August Friedrich) Real-Encyclopädie der class. Altertumswissenschaft. Neue Bearb. begonnen v. Georg Wissowa. Hrsg. v. Wilhelm Kroll. Stuttgart 1893-1980.

Perrig, Alexander. Albrecht Dürer oder die Heimlichkeit der deutschen Ketzerei. Die Apokalypse Dürers und andere Werke von 1495 bis 1513. Weinheim 1987.

Perrig, Alexander. Erdrandsiedler oder die schrecklichen Nachkommen Chams. Aspekte der mittelalterlichen Völkerkunde. In: Die andere Welt. Studien zum Exotismus. Hrsg. v. Thomas Koebner und Gerhart Pickerodt. Frankfurt a.M. 1987.

Petersen, Peter. Geschichte der aristotelischen Philosophie im protestantischen Deutschland. (Habil.) Leipzig 1921.

Pfeiffer, Franz. Vorwort zu Konrad von Megenberg. Das Buch der Natur. Stuttgart 1861.

Piel, Friedrich. Die Ornament-Grotteske in der italienischen Renaissance. Zu ihrer kategorialen Struktur und Entstehung. Neue Münchner Beiträge zur Kunstgeschichte, Bd. 3. Berlin 1962.

Preger, Wilhelm. Matthias Flacius Illyricus. Hildesheim/ Olm 1964.

Pulz, Waltraud. Graphische und sprachliche Tierbildlichkeit in der Darstellung von Mißbildungen des menschlichen Körpers auf Flugblättern der frühen Neuzeit. In: Bayerisches Jahrbuch für Volkskunde, Volkach 1989, S. 63-81.

Raab, Heribert. Kirche und Staat von der Mitte des 15. Jahrhunderts bis zur Gegenwart. München 1966.

RDK: Reallexikon für deutsche Kunstgeschichte. Hrsg. von Otto Schmitt. Stuttgart 1933ff.

Rehermann, Ernst Heinrich. Das Predigtexempel bei protestantischen Theologen des 16. und 17. Jahrhunderts. Schriften zur niederdeutschen Volkskunde, Bd. 8. (Diss. Göttingen 1969) Göttingen 1977.

Reinhardt, Volker. Florenz zur Zeit der Renaissance. Freiburg, Würzburg 1990.

Reiter, Günther. Heiligenverehrung und Wallfahrtswesen im Schrifttum von Reformation und katholischer Restauration. (Diss.) Würzburg 1970.

Repertorium der Kirchenvisitationsakten aus dem 16. und 17. Jahrhundert. Hrsg. v. Ernst Walter Zeeden. Bd. 1: Hessen. Hrsg. von Christa Reinhardt und Helga Schnabel-Schüle, Stuttgart 1985.

RGG: Die Religion in Geschichte und Gegenwart. Handwörterbuch f. Theologie und Religionswiss. Hrsg. v. Hermann Gunkel und Leopold Zscharnak. 2. neubearb. Auflage, Bd. 1-5, Tübingen 1927-32.

Die Religion in Geschichte und Gegenwart. Handwörterbuch f. Theologie und Religionswiss. Hrsg. v. Kurt Galling. 3. völlig neu bearb. Aufl. Bd. 1-6, Tübingen 1957-62.

Rießler, Paul. Altjüdisches Schrifttum außerhalb der Bibel. Übers. u. erl. von P. Rießler, Heidelberg ^{2}1966.

Robinson, I.S.. Church and Papacy. In: The Cambridge History of Medieval Political Thought c.350-1450. Hrsg. v. J.H. Burns. Cambridge, New York, New Rochelle, Melbourne, Sydney 1988, S. 252-305.

Rudolph, Enno. Zeit und Gott bei Aristoteles aus der Perspektive der protestantischen Wirkungsgeschichte. Forschungen und Berichte der Evangelischen Studiengemeinschaft, Bd. 40. (Habil. theol. Heidelberg 1983) Stuttgart 1986.

Rump, Johannes. Melanchthons Psychologie, (seine Schrift "de anima") in ihrer Abhängigkeit von Aristoteles und Galen. (Diss. Jena 1897) Kiel 1897.

Rupprich, Hans. Die deutsche Literatur vom späten Mittelalter bis zum Barock. T. 1: Das ausgehende Mittelalter, Humanismus und Renaissance 1370-1520 (Geschichte der deutschen Literatur von den Anfängen bis zur Gegenwart. Hrsg. v. Helmut de Boor und Reichard Newald, Bd. 4/1). München 1970.

Russel, Jeffrey Burton. Lucifer. The Devil in the Middle Ages. Ithaca, London 1984.

Sabine, G.H.. A History of Political Theory. New York 1937.

Sachße, Christoph und Florian Tennstedt. Geschichte der Armenfürsorge in Deutschland. Vom Spätmittelalter bis zum 1. Weltkrieg. Stuttgart, Berlin, Köln, Mainz 1980.

Saxl, Fritz. Illustrated Pamphlets of the Reformation. In: Lectures, 2 Bde. London 1957, S. 255-266 ([1]1948).

Schade, Herbert. Dämonen und Monstren. Gestaltung des Bösen in der Kunst des französischen Mittelalters. Regensburg 1942.

Schade, Heidemarie. Das Promptuarium Exemplorum des Andreas Hondorff. Volkskundliche Studien zum protestantischen Predigtexempel im 16. Jahrhundert. (Diss.) Frankfurt 1966.

Scharfe, Martin. Wunder und Wunderglaube im protestantischen Württemberg. In: Blätter f. Württembergische Kirchengeschichte 68/69 (1968/69), S. 190-206.

Schenda, Rudolf. Das Monstrum von Ravenna. Eine Studie zur Prodigenliteratur. In: Zeitschrift für Volkskunde 56, 1960, S. 209-225.

Schenda, Rudolf. Die französische Prodigienliteratur in der 2. Hälfte des 16. Jahrhunderts. Münchner Romanistische Arbeiten, 16.Heft. (Diss. München 1960) München 1961.

Schenda, Rudolf. Die deutschen Prodigiensammlungen des 16. und 17. Jahrhunderts. In: Archiv f. Geschichte des Buchwesens 4, 1963, S. 638-710.

Schenda, Rudolf. Hieronymus Rauscher und die protestantisch-katholische Legendenpolemik. In: Volkserzählung und Reformation. Hrsg. v. Wolfgang Brückner. Berlin 1974, S. 178-259.

Scherzer, Hans Karl. Luther. In: Klassiker des Politischen Denkens, Bd.1: Von Plato bis Hobbes. Hrsg. v. H. Maier, Heinz Rausch und Horst Denzer. München 1986.

Scheugl, Hans. Show-Freaks und Monster. Sammlung Felix Adanos. Köln 1974.

Schilling, Heinz. Job Fincel und die Zeichen der Endzeit. In: Volkserzählung und Reformation. Hrsg. v. Wolfgang Brückner. Berlin 1974, S. 326-392.

Schilling, Matthias. Bildpublizisitik der frühen Neuzeit. Aufgaben und Leistungen des illustrierten Flugblatts in Deutschland bis um 1700. Studien und Texte zur Sozialgeschichte der Literatur, Bd. 29. (Habil. München 1987/88) Tübingen 1990.

Schilling, Matthias. Das Flugblatt als Instrument gesellschaftlicher Anpassung. In: Literatur und Volk im 17. Jahrhundert. Probleme populärer Kultur in Deutschland. 4. Jahrestreffen des Internationalen Arbeitskreises für Barockliteratur, Wolfenbüttel 1982. Hrsg. v. W.Brückner, D.Breuer, P.Blickle. 2 Bde. (Wolfenbütteler Arbeiten zur Barockforschung, Bd. 13./14). Wiesbaden 1985, S. 601-621.

Schings, Hans-Jürgen. Die patristische und stoische Tradition bei Andreas Gryphius. Untersuchungen zu den Dissertationen funebres und Trauerspielen. Kölner Germanistische Studien, Bd. 2. Hrsg. v. Paul Böckmann. Köln, Graz 1966.

Schmelzeisen, G. Kl. Polizeiordnungen und Privatrecht. Forschungen zur neuen Privatrechtsgeschichte, Bd. 3, Köln 1955.

Schmidt, Kurt Dietrich. Grundriß der Kirchengeschichte. Göttingen [8]1984.

Schmidt, Peter Lebrecht. Julius Obsequens und das Problem der Livius-Epitome. Ein Beitrag zur Geschichte der lateinischen Prodigienliteratur. Akad. der Wiss. und d. Lit. Abhandl. d. geistes- u. sozialwiss. Klasse 1968, Bd. 5. Mainz 1968.

Schmidt, Wilhelm. Die Kirchen-und Schulvisitation im Sächsischen Kurkreis vom Jahr 1555. 1. Heft: Die kirchlichen und sittlichen Zustände. Schriften d. Vereins für Reformationsgeschichte, 24. Jg., Nr. 90. Halle a.d.Saale 1906.

Schmidtke, Dietrich. Studien zur dingallegorischen Erbauungsliteratur des Spätmittelalters. Hermaea, N.F., Bd. 43. Tübingen 1982.

Schoen, Paul. Das evangelische Kirchenrecht in Preußen. 2 Bde. Berlin 1910.

Scholz, Günter. Die Aufzeichnungen des Hildesheimer Dechanten Johan Oldecop (1493-1574). Reformationsgeschichtliche Studien und Texte, Bd. 103. Münster 1971.

Schöner, Erich. Das Viererschema in der antiken Humoralpathologie. Mit e. Vorwort v. Robert Herrlinger. Sudhoffs Archiv f. Geschichte der Medizin und der Naturwissenschaften, Beiheft 4. Wiesbaden 1964.

Schormann, Gerhard. Hexenprozesse in Deutschland. Göttingen 1981.

Schorn-Schütte, Luise. Prediger an protestantischen Höfen der Frühneuzeit. Zur politischen und sozialen Stellung einer neuen bürgerlichen Führungsgruppe in der höfischen Gesellschaft des 17. Jahrhunderts. In: Bürgerliche Eliten in den Niederlanden und Nordwestdeutschland. Studien zur Sozialgeschichte des europäischen Bürgertums im Mittelalter und in der Neuzeit. Hrsg. von Heinz Schilling und Herman Diederiks (Städteforschung, R.H. 23). Köln, Wien 1985, S. 111-148.

Schottenloher, Karl. Flugblatt und Zeitung. Bibl. f. Kunst- und Antiquitätensammler. Berlin 1922.

Schramm, Albert. Der Bilderschmuck der Frühdrucke. 23 Bde. Leipzig 1920-43.

Schröter, Michael. Staatsbildung und Triebkontrolle. Zur gesellschaftlichen Regulierung des Sexualverhaltens vom 13. bis 16. Jahrhundert. In: Macht und Zivilisation. Materialien zu Norbert Elias' Zivilisationstheorie, Bd. 1. Hrsg. v. P. Gleichmann, Johann Goudsblon und Herman Korte. Frankfurt 1984, S. 148-192.

Schröter, Michael. Wildheit und Zähmung des erotischen Blicks. In: Merkur. Deutsche Zeitschrift für europäisches Denken, Nr. 41. Stuttgart 1987, S. 468-481.

Schuster, Klaus-Peter. Abstraktion, Agitation und Einfühlung. In: Werner Hofmann (Hrsg.), Luther und die Folgen für die Kunst. Ausstellungskatalog Hamburg 1983, S. 115-266.

Schwalbe, Ernst. Allgemeine Mißbildungslehre "Teratologie". Eine Einführung in das Studium der abnormen Entwicklung. Morphologie der Mißbildungen des Menschen und der Tiere, Bd. 1. Jena 1906.

Schwerhoff, Gerd. Rationalität im Wahn. Zum gelehrten Diskurs über die Hexen in der frühen Neuzeit. In: Saeculum 37 (1986), S. 45-82.

Scriba, Otto. Heinrich Vogtherr, der Maler. Archiv für Hess. Geschichte und Altertum, N.F. Bd. XIII, H. 2, S. 125-162.

Scribner, Robert W.. For the Sake of the Simple Folk. Popular Propaganda for the German Reformation. Cambridge Studies in Oral and Literate Culture, 2. Cambridge 1981.

Seel, Otto. Der Physiologus. Übertragen und erläutert von Otto Seel. Zürich, Stuttgart 1960.

Sehling, Emil (Hrsg.). Die evangelischen Kirchenordnungen des XVI. Jahrhunderts. Fortgef. v. Institut f. evang. Kirchenrecht d. Evang. Kirche in Deutschland zu Göttingen. Bd. I-V, Leipzig 1902-1913; Bd. VI-XV, Tübingen 1955-1980.

Seitz, Barbara. Die Darstellung hässlicher Menschen in mittelhochdeutscher erzählerischer Literatur von der Wiener Genesis bis zum Ausgang des Mittelalters. (Diss.) Tübingen 1967.

Senn, Matthias Ludwig. Johann Jacob Wick (1522-1588) und seine Sammlung von Nachrichten zur Zeitgeschichte. (Diss.) Zürich 1973.

Senn, Matthias Ludwig. Die Wickiana. Johann Jakob Wicks Nachrichtensammlung aus dem 16. Jahrhundert. Texte und Bilder zu den Jahren 1560 bis 1571. Ausgew., komm. und eingel. v. Matthias Senn. Küsnacht-Zürich 1975.

Shorter, Edward. Der weibliche Körper als Schicksal. Zur Sozialgeschichte der Frau. München, Zürich 1982 (A History of Women's Body, New York [1]1982).

Smith, Norman Robert. Loathy Births off Nature: A Study of the Lore of the Portentous Monster in the Sixteenth Century. (Diss. 1977) University of Illinois at Urbana-Champain, 1978.

Smith, Norman Robert. Portent Lore and Medieval Popular Culture. In: Journal of Popular Culture XIV/1 (Summer 1980), S. 47-59.

Sonderegger, Albert. Mißgeburten und Wundergestalten in Einblattdrucken und Handzeichnungen des 16. Jahrhunderts. Aus der Wickiana der Züricher Zentralbibliothek. Züricher Medizingeschichtliche Abhandlungen, Bd.XII. Zürich 1927.

Sondheim, Moritz. Thomas Murner als Astrolog. Straßburg 1938.

Spielmann, Karl Heinz. Hexenprozesse in Kurhessen. Nach d. Quellen dargestellt. Marburg ²1932.

Spital, Hermann Josef. Der Taufritus in den deutschen Ritualien von den ersten Drucken bis zur Einführung des Rituale Romanum. Münster 1968.

Spitz, Hans-Joerg. Metaphorik des geistigen Schriftsinns. Ein Beitrag zur allegorischen Bibelauslegung des ersten christlichen Jahrtausends. Münstersche Mittelalter-Schriften, 12. (Diss. Münster 1969) München 1972.

Stäheli, Marlies. Beschreibender Katalog der Einblattdrucke aus der Sammlung Wickiana in der Zentralbibliothek Zürich, mit einem Titelregister, einem Ort-, Namen- und Sachregister und einem Drucker- und Druckortregister. Dipl.arbeit eingereicht der Ecole de bibiothécaires in Genf, 1950 (masch.schr.; ZB Zürich, PAS II,26).

Stamer, Ludwig. Kirchengeschichte der Pfalz, 3. Teil, 1. H. Das Zeitalter der Reform (1556-1685). Speyer 1954.

Stammler, Wolfgang. Frau Welt. Eine Allegorie. Freiburger Universitätsreden, N.F. Nr. 23. Freiburg/Schweiz 1959.

Strauß, Walter L. The German Single-Leaf Woodcut 1550-1600. A pictorial catalogue. 3 Vol. New York 1975.

Strauß/Alexander: Strauß, Walter L. The German Single-Leaf Woodcut 1600-1700. A pictorial catalogue. Dorothy Alexander in colab. with Walter L. Strauß. 2 Vol. New York 1977.

Strauß/Geisberg: Strauß, Walter L. The German single-leaf woodcut, 1500-1550 (Max Geisberg. Der dt. Einblatt-Holzschnitt, dt.) Rev. and ed. by Walter L. Strauss. 4 Vol. New York 1974.

Strohm, Theodor. Pfarrhaus und Staat. In: Greiffenhagen, Martin (Hrsg.). Das evangelische Pfarrhaus. Eine Kultur- und Sozialgeschichte. Stuttgart 1984, S.329-356.

Theiß, Winfried. Exemplarische Allegorik. Untersuchungen zu einem literarhistorischen Phänomen bei Hans Sachs. (Diss. Gießen) München 1968.

Thiessen, Sigrun. Die Neuordnung der Wissenschaften. In: Michael Heidelberger und Sigrun Thiessen. Natur und Erfahrung. Von der mittelalterlichen zur neuzeitlichen Naturwissenschaft. Reinbek b. Hamburg 1985 (¹1981).

van den Daele, Wolfgang. Die soziale Konstruktion der Wissenschaft - Institutionalisierung und Definition der positiven Wissenschaft in der zweiten Hälfte des 17. Jahrhunderts. In: Experimentelle Philosophie. Hrsg. v. Gernot Böhme u.a. Frankfurt a.M. 1977, S. 129-182.

Verfasserlexikon: Die deutsche Literatur des Mittelalters. Verfasserlexikon. Begr. v. Wolfgang Stammler, fortgef. v. Karl Langosch. 2., völlig neu bearb. Aufl. unt. Mitarb. zahlr. Fachgelehrter. hrsg. v. Kurt Ruh zus. mit Gundolf Keil u.a. Bd. 1ff. Berlin 1978ff.

Verzeichnis medizinischer und naturwissenschaftlicher Drucke 1472-1830. Herzog August Bibliothek Wolfenbüttel. Alphabetischer, chronologischer und Ortsindex. 10 Bde. Bearbeitet v. Ursula Zachert unter Mitarbeit v. Ursel Zeidler. Millwood, New York, London, Nendeln 1976-1982. Systematischer Index. Bearbeitet v. Werner

Arnold unter Mitarbeit v. Gisela Kabisch. 4 Bde. München, London, New York, Oxford, Paris 1987.

Vogt, Helmut. Das Bild des Kranken. Die Darstellung äusserer Veränderungen durch innere Leiden und ihrer Heilmaßnahmen von der Renaissance bis in unsere Zeit. München 1969.

Wagner, Fritz. Die Anfänge der modernen Geschichtswissenschaft im 17. Jahrhundert. Bay. Akad. d. Wissenschaften, Philosoph.-hist.-Klasse, Sitzungsberichte, Jg. 1979, H. 2.

Warburg, Aby. Heidnisch-antike Weissagung in Wort und Bild zu Luthers Zeiten. In: A.M. Warburg. Ausgewählte Schriften und Würdigungen. Hrsg. v. Dieter Wuttke. Baden-Baden [2]1980.

Warncke, Carsten-Peter. Sprechende Bilder - sichtbare Worte. Das Bildverständnis in der frühen Neuzeit. Wolfenbütteler Forschungen, Bd. 33. (Habil. Wuppertal 1985) Wiesbaden 1987.

Warncke, Carsten-Peter. Die ornamentale Groteske in Deutschland. 1500-1650. 2 Bde. Berlin 1979.

Weber, Bruno. Wunderzeichen und Winkeldrucker 1543-1586. Einblattdrucke a.d. Sammlung Wickiana in der Zentralbibliothek Zürich. Hrsg. und kom. v. Bruno Weber. Zürich 1972.

Welzig, Werner. Katalog gedruckter deutschsprachiger katholischer Predigtsammlungen, Bd.1. Österr. Akademie der Wissenschaften, Philos.-hist.-Klasse, Sitzungsberichte, 430. Bd. Wien 1984.

Wernle, Hans. Allegorie und Erlebnis bei Luther. Basler Studien zur deutschen Sprache und Literatur, H. 24. Bern 1960.

Wex, Reinhold. Ordnung und Unfriede. Raumprobleme des protestantischen Kirchenbaus im 17. und 18. Jahrhundert in Deutschland. (Diss. Marburg 1981) Marburg 1984.

Wiesflecker, Hermann. Kaiser Maximilian I. Das Reich, Österreich und Europa an der Wende zur Neuzeit. 5 Bde. München 1971-1986.

Wilken, Udo. Körperbehindertenpädagogik. In: S. Solarova. Geschichte der Sonderpädagogik. Stuttgart 1983, S. 212-259.

Wisbey, Roy A. Wunder des Ostens in der 'Wiener Genesis' und in Wolframs "Parzival". In: Studien zur frühmittelhochdeutschen Literatur. Cambridge Colloquium 1971. Berlin 1974, S. 180-214.

Wittkower, Rudolf. Die Wunder des Ostens: Ein Beitrag zur Geschichte der Ungeheuer. In: Allegorie und der Wandel der Symbole in Antike und Renaissance, Köln 1983 (Journal of the Warburg and Courtauld Institute, V, [1]1942).

Historisches Wörterbuch der Philosophie. Unter Mitw. v. [...] hrsg. v. Joachim Ritter. Völlig neubearb. Ausg. des "Wörterbuchs der philosophischen Begriffe" v. Rudolf Eisler. Bd.1ff. Darmstadt 1971ff.

Wolf, Ernst. Konkordienformel. In: [3]RGG, Sp. 1777-1779.

Wolf, Ernst. Kirchenordnungen. In: [3]RGG, Sp. 1497-1499.

Wülker, Ludwig. Die geschichtliche Entwicklung des Prodigienwesens bei den Römern. Studien zur Geschichte und Überlieferung der Staatsprodigien. (Diss.) Leipzig 1903.

Wuttke, Dieter. Sebastian Brants Verhältnis zu Wunderdeutung und Astrologie. In: Studien zur deutschen Literatur und Sprache des Mittelalters. Festschrift Hugo Moser zum 65. Geburtstag. Hrsg. v. Werner Besch, Günter Jungbluth u.a. Berlin 1974, S. 272-286.

Wuttke, Dieter. Sebastian Brant und Maximilian I. Eine Studie zu Brants Donnerstein-Flugblatt des Jahres 1492. In: Die Humanisten in ihrer politischen und sozialen Umwelt. Hrsg. v. Otto Herding und R. Stupperich. Mitteilungen der Kommission für Humanismusforschung, Bd. 3. Boppard 1976, S. 141-175.

Wuttke, Dieter. Wunderdeutung und Poltik. In: Veröffentlichungen der Kommission für geschichtliche Landeskunde in Baden-Württemberg, Reihe B, Forschungen, Bd.12. Landesgeschichte und Geistesgeschichte. Festschrift f. Otto Herding zum 65. Geburtstag. Stuttgart 1977, S. 217-244.

Zajadacz-Hastenrath, Salome. Art. Fabelwesen. In: RDK, Bd. 6, Sp. 719-816.

Zeeden, Ernst Walter. Die Entstehung der Konfessionen. Grundlagen und Formen der Konfessionsbildung im Zeitalter der Glaubenskämpfe. München/Wien 1965.

Zeeden, Ernst Walter. Das Zeitalter der Glaubenskämpfe. Gebhardt, Handbuch der deutschen Geschichte, Bd. 9. München [6]1983 ([1]1973).

Zeeden, Kirchenordnungen, LTHK, Bd. 6, 1961, Sp. 241/242.

Abbildungsverzeichnis

Die bei den Abbildungen angeführte letzte Angabe bildet zugleich den Abbildungsnachweis.

1. Ein newe und warhafftige Zeittung. Holzschnitt, 143 x 107 (342 x 245). Getruckt zu Strasburg bei Peter Hug in S. Barbel Gassen. Straßburg 1569. Zürich, Zentralbibliothek (PAS II 7/5; aus Ms F 18/139 und PAS II 12/71, aus Ms F 24/525).
2. Ein Neuwe seltzame Warhafftige wundergeburt. Holzschnitt, 142 x 83 (318 x 194). Getruckt zu Augspurg/ Durch Hans Zimmerman. Augsburg 1565. Zürich, Zentralbibliothek (PAS II 6/9; aus Ms F 17/163).
3. Bildtnuß und Gestalt. Holzschnitt, 307 x 144. Titelblatt zu Flugschrift; gedr. v. Jacobus Lucius. Rostock, 1578. Autor: Simon Pauli. Zürich, Zentralbibliothek (PAS II 15/10 und PAS II 15/11; dazugehöriger Text von Simon Pauli in Ms F 27, Bl. 34r-44r).
4. Im fünffzehenhunderten/ vnd Dreyvndzweintzigsten jaren. Holzschnitt. Hans Sebald Beham. 1523. Strauß/Geisberg, S. 283.
5. Warhaffte Abconterfectur der Erschrocklichen wundergeburt. Holzschnitt, 299 x 137 (367 x 231). Getruckt zu Augspurg/ durch Philipp Vlhart. (Philipp Ulhart d. Ältere), Augsburg 1560. Zürich, Zentralbibliothek (PAS II 1/10; aus Ms F 12/55; PAS II 12/51; aus Ms F 24/482). (Weiteres Exemplar: Nürnberg, GNM, 393 x 272, Kapsel 1283b HB 809).
6. Ein newe Wundergeburt. Holzschnitt, 204 x 95 (265 x 163), 1579. Zürich, Zentralbibliothek (PAS II 16/6; aus Ms F 28/ 200).
7. Warhafftige vnd Eigentliche Contrafactur einer Wunderbarlichen geburt. Holzschnitt, 98 x 88 (260 x 214). Getruckt zu Strasburg bey Thiebolt Berger am Barfüsserplatz. Straßburg 1563. Zürich, Zentralbibliothek (PAS II 12/61).
8. Warhafftige vnd Eigentliche Contrafactur einer Wunderbarlichen geburt. Holzschnitt, 104 x 87 (verschnitten). Getruckt zu Strasburg bei Peter Hug in S. Barbelgassen. Straßburg 1563. Zürich, Zentralbibliothek (PAS II 4/7; aus Ms F 15/417). Holländer, 1921, Abb. 24.
9. Newe Zeytung. Eine erschreckliche Mißgeburt. Holzschnitt, 188 x 286 (342 x 386). Zu Nuernberg bey Matthes Rauch Brieffmaler/ in der Judengasse beym Sonnenbadt. (Matthäus Rauch) Nürnberg 1578. Zürich, Zentralbibliothek (PAS II 15/36; aus Ms F 26/175).
10. Warhafftige Beschreibung. Holzschnitt, koloriert, 201 x 259 (325 x 258). Getruckt zu Augspurg/ durch Michaelem Manger/ Mattheus Francken nachkommen. Augsburg 1569. Zürich, Zentralbibliothek (PAS II 7/9; aus Ms F 18/185).

11. Warhafftige Contrafractur einer wunder geburt. Holzschnitt. In truck verfertiget durch Heinrich Vogtherm vnd Hansen Schiesser Maler sein vettern. Herman Gülfferich (Verleger), (Frankfurt) 1544. Holländer, 1921, Abb. 195.
12. Warhafftige vnnd erschroeckliche Geburt. Holzschnitt, 153 x 113 (348 x 197). Getruckt zu Heidelberg durch Michael Schirat. Heidelberg 1575. Zürich, Zentralbibliothek (PAS II 12/13; aus Ms F 24/382).
13. Zu wissen. Ein wunderlichs vñ erschrockenlich ding. Holzschnitt, 247 x 181 (beschnitten, 303 x 195), Wolf Traut, 1511. München, Bay. Staatsbibliothek. Holländer, 1921, Abb. 26.
14. ICON SIVE VERA REPRAESENTATIO/ Warhaffte vnnd eigentliche Contrafactur. Kupferstich, 155 x 71 (308 x 266). Nuernberg bey Peter Isselburg zu finden. Nürnberg 1620. Nürnberg, GNM (Kapsel 1283b HB 832). Holländer, 1921, Abb. 146.
15. Anno, quo GabrIel BethLem. Kupferstich, 152 x 70 (335 x 263). Gedruckt Im Jahr 1620. Nürnberg, GNM, 153 x 70 (341 x 263), Kaps. 1263 b, HB 19882, Ulm, Stadtbibliothek, Einblattdruck 982. Harms, Flugblätter d. Barock, S. 43.
16. Erschroeckliche und Warhafftige Contrafaytung. Holzschnitt koloriert. Zu Brußel/ bey Johann Wollaert/ Anno 1588. Brüssel 1588. Einblattdrucke nach 1500, Nr. 4. Augsburg, Stadtbibliothek.
17. Ein sehr schroeckliche und abscheuliche Wundergeburt. Holzschnitt, 138 x 82 (Fragment, 331+ x 354). Getruckt zu Strasburg/ bey Thebolt Berger am Weinmarckt zum Treübel. (Thiebolt Berger) Straßburg 1569. Zürich, Zentralbibliothek (PAS II 8/10; aus Ms F 19/262).
18. Ein warhafftige vnd wunderliche geburt. Holzschnitt. Gedruckt zu Nuernberg durch Wolffgang Strauch Formschneider. Nürnberg 1556. Strauß, Woodcut, S. 1067.
19. Diese gegenwertig wunderberlich Kindszgepurt. Holzschnitt. Holländer, 1921, Abb. 28.
20. Warhaffte vnd gewisse Abcontrafeytung einer Mißgeburt. Holzschnitt, 209 x 158 (beschnitten). Zu Nuernberg/ bey Lucas Mayer Furmschneider. Nürnberg 1578. Zürich, Zentralbibliothek (PAS II 15/38; aus Ms F 27/231 und PAS II 17/10).
21. Ware/Eigentliche/ vnd vmbstendigliche Beschreibunge. Holzschnitt, beschnitten, 250 x 178. Frankfurt 1577. Titelblatt zu Flugschrift. Text von Dietmar Merula. Gedruckt zu Franckfurt am Mayn/ in verlegung Jacob Weissen zu Cölln. Zürich, Zentralbibliothek (PAS II 14/2; aus Ms F 26/179).
22. Warhafftige Beschreibung. Holzschnitt, 96 x 49 (318 x 244). Getruckt zu Eisleben/ durch Urban Gaubisch. Eisleben 1571. Text von Johannes Gambstad. Zürich, Zentralbibliothek (PAS II 8/15; aus Ms F 19/342).
23. Eine wuenderliche Geburt eines zweykoepffigen Kindes. Holzschnitt, 176 x 99 (278 x 258). B.W. (Burkard Waldis /laut Sträheli), 1542. Zürich, Zentralbibliothek (PAS II 12/27, aus Ms F 24, 422-23).
24. Abreissung wunderbarlicher Kinder. Holzschnitt, koloriert, beschnitten, 190 x 222. 1578. Zürich, Zentralbibliothek (ZB PAS II 15/15; aus Ms F 27/89).
25. Eigentliche Abbildung Zweyer seltzamer Mißgeburten. Kupferstich, 135 x 180 (Fragment, 371 x 266). 1612. Nürnberg, GNM (Kapsel 1283b, HB 19885). Holländer, 1921, Abb. 188.
26. Billich verwundert sich Jung vnd alt. Holzschnitt, 100 x 60 (278 x 172). Getruckt zu Zürich. Zürich 1519. Zürich, Zentralbibliothek (PAS II 12/15).
27. Das Monstrum aus Rhain. Titelholzschnitt aus Jacob Locher, Carmen heroicum. Schramm, Bd. 16, Nr. 906.
28. Das Monstrum aus Rhain. Holzschnitt. Jacob Locher, Carmen de monstrifero. Haberditzl, Bd. I, Tafel 115.

29. Ein erschreckliche Geburt. Holzschnitt, koloriert, 390 x 250 (Fragment, 392 x 250). (Michael Schmuck), Schmalkalden (1563). Text von Johann Gölitz. Zürich, Zentralbibliothek (PAS II 5/2 und PAS II 12/67).
30. Ein erschroeckliche Geburt. Holzschnitt, 83 x 62 (413 x 294). Getruckt zu Strasburg/ bey Thiebold Berger. Straßburg 1564. Text von Johann Gölitz (Joannis Goseli). Zürich, Zentralbibliothek (PAS II 12/68).
31. Abreissung eines ungestalten Kinds. Holzschnitt, koloriert, beschnitten, 193 x 223. 1578. Zürich, Zentralbibliothek (PAS II 15/13 /aus Bd. F 27/45).
32. Ein wunderbarliche seltzame erschroeckliche Geburt. Holzschnitt 136 x 114 (269 x 198). Bei Michel Moser Brieffmaler. Augsburg 1561. Zürich, Zentralbibliothek (PAS II 3/2).
33. Warhafftig vñ erschreckliche newe Zeitung/ vnd vor nie erhoerete Wundergeburt. Holzschnitt. Titelblatt zu Flugschrift. Erstlich Gedruckt zu Tübingen im Jahr 1577. Zürich, Zentralbibliothek (Ms F 26/45)
34. Anzeygung wunderbarlicher geschichten. Holzschnitt, 161 x 143 (293 x 195, beschnitten). Erhard Schoen. 1531. München, BSB, Einbl. VIII, 19m. Holländer, 1921, Abb. 144.
35. Das Bergische Monstrum/ das ist Ein wunder seltzame vn erschroeckliche Geburt. Holzschnitt. Titelblatt zu Flugschrift. Durch Thidarium Bethabarenum. Getruckt zu Guntzenhausen/ durch Azbetachum Utopium. 1591. Zürich, Zentralbibliothek.
36. Eigentliche Beschribung eines erschrokenlichen Monstri. Titelblatt zu einer in die Wickiana übertragenen Flugschrift. Zürich, Zentralbibliothek (Ms F 29/ 97-104)
37. Czu Wissen das diss monstrum geboren worden ist. Holzschnitt, 237 x 116 (beschnitten, 281 x 178). 1506. Nürnberg, GNM (Kapsel 1283b, HB 21779); München, Bay. Staatsbibliothek, Einbl. VIII, 18 (koloriert, 237 x 116/ 302 x 205). Schenda, Monstrum, Abb. 1.
38. Zu wissen. Ein wunderparlichs vñ erschrockēliches ding. Holzschnitt, 236 x 163 (303 x 193). 1512. Nürnberg, GNM (Kapsel 1283b/ HB 21779), 237 x 165 (277 x 175); München Bay. Staatsbibliothek (Einbl. VIII, 19c). Ecker, Einblattdrucke, Abb. 64.
39. Anno M.D.XII./ Dise seltzam gburt wart offenbar. Holzschnitt, 178 x 135 (356 x 248). 1512. Nürnberg, GNM (Kapsel 1283b, HB 28432). Ecker, Einblattdrucke, Abb. 21.
40. Anno tausendt fünffhundert viertzig vnd drey Jar. Holzschnitt, 155 x 113 (250 x 114). 1543. Zürich, Zentralbibliothek ZB PAS II 15/7.
41. Horibile et marauiglioso mostro nato in Eusrigo Terra del nouarese. Kupferstich, 203 x 172 (243 x 174). 1578. Zürich, Zentralbibliothek (PAS II 15/9; aus Ms F 27/31).
42. Horribil mostro, nato in Cher. Kupferstich, 191 x 122, 1578. Zürich, Zentralbibliothek (PAS II 15/8; aus Ms F 27/30 und PAS II 15/33 seitenverkehrte Darstellung).
43. Wahre abconterfeitung eines Schrecklichen Münsters. Kupferstich, koloriert 197 x 165 (275 x 168). 1578. Zürich, Zentralbibliothek (PAS II 16/5; aus Ms F 28/199).
44. Warhaftige und schroeckliche bildnuß. Holzschnitt, 157 x 258 (beschnitten). Getruckt zu Straßburg/ Anno M.D.LXXVIII [Christian Müller d.J.(lt. Strauß)/ Bernhard Jobin (lt. Zürich, Zentralbibliothek)]. Straßburg 1578. Zürich, Zentralbibliothek (PAS II 15/33).
45. Warhafftige Contrafactur einer erschrecklichen Wundergeburt. Holzschnitt, koloriert, 329 x 205 (355 x 275). Erstlich durch Johan Sadeler excusum zu Campen/ vnd ist newlich aus Niderlendischer sprach ins Deudsche gebracht. 1578. Zürich, Zentralbibliothek (PAS II 15/37).

46. Ein Warhafftiges Monstrum. Holzschnitt. Zu Augspurg/ bey Boas Ulrich Brieffmaler/ den auffm Brotmarckt den Laden. (Ulrich Boas d.Ä.) Augsburg 1655. Strauß/Alexander, S. 647.
47. Dises Monstrum ist das abgewichene 1654. Jahr in Catalonien. Kupferstich. Zu Augspurg/ bey Raphael Custodes Kupfferstechern. Augsburg, 1655. Holländer, 1921, Abb. 150.
48. Anno a Christo nato. Holzschnitt, 176 x 75 (332 x 263). Tiguri apud Eustachium Froschouerum. Eustachius Froschauer, Zürich, 1543. Zürich, Zentralbibliothek (ZB PAS II 15/27 /aus Ms F 27/146).
49. Bildniß vnnd Abcontrefeyung. Holzschnitt, 396 x 267. Gedruckt zu Straßburg bey Jost Martin am Kornmarckt/ Im Jahr nach Christi Geburt/ 1606. Straßburg, 1606. Nürnberg, GNM (Kapsel 1283b, HB 25001).
50. Wahre vnd Eygentliche Contrefactur. Kupferstich, 139 x 203 (370 x 265). Erstlich Gedruckt zu Straßburg/ Nachmals zu Coellen Bey Johann Bussemacher. M.DC.VI. Köln 1606. Nürnberg, GNM (Kapsel 1283b HB 19886) [Weiteres Blatt: ohne Kupferstich, (346 x 232), Wolfenbüttel, Herzog August Bibliothek (31.8 Aug. 2°, fol.25v). Abb. in Harms, Flugblätter, I,229].
51. Warhafftige Contrafactur, Kupferstich, 142 x 171 (335 x 246). Zu Coellen bey Johann Buessenmacher / vnd Conrad Goltzius. Im Jar 1597. Köln 1597. Wolfenbüttel, Herzog August Bibliothek (38.25 Aug.2°, fol.780). Harms, Flugblätter, I,228.
52. Beschreibung und Deutung der zweyen Missgeburten. Holzschnitt. Titelblatt zu Flugschrift. Gestellt und geschrieben durch Petrum Renovium Havelbergensem und Petrum Victorium Welzenazensem prediger daselbst. 1580. Zürich, Zentralbibliothek (Ms F 30, 97 (Bild), 115 (Text).
53. Von einer warhafftigen/ doch erschrecklichen und nicht bald erhoerten Misgeburt. Holzschnitt, 85 x 237 (415 x 320). 1581. Nürnberg GNM (Kapsel 1283b/ HB 13800).
54. Elegia de puero bifronte. Holzschnitt, 90 x 235 (321 x 242). 1581. Text von Joachim Cindarsus. Wolfenbüttel, Herzog August Bibliothek [49,1 poet (28)]. Harms, Flugblätter, I,227.
55. Ware abcontractur vnd bericht eines kindes. Holzschnitt, 121 x 169 (392 x 255). Gedruckt zu Breslaw. Breslau 1551. Nürnberg, GNM (Kapsel 1283 b HB 804). Strauß, Woodcut, S. 1320, Appendix A. Holländer, 1921, Abb. 162.
56. Diß kind ist geboren worden zu Tettnang. Holzschnitt. Hans Burgkmair. 1516. München, Bay. Staatsbibliothek (Res. 2o, Phys. m 30/1). Strauß/ Geisberg, S. 477.
57. Im MCCCCC. vnnd xvij.iar. Holzschnitt. 1517. Text: Wilhelm Rosenzweydt, der sieben freien Künste und beider Arzneien Doctor. Holländer, 1921, Abb. 15.
58. Abriß vnd Contrafactur. Holzschnitt, koloriert. Zu Augspurg/ bey Tobias Negele Brieffmaler vnd Formschneider im kleinen Saxengeßlin. Augsburg, 1606. Einblattdrucke nach 1500, Nr. 20. Augsburg, Stadtbibliothek.
59. Ware Abcontrafactur einer missgeburt. Holzschnitt, 176 x 94/174 x 95 (344 x 208). Zu Schmalkalden/ bey Michel Schmuck. (Michael Schmuck) Schmalkalden 1566. Text von Christoff Vischer. Zürich, Zentralbibliothek (PAS II 6/15; aus Ms F 17/209; PAS II 12/72).
60. Il Mostro nasciuto nela cita. Holzschnitt, 165 x 154 (Fragment). 1575. Zürich, Zentralbibliothek (PAS II 13/1; aus Ms F 25/33/ vgl. auch PAS II 12/14 und PAS II 14/1).
61. 1575 27 Maggio in Venetia. Kupferstich, 118 x 88 und 119 x 88 (Fragment, 162 x 222), 1575. Zürich, Zentralbibliothek (PAS II 14/1; aus Ms F 26/75).

62. Questo e il vero ritratto. Holzschnitt, 169 x 123 und 170 x 124 (Fragment, 181+ x 266+), 1575. Zürich, Zentralbibliothek (PAS II 12/14; aus Ms F 25/33).
63. Der Bapstesel zu Rom. Abb. aus 'Deuttung der zwo grewlichen Figuren Bapstesels zu Rom vnd Munchkalbs zu freyberg in Meyssen funden. Philippus Melanchthon Doct. Martinus luther. Wittenberg. M.D.xxiii (Johann Grunenberg, Wittenberg). WA 11, S. 371.
64. Das Munchkalb zu freyberg. Abb. aus 'Deuttung der zwo grewlichen Figuren Bapstesels zu Rom vnd Munchkalbs zu freyberg in Meyssen funden. Philippus Melanchthon Doct. Martinus luther. Wittenberg. M.D.xxiii (Johann Grunenberg, Wittenberg). WA 11, S. 373.
65. Titelholzschnitt zu Lycosthenes' Prodigiorum ac ostentorum chronicon.
66. Das feindtselig laster/ der heymlich Neyd. Wolfgang Resch Formschneider. Holzschnitt: Georg Pencz. Text: Hans Sachs. 1534. Strauß/Geisberg, S. 965.
67. Stefan Lochner: Weltengericht, Detail. Um 1435. Köln, Wallraf-Richartz-Museum. Förster, Lochner, Abb. 103.
68. Stefan Lochner: Weltengericht, Detail. Um 1435. Köln, Wallraf-Richartz-Museum. Förster, Lochner, 102.
69. Albrecht Dürer: Der Engel mit dem Schlüssel zum Abgrund/ Einlochung Satans. Holzschnitt 393 x 283. Aus: 'Apocalipsis cum figuris', um 1497/98. (Berlin, Staatliche Museen, Kupferstichkabinett) Knappe, Dürer, Abb. 166.
70. Albrecht Dürer: Der Engel mit dem Schlüssel zum Abgrund/ Einlochung Satans, Detail.
71. Hans Weiditz. Der Teufel schreibt die Unterhaltung zweier Nonnen auf. Holzschnitt. Um 1520. Schuster, Abstraktion, Abb. 68a.
72. Der Teufel gibt mit dem Blasebalg Mordgelüste ein. Illustration aus der Wickiana. Zentralbibliothek Zürich.
73. Mathias Gerung: Schiffbruch der römischen Kirche. Holzschnitt. 1545. Kunstsammlung Veste Coburg. Strauß, Woodcut, S. 267.
74. Mathias Gerung: Zwei Teufel werden als Sultan und Papst gekrönt. Holzschnitt. Strauß, Woodcut, S. 310.
75. Holzschnitt aus Matthias Gnidius' 'Murnarus Leviathan vilgo dictus Geltnerr' von 1521. Straßburg: Johann Schott, 1521. Nürnberg, GNM.
76. Eygendliche abbildung des Hochgelerten Herren D. Geoergen Millers. Holzschnitt. Zu Nürnberg bey/ Lucas Mayr. Nürnberg 1584. Strauß, Woodcut, S. 697.
77. Wahrhaffte fürstellung der begebenheit. Kupferstich/Radierung. Drews, Geistliche, Abb. 45.
78. Zeittung aus Wittenberg. Holzschnitt. Gedruckt zu Nuernberg bey Georg Lang Formschneider in der Judengassen. Nürnberg, 1593. Strauß, Woodcut, S. 581.
79. Eigentliche Abcontrofetung einer seltzamen erschrecklichen Wundergeburt zu Rhena. Holzschnitt. Titelblatt zu Flugschrift. Gedruckt in verlegung Johannis Bassaei. 1590. Zürich, Zentralbibliothek.
80. Dis Zeichen an der Sonnen. Holzschnitt. Bey Gabriel Schnelboltz/ zu Wittenberg in der Toepffergasse. 1556. Wittenberg 1556. Nürnberg GNM.
81. An den aller durleichtigiste groß mechtigiste herrn. Text: Sebastian Brant. Heitz, Flugblätter, Nr. 7.
82. Wahre und eigentliche abconterfetung eines kindes. Kupferstich, 222 x 151 (382 x 263), 1606. Nürnberg, GNM (Kapsel 1283b HB 25000).
83. Ein ware Abcontrafactur. Holzschnitt, 131 x 109 (277 x 290). Gedruckt zu Franckfort am Maeynn bey Anthony Courthois Brieffmaler. Anno M.D.LXXX (Anthony Corthoys d. J.). Zürich, Zentralbibliothek (PAS II 17/16; aus Ms F 29/194).

84. Warhafftige Abbildung und Beschreibung. Kupferstich, 92 x 151 (331 x 250). In Nuernberg bey Johann Hauer zu finden. Johann Hauer (Verleger), Nürnberg 1631. Nürnberg, GNM (Kapsel 1283b HB 19881).
85. An dem achte tag des Octobers. Holzschnitt, 1524. Holländer, 1921, Abb. 25.
86. Abconterfetung der Wunderbaren gestalt. Holzschnitt, 1566. Holländer, 1921, Abb. 102.
87. Schaffhäuser Zwillinge. Rueff, Trostbuechle, 1554, S. LXVIv.
88. Schaffhäuser Zwillinge. Schenk von Grafenberg, Wunder-Buch, 1610, S. 89.
89. Schaffhäuser Zwillinge. Rueff, Hebammenbuch, 1563, S. 106.
90. 'Muskelmann'. Vesalii. De Humani corporis fabrica libri septem, S. 174. Secunda musculorum tabula.
91. 'Skelettmann'. Vesalii. De Humani corporis fabrica libri septem, S. 164.
92. Diser knab vnnd seltzame geburt. Holzschnitt, 145 x 109 (Fragment, 237 x 159). 1560 (Sonderegger)/ ca.1540 (Sträheli). Zürich, Zentralbibliothek (PAS II 1/9).
93. Wahre Abbildung zweyer Zwilling. 1645. Holländer, 1921, Abb. 46.
94. Vera Effigie d'uno Marauglioso parto seguito. Alberto Ronchi (Intagliato) l'ano 1646. Verona 1646. Holländer, 1921, Abb. 47.
95. Newe Zeitung von einem Franzosen/ Wunderbarliche Mißgeburt. Holzschnitt. 'Druckerkonkordanz': Erstlich gedruckt zu Ambsterdam in Holland/ bey Johann Fanre/ hernach zu Empten/ wider zu Hamburg auff Hochteutsch bey Johannes Rebelin/ vnd Heinrich Werner/ zu Luebeck bey Valentin Schmalherz/ zu Rostock bey Johannes Reisner/ in Stettin in Pommern/ bey David Rehten/ zu Danzig bey Georg Rehten/ zu Elbing bey Wendel Bobenhausen/ zu Koenigsberg in Preusen bey Lorenz Segenbatten/ zu Dorn bey Franz Schnellbolz/ Polnisch vnd Teutsch zu Gerlitz bey Niclauß Zipsern/ Jetzt im Jahr 1638. Georg Rhete (Strauß/Alexander) 1638. Strauß/Alexander, S. 446.
96. Was wunders Gott mit seiner Hand. Holzschnitt, koloriert, 376 x 288. Wilhelm Boss/ Burger vnd Teutscher Schulmeister/ zu S. Hall. Schwäbisch Hall (1582). Nürnberg, GNM (Kapsel 1283b HB 14055). Holländer, 1921, Abb. 58.
97. Philippi Camerarii, vtriusque ivris Doctoris, et reipublicae Norimbergensis consiliarii, in operis succisiuis, cap. 37. de Thoma Schweickero Halensi iudicium. Kupferstich, 147 x 178 (277 x 349), Heinrich Weirich (Stecher), Jacob Hoffmann (Inventor). Nürnberg, GNM (Kapsel 1283b HB 856).
98. Im Jahr 1596. Holzschnitt, 1591. Holländer, 1921, Abb. 61.
99. Abbildung einer Jungfrawen. Holzschnitt. Getruckt im Jahr/ 1616. Holländer, 1921, Abb. 60.
100. Lazarus und Johann Baptista Coloredo. Licetus, De monstris, 1665 (Anhang), S. 346.
101. Augsburger Mißgeburt. Licetus, De monstris, 1665, S. 57.
102. Tabula 'Sequitur Typus causas monstrosorum partuum exhibens' In: Caspar Bauhin, De hermaphroditorum monstrosorumque partuum natura, 1614 (zu S. 59).
103. Beschreibung eines Wunder-Menschen. Holzschnitt, 136 x 165 (385 x 277). Gedruckt im Jahr Christi/ 1688. Nürnberg, GNM (Kapsel 1283 b, HB 798). Holländer, 1921, Abb. 198.
104. Monstri in Neapolitano Regno nati descriptio. Kupferstich, 275 x 186 (Fragment, 333 x 214). 1670. Nürnberg, GNM (Kapsel 1283b, HB 19630). Holländer, 1921, Abb. 199.
105. Monstrum mit Froschkopf. Licetus, De monstris, 1665, S. 248.
106. The backe partes. Holzschnitt, 123 x 221 (328 x 221). Imprinted at London by Jhon Daye dwellyng ouer Aldersgate beneth S. Martyns. London 1552. Zürich, Zentralbibliothek (PAS II 12/45; aus Ms F 24/ 468-69).
107. Krakauer-Monstrum. Rueff, Hebammenbuch, 1563, S. 113.

108. Ravenna-Monstrum. Rueff, Hebammenbuch, 1563, S. 122.
109. Ravenna-Monstrum. Licetus, De monstris, 1665, S. 233.
110. Sirene. Abb. aus einem Bestiarium. Cambridge University Library II.4.26. White, Bestiary, S. 135.
111. Frau Welt. München, Bay. Staatsbibliothek (Cod. Mon. lat. 8201, fol. 95r). Schenda, Monstrum, Abb. 2.
112. Sieben Koepffe Martini Luthers. Titelholzschnitt zu Johannes Cochlaeus. Köpfe der Lutherzeit, Abb. 29.
113. Das sibenhabtig Pabstier. Kolorierter Holzschnitt mit Typendruck, 348 x 253. Um 1530. Berlin, Staatliche Museen, Stiftung preußischer Kulturbesitz, Kupferstichkabinett. Schuster, Abstraktion, Abb. 34.
114. 'Vitio'. In: Ripa. Iconologia, S. 515.
115. Johann Mathias Kager: Groteske (Stecher und Verleger: Raphael Custos). Aus einer Folge von 16 Blatt Querfüllungen, Kupferstich. Augsburg um 1610-11. Warncke, Groteske, Abb. 992.
116. Monstrum aus Novara. Licetus, De monstris, 1665, S. 192.
117. Krakauer-Monstrum. Licetus, De monstris, 1665, S. 256.
118. H.Barry. Titelkupfer aus Licetus, De monstris, 1665.

Abbildungen

Ein newe vnd warhafftige Zeittung/ voñ einer wunderbarlichen/schröcklichen vnd abschewlichen Geburt/ so erst kürtzlich auff den xxi. tag Aprilis/ im Ja. M. D. LXIX. zů Renchen/ drey meil wegs von Strasburg vber R[illegible]in gelegen/ geboren zů sonderlicher warnung von Gott/ den menschen ist lebendig für augen gestellt worden.

WAñ/mein frünt-
licher lieber leser
diser letstē welt/
darein vns Gott der
Herr mit einander hat
kommen lassen/ noch
heütigs tag in jrem ei-
lenden vndergang/nū
ein wenig mit lehren
vnd warnen zů dienē
vñ auff die füß zůhelf-
fen wer: so solten war
lich neben der täglichē
predigt/auch die vn-
auffhörliche/ vnd er-
schröckliche wunder-
zeichen etwas vermö-
gen vñ zů wegen brin-
gen. Dann ob schon
wol der gröste theil
auch zůn zeitē ein pre-
digt hört/ so will doch
solchen steineren her-
tzen vnnd welt kinde-
ren die predig/biß wei-
len nit also scharpff
vnd tieff ins hertz fal-
lenlassen/ als wañ sie
den augenschein selbs
vor dem gesicht/vnnd
lebendigen spiegel des
zorns Gottes täglich
sehen. Das nůn frünt
licher Leser/ aber ein
mal allen denen so sich
warnē lassē/hiemit J

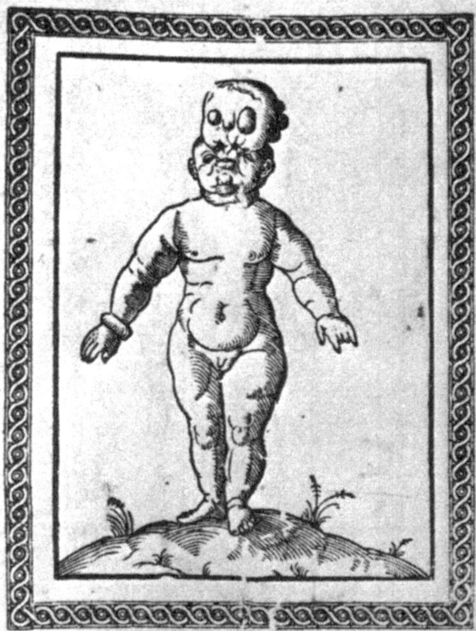

ß gedient würd: Hab
ich dise wunderbarli-
che Geburt/so sich neü
lich zůgetragen me-
niglichen offenbaren
vnd zůr warnung an
tag geben wöllen.

ES wohnen zwey
feiner junge vnd
ehrlicher Ehleüt
beyeinander zů Ren-
chen / drey meil wegs
von Strasburg vber
Rhein gelegen/ nem-
lich / Hans Gaunser
der mann/ vnd Anna
Giblerin sein Ehel[i]-
che Hausfraw. Disen
beyden Ehleuten be-
scheret vnd gibt Gott
der Allmechtige eine
Leibsfrucht / welche
Anna sein hausfraw
biß auff die Geburt
tregt vnnd behaltet.
Als nůn die zeit h[...]-
umb/ vnd die Geburt
vorhandē/ da gebürt
die fraw auff den xxi.
tag Aprilis/ im Jar/
1569. vnd verhofft
jhrer grossen wehe ab
der newen leibsfrucht
vnd Göttlichem segē
wol erfreüwet zůwer-
den. Aber Gottes Allmechtiger raht war/mit diser schröckl ichen Geburt/ein muster seines zorns der welt zů zeigen da
rumb můßte es auch darbey erschröcklich zůgehn. Dann nac[h] langem schmertzen genaß sie dises jres Sönlins, in beisein
viler erbarer fr[a]wen vnd nachbürinen. Das Kindlin würt geboren/ kommet lebendig an die welt/vnd ist an sei[nem]
leib vollkommen schön vnd außgefüllet/gleich wie auch andere kinder. Aber dise grewliche ding so dises kindt mit sich
an die welt gebracht hat. Erstlich hat es zwey Heupter eines auff dem anderen / vnd an dem obern Haupt ist kein an-
gesicht/vnd an statt der augen vnd nasen hat es drey zimliche hoche auffgeworffene knollen oder beülen/vnd vnder den
beülen des obern Haupts zwey weite naßlöcher/vnd an dem vndern haupt seinen mund / vnnd keinen obern leffzen/
durch den mund vnnd obern haupt/durch die naßlöcher hat es seinen ahtem/am vndern haupt hat es zwey augen/das
aug auff der rechten handt ist wol geöffnet / aber gar kein augapffel darinn/das ander aug zůr lincken seiten/ist gantz
vnd gar zů vnd beschlossen. Am leib vnnd gantzen cörper ist es vollkommen / der rechte arm ist oben herab biß an die
handt recht vnd natürlich/aber am gleych der handt/da man Corallen vnd anderen ornat pflegt zů hengen/hat es ein
solche gestalt als were dem kindlein daselbst etwas groß angebunden/die handt ist gantz blaw vnd geschwollen. Der lin
cke arm ist auch natürlich/biß an die zween mittelste finger/ welche vil kürtzer vnnd stumpffer seind dann die anderen/
doch erzeigen sie sich auch/ als würden mit der zeit nagel darauß wachsen. Dis ist die erschröckliche geburt/vnd das sel-
tzame wunderzeichen an disem knäblin/welches hernach getaufft vnd Jörg genañt worden. Bei welcher sachen dise
nachfolgende erbare frawen als zeügē gewesen/Simon Feyssen haußfraw die Hebam̃/Otilia Freüden Hansen Toch
ter/Margareta Frechen Andresen haußfraw/vnd Christina Thiebolt Gaunsers haußfraw/Du aber freündelicher le
[se]r/wöllest solche geburt zů hertzen füren vnd erkeñen warumb die rechte handt disem kindlein gleich wie mit eim streng
lein an statt der Corallen/als mit einem band sei geben worden. Der allmechtige Gott wölle vns alle vor solchen ab-
schewlichen geburten behüten vnd beschirmen/Amen.

Getruckt zů Strasburg bei Peter Hug in S. Barbel Gassen.

Abb. 1

Ein Neüwe seltzam: Warhafftige wunder geburt/ die di · yetzlauffenden 1565. Jars/ an ort vnd enden/ gleich nachbenennet/ sich hat sehen lassen.

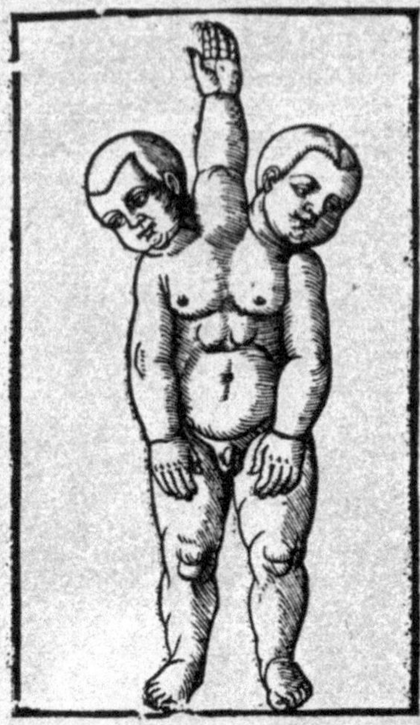

AVff donnerstag den x. Mayens/ Dises 65. Jars/ Nachmittag zeit/ ist ain Kneblin zů Bitterswiler im Elsaß/ aller nechst bey Obernehen gelegen/ gantz wunderbarlicher vnd seltzamer gestalt/ in dise welt geboren worden. Diß Kind hat gleich andern newgebornen Kindlin ein rechten wolgeformten Leib von der Brust an/ hinabwertz mit zwayen füssenn gehept/ Obenauß aber hat es zween köpff/ vnd drey arm gehapt/ deren zween seind im auff seinem bauch gelegen/ der dritt arm ist vbersich zwischen den zwayen köpffen hinnauffwertz gestreckt gewesen/ an dessen finger negel gest annder krumm vnd vberhengig gleich sam es klawen weren. Als aber diß Wunderkind in dise Welt ist geborn worden/ hat der aine Kopff das leben gehapt/ der ander aber schon todt gewesen/ welches Kinndt auch zů dem hayligen Tauff gebracht/ vnd den selbigen entpfangen/ vberal aber nur auff zwü stund gelebt.

Die Oberkait deß ehegenannten Dorffs/ hat dise seltzame geburt mit fleiß besichtiget/ vnd beschawet nicht one grosse verwunderung/ Vnd ist demnach gen Obernehenhaim getragen/ von Martha des Burgermaisters Tochter/ von Müller Anna/ vnd von sonst mehr Leutten gesehen/ vnnd daselbst zůr Erden bestattet worden. Es seind aber seine gedachtes Kindts Eltern liebe fromme Leüt/ die irer hende brot mit saurer arbait geniessen/ Der Vatter haisset Kühiörg ain Rädman/ sein Egemahel vnnd Haußfraw Vrsula/ in welcher Kindsnötten seind zůgegen gewesen Affra/ Veltin Strellen Egemahel/ sampt etlichen der nächsten Nachparin. Vnnd nach der geburt eegenannter Veltin/ Thoman Reychart/ vnd anndere mehr Personen daselbst/ ꝛc.

Was aber solche Wundergeburt aigentlich bedeüttet/ mögen wol manicherlay mütmassungen sein aber doch kan niemandt etwas gewisses dargeben/ Dann dises vnd dergleichen dinnge/ seind Gott allain kundt vnd gründtlich bewißt/ Christlicher warnungs weise aber/ sollen dise vnnd dergleichen Wundergeburten wol erwegen vnd zůhertzen füren/ fürnemlich schwangere Weiber/ sampt ihren lieben Gemahelm/ das sy Gott den Allmechtigen/ den Geber alles Segens vnd güts/ durch Christum vnsern Hailand/ im Warem Glauben fleissig anrüffen/ vnd bitten/ vmb ainen frölichen Anblick/ vnd rechtschaffene glidmessige natürliche frucht ires Leibs/ Vnd so er dir genedigklich gegeben hat/ mit höchstem danck ime widervmb im Hayligen Tauffe zůbringen/ vnd Auffopffern/ vnnd nachmals Gottsförchtigklich auffziehenn/ besten fleiß anwenden/ Besonders angesehen/ das der liebe Gott ganntz Vätterlich berait ist zů thün/ den willen deren/ so ihn recht süchen/ vor augen haben/ kindtlich förchten/ vnnd ime zůdienen/ vnablessig begeren/ Dessen gnad walte vber vns alle zů allen zeiten/ Amen.

Getruckt zu Augspurg/ Durch Hans Zimmerman.

Abb. 2

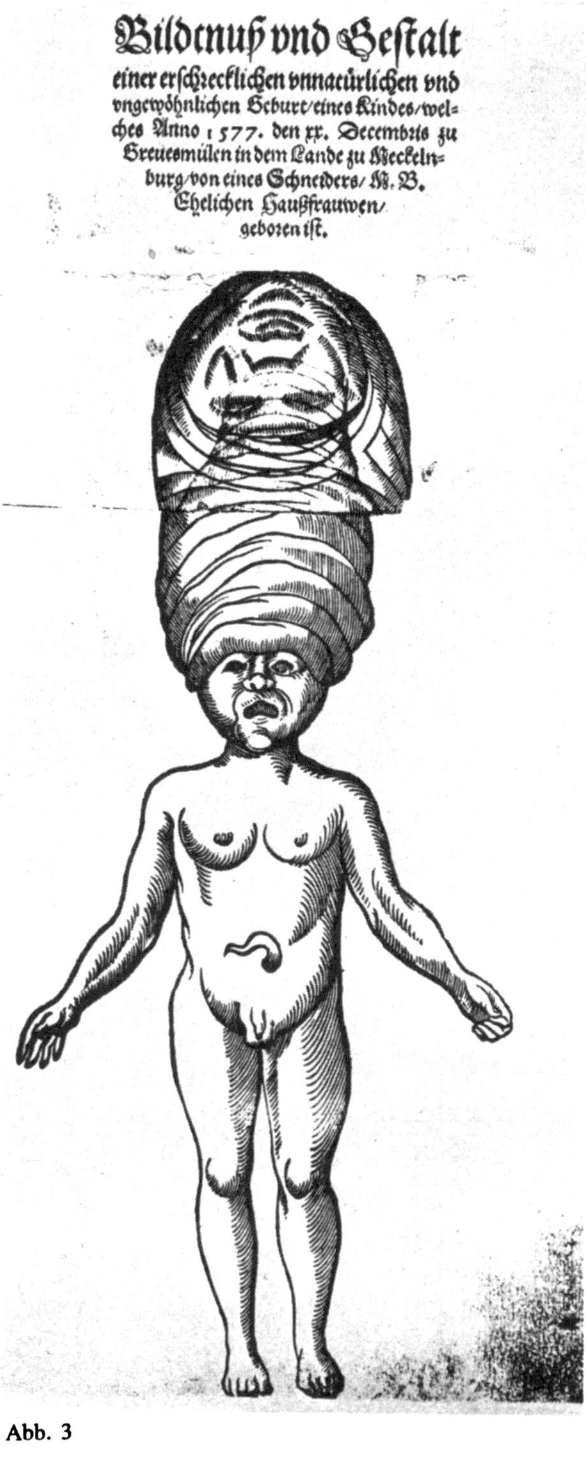
Bildtnuß vnd Gestalt
einer erschrecklichen vnnatürlichen vnd
vngewöhnlichen Geburt/eines Kindes/wel=
ches Anno 1577. den xx. Decembris zu
Greuesmülen in dem Lande zu Meckeln=
burg/von eines Schneiders/ M. B.
Ehelichen Haußfrauwen/
geboren ist.

Abb. 3

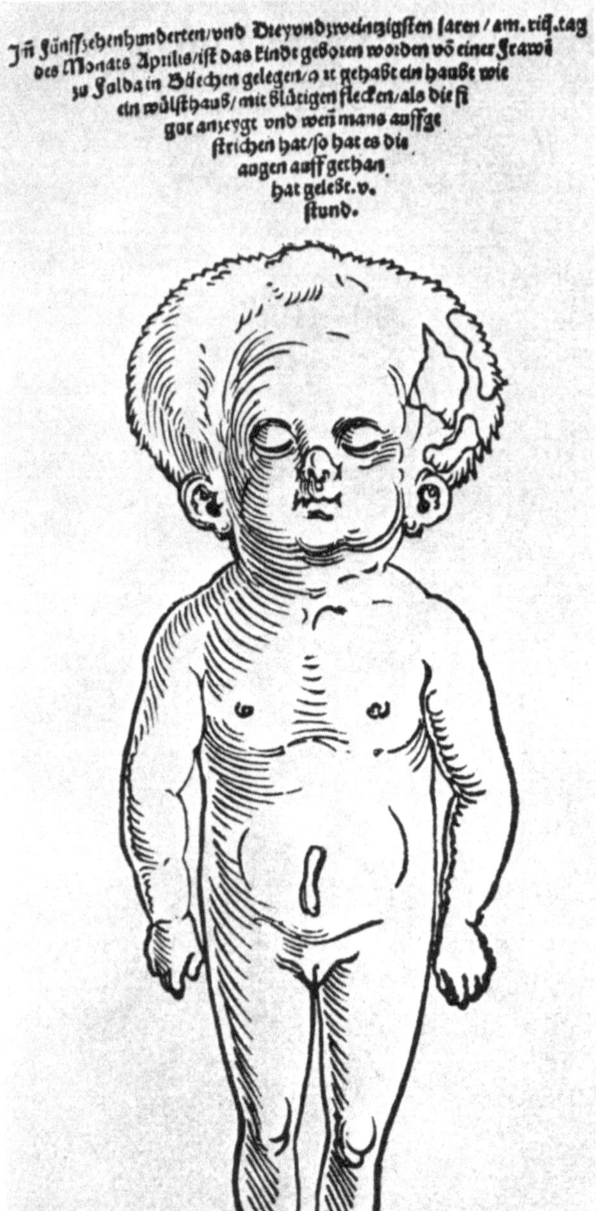
Jn Fünffzehenhunderten/vnd Dreyvndzweintzigsten jaren / am. xiiij.tag
des Monats Aprilis/ist das kindt geboren worden vō einer Frawē
zu Fulda in Büchen gelegen/ er gehabt ein haube wie
ein wülsthaub/mit blütigen flecken/als die fi
gur anzeygt vnd weñ mans auffge
strichen hat/so hat es die
augen auff gethan
hat gelebt.v.
stund.

Abb. 4

Warhaffte Abconterfectur der Erschrocklichen wundergeburt/so diser 1560. Jar/im Marckt zu Zusmerhausen am 21. tag Aprilis von ainer Frawen geborn ist.

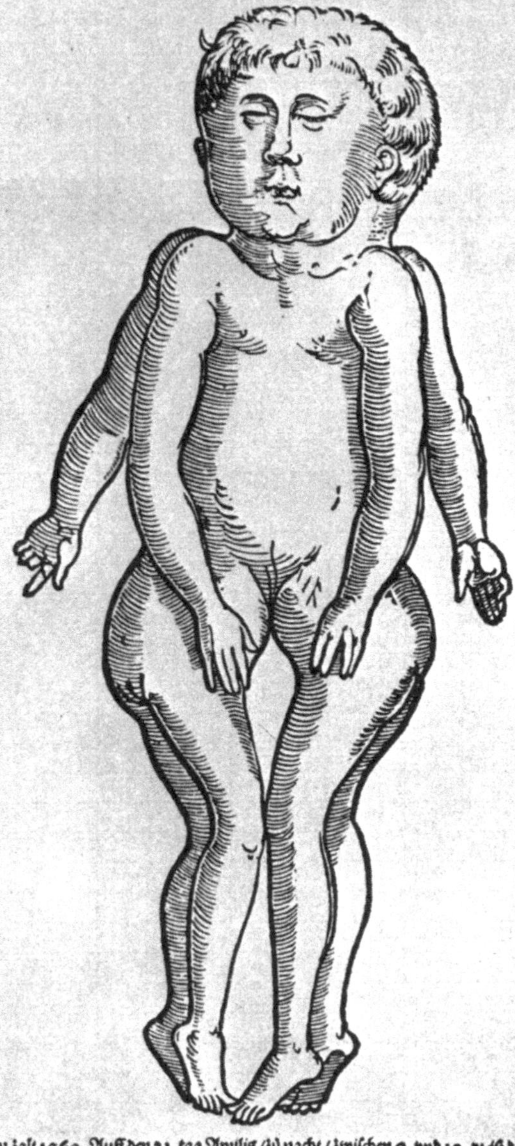

IM Jar als man zalt 1560. Auff den 21. tag Aprilis/zu nacht/zwischen 9. vnd 10. vr/ist dise wunderbarliche vnd erschrockliche geburt/in dem Marckt zu Zusmerhausen/drey meyl wegs von Augspurg/geborn worden/durch ain Frawen/mit namen Maria Albrechtin/vnd jr Mann Lenhart Albrecht/seines Handtwercks ain Schůchmacher. Vnd ist solliche geburt zu warer vrkund/durch den Edlen vnd vesten Jörgen von Schwangaw/Pflegern daselbs/mit ainem gantzen Gericht besichtiget/Darbey auch gewesen der Edel vnd vest Onoferus von Berwang/zu Vogach/mitsampt etlichen andern vilen ehrlichen leütten/Vnd ist letstlich durch Maister Columbanum Bertschin Illuminierer zu Augspurg/warhafftig abcontrafeet/wie sy vor augen/vnd als in truck gegeben.

Cum Gratia & Priuilegio Imperiali. Getruckt zu Augspurg/durch Philipp Vlhart.

Abb. 5

Ein newe Wundergeburt / von einer gemainen Bäwerin / Dominici von Bastiam, genandt der Gobbi, auß dem Dorff Balduina, Wonhafftig auff ain Teutsche Mailwegs / nahet bey der Statt Ferzar in Italien / am orth Alponte di Lagoscuro, Ehefraw / Welche sie sieben Monatlang getragen / in noch lauffendem Jahr 1579. die volgende Nacht deß 24. tags Julij auff die Welt gebracht.

Diese geburt hat einen vngeschaffenen Leib / mit vier Schenckeln / vier Armen / vnd beneben den andern Händen / aine von zween Daumen / hat zwo Zungen im Mund / aine grösser vnd braiter dann die andere / vnd auff dem Kopff an statt deß Haars / ein stück Flaisch abher hangend biß auff die Schultter / gleich diese Figur anzeigt.

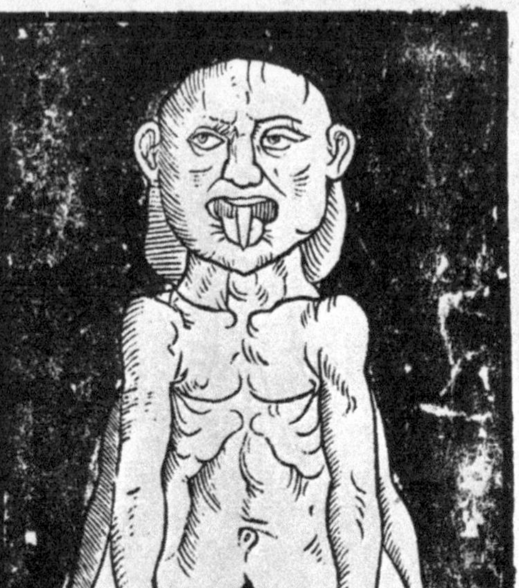

WAs nun der Allmechtig Gott in seinem gehaimen Rath / mit solchen Mißgepurten vnd Zaichen / so nun ein zeither in Teutschland / Franckreich / Italien / Engelland / Niderland / vnd in Summa vilen orthen vnserer Christenhait erschienen / mainet / Lasse ich ainem jeden sein aigenes Vrthail. Zwar wir sehen / daß sich so scheußliche / vnd zumahl Dölpische in Glaubens sachen Klügler hin vnd wider herfür thun / daß tieffsinnige Leuthe / etwa nicht vnrecht möchten abnemmen / Vnd entlichen dahin deutten / gleich wolte der Almechtig Gott mit diesen vnd dergleichen Zaichen / der Christenhait gleichsam vorsagen / vnd fürmahlen / Zu was Aberglauben durch solche gefährliche Absonderungen von seiner Catholischen Kirchen / das Christenthumb zugerahten / vnd zubesorgen / Daß gleich / wie Gott verhengt / daß nun vor neun hundert Jahren / eben auß vrsachen solcher absonderung von der Kirchen / in Oriene der Mahomet sein Dölpische Ketzerey / welche er von Sergio / ainem außgetretnem vnd Eutychianischem Münch in Syria / mit zusammen geflicktem Jüdischem vnd Mißverstendigem Christlichen Glauben außgegossen / nit etwa wir auch in Occident / eben solches zugewarten haben. Dann wo etlicher Königreichen / vnd hohen Potentaten / gehaime habende Gemainschafft vnd verwandtnuß / mit den Türcken vnd Moschowitten hin zugeraichen / mage ein jeder halb verstendiger woll ermessen. Vnd leichtlichen geschehen kanne / Daß auß so heuffigen herfürkriegenden newen Secten / etwa noch ein gröbere Ketzerey / dann je auff die Welt kommen / sich herfürthue / darüber daß gantze Christenthumbe / nun jtzt zum vndergang gericht / vollents hinfallen vnd zu scheittern gehe. Also / daß vor der andern Zukunfft vnsers HERREN vnd Richters JHESV CHRISTI / der GLAVB an jhn / vnd die Christliche LIEBE gegen vnsern Nechsten / so aller ainigkait einiges Band ist / auß der Menschen hertzen hingerissen / vnd kein Glaube noch Liebe mehr gefunden werde. Nun aber sehe ein jeder gutthertziger frommer Christ auff sich selbs / Wache / vnd bitte GOTT mit demütigem zerschlagenem Bußfertigem hertzen / vmb gnade / solche vmbschwaiffende jrrige verfürische Gayster zuerkennen / vnd wir in gehorsam vnd erkandtnuß der ainigen waren Catholischen Kirchen / sicher vnd vnverführt / biß zu end vnsers lebens standhafftig bleiben mögen / AMEN.

Abb. 6

Warhafftige vnd Eigentliche Contrafactur einer Wunderbarlichen geburt/so geschehen ist zů Bischen bey Roßzen/in dem Elsaß gelegen/vnd ist dise geburt geschehen den fünff-ten tag des Mertzens/im Jar/ M. D. LXIII.

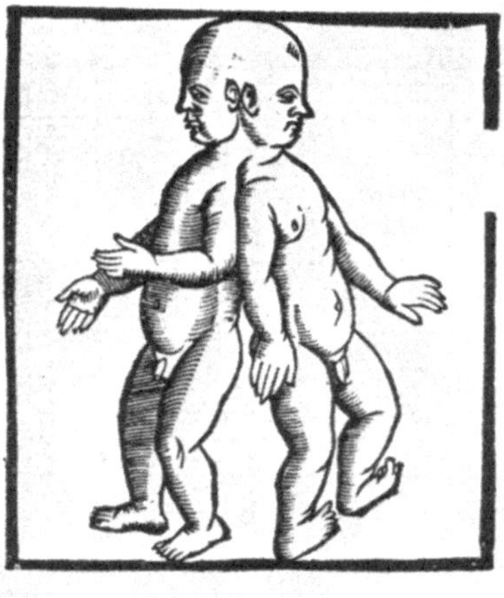

ALs man zalt nach der geburt vnsers Herren vnd Heilands Jesu Christi/M. D. Lxiij. Jar/da hat es sich begeben/Das ein Ersamer Burger von Strasburg vber land gezogen ist/ von wegen seiner geschefften/hat jn der weg b § gen Bischen im Elsaß getragen/drey meil wegs von Straßburg gelegen/Alda gehört/wie da ein Kind geboren seye worden/einer solchen Wunderbarlichen vnd erschröckli-chen gestalt (d. s ja gewißlich erschröcklich sein můß) als er nun nach solcher geburt nachfra-gens gethon/vnd solches wunderwerck Gottes Allmechtigen auch begert zůsehen/welches dañ jhm zůgelassen worden/nit allein jm/sondern allem Volck so daselbst wonhafft ist/vnd ist solch erschröckliche vnd wunderbarliche geburt / des Erbarn vnd fürnemen Jacob Schůmachers Burger daselbst/vnd seiner Ehlichen haußfrawen Jacobe genant / bürtig von Rastatt / jetz-undt wonhafft zů Bischen bey Roßen gelegen/an die welt bracht worden / vnd in solcher form vnd gestalt/wie dañ die figur oben anzeigt. Erstlich hat dises Kind einen breiten Kopff/ einen halß/zwey Angesicht/vier ohren/vier händ /vier füß / zwen füß seind vbersich dem růhen zůge-thon gewesen/zwen leib/vnd zwey hinder/ seind beide leib knäblin gewesen / vnd ist dise geburt geschehen den v. tag des Mertzens/vmb vij. vhren in der nacht/ vnd todt an die welt kommen. Was aber Gott der Allmechtig mit disem wunderwerck / auch andern wunderzeichen / so wir täglich hören vnd sehen/deütet/ist jm allein wissend. Derhalben so laßt vns Gott den Allmech-tigen vor augen haben/vnd jn freündtlich bitten / das er vns vor solchen vnerhörten geburten Vätterlich behüten wölle/durch Jesum Christum vnsern Herren / A M E N.

¶ Getruckt zů Strasburg bey Thiebolt Berger am Barfüsser platz.

Abb. 7

Warhafftige vnd Eigentliche Contrafactvr einer Wunderbarlichen geburt/so zů Bischen bei Roßen/in dem Elsaß gelegen/ geschehen/vnnd ist dise geburt den fünfften tag des Mertzens geschehen / im Jar/ M. D. LXIII.

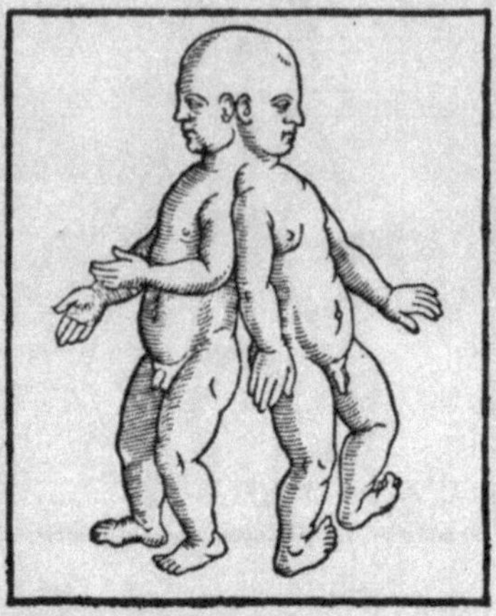

ALs man zalt nach der geburt vnsers Herren vnd Heiland Jesu Christi/M. D. Lxiij. Jar/da hat es sich begeben/Das ein Ersamer Burger von Strasburg vber land gezogen ist/von wegen seiner geschefften/hat jhn der weg biß gen Bischen im Elsaß getragen/drei meil wegs von Straßburg gelegen/Alda gehört/wie das ein Kind geboren seye worden/einer solchen Wunderbarlichen vnd erschröckli-chen gestalt (das ja gewißlich erschröcklich sein můß) als er nůn nach solcher geburt nachfragens gethon/vnd solches wunderwerck Gottes Allmechtigen auch begert zůsehen/welches dann jhm zůgelassen worden / nit allein jhm/ sondern allem Volck so daselbst wonhafft ist/ vnnd ist solch erschröckliche vnd wunderbarliche geburt/Des Erbaren vnd fürnemen Jacob Schůmachers Burger daselbst/vnnd seiner Ehlichen haußfrawen Jacobe genant/bürtig von Rastatt/jetzundt wonhafft zů Bischen bei Roßen gelegen/an die welt bracht worden/vnnd in solcher form vnnd gestalt/wie dann dise figur oben anzeigt/Erstlich hat dises Kind einen breiten Kopff/einen halß/zwei Angesicht/vier ohren/vier händ/vier füß/zwen füß seind vbersich dem rühen zůgethon gewesen/zwen leib/vnd zwei hinder/seind beide leib knäblin gewesen/vnd ist dise geburt geschehen den 5. tag des Mertzens/ vmb vij. vhren in der nacht/vnnd tod an die welt kommen//Was aber Gott der Allmechtig mit disem wunderwerck/auch andern wůnderzeichen/so wir täglich hören vnd sehen/deütet/ist jm allein wissend. Derhalben so laßt vns Gott den Allmechtigen vor augen haben/vnd jn freündtlich bitten/das er vns vor solchen vnerhörten geburten Vätterlich behüten wölle/durch Jesum Christum vnsern Herren/ AMEN.

Getruckt zů Strasburg bei Peter Hug in S. Barbel gassen.

Abb. 8

Newe Zeyttung.

Eine erschreckliche Mißgeburt / welche ein Weibsperson mit namen Elisabeth / Meister Thomas Klaubers Ehewirttin / Baders zu Kaubenheim im Franckenlandt / den 20. Julij / dis 78. Jares / an die Welt Geboren hat / rc.

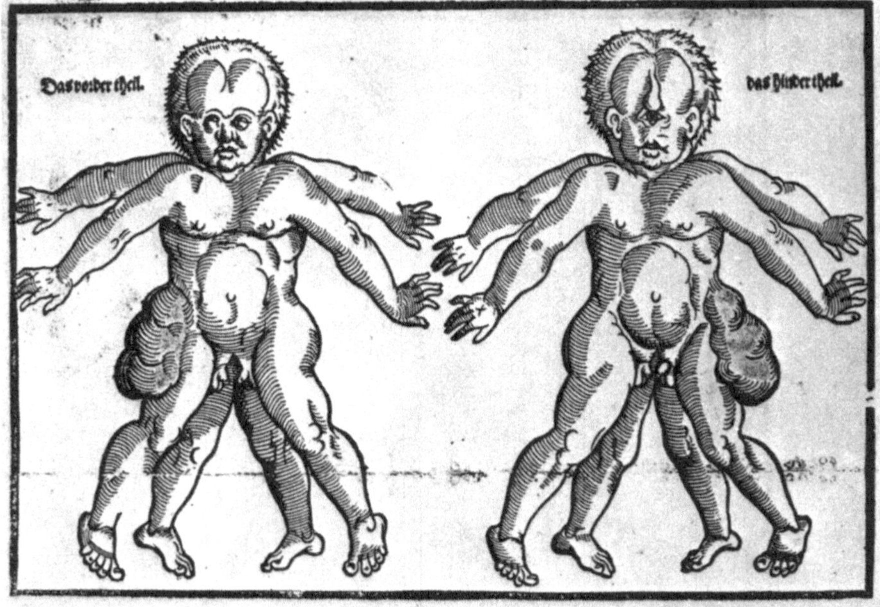

NAch dem Fall vnd verderbung des Menschen / sprach Got zum Weibe: Du solt deine Kinder mit schmertzen geberen. Solches schmertzens in der Kinder geburt / wirdt allenthalben in den Propheten / vnd auch vom Herren Christo gedacht. Vnd ob er wol groß vnd vielen Weibern geheuffet wirdt / so ist es doch alles zu gedulden / vnd kan vergessen werden / wenn Gott einem geberenden Weib mit gnaden hilfft / vnd jr einen frölichen Anblick bescheret / vnd das die Frucht jres leibes / wol gebildet / vnd an allen Geliedern / nach art eines natürlichen Menschen formiert ist. Es begibt sich aber vielmals / das Weiber abschewliche / vnd vngehewre Mißgeburt auff die Welt bringen / welche keines Menschens gestalt / der Glieder zu viel oder zu wenig haben. Wie solchs die alten Historien bezeugen / vnd wir täglich erfaren. Wo das herkompt / haben viel treflicher gelerter Leute / den sachen nach gedacht / finden auch etliche / vnd doch nicht genugsame vrsachen. Wir Christen aber wissens / das solchs durch die Sünde verursacht wird / Vnd das der Satan allerley gelegenheit sucht / das herrliche werck der Menschlichen natürlichen Geburt / einen schandflecken anzuhengen. Es wirdt auch in der vngehewren Mißgeburt / die frucht der Sünden vns für die augen gestelt / deßgleichen der zorn vnd straffe Gottes / vber das werden wir dardurch erinnert / das wir das werck der Menschlichen geburt / hoch vnd herrlich halten / vnd nicht mißbrauchen sollen / Gott dem Herren dancken / das er vns rechte natürliche wolgeschickte / auch nicht zuuil noch zuwenig glider gegeben hat / vnd in von hertzen bitten / das wir nicht allein an den innerlichen krefften / jm gleichförmig vnnd sein Bilde sein / sondern auch wol geformirete / vnd gesunde Geliedmassen haben vnd behalten mögen. Vnd da es gleich rahtsam were / das die Exempel der Mißgeburten vnterdruckt würden / fürnemlich von wegen der schwangern Weiber / So ist doch nicht vndienlich / solche augenscheinliche Bußpredigten / den Leuten für zustellen. Solchs sehen wir in diesem Bilde einer Mißgeburt / welche ein Weib zu Kaubenheim den 20. tag Julij / dises jetzt lauffenden 78. Jars / todt auff die Welt geboren / wie solchs dise Figur außweiset. Vnnd durch einen Maler / auß befelch der Oberkeit des orts / auffs fleissigst Abconterfeien / vnd in Druck verfertigen lassen. Der Allmechtige Got behüte vns / das nichts trawrigers auff dise Mißgeburt erfolge.

¶ Zu Nürnberg bey Matthes Rauch Brieffmaler / in der Judengasse beym Sonnenbadt.

Abb. 9

Warhafftige Beschreibung einer wunderbarlichen/ seltzamen vnd erschröcklichen Geburt/ so in disem M. D. Lxix. Jar geschehen ist.

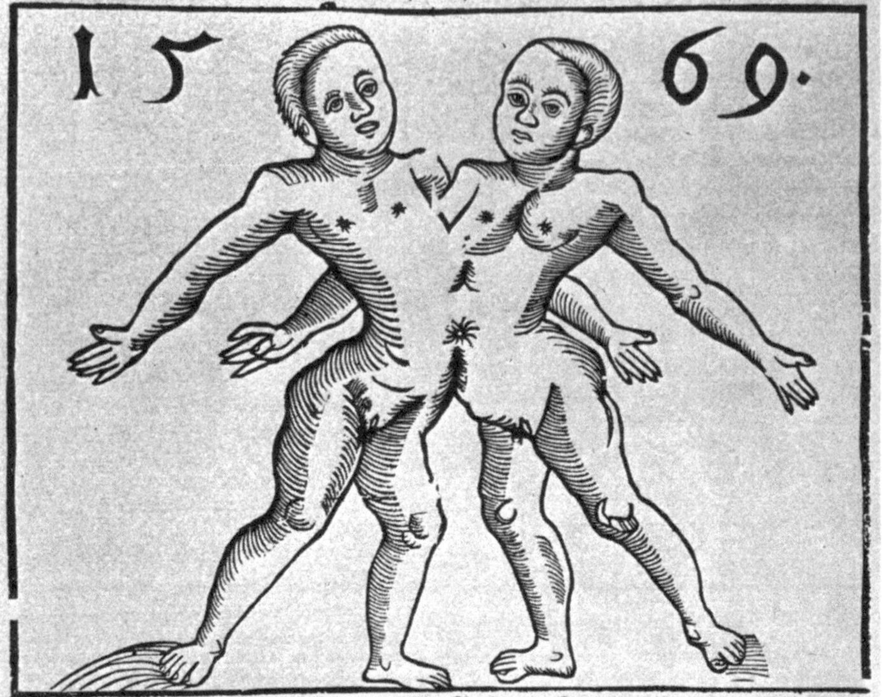

ES hat sich inn disem nach Christi Geburt/ 1569. Jar den 10. Junij zugetragen/ das eines Heckern Hansen Strebels Burgern im Flecken BurckBerna/ inn Margraff Georg Friderichs zu Brandenburg/ ꝛc. Herrschafft vnnd Gebiet/ zwischen Rotenburg vnd Windsheim beyden Reichstetten gelegen/ Eheliche Haußfraw Barbara/ ein geringe Person/ zwey Kinder Weyblich geschlechts/ geboren hat/ mit zweyen Häuptern/ vier Händen/ vñ vier Beinen/ aber vom hertzen an/ biß zu dem Nabel zusamen gewachsen// Wie dann dise Figur außweist/ Vnter welchem das eine tod herfür kommen/ das ander aber ein wenig gelebt/ doch von stund an gestorben/ Die Mütter aber/ wiewol sie sehr schwach/ doch noch/ (so lang Got will) bey leben ist. Solche wunderbarliche vnd vbernatürliche erschröckliche Geburt/ haben nicht allein die Kirchendiener vnd der Schultheiß obgemeltsorts/ sonder fast die gantze Gemein doselbsten sampt andern vmbligenden Flecken vnd Dörffern/ etlich hundert Personen gesehen. Was aber solche seltzame vñ vbernatürliche Geburt bedeüt oder anzeyg/ können wir eygentlich nicht wissen/ Ist aber hoch zuuermuten/ dieweyl sich auch sonst vil erschröckliche zeychen am Himmel vnd andern Elementen inn disem 69. Jar zugetragen/ es werde ohn sonderliche bedeüeung/ straff vnnd vnglück nicht abgehn/ Laßt derhalben vnns Gott der Herr durch solche zeychen warnen vnd zur Büß vermanen. Dañ wiewol Gott ohn das vnserer grewlichen Sünd halben billiche vrsach het zustraffen/ wie der Prophet Hoseas im 4. Capitel meldet/ darumb das kein trew/ kein lieb/ kein Wort Gottes im Land ist/ sondern Gotslestern/ liegen/ morden/ stelen vnd ehebrechen vberhand hat genommen/ vnd ein Blütschuld nach der andern kompt: Jedoch so braucht er der Herr als ein Barmhertziger/ gütiger vnnd langmütiger Gott/ der nicht zur straff eylet/ sonder lange zeyt zur besserung gibt/ zuuor allerley mittel/ gelegenheit vñ weg/ als mancherley zeychen am Himel vnd andern Elementen/ durch welche er vns zur Büß reytzet/ vnd wir also bedencken/ was zu vnserm Frid vnd Heyl dienete/ vnd der straff oder dem vnglück entgehen möchten. Vnd ob wol die sichere rohe Welt solche zeychen vnd wunderbarliche Geburt pflegt zuuerachten/ werden doch frome Leüt sein/ die weyter vmb sich dencken werden. Der Allmechtig Got verleyhe sein gnad/ das wir vns bessern vnd Büß thün/ vñ also der zeitlichen vnd ewigen straff entgehen mögen/ AMEN.

Getruckt zü Augspurg/ durch Michaelem Manger/
Mattheus Francken nachkommen.

Abb. 10

Warhafftige Contrafractur einer wunder geburt/ so inn der Churfürstlichen Stadt Heidelberg/ durch Caspar Beßlers Eheliche Hausfrawen Katherina/ geboren ist/ am Pfingstag/ des jetzigen M.D.xliiij. Jars.

IOHANNES.
Bedeut das heilige Euangelium.

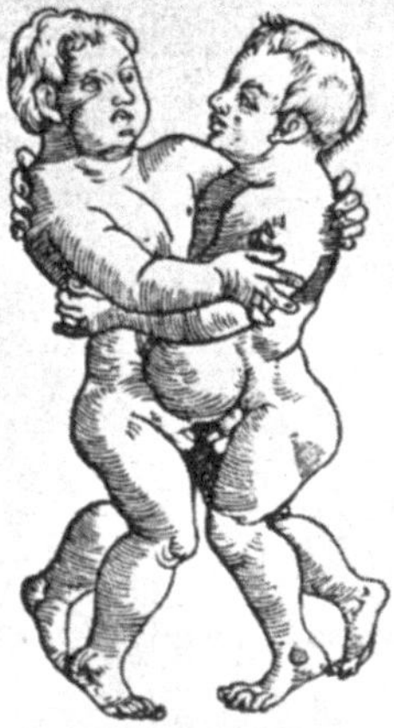

HIERONYMVS.
Bedeut der Vätter auff satzung.

15 44

Vergleichung vnd einigkeit Teutscher Nation.

Da Gott erschuff Himel vnd Erd
Den Mon vnd alle Sternen werd
Gab er eim jeden krafft vnd schein
Zu wircken in den Menschen ein
Das seltzam gstalt verkerte art
Durch mißburt offt gesehen wart
Die gwonlich etwas gros hond deut
Hat man erfaren mit der zeit/
Also jetzund in dissem jar
Da man zalt nach Christ gburt furwar
Tausent funffhundert viertzig vier
Ein Kindt mit wunderbarer zier
Zwey Haupt/ zwo Brust/ vier Arm vier füß/
On allen zweifel nit fast süß
Kathrina Becklin hat geborn
Jr leben schier daran verlorn/
Eins schmids weib Caspar Beßler gnant
Von allen Menschen wol bekant
Jn des löblichen Churfürsten stadt
Pfaltzgraff Friderich er namen hat
Zu Heidelberg am Necker tahl
Auff dem Reichßtag zu Speir erschal
Solch wunderwerck auff den Pfingstag
Bey Hoch vnd Nidern ward gros sag
Von disser wunderbaren gstalt
Die ward zů gschickt den Fürsten baldt
Gantz eigentlich ab contrafect
Als hie gemalt vor augen stet/
Wie wols manch spotuogel acht ring
Der nit gros achtung hat der ding
Das Gott vns stelt vil wunder dar
Wenig jr bedttung nemen war
Vnd achtens natürlicher weis
Würde Gott auch nit gegeben preis
Wie wol drin würt geurteilt viel
Nimant weist wer trifft rechtes zil/
Bey mir jedoch hab den verstande
Weil nun lang zeit inn Teutschem Lande
Durch Gottes wort spaltung kommen seind
Das sich Geistlich vnd Weltlich Stend
Getrent vnd abgesondert han/
Das man lang sorgt würdt nit zergan
Der Teüffel wirt seinen samen seen
Jnn dem Teutschland ein fewr auffwehen
Das nit allein das Christlich blut
Sonder Land/ stett/ reichthumb vnd gut.
Solt lengst zu trümern gangen sein
Wo Gott nit hett geschen dre n
Den frommen Keiser Karl gsande
Zu vns gen Speir inn Teutsches lande/
Der hat zum friden schwert ein gsteckt
Weißlich vnd klůg die sach zu deckt/
Vnd gleich wie an dem wunder kind
Die zwen leib zamen ghefftet sind/
Also der Keiser geren schielt.
Das sich Teutschland zusamen hielt
Thet geren wie diß ehren weib
Auß vil Reichs glidern macht ein leib.
Nit minder der Churfürst am Rhein
Pfaltzgraff Friderich legt sich auch drein/
Thut wie ein frommer friden Fürst
Den nach concordi Teutschlands dürst/
Sein nam bringt solchs mit jm gleich
Das er sey in dem fridenreich.
Drumb Gott diß wunderbar figur
Laßt kommen in anfang seint Chur
Jn seiner stadt/ will das mit deutten
Das (ob Gott will) inn künfftig zeitten
Durch jn Friderich ein frid werd machen
Das hinglegt werd all spennig sachen.
Gotts wort in Teutscher Nation
Werd sichern frid vnd fürgang hon/
Denn durch das selb wirt man newgeborn.
Vil glider in ein leib erkorn.
Auch ist solchs wunder am Pfingstag
Geschehen/ daran Christus pflag
Den heiligen geist sein Botten senden:
Der wöll sich auch von himel wenden
Mit seiner krafft ein leitung thon
Das ers on forcht thüe vnderston
Seh an des höchsten Gottes ehr
Zu dem er sich mit hertzen ker
Das Keiser/ König/ Potentaten
Eins mals jedoch dahin geraten/
Das man Gotts wort nem vnderhand
So würd geholffen Teutschem land
Von allem grollen/ grimmen/ grawen
Möcht man des friden weg bald bauwen/
Das on auffrhůr würd frid geschafft:
Das helff die gwaltig Gottes krafft/
Der Teutschen gmüt werd zamen gricht
Wünscht Heinrich Vogther in seim dicht.

AMEN.

Jn truck verfertiget durch Heinrich Vogtherrn vnd Hansen Schlesser Maler sein vettern.

Herman Gülfferich.

Abb. 11

Warhafftige vnnd erschröckliche Geburt/ so von einer Jüdin in der weitberümbten Statt Venedig den 26. Maij/Anno 1575. geschehen vnnd entpfangen worden. Den Ehrliebenden Teutschen zu gutem/ auß Italienischer sprach in Teutsch getrewlich versetzt.

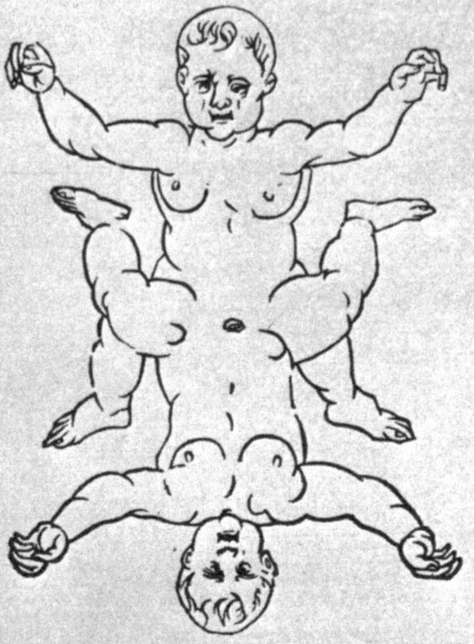

AVff Donnerstags den 26. Maij/Anno der weniger zal 75 ist von einer Jüdin zů Venedig dise erschröckliche vñ wun
derbarliche mißgeburt zů der welt gebracht worden/nämlich zwey zusamen geformte/ verknüpffte vnd verkerte kinder/
beide mit Häuptern vnd Mund/durch welche sy dañ naturlicher speiß vnd tranck geniessen/ auch außgestreckte Arm/
vnd in einander geschränckten füssen/on aller deren zum gewohnlichen gang vnd notdurfft der Natur verordneter glieder: an
deren stadt aber inen beiden der Nabel von solcher geburt zugegeben. Alles wie in diser Abconterfeitung klärlich vnd in obge-
melter Statt Venedig Augenscheinlich züsehen ist.

Ob wol nun diser seltzamen miß geburt eigentliche anbedeutung dem allein ewigen Rhat Gottes vnderwurfflich/ vnnd
vns Armen Creaturen verborgen vnd vnkundtbar. Vnd aber durch das warhafftige Wort des Sohns Gottes vnsers Her
ren Jesu Christi/vns viler zeichen am Himmel dem Gestirn vnd auff Erden/ Alles zur Vätterliche warnung/ vnd berüf-
fung eines bůßfertigen lebens gewisse verkündigung ergangen/ wie noch. Auch jedes mahln im fall der vngehorsamkeit/ mit
vorübung vnserer Sünden/vnderlassung Christlicher forcht/lieb vnd gebets/ die getrawte straffen bey nahe mehrertheils dē
zuuor erschinenen zeichen gmeß/gewißlich vnd im werck selbst eruolget sein: Wie vns dañ die historien/sonderlich die Heilige
Schrifft dessen vnzweiuentliche exempel klar vnder Augē stellen thut. Zů dem Wie Aristoteles sagt/die natur nichts ver-
geblichs zuthůn pfleget/vnd so vil mehr nicht one fürsehung Gottes/vnd one gefähr geschehen kan. So haben wir schließlichē
auß solcher gewirter menschlicher zůsamen verknupffter/ auch verkerter/ oder in einander geschrenckter mißgeburt/ anderst
nichts/dañ ein sunderlichen vnfall vnd straff vnsers sündtlichen wesens eigentlich abzunemmen: Es seie nun in was wege dz
wölle/mit verkehrung der reinē lehr/oder Christenlicher Policey ordnungen/ wie es dañ hiebeuor an orten/ da auch solche oder
gleichformige geburt an tag kommen/nit auß bliben sein. Derwegen auch wir arme Menschen dises so vil mehr nit färge-
ring/vnd in wint schlagen/sonder mit höherm ernst die grosse vnnd vnaußsprechliche vngestalt vnserer verderbeen Natur/ ja-
mers vnd sündtlichen lebens/als ist verachtung des Göttlichen Worts/vnd verschwindung Christlicher anbeuolhener liebe/
auch aller darauß vber die maß vnerzehenlichen schwebender laster zů jnnglichem gmůt vnd hertzen füren/auch ein mahl(die
weil die zeit der gnaden noch vorhanden) erwecket werden sollen/ die langmütige gedult des Almechtigē Vatters mit kindtli-
chen gehorsam zůergreiffen/Auch jme dem lieben Gott mit allem eiffer vnabläßigen gebets/ vnnd bekerung vnsers gans ver-
derbtē lebens in die rhůten zufallen/ vñ vmb verzeihung vnserer Sündē getrewlich anrůffen/ dz er durch Jesum Christum vn
sern Herrn/als den rechten vnd einigē Mittler/ alle vñ jede/wegen vnserer grossen vndanckbarkeit woluerdiente straffen/ als
Theürung/gefährliche kranckheit/vnd an allen orten vor augen schwebende kriegsrüstung/ sonderlich der Türckischen An-
tichristischen verfolgungen vätterlich abwenden/Auch vnsere hertzē mit dem heiligē Geist beschneiden/schützē/trösten/ vñ in
seiner forcht mit gůtem gewissen/vor allem bosem/ zů dem künfftigen Allgemeinen gericht gnediglich erhalten/ volgēds in die
bereite himlische wonung einfähren wölle. Das also wir mit Seel vñ Leib bey dem Herrn/in ewigē leben/ frewdē vñ seligkeit
seien. Jm/der vns solches so thewr erworbē/sy ewig lob/ehr vñ herrligkeit/ sampt Gott dem Vatter vñ Heiligē Geist/ Amen.

Getruckt zů Heidelberg durch Michael Schirat.

Abb. 12

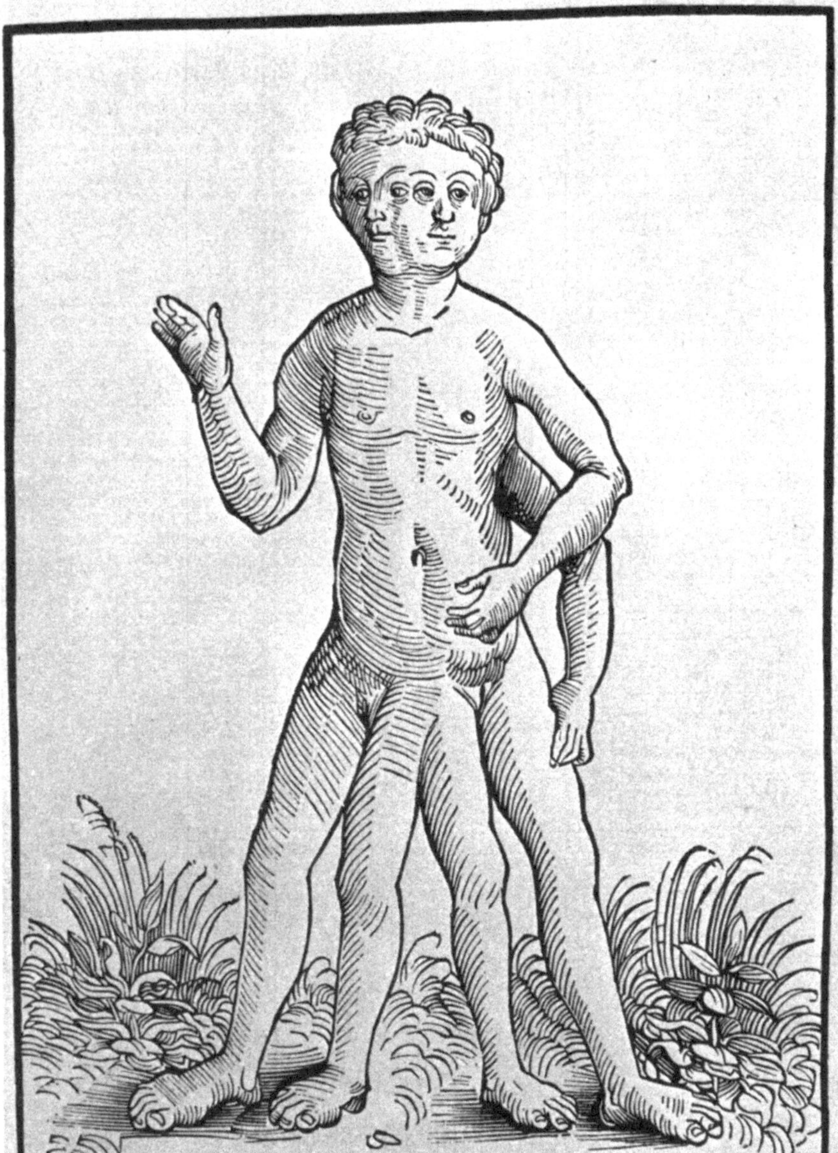

¶ Zu wissen. Ein wunderlichs vñ erschrockenlich ding/das in der zeyt Als man zalt nach Christi vnsers herren gepurt/ Funfftzehenhundert vnnd Aylff Jar. Am. xviij. tag des Christmondts/an dem tag des heyligen Wünibaldi bischoff. Jn der Stat Spalt genant. Vier meyll von Nüremberg/vndter geworffen der herrschung des hochwirdigen herren/ herren Gabriel bischoff zu Eystet/von einer frawen eines hyrtten geboren solches kyndt. Ein haubt gehabt mit zweyen angesichten. Drey hendt/Zwo gestrackt auff yetlicher seytten gewonlich eyne. Vñ die dritten zwischen den schultern des rücks. Einen corper byß auff die zwo frewlich scham auff beyden seyten/mit vier menschlichen peynen vñ fuessen. Warhafftig gesehen durch den wirdigen herren Heinrichen von Porperg. Der selbigen zeyt obgemelter Stat Spalt Pfarrer. Auch Rat vñ diener des durchleüchtigen hochgeboren fursten vñ herren/herren Friderichs Marggraue zu Brandenburg. Auch herren Johan Zyner daselbst zugesel im pfarhoff/vnd ander vil mer die dyse wunderbarliche Creatur gesehen haben/abkunderfeth in aller gestalt wie es geporen ist in obgemelter Stat.

Abb. 13

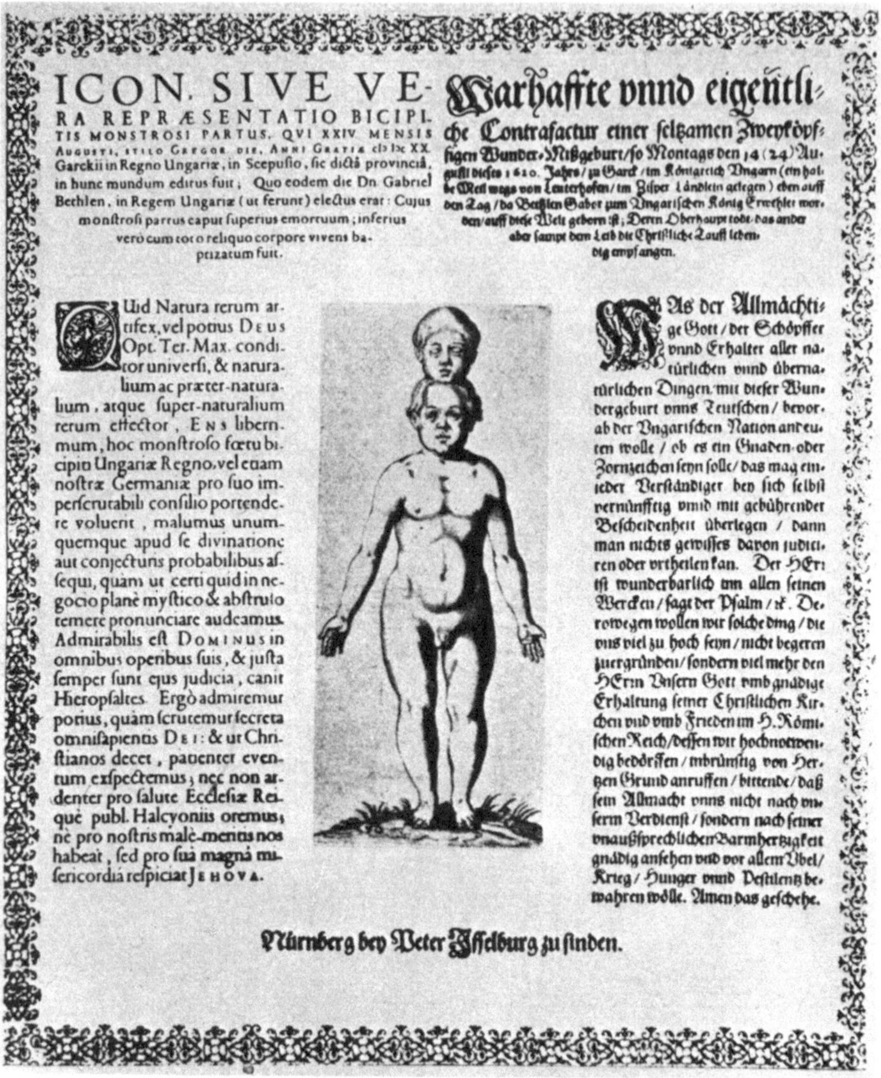

ICON. SIVE VERA REPRÆSENTATIO BICIPITIS MONSTROSI PARTUS. QVI XXIV MENSIS AUGUSTI, STILO GREGOR. DIE, ANNI GRATIÆ cIↃ IↃc XX. Garckii in Regno Ungariæ, in Scepusio, sic dictâ provinciâ, in hunc mundum editus fuit; Quo eodem die Dn. Gabriel Bethlen, in Regem Ungariæ (ut ferunt) electus erat: Cujus monstrosi partus caput superius emortuum; inferius verò cum toto reliquo corpore vivens baptizatum fuit.

Warhaffte vnnd eigentliche Contrafactur einer seltzamen Zweyköpffigen Wunder-Mißgeburt/so Montags den 14 (24) Augusti dieses 1610. Jahrs/zu Garck/im Königreich Vngarn (ein halbe Meil wegs von Leuterhofen/im Zisper Ländlein gelegen) eben auff den Tag/da Bethlen Gaber zum Vngarischen König Erwehlet worden/auff diese Welt geborn ist; Deren Oberhaupt todt/das ander aber sampt dem Leib die Christliche Tauff lebendig empfangen.

QUid Natura rerum artifex, vel potius DEUS Opt. Ter. Max. conditor universi, & naturalium ac præter-naturalium, atque super-naturalium rerum effector, ENS libernimum, hoc monstroso fœtu bicipiti Ungariæ Regno, vel etiam nostræ Germaniæ pro suo imperscrutabili consilio portendere voluerit, malumus unumquemque apud se divinatione aut conjecturis probabilibus assequi, quàm ut certi quid in negocio planè mystico & abstruso temere pronunciare audeamus. Admirabilis est DOMINUS in omnibus operibus suis, & justa semper sunt ejus judicia, canit Hieropsaltes. Ergò admiremur potius, quàm scrutemur secreta omnisapientis DEI: & ut Christianos decet, patienter eventum exspectemus; nec non ardenter pro salute Ecclesiæ Reique publ. Halcyoniis oremus; ne pro nostris malè-meritis nos habeat, sed pro suâ magnâ misericordiâ respiciat JEHOVA.

WAs der Allmächtige Gott/der Schöpffer vnnd Erhalter aller natürlichen vnnd übernatürlichen Dingen/mit dieser Wundergeburt vnns Teutschen/bevorab der Vngarischen Nation anteuten wolle/ob es ein Gnaden oder Zornzeichen seyn solle/das mag ein jeder Verständiger bey sich selbst vernünfftig vnnd mit gebührender Bescheidenheit überlegen/dann man nichts gewisses davon judiciren oder vrtheilen kan. Der HErr ist wunderbarlich inn allen seinen Wercken/sagt der Psalm/etc. Derowegen wollen wir solche ding/die vns viel zu hoch seyn/nicht begeren zuergründen/sondern viel mehr den HErrn Vnsern Gott vmb gnädige Erhaltung seiner Christlichen Kirchen vnd vmb Frieden im H. Römischen Reich/dessen wir hochnotwendig bedörffen/inbrünstig von Hertzen Grund anruffen/bittende/daß sein Allmacht vnns nicht nach vnserm Verdienst/sondern nach seiner vnaußsprechlichen Barmhertzigkeit gnädig ansehen vnd vor allem Vbel/Krieg/Hunger vnnd Pestilentz bewahren wölle. Amen das geschehe.

Nürnberg bey Peter Isselburg zu finden.

Abb. 14

Anno, quo

GabrieL BethLeM, Del GratIa sIt ReX HVngarIæ:

DIE XXIV. AUGUSTI LUNÆ, STILO GREGOR. NATUS EST QUI INFRA EXPRIMITUR. MONSTROSUS PARTUS IN PAGO GARK, medio miliari Leuthschovia, in Scepusio sito: qui superiore mortuo, inferiore vivo capite, baptizatus est.

Montags den 24. Augusti newes Calenders 1620. ward ein solche Geburt in dem Dorff Garck ein halbe Meil von Leuthschosen, in Sepusi gelegen zur Welt bracht: ist getaufft worden/nach dem das Oberhaupt verstorben/das ander aber noch bey Leben gewest.

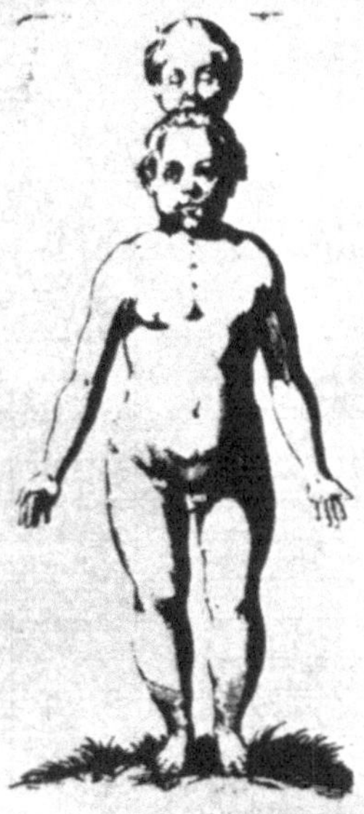

EXPLICATIO
HUNGAR.

CAput mortuum superius denotat Clerum & Jesuitas, cum totâ illorum Hierarchiâ; quod alterum vivum caput statim fuit mortuum, significat electo Hungariæ eodem die Rege Gabriele, quamvis anteà perdominatum fuerit, tum planè mortuum esse.

EXPLICATIO
VIENNENSIS.

COrpus Infantis Regnum significat, cujus Corporis membra sunt Regni ordines, caput Rex.

Caput ergò per cervicem adnatum, quia naturale & legitimum est, Aug. FERDINANDUM significat qui naturæ jure per successionem, & legitimam electionem REX HUNGARIÆ est.

Caput Monstrum & illegitimum, supra caput naturale & legitimum monstrosè natum, Bethlem Gaborem, Regem illegitimum & monstrosum, supra nativum & legitimum Hungariæ Regem Aug. FERDINANDUM se efferentem portendit. Quod quidem caput, sine Baptismo, ut statim mortuum est, ita Gaborem non Christianum (Baptismus enim Christianorum est) ut qui in Turcicam superstitionem, circumcisione susceptâ transierit, illico ut monstrosus Rex prodiit, occasurum: vivente Christiano Rege, quem Baptizatum caput repræsentat FERDINANDO Aug. Cui DEus de monstroso capite & monstris secundet victoriam.

Vngarische Außlegung.

DAs verstorbene Haupt bedeut die Clerisey vnd Jesuiten / mit allem jhrem Anhang.

Das ander / ob sichs wol ein zeitlang in guter Gesundheit befunden / ist doch hernach bald gestorben / als denselben Tag Gabriel zum Könige sey erwehlet worden.

Johannes Bocatius / Poeta vnd Historicus deß Bethlen Gabors.

Oesterreichische Deutung.

DAs Kindt wird verglichen dem Königreich / dessen Glieder die Stände / das Haupt der König.

Das rechte natürliche Haupt / dem Kayser Ferdinando / der von rechts wegen vnd durch ordentliche Wahl / König in Vngarn worden.

Das abscheuliche vnd nicht natürliche / dem Bethlem Gabor / als der ein vnnatürlicher vnrechtmässiger König / vnd sich vber das natürliche vnnd ware Haupt / als König Ferdinandum auffbäumen vnd erheben will. Wie nun diß vnförmliche Haupt ohne Tauff alsbaldt gestorben / also wirdt Gabor der kein Christ / dann die Tauff der Christen / sondern ein Türck / der beschnitten vnnd zur Mahometischen Abgötterey gefallen / als ein vnzeitige Geburt / noch bey leben deß getaufften Haupts Kayser Ferdinandi vntergehen / dem Gott wider diese Mißgeburt Sieg verleihen wolle.

Gedruckt Im Jahr 1620.

Abb. 15

Erschröckliche vnd Warhafftige

Contrafaytung einer Mißgeburt / zweyer Kinder / Welche vns klärlich zuerkennen gibt / den gerechten Zorn Gottes vnsern HERRN / Von Hunger vnd Krigß Not / so geboren vnd Getaufft worden seindt / in der Stat Halle bei Brussell / von einner arme Frawe Anna Alexanders genänt / vnd alßbalt nach ein ander Wunderbarlich von dieser Welt abgestorben: Wie hernach kurtzlich mit der warheit vns zu Christliche wärnung beschrieben ist / durch Petrum N. E.

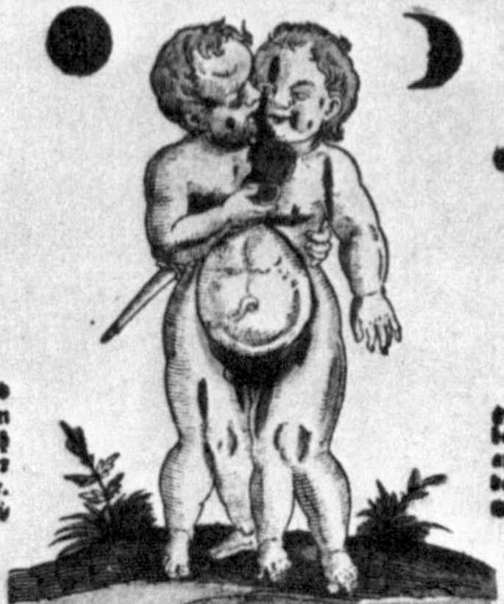

Petter diser zwyer Kindern / D. Petrus Elckers.

Gottten diser zwyer Kindern / Anna Maßiens / vnd Jacomyne Weeckemans

Naeme der Hebammen /

Janneken Spuesels.

Marci. 13.

Wenn ihr hören werdet von Kriegen vnd Kriegesgeschrey / So fürchtet euch nicht / denn es mus also geschehen / aber das ende ist noch nicht da / Es wird sich ein Volck vber das ander empören / vnd ein Königreich vber das ander. Vnd werden geschehen Erdbeben hin vnd wider / vnd wird sein Thewre zeit vnd schrecken.

Jeremiam. 7.

Sihe / mein zorn vnd mein grimm ist ausgeschütt vber diesen ort / beide vber diesen ort / beide vber Menschen vber Viehe / vber Beume auff dem Felde / vnd vber die Früchte des Landes / vnd der sol anbrennen / das niemand leschen möge / etc.

NAch dem nun / geliebter Leser / vns Gott der Allmechtige offtmals vielerley Exempel vnnd Wunderzeychen für Augen stellet / darmit er vns anzeygen vnd zu erkennen geben wil / seinen gerechtern Zorn / Als / mit Hunger / Kriege / Pestilentz / Zeichen am Himmel / vnd Mißgeburten / Welches wir (Gott erbarm es) wenig zu Gemüth führen / vnd solchs alles nur für Gedichte vnd Fabeln achten. Derhalben stellet Er vns je länger je mehr seinen Zorn für Augen / auff daß wir vns zu jhm bekehren sollen: Wie wir dann an dieser wunderbaren Mißgeburt (so vns allhie vorgebildet ist) gnugsam abnemmen können / Welch dann durch schickung Gottes deß Allmechtigen vff S. Lucas Tag vmb die achte Stund in der Stadt Hall / im Niderland / von einer armen Frauwen / Alexanders Anna genannt / in grossem Armut vnd Schmertzen in diese Welt seind geborn wordē / in gestalt / wie diese gegenwertige Figur außweiset: Nemlich / Es waren zwey vnterschiedliche Knäblein / vnd mit jren beyden Brüsten zusammen gewachsen / mit zweyen Häuptern / vier Armen / vier Füssen / sich einander in jhren Armen also haltend / vnnd bisß das eine Kindlein gar geitziglich (gleich einem hungerigen Menschen) dem andern in seinen Backen / welchen es jm schon allbereyt in Mutter Leibe in die hälfft verzehrt vnd abgebissen hatt / welches dann gantz erschröcklich ist anzusehen gewesen.

Weiter hatt auch dasselbig geitzige Kindlin in seiner Hand ein grosses gewachsenes stück Fleisch / einem par Weck gleichsförmig / damit es stähts zu seim Mund fuhr / Vnd wolte doch darneben auch an deß andern Kinds Backen (wie gemeldt) nicht auffhören zu beissen / also / daß das Blut hernach rann / vnd hat man sie letzlich mit Tüchern müssen von einander scheyden. Nach dem hat man dem geitzigen Kindlein zu essen gegeben / das es so begirig eingenommen hat / daß man jhm auch nicht gnugsam hat geben können / so lang es gelebt hat.

Item / Das ander Kindelein (das von dem Geitzigen also zurbissen warde) hatte auff seinem Häupt ein grosses Fell / welches einem Helm gar gleich sahe.

Item / hatt jetztgemeldtes Kindlin in seiner lincken Hand auch ein gewachsenes stück Fleisch / welches formieret war / wie ein Schwerdt / mit welchem es stäts gantz vngedultig vmbher fuhr / als wolt es sich darmit wehren / also / daß alle Menschen (so das groß Wunderwerck Gottes gesehen haben) sich zum höchsten darüber verwunderten / Derhalben auch alsbaldt mit diesen zweyen Kindlein zur heyligen Tauff geeylet / vnnd sie täuffen lassen / da das hungerige vnd geitzige Kindt Laurentia / vnd das ander Aninas genant worden. Nach diesem haben sie in die acht vnd zwentzig Stunde noch gelebt / vnd darnach mit gar ein erschrecklichen vnd erbärmlichen Ende von diesem Jammerthal verscheyden / Doch hat das hungerige vnnd geitzige Kindlein vngefehrlich ein halbe Stunde länger / dann das ander / gelebt.

Als sie nun sämptlich todt vnnd verscheyden waren / hat man sie (vmb Wunders willen) auffzuschneiden nicht vnterlassen können / In denen man abermals ein grosses Mirackel oder Wunderzeychen deß HERRN gesehen hat / als nemlich: Im Leib deß hungerigen vnd geitzigen Kindleins hat man zwey vberauß grosse Hertzer neben einander gefunden / mit sampt zwen Mägen. Item / in dem Leib deß andern Kindtleins / so die Bedeutung eines Schwerdts gehabt / fandt man nur ein kleines Hertz / aber keinen Magen / vnd auch keine Leber. Item / noch viel andere wunderbare Zeychen / so ich allhie nit beschreiben kan / welche auch viel Menschen mit grosser Verwunderung gesehen haben.

Derhalben (Liebe Christen) wöllet dieses Wunderwerck Gottes wol behertzigen / vnd zu Gemüth führen / vnd vns diese erschröckliche Mißgeburt lassen eine Warnung seyn / auff daß wir warhafftige Buß vnd Besserunge vnsers Lebens im Werck vnd mit der That beweisen / Dartzu wölle vns Gott der Allmechtige seine Gnade gnädig vnd vätterlich verleihen / Amen.

Dan ich zweiffel gar nicht / im fal da etliche Menschen weren / so von den Gebotten deß HERRN niemals gehört hetten / sie würden doch ein Außlegung / auff diese vorbenannte erschröckliche Mißgeburt / zu machen nicht vmbgehen können / vnd also mit mir sagen: Daß Gott der HERR etwas wunderbares vns hiemit zu erkennen gibt / da wir seiner gnädigen Heymsuchung recht warnemmen / vnnd in seine Verheissung schicken wöllen / vnnd vns zu Jhm von gantzem hertzen bekehren / vnd die wolverdiente Straffe gedultiglich tragen: So würde Gott (wie der Prophet Jer. spricht) die Ruhte deß Hungers vnd gegenwertigen Kriegs von vns hinweg nemmen / vnd inns Feuwer werffen.

Item / Ich setz die zwey Böse gegen einander / die sich also verderben / So sihet man Augenscheinlich / daß das Kindt deß Hungers vber das Kindt deß Kriegs herrschet / Welches warhafftig bedeutet / daß durch die Noth deß Hungers der Krieg letztlich muß nidergelegt vnd gestillet werden / Vnd also (wie Jeremias spricht) diese zwey Böse einander verderben müssen. Darvmb / liebe Christen / laßt vns Gott den Allmechtigen von Hertzen bitten / daß er vns ein warhafftiges bußfertiges Hertz geben wölle / damit Er also durch vnsere ware Rew vnd besserung vnsers Lebens Vrsach hab / die Ruht vnserer wolverdienten Straff / ins Feuwer zu werffen / nach seiner vielfältigen Verheissung / Jer. 4. 23. Ezech. 18. da er also spricht: So war ich leb / ich wil nicht den Todt deß Sünders / Sondern daß er sich bekehre / vnd das ewige Leben habe. Das verleihe mir vnd allen rechten Christgläubigen / Gott Vatter / Sohn vnd heyliger Geist / Amen / Amen.

Zu Brussel / bey Johan Hollant / Anno 15..

Abb. 16

Ein sehr schröckliche vnd abscheuliche Wundergeburt/ so auff nechst vergangnem Donnerstag/ den XXI. tag Aprilis dises M. D. LXIX. jars/ Zů Renchen/ nit weit von Offenburg/ vnd drey meil wegs von Strasburg vber Rhein gelegen/ lebendig in die Welt geborn ist.

ZV Renchen nit weit von Offenburg/ vñ drey meyl wegs von Strasburg/ wonen zwey junger Eheleüt mit nammen/ Hans Gaunser der mann/ vnnd Anna Giblerin sein Eheliche Husfraw. Disen beyden Ehleuten bescheret vnd gibt Gott der Allmechtige eine Leibsfrucht/ welche Anna sein hausfraw biß auff die Geburt getragen hat. Als nun die zeit herumb/ vnd die Geburt vorhanden/ da gebürt die frauw auff den xxj. tag Aprilis/ im Jar/ 1569. ein Son/ nemlich wie dise Figur anzeigt/ Vnnd nach langem schmerzen genaß sie dises ihres Sons/ in beisein etlicher erbarer frawen vñ nachbürinen. Das Kindlin würt geboren/ kommet lebendig an die welt/ vnnd ist an seinem leib schön vnd vollkomen/ gleich wie ein ander kind/ vnd dise grewliche ding so dises kindt mit sich an die welt gebracht hat. Erstlich hat es zwey Heupter eines auff dem anderen/ vnd an dem obern Haupt ist kein angesicht/ vnd an statt der augen vnd nasen hat es drey zimliche hoche vffgeworffene knollen od beülen/ vnd vnder den beülen des obern haupts zwey weite naßlöcher/ ... an dem vndern haupt seinen vnd keinen obern leffzen/ durch den mund vñ obern haupt vñ durch die naßlöcher hat es seinen ahtem/ am vndern haupt hat es zwey augen/ das aug vff der rechten handt ist wol geöffnet/ aber gar kein augapffel darinn/ das ander aug zůr lincken seiten/ ist gantz vnd gar zů vnd beschlossen. Am leib vnd gantzen cörper ist es vollkommen/ der rechte arm ist oben herab biß an die handt recht vnd natürlich/ aber am gleych der handt/ da man Corallen vnd anderen geschmeid pflegt zů binden/ hat es ein solche gestalt als were dem kindlein daselbst etwas groß angebunden/ die handt ist gantz blaw vnd geschwollen. Der lincke arm ist auch natürlich/ biß an die zween mittelste finger/ welche viel kürtzer vnnd stumpffer seind dann die anderen/ doch erzeigen sie sich auch/ als würden mit der zeit nägel daran wachsen. Dis ist die erschröckliche geburt/ vnd das seltzame wunderzeichen an disem knäblin/ welches hernach getaufft vnd Jörg genañt worden. Bey welcher sachen dise nachfolgende erbare frawen als zeügen gewesen/ Simon Feyssen haußfrauw die Hebam̃/ Otilia Freuden Hansen Tochter/ Margreta Frechē Andresen haußfraw/ vnd Christina Thiebolt Gaunsers haußfraw/ ꝛc. Der allmechtige Gott wölle vns alle vor solchen abschewlichen geburten forthin behüten.

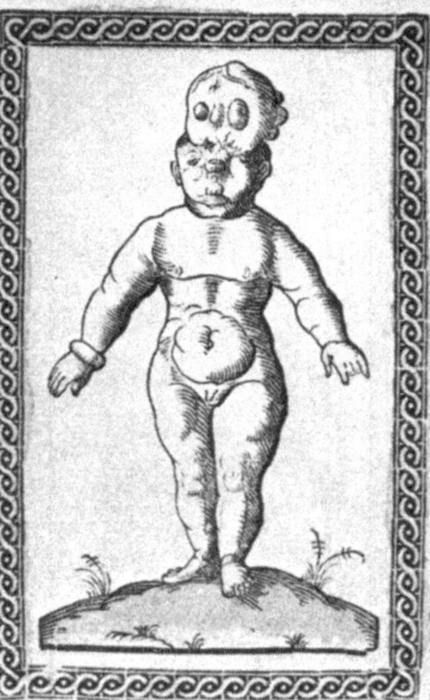

ALlen verstendigen gottsförchtigen menschen ist von alter erfarung her/ wol bewust vnd bekantlich/ das seltsame abschenliche Wundergeburten/ sich nicht schlechtiglich/ oder/ wie man pflegt zůsagen/ vngefahr erheben vnd fürgeben/ Sondern viel mehr vnd ohne zweifel auß Gottes des Almechtigen vnerforschlichen schickungen/ den menschen dadurch zů trewen vnd etwas mercklichs anzůdeuten oder fürzubilden. Vnnd obwol das selbige so bald nicht zů jedermans erkentnis gelanget/ wie gemeine erfahrung außweiset/ So haben doch verstendige weise leuth/ vber solchen Wundergeburten/ ihr feine gottselige gedancken/ was solche bedeuten/ Auch zu was warnung allerlei Stenden der menschen dienstlich sein möchten. Dann solche ding ja ihre bedeutungen (wiewol der rolosen welt verborgen) werden haben/ Dieweil Gott der aller weisest nichts ohne besondere vrsachen schaffet/ schicket vnd verhenget. Doch pflegt man solche Wundergeburten gemeinlich dafür zůhalten/ das sie gern andeuten schreckliche veränderungen/ so nachmals erfolgt/ es seye gleich an Obern oder Vnderthonen/ naher vnd weitgelegner örter/ Nach dem dann auch die scheußliche geburt an ihrer leibsgestalt geschaffen oder mißschaffen ist/ Auch kan der mensch auß jhm selbs freilich nicht mehr/ dann auß fürgefallenen vmbstenden seine gedancken schöpffen vnnd mutmassen/ Vnd solle billich der Ewigen Weißheit alle gepürende ehre zůschreiben/ als die allein alles weiß/ versicht/ schicket/ vnnd vnderweilen auch den menschen offenbaret/ Der liebe Gott verhelffe vns allen zů warer buß vnd besserung des lebens durch Christum vnsern heiland/ so wirdt vns endtlich nichts konden schaden.

¶ Getruckt zů Strasburg/ bey Thebolt Berger am Weinmarckt zům Treübel.

Abb. 17

Ein warhafftige vnd wunderliche geburt eines Kindes seines alters drey viertel Jar/wie es alhie in diser Contrafactur verzeichnet ist.

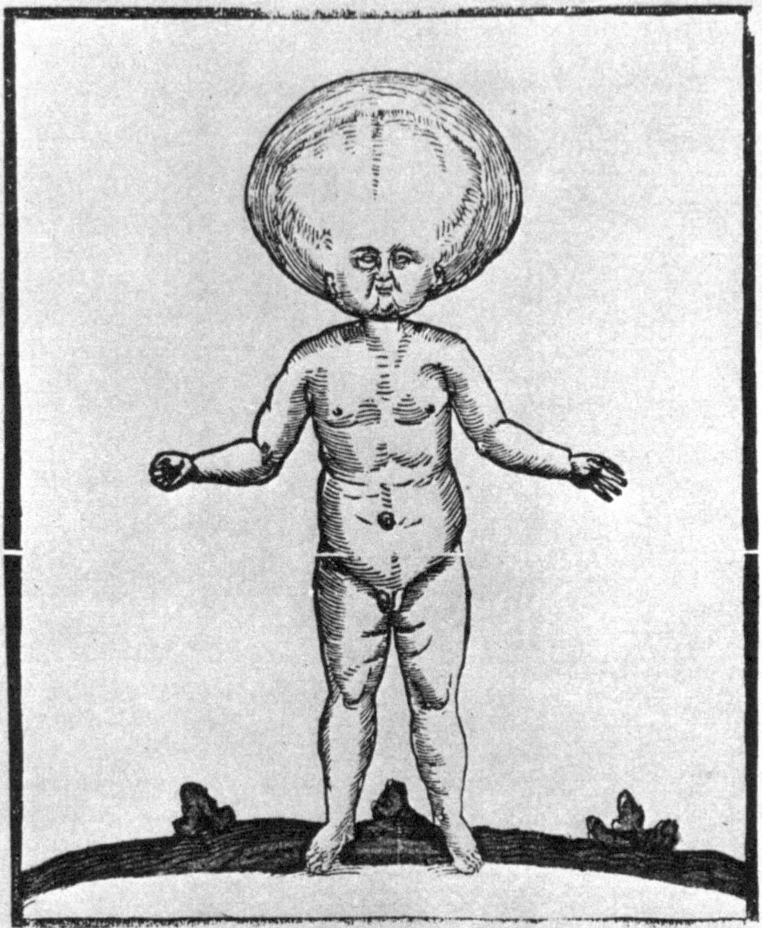

EIn Dorff heist Weinberg ligt zwo meil von Dinckelspühel/da sein zwey haußarmer leut/Der man heist Hans Imert/sein Weib Barbara Imertin/die haben ein Kinde mit einander gezeuget inn jrer ehe mit namen Leonhart getaufft/dasselbig kindt ist geborn im 56. Jar auff den 5. tag des Wintermonats. Von leib ist es sonst ein schön geraten kindt/hat ein kleines angesicht/aber ein sehr grossen vbernatürlichen kopff wie es alhie verzeichnet/vnd bringt sein zeit erbermlich zu mit wainen vnd schreyen tag vnd nacht das es zu erbarmen ist. Was der liebe Got mit diser wunder geburt meinet/auch mit andern mehr da die kinder in mutter leib gewainet haben/das hat man wol zusehen auß dem Exempel/da Christus selbs wainet vber Jerusalem vnd spriche/Wenn du es westest/so würdestu auch bedencken zu diser deiner zeit/was zu deinem fride dienet/Aber nun ists für deinen augen verborgen. Denn es wird die zeit vber dich komen/das deine feinde werdē vmb dich vnd deine kinder eine wagenburg schlahen/dich belegern/vnd an allen orten engsten vnd werden dich schleiffen vnd keinen stein auff dem andern lassen/darumb/das du nicht erkennet hast/die zeit/darinnen du heimgesucht bist. Darnach stellet Gott der Herr solche schröckliche geburt den Eltern vnd Kindern für die augen/seinen zorn damit zubeweisen/das er wol vrsach het/das er nicht mehr rechte natürliche kinder ließ geboren werden/weil die Eltern den Kindern so vbel vorstehen vnd ziehen nicht zu Gottes wort vnd tugent/das auch die Kinder nicht mehr wöllen gehorsam sein/sonder dahin leben wie das vnuernünfftig viehe/ja lestern noch Gott den Herren vnd jre Eltern darzu/vnd wie S. Paulus sagt/das es vor dem Jüngsten tag also gehen werd/haben wir den lieben Gott wol zu bitten/das er vns eine warhaff vnd rechten glauben an Christum geben wölle/auff das wir dem jamer/der durch solche bilde angezeigt wird/vnd zukünfftig ist/entpflichen mügen vnd wirdig werden zu stehen für des menschen Son/wenn er komen wird zu richten die lebendigen vnd die todten.

Gedruckt zu Nürnberg durch Wolffgang Strauch Formschneider.

Abb. 18

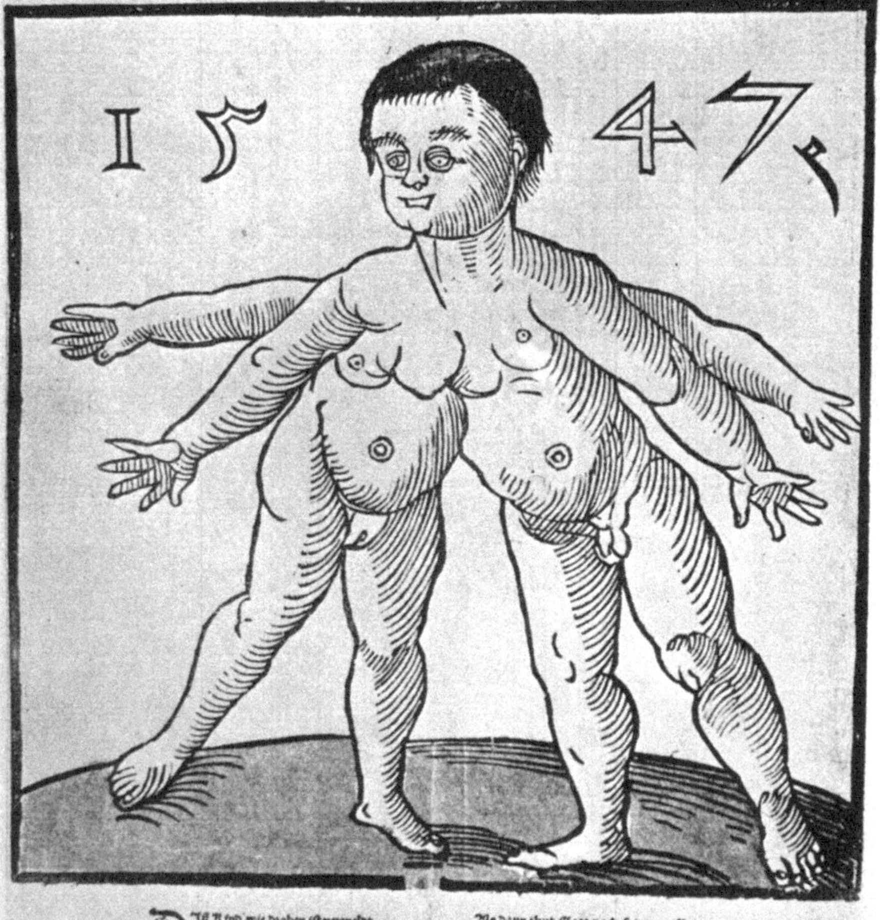

Diese gegenwertig wunderberlich Kindszgepurt mit zweyen leiblin vnter einem Haubt/mit iiij ermelein/iiij beynlein/ vnd mit zweyen hertzlin 2c. ist zu Löuen im Niderlandt/ acht meil von Antdorff/ bey nahent hundert meyl von Nürnberg von einem Weybsbildt/ Margaretha genant/ am grünen Donnerstag 1547. geborn/ des kindts vater heysset Ambont Settelmacher ein Burger daselbst/ welcher diß kind Conrad Kärschen himelreycher/ Burgern zu Nürnberg/ vnd reichliche widergeltung geschenckt/ vnd hat gemelter vatter/ des kindes beyde hertzen/ dieweyl man es hat außn erden müssen/ zum gedechtnuß behalten/ Diß Kind hat vier stund gelebt/ vnd nach der jachtauff ist es bald gestorben/ 2c. solchs ist beweyßlich zu Löuen.

DJß Kind wie droben ist vermeldt
Hat Got zur besserung diser welt
An tag hat lassen komē nur darumb
Das wir vns bekeren vnd werden frumb
Dann es warlich erschrecklich ist
So mans betracht on arge list
Es zeyget ein straff der sünden an
Das etwan Frawen vnd die Man
Vor Gott/ der solches alzeyt sicht
Ohn zucht vnnd forcht/ dah in gericht
Allein den fürwitz da zu büssen
Tretten ehr vnd scham mit füssen
Als

Als dann thut Gott nach seinem willen
Formiert verborgen vnd im stillen
Ein vnnatürlichs menschen bildt
Das er vil lieber gerecht erhielt
Dann vonn dem obgenanten Weyb
Sindt auch itzunt zwen kindes leyb
Geboren mit allen gliedern zart
Die Bauch zusammen gewachsen hart
Sonst alle gliedmaß ledig vnd frey
Vonn dem man steet solt nemen bey
Ein abschew/ vnnd sich bessern thun
Das helff vnns Gott durch seinen Son.
C. G. A.

Abb. 19

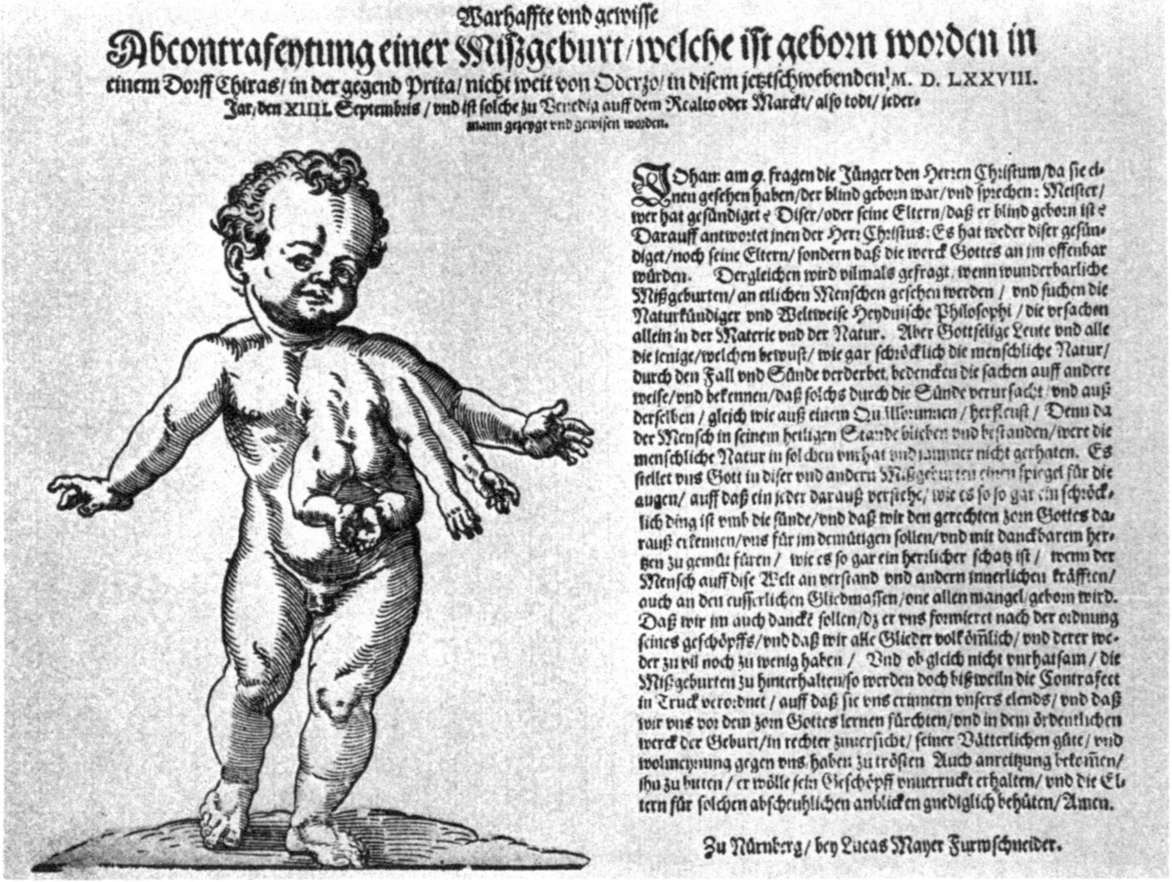

Warhaffte vnd gewisse

Abcontrafentung einer Mißgeburt/welche ist geborn worden in einem Dorff Chiras/ in der gegend Prita/ nicht weit von Oderzo/ in disem jetztschwebenden M. D. LXXVIII. Jar/den XIIII. Septembris / vnd ist solche zu Venedig auff dem Realto oder Marckt/ also todt/ jedermann gezeygt vnd gewisen worden.

Johan: am 9. fragen die Jünger den Herrn Christum/da sie einen gesehen haben/der blind geborn war/vnd sprechen: Meister/ wer hat gesündiget? Diser/oder seine Eltern/daß er blind geborn ist? Darauff antwortet jnen der Herr Christus: Es hat weder diser gesündiget/noch seine Eltern/ sondern daß die werck Gottes an im offenbar würden. Dergleichen wird vilmals gefragt, wenn wunderbarliche Mißgeburten/ an etlichen Menschen gesehen werden / vnd suchen die Naturkündiger vnd Weltweise Heydnische Philosophi / die vrsachen allein in der Materie vnd der Natur. Aber Gottselige Leute vnd alle die jenige/welchen bewust/ wie gar schröcklich die menschliche Natur/ durch den Fall vnd Sünde verderbet, bedencken die sachen auff andere weise/vnd bekennen/daß solchs durch die Sünde verursacht/ vnd auß derselben / gleich wie auß einem Qu[e]llbrunnen / herfleust / Denn da der Mensch in seinem heiligen Stande bliben vnd bestanden/were die menschliche Natur in solchen vnfhat vnd jammer nicht gerhaten. Es stellet vns Gott in diser vnd andern Mißgeburten einen spiegel für die augen/ auff daß ein jeder darauß versiehe/ wie es so so gar ein schröcklich ding ist vmb die sünde/vnd daß wir den gerechten zorn Gottes darauß erkennen/vns für im demütigen sollen/vnd mit danckbarem hertzen zu gemüt füren / wie es so gar ein herrlicher schatz ist / wenn der Mensch auff dise Welt an verstand vnd andern innerlichen kräfften/ auch an den eusserlichen Gliedmassen/one allen mangel/geborn wird. Daß wir im auch dancken sollen/dz er vns formieret nach der ordnung seines geschöpffs/vnd daß wir alle Glieder volkömlich/ vnd derer weder zu vil noch zu wenig haben / Vnd ob gleich nicht vnrhatsam / die Mißgeburten zu hinterhalten/so werden doch bißweiln die Contrafect in Truck verordnet / auff daß sie vns erinnern vnsers elends/ vnd daß wir vns vor dem zorn Gottes lernen fürchten/vnd in dem ordentlichen werck der Geburt/in rechter zuuersicht/ seiner Vätterlichen güte/ vnd wolmeynung gegen vns haben zu trösten Auch anreitzung bekomen/ jhn zu bitten / er wölle sein Geschöpff vnuerruckt erhalten/ vnd die Eltern für solchen abscheulichen anblicken gnediglich behüten/Amen.

Zu Nürnberg/ bey Lucas Mayer Furmschneider.

Abb. 20

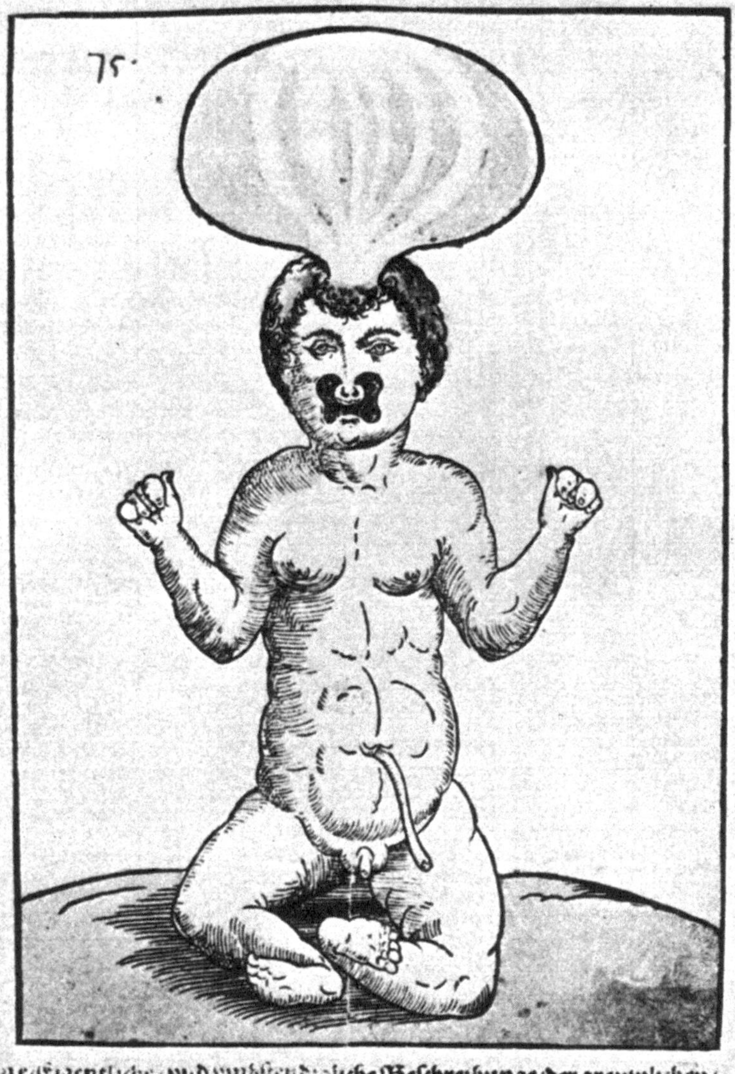

Ware/Eigentliche/vnd vmbstendigliche Beschreibunge/der grewlichen/ erschrecklichen vnd vnerhörten Mißgeburt/so sich dises jetzt schwebenden 1577. jars/ auff den 27. Junij/deß nachts zwischen 10. vnd 11. im Land zu Hessen/zur Hohen Eych/der Edlen/Ehrnfesten vñ Strengen von Boyneburg angehöriger Dorff- schafft begeben/vnd hat diß Kind on einige Fudunge biß auff den 12. Julij gelebt/da es vmb den abendt zwischen 6. vnd 7. senfftiglichen entschlaffen.

Mit kurtzer vnd in Gottes Wort gegründter Erinnerunge/was wol solche Geburt bedeuten möchte/ Allen vnd jeden Menschen/was Standes die seyen/nützlich vnd besserlich zu lesen/Gestellet durch

Diethmarum Merulam.

Abb. 21

Warhafftige Beschreibung/ einer Wunderbarer vnnd Seltzamen Geburt/ so in disem LXXI. Jar/ allhier zu Querfurt gebracht hat.

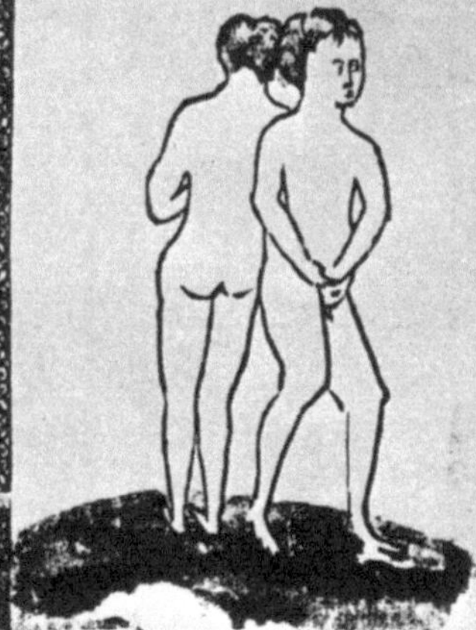

Es hat sich in disem nach Jhesu Christi/ vnsers Erlösers vnd Seligmachers Geburt/ 1571. Jar. Das eines Metzger/ oder Fleischers Sylvesters Betzs/ Burger allhie in Querfurt/ im Ertzstifft Magdeburg/ drey meil von Hall in Sachsen gelegen/ Eheliche Hausfraw Catharina/ welche jm allhie Junckfraw Ehelichen getrawet/ zwey kindlein/ Weibliches geschlechts geporen hat / mit zweyen volkommenen vnd vnderschidenen gantzen/ vnd wolformierten Leiben/ vnnd allen Glidmassen/ aber mit den Heuptlein/ auff der lincken seiten/ zu ruhre vber den öhrlin/ gantz zusamen/ inn eins gewachsen/ das oben nur ein Hirnschalen/ das eine vorwartz/ das ander hinderwartz sein Angesicht gekeret/ Wie dise Figur gründtlichen außweiset/ Vndter welchen das eine/ in der not der Geburt/ mit tod abgangen/ das ander aber/ die Tauffe empfangen/ vnd von 7. Vhr bis zu 10. im mittag gelebet. Die Mutter aber/ wiewol sie sehr schwach/ doch noch/ so lang Gott will/ bey leben ist. Solche seltzame vnd wundergepurt/ haben nicht alleine/ wir diser zeit allhier ordentliche Kirchendiener/ Ich Johannes Gambstad Archidiaconus/ vnd Ambrosius Tasche/ subdiaconus/ Cunrad Müller Schultheis / vnd den Erbarer Rath dises orts/ Sondern fast die gantze Stat/ sampt andern vom Adel/ vnd vmbligenden Dörffern gesehen/ vnd mit vnsern Henden begriffen.

Was [illegible] Gott/ vnser lieber Vatter im Himel/ durch solche seltzame Geburt anzeige/ können wir au[illegible] wissen/ doch [illegible] sonsten/ [illegible] mel/ vn[illegible] in disem 1571. Jar begeben/ Auch gar newlichen/ etliche tage/ die liebe Sonne/ vnnd Monat [illegible] Blutfarbichen auff vnd vndtergang genugsam erkleret / Das sie nach S. Pauli Bericht/ Rom. 8. gar müde/ vnd verdrossen seind/ vns rauchlosen/ vnbußfertigen Menschen vnd Verechtern Göttliches Worts vnd willens/ mehr zu dienen/ sich auch mit allen gleubigen/ sehnen nach des HErrn Zukunfft/ vnd allgemeinem Gerichte. Es ist auch hoch zuuermuten/ es werde dise wunderbare Geburt / ohne sonderliche bedeutung/ Vnglücks vnd straffe nicht abgehen. Vnd ob wol der getrewe Gott allhier recht seinen Sententz exequiert/ dann Moises am 20. saget: Das er die Sünde der Veter heimsuche an den Kindern/ biß ins dritte vnd vierdte Glid. So warnet vns doch alle sämptlich hohes vnd nidriges Standes/ der getrewe Gott/ vnd vermanet vns doch solche vnd dergleichen Zeichen zur Busse.

Denn ob er gleich vilfaltige vrsache hette/ Vns/ wegen vnser manichfaltigen auch mutwilligen Sünden/ verachtung seines willens vnd Worts/ misbrauch vnd Schendung des heiligen Sabbachs/ vnd der Teufflische vnd grewlichen lesterung seines Göttlichen Namens/ Wie Hoseas auch am 4. klagt. Jedoch/ so brauchet der Barmhertzige vnd langmütige Gott/ der zur Straffe nicht eylet/ Sondern Zeit vnd raum gnug gibt / zur besserung zuuor allerley mittel/ gelegenheit/ vnd wegen [illegible] mancherley Zeichen am Himel/ vnd andern Creaturn durch welcher vns zur Busse reitzet/ auff das wir bedencken/ die zeit vnser heimsuchung/ vnnd was zu vnserm frieden dient/ auch der straffe entpfliehen mögen.

Ob aber nu die Epicurer vnd Weltkinder/ gantz rohe/ vnd sicher/ Solche vnd dergleichen zorn vnd Straffzeichen in wind schlagen/ vnd spötlich dauon reden. So werden doch Gottfürchtige Christliebende vnd gutherzige menschen sein/ welche solchs betrachten/ in sich schlagen/ vnd in rechtem erkentnis jrer Sünden/ durch andechtiges brünstiges Gebet/ Gott in die arme fallen/ jetzt gezückte Ruthe abzuwenden. Der barmhertzige getrewe Gott vnd Vatter/ Himels vnd der Erden/ verleihe vns allen seine Gnaden/ das wir neben allen Christgleubigen busse thun/ vnd beides der zeitlichen vnd ewigen Straffe entpfliehen mögen. AMEN. J. G. G.

Getruckt zu Eisleben/ durch Vrban Gaubisch.

Abb. 22

Eine wunderliche Geburt eines zweyköpffigen Kindes/ Zu Witzenhausen in Hessen geschehen/ Den dritten tag nach Trium Regum/ Anno M. D. XCij.

WO man die gantze Schrifft durch list/
Erwiget/betracht/vnd recht abmist.
So find sichs/Das in alten jaren/
Nach Christ Geburt / vnd langst zuvorn.
Von jar zu jar/ von zeit zu zeit/
Von tag zu tag/ bis itzund heut.
Wo Gott will etwas Newes schaffen/
Die Welt zu schrecken vnd zu straffen.
Die Reich vnd Monarchey versetzen/
Gros Könige an einander hetzen.
Die Steed vnd Lender zu verstören/
Lest er zuvor sehen vnd hören.
Von oben rab Zeichen vnd Wunder/
Welch er in gmein vnd auch besunder.
In Sonn vnd Mon/vnd in den Sternen/
Erzeigt von nahent vnd von fernen.
Als finsternis/dampff/ rauch vnd fewer/
Kriegsrüstung/schwerd/blut/vngehewer/
Im Meer mit stürmen/ vngewittern/
Erdbebung/ schrecken/ zagen/ zittern.
Auch in lebenden Creaturen/
Schreckliche wunder vnd figuren.
Von Mensch vnd Thirn geboren werden/
Der gleich so viel zu forn auff Erden
Nicht geschn in der Christenheit/
Wie jtzt bey vns zu dieser zeit.
Denn wer allein der zeit hett acht/
Zu rück nur zwentzig jar betracht.
Der find so gschwind verenderung/
Das sich möcht wundern Alt vnd Jung.
Schrewlich vnd schrecklich seltzam Zeichen/
Das er fur schrecken möcht erbleichen.
Der ich eins hab anzeigen wollen/
Vnd sichtlich fur die augen stellen.
Was aber wird damit bedeut/
Das las ich sagen ander Leut.
On was verenderung der Steend/
Im Geistlich/ Weltlich Regiment.
Vnd sonst verkerung aller ding/
Die nicht zu achten sind gering.
Man solt beleib gedencken nicht/
Das solchs on alls gfehr geschicht.
Sondern also leren die Leut/
Das jglichs etwas sonders bdeut.
Wie die erfarung lert in gmein/
Wenn die Zeichen geschehen sein.
Lest mans vngeacht furüber gehn/
Darnach lert vns der schad verstehn.
Wenn vber vns schnel wie ein pfeil/
Gleich wie ein falstrick in der eil.
Die vnfell plötzlich vberzihen/
Das wir jn mügen nicht empflihen.
Denn kömpt zu spat ein guter Rat/
Wenn vns das vnglück troffen hat.
Welchs wir itzt wissen allzumal/
Auch sind all Bücher zeugnis vol.

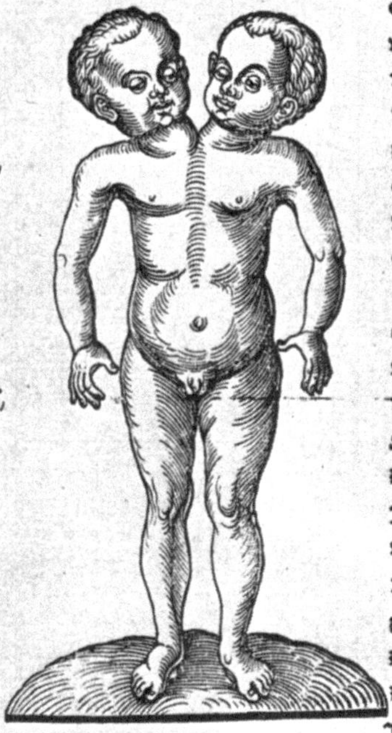

DJe Altveter vnd Propheten/
Zuvor das Volck vermaneten.
Durch vorgend Zeichen/gros wunder/
Vnd warntens das weren munter.
Die Rach vnd Zorn Gottes abzubitten/
Im Glauben vnd mit guten sitten.
Bey zeit dem vnglück vor zukomen/
Wens aber nicht ward angenomen/
So folgt auch bald den Zeichen nach/
Die Hand Gottes mit schwerer Rach.
Wer nicht gleubt das es sey also/
Frag die Sindflut/ den Pharao.
Vnd in der Wüst die Israeliten/
Das Reich zu Babel/ die Sodomiten.
Vnd zu Jerusalem die straff/
Welch auff die gschene Zeichen traff.
DEr gleichen viel in alten Zeiten/
Bey allen Reichen / Land vnd Leuten.
Gar viel erfaren vnd geschehen/
Vnd bald darauff die folg gesehen.
Wie wir auch selb erfaren vnd spüren/
Vnd solten billch zu hertzen füren.
Sölch warnung nicht so gar vernichten/
Sonder vns vleissig darnach richten.
Lassen vns auch eins andern schaden/
Zur warnung sein/das wir aus gnaden/
Errettet würden vnd entgan/
Dem das wir offt verdinet han.
Mit vnglauben vnd grossen sünden/
Abgötterey vnd falschen fünden.
Vnd be[...]ern vnser böses leben/
Ein dem andern sein fell vergeben.
Fur sund vnd schand vns fleissig hüten/
Welch Gottes gebot ernstlich verbieten.
Dagegen auch gefallen lassen/
Was er gebeut vns des anmassen.
Im geben sein gebürlich ehr/
Vnd was er von vns fordert mehr.
Weils aber nicht mit vnserm thun
Wird ausgericht/das wir zur suhn
Keins wegs mügen komen fur Gott/
Last süchen den/ welchen er hat
Zum Mittler gsetzt/den HErren Christ/
Bey dem all gnad vnd seligkeit ist.
Das er vns beim Vater vertrett/
So wird angnem vnser Gebet.
Denn all zusag vnd Gottesgaben/
Durch jn allein jr würckung haben.
In dem ders nimpt im Glauben an/
Das sol gesagt sein jederman.

B. W.

Abb. 23

Abreiſſung wunderbarlicher Kinder / ſo in kurtz vor dieſem Jar Achtvndſiebentzig geborn/wie denn alhie vnten beſchrieben.

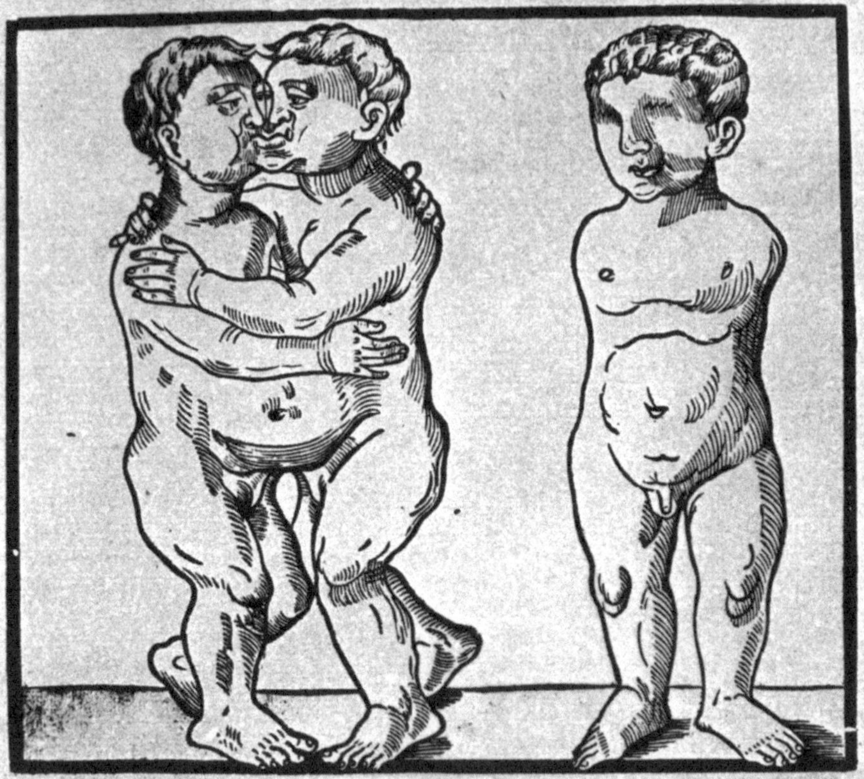

DA Gott der Herr ſchuff Himel vnd Erd/die Mon vnd Stern/gab er eim iglichen krafft vnnd ſchein/inden Menſchen zu wircken/ daß offtmals gar ſeltzam vnnd wunderbarlich geſtalt / art vnd form auſſen den gemeinen lauff der natur durch mißgeburt/ ſo an Menſchen als an Thieren geſehen vnd noch teglich geſpurt wirt/ die denn gemeinlich als Monſtra/ ichtwes ſunderlichs anzeigen. Wie denn in kurtz verſchiener zeit vor dieſem Jar M. D. Lxxviij. ein wunderliche geburt geſchehen im Niderlandt/im Lande Geldre/ in einer Flecken Venrade genent/ von Marx Dieterich Kupfferſchlegers Ehelich Gemal/in obgemelte geſtalt/wie alhie abgeriſſen/nemblich zwei Leib in ein/ beyde Meydlin / einander vmbfangen/vnnd mit beiden munden ſcheinend an ein gefuecht.

Ob wol ſölchs naturlich zu erachten / is dennoch nicht ohne ſunderliche geheimniß ichtwes darinnen zu betrachten/ Wold Gott/daß es vns gute Frid vnd Einigkeit wolte bedeuten/ nachdem wir faſt ein lange zeit her in twiſt vnnd zweidracht vndereinander gelebt / wederumb in gute einigkeit geraten mochten / Wie dann an diß wunderbarliche Kindt zwei Leiben an ein/vnd einander fein lieblich vmbfangen / vnd die zwei Kinder mit einem mundt zu ſehen/ Wir auch eben gleich wie liebe Chriſten Bruder vnd Schweſter in ware einicheit des glaubens verknupfft vnd verbunden/mochten tſampelich/auß vnd mit einem munde Gott loben/preiſen vnd dancken.

So wir aber wiſſentlich/ halſtarrich Blindt in vnſere Sünden vortfaren / keiner ſeine eigene mangel vnd feil anſehen/noch mit eindrechtigen munde die Göttliche Warheyt bekennen vnd handthauen willen / ſollen wir vns kraffloß vñ weecloß befinden. Wie denn das ander oberzeichnete Kindt/ ſo in vorgangē Nouembri nicht weit von Deuenter/im Lande von Ouer Jſſel/ohn Augen vnd Armen todt zur Welt geborn/vns wol andeuten möchte. Gott gib daß wirs betrachten/ damit wir nicht mit zweidracht vnd vueinciheit zerriſſen/ weerloß in vnſere Feinde hende fallen.

Abb. 24

Eigentliche Abbildung Zweyer seltzamer Mißgeburten.

Deren die erste zu Lüttich in der Stadt/

die Ander zu Gottsfeld einem Dorff in West Flandern in diesem noch lauffenden 1612. Jahr Geboren/ vnd von meniglich mit schrecken vnnd verwunderung beschawet worden.

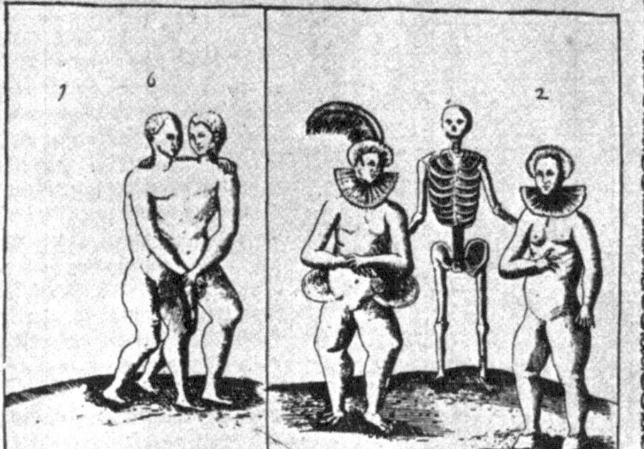

Zu Luyck ist gborn diß Kindelein
Was solchs bedeut weiß Gott allein

Ihr hoffertig Man vnd frawen
Diß Munster wolt dachanschawen
Vnd dabey lehrn erkenen all
Wie sehr die hoffart Gott mißfall

VNter andern zeichen des zorns vnd anstehender Straff Gottes vber vnsere vielfeltige Sünden/ sollen billich/ ja vor anderen/ die seltzame vngestalte Mißgebürt vnnd Monstra gezelt werden/ wie dann sonderlich die Römer vor alten zeitten/ so offt ein solche bey jnen an tag kommen/ alsbald einen Bettag zuhalten/ vnd mit besonderen Opfferen jre vermeinte Götter zu stillen pflegten Dann es bezeugt die tägliche Erfahrung/ wie auch solches von den Historischreibern fleissig auffgezeichnet vnd angemerckt worden/ das gemeinlich auff solche wundergebürt sich auch etwas wunderlichs sehen lasset/ ja das gemeinlich Zerrüttung in der Religion vnd Regiment darauff erfolget. Wie es nu zu vnsern zeitten alles mit sünd vñ Laster vberschwemt/ also schickt vns auch Gott allerley zeichen vnd gleichsam vorbotten seines zorns/ damit vns zur Buß zu reitzen vnnd zubewegen/ vnd also die wolverdiente Straff von vns abzukehren.

Was nu gegenwertige zwo Mißgeburt betrifft/ seind dieselbe wol wert das sie von meniglich in der Forcht Gottes betrachtet werden. Das erste ist ein Mägdlin/ so den 4. Novemb. Anno 1612. zu vier vhr nach Mittag zu Lüttich in der Statt geboren worden war sonsten an Fleisch vnd gliedern wolgestalt/ hette aber zwey Häupter/ vier Arm vier Schenckel vnd Füß/ wie auch alle andere glieder als ob es zwey Kinder gewesen außgenommen daß es ein Bauch hatte/ wie man sowol auß dem Augenschein als sonsten abnemen Könte. Diese geburt nu sobald sie auff die welt kommen/ ist sie nach in derselben oder todts verfahren Die Eltern sein gemeine Bürgersleut/ in obgenanter Stat Lüttich in der Pfaer S. Philhan in dem Theil welches man oder der Mase nennt/ Zur seitten nach Teutschlandt wohnhafftig. Ist sowol des Sontags/ auff welchen tag es an die welt kommen/ als deß Montags vnd Dinstags hernach daselbst von meniglich besichtigt worden/ die alle ob dessen beschaffenheit gute zeugnuß geben können Was nu solche gestalt bedeute/ wöllen wir die Außlegung andern hohern verstands befehlen.

Die andre Mißgeburt ist zu Gottsfeld einem dorff in Westflandern an das Liecht kommen/ der Vatter ein Schneider seines Handwercks/ mit Namen Antoni Cantant/ die Mutter heist Mapcken oder Maria/ jetzbemelten Anthoni eheliche Haußfraw/ welche auff einmal drey Kinder geboren/ so allesampt sehr wunderbarlich gestalt gewesen. Das erste war gantz abschewlich/ mit Rippen vnd Beinen einem todten Cörper/ oder Figur wie man den Tod abmalet/ nicht vngleich/ also das sich meniglich dar ab entsetzen muste. Das ander hatte ein schwartzes stück Fleisch gleichsam einer schwartzen Federn auff dem Kopff darneben an beiden seyten bey den Ohren gleichsam zwey osen wie heutigs tags die Frawen vnd Jungfrawen tragen/ deßgleichen an beyden hüfften zween Wronck oder Wülst/ wie die heutigs tags vnter den Edeln/ ja auch noch wol schlechten Frawen im gebrauch seind. Das dritte hat ein groß langs gekrös vmb den Hals/ in gestalt der langen Lobben oder Krägen/ die heutigs tags vnter reich vnd armen/ nu viel zu gemein seind/ war darneben dasselbe Krös also außgefält nicht anderst als ob es mit Spelterwerck besetzt gewesen: hatte darneben zween Füß wie ein Roß/ die Hend aber waren gestaltet wie eines Hanen Klawen oder Füß In summa auß aller gestalt dieser Mißgeburt konte man sehen daß Gott die Hoffart dieser jetzigen welt/ vnd sonderlich des Weibvolcks/ gleichsam in einem Spiegel hat für Augen stellen/ vñ meniglich zu verstehē geben wöllen/ wie höchlich jm dieselbe mißfalle Diese Kinder sollen biß auff den dritten tag gelebt haben vnd seind inmittelst/ wie auch nachdem sie verscheiden von vielen besichtigt worden.

Diese beyde Monstra oder Mißgeburt haben wir souiel müglich gewesen/ eigentlicher gestalt Abcontrafeyten/ vnd darneben diesen schrifftlichen Bericht beyfügen lassen/ wolmeinender weiß meniglich dardurch zu erinnern wie gefehrlich es jetzo in der welt stehe/ da Gott nicht allein durch Zeichen vnd wunderwerck/ sondern auch durch die Plagen selbst/ als Pestilenz/ Gehen Todt/ Thewrer zeit Zweytracht Auffruhr vnd dergleichen/ seinen zorn vns genugsam zuverstehen gibt/ vnd leider würcklich empfinden läst. Der barmhertzige Gott verleyhe das wir dieses alles wol betrachten/ jhme/ der die Hand noch höher vber vns auffgestreckt/ entgegen gehen vnnd in die Ruten fallen/ vnnd also die anstehende Straff von vns abkehren mügen.

Abb. 25

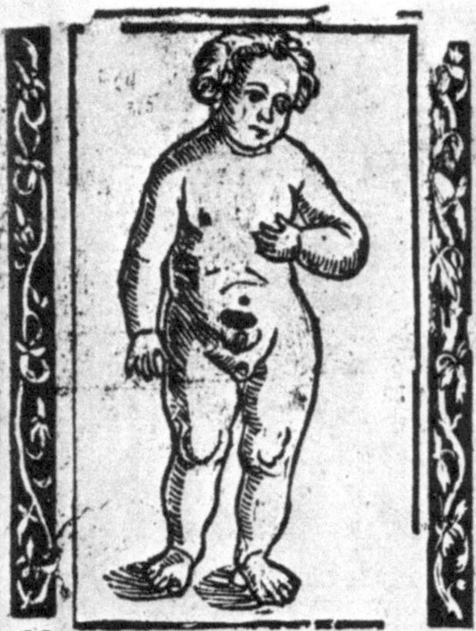

Billich verwundert sich Jung vnd alt
Ab dissem kind vnd seltzamer gstalt
Liplich geborn do man zelkt für war
Tussend fünfhundert vnd nüntzechē Jar
Im Jenner vff dem ersten tag
So yeder man der fröiden pflag
Ein nüwes Jar frölich zenpfan
Rücht diss kind an die welt zů kan
Sölichs zů Zürich ist beschechen
Piderb lüt hand es gesechen
Redent für war on allen zorn
Ob siner weiche sy es geborn
Subtil mit glidmas hüpsch vnd gantz
Nithalb hab es ein manen schwantz
Einer frowen scham stůnd nach da by
Ein knollen rotfleisch ouch da sy
Sölich figur ist geborn zwar
An dem hürigen nüwen jar
Nach kriechischer sprach ist der nam sin
Androginos vnd ouch In latin
Wirt es genant hermaphrodit
Dar von dan Ouidius schript ¶ Oui:4 met
Das sölich veneris vnd mercurij kind
Durch die wasser götter erzogen sind
Durch das man eigentlich mag verstan
Gros vnkünscheit syg vnder vns kan
Mit zů trincken füllen vnd üppikeit
Dan einer almal zům anden seit
Von brassen bůlen vnd zů triben
Es syg von töchtren ald e wibren
Kupplen ars welber. vnd dero ley
Das ist allenthalb yetz das gschrey
Wir fůrē nun ein seltzen orden
es sind allein fier houpt sünd wordē
Das vnkünscheit vnd füllery
Vnd ouch grosse hoffart dar by

Die strafft nieman für kein tod sünd mer
Es syg ritter knecht oder herr
Das hand vnsser vordren nie gethan
Sunder vff frumkeit vnd eer sil ghan
Aber yetz strept niemans nach manheit
Allein vff füllen vnd vnluterkeit
Eim bider man stellen vff sin wib vnd kind
Sölichs yetz manlich taten sind
Das zeigt diss figur hie klar vnd gantz
Der frowen scham stat ob dem schwantz
Darū das die gross vnkünscheit
Hatt nider truckt alle man heit
Vnd all sig hafft lüt über wunden
Söllich In macrobio wirt fundē ¶ macro:
Hañibal ward hie durch vfürt (li:3. satur
Vnd all sin volck mit Im zerstört
In campania gantz nider gleit ¶ val: max.
Alls das vallerius von im seyt (li:9.
Durch wibsche vnkünscheit das bschach
By Olyfernes man das ouch sach
Verlor den strit vō vnkünscheit wegen
Das mag man von vns ouch wol segen
Das vnser manheit ist yetz gleit
Vff brassen schlemen vnd vnkünscheit
Da durch wir halb wiber worden sind
Als man ettlich volck In africa find
Die ir wessen vermischet tribent
Alls plinius von inen tůdt schribē ¶ pli:li:7
Androgyne ist der selben nam
Ich förcht es werd nütz gůtz drus kan
Gott der natur das hat anzeigt ¶ Augu: de.
Im wid wertig sy die vnkünscheit (do. chri.
Dan Sodomot vnd Gomora die zwo stett
Das helsch für vom himel verbrent hett
Von ir wüsten vnluterkeit wegen
Darum wirt vns gott das nit vertregen
Das mag vns diss figur bedüten
Als ein ist by der Römeren zitenn
Gschach durch ein kind sechs manott alt
Dz vkunt die zerstörūg des römschē gwalt
Als vns titus liuius schript ¶ ti:li:2j. bell.
Dā kein missetat vngestrafet blipt (pu:li:jo
Noch eines můs Ich Jechen
Man hat für am himel gsechen
In dem hürigen nüwen Jar
Das sond ir nit verachten gar
Dan lucio Junio kam zů vnstatt ¶ val; li:j.
Dz er die wunder zeichen veracht hat.
Dan bald Im mer sin gůt versanck
Vnd er personlich selber tranck
Darum wend ir sin vor kumer vnd leid
So fliechend die sünd der vnkünscheid
Tond vff tugend vnd manheit tringen
Das wirt vch glück vnd heil bringen
Hie vnd dört ewenclich
Söllichs vns allen gott verlich

Amen ❦ Getruckt Zů Zürich ❦

Abb. 26

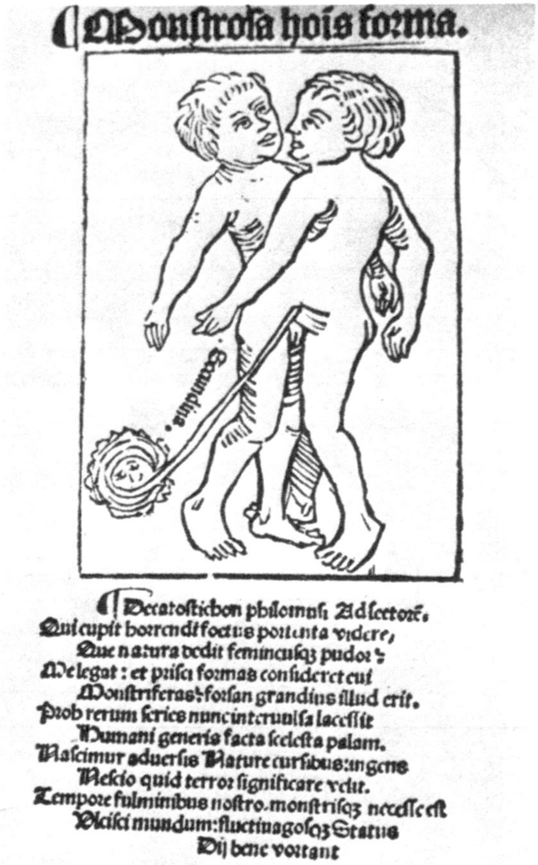
Monstrosa hois forma.
Secundina.
Decatostichon philomusi Ad lectorē.
Qui cupit horrendi foetus portenta videre,
Que natura dedit femineusqȝ pudor:
Me legat: et prisci formas consideret eius
Monstriferas: forsan grandius illud erit.
Prob rerum series nunc interuisa lacessit
Humani generis facta scelesta palam.
Nascimur aduersis Nature cursibus: ingens
Nescio quid terror significare velit.
Tempore fulminibus nostro. monstrisqȝ necesse est
Vexisci mundum: fluctiuagosqȝ Status
Dij bene vortant

Abb. 27

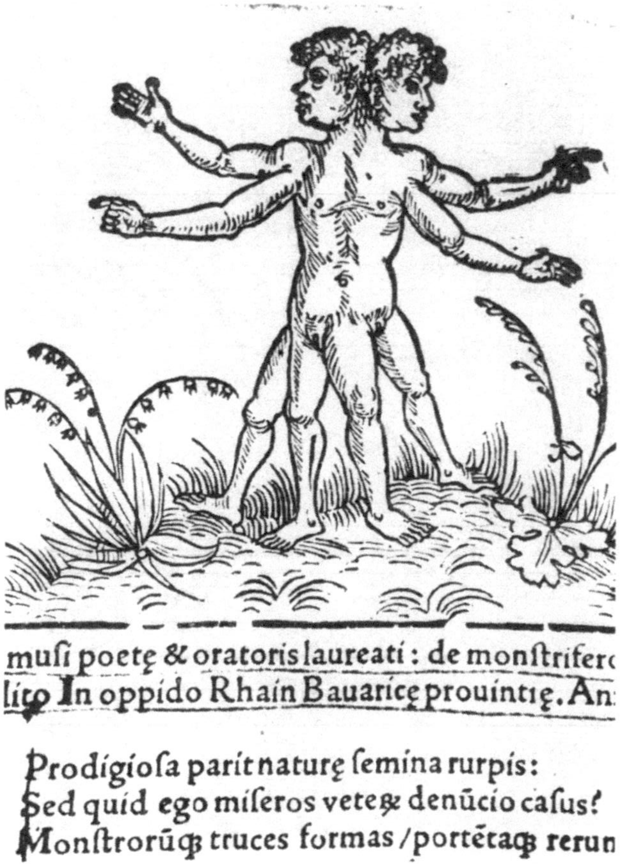
musi poetę & oratoris laureati : de monstrifer
lito In oppido Rhain Bauaricę prouintię. An
Prodigiosa parit naturę semina rurpis:
Sed quid ego miseros veteȝ denūcio casus?
Monstrorūqȝ truces formas / portētaqȝ rerun

Abb. 28

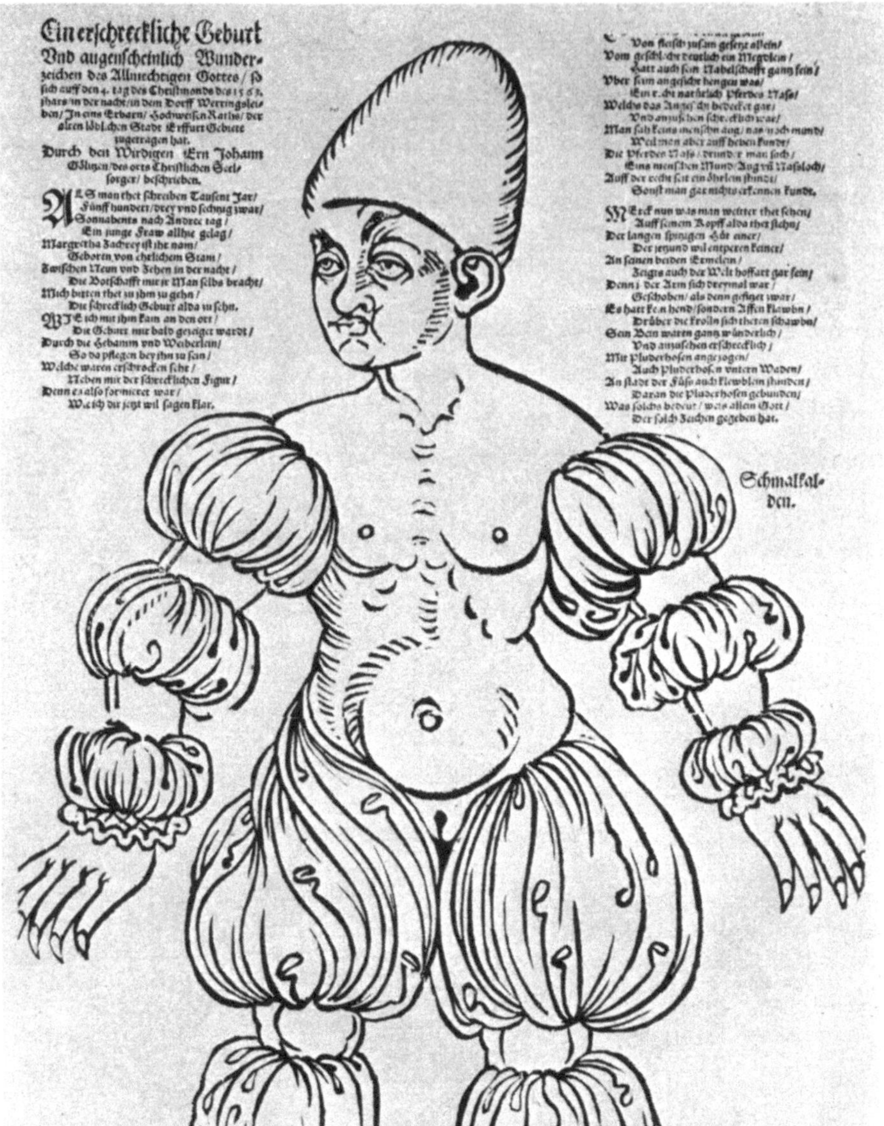
Ein erschreckliche Geburt
Vnd augenscheinlich Wunder-
zeichen des Allmechtigen Gottes / so
sich auff den 4. tag des Christmonds des 1563.
jhars / in der nacht / in dem Dorff Werningslei-
ben / Jn eins Erbarn / Hochweisen Raths / der
alten löblichen Stadt Erffurt Gebiete
zugetragen hat.
Durch den Wirdigen Ern Johann
Glitzen / des orts Christlichen Seel-
sorger / beschrieben.
ALS man thet schreiben Tausent Jar /
Fünff hundert / drey vnd sechtzig zwar /
Sonnabents nach Andree tag /
Ein junge Fraw allhie gelag /
Margretha Zachrey ist ihr nam /
Geboren von ehelichem Stam /
Zwischen Neun vnd Zehen in der nacht /
Die Botschafft mir jr Man selbs bracht /
Mich bitten thet zu jhm zu gehn /
Die schrecklich Geburt alda zu sehn.
WJE ich mit jhm kam an den ort /
Die Geburt mir bald gezeiget wardt /
Durch die Hebamm vnd Weiberlein /
So da pflegen bey jhn zu sein /
Welche waren erschrocken sehr /
Neben mit der schrecklichen Figur /
Denn es also formieret war /
Wie ich dir jetzt wil sagen klar.
Von fleisch zusam gesetzt allein /
Vom geschlecht deutlich ein Megdlein /
Hatt auch sein Nabelschnur gantz fein /
Vber seim angesicht hengen was /
Ein recht natürlich Pferdes Nase /
Welchs das Angesicht bedecket gar /
Vnd anzusehen schrecklich war /
Man sah keins menschen aug / nas noch mundt /
Weil man aber auff heben kundt /
Die Pferdes Nase / drunder man sach /
Eins menschen Mund / Aug vñ Nasloch /
Auff der rechte seit ein öhrlein stundt /
Sonst man gar nichts erkennen kundt.
MErck nun was man weiter thet sehen /
Auff seinem Kopff alda thet stehn /
Der langen spitzigen Hüt einer /
Der jetzund wil entperen keiner /
An seinen beiden Ermelein /
Zeigts auch der Welt hoffart gar fein /
Denn jr der Arm sich dreymal war /
Geschoben / als denn gesieget war /
Es hatt kein hend / sondern Affen klewbn /
Drüber die krolln sich theten schawbn /
Sein Bein waren gantz wünderlich /
Vnd anzusehen erschrecklich /
Mit Pluderhosen angezogen /
Auch Pluderhosen vntern Waden /
An stadt der Füss auch klewblein stunden /
Daran die Pluderhosen gebunden /
Was solchs bedeut / weis allein Gott /
Der solch Zeichen gegeben hat.
Schmalkal-
den.

Abb. 29

Ein Erschröckliche Geburt / vnd Augenscheinlich Wunderzeichen des Allmechtigen Gottes / so sich auff den IIII. tag des Christmonds / kurtz verlauffens M. D. LXIII. Jars / in der nacht / im Dorffe Werringschleben / In eines Erbarn / Hochweisen Rhats / der alten löblichen Statt Erffurdes Gebiete / zugetragen.

Beschriben zů einer gemeinen kurtzen Bůßpredig / Durch den Wirdigen / Ern Johan. Gölitzschen / des orts Christlichen Seelsorger.

Die zeügen solches Gesichts / ist aus der Gemein Werringschleben / Kirchheim / Rockhausen / Bechstatt / Giegleben / Osthausen / mehr dann. Tausent Menschen.

Des Kindes Vatter ist Hans Zachrey / seines standes / ein frommer einfeltiger Taglöner / Er vnd sein Weib liebhabere Göttliches Worts.

ALs man thet schreiben Tausent Jar /
Fünffhundert drey vnd sechtzig zwar /
Sonnabents nach S. Andres tag /
Ein junge Braut allhie gelag /
Margretha Zachrey ist jr nam /
Geborn von eim Ehlichen Stam /
Zwischen Neün vnd Zehn wol in der Nacht /
Die botschafft mir jr Mann selbst bracht /
Mich bitten thet zů jhm zů gehn /
Die schröcklich Gburt allda zů sehn /
Wie ich mit jm kam an das ort /
Die Gburt mir bald gezeiget ward /
Durch die Hebahm vnd Weiberlein /
So da pflegen bey jhn zů sein /
Welch waren all erschrocken sehr /
Nebn mir der schröcklichen Figur /
Denn es also formieret war /
Wie ich dir jetzt will sagen klar:
Es was ein Kind ohn alle gbein /
Von fleisch zůsamen gsetzt allein /
Vom gschlecht deütlich ein Meidelein /
Hat auch sein Nabelschafft gantz fein /
Vbr seinem Angsicht hengen was /
Ein recht natürlich Pferdes Nas /
Welchs das Angsicht bedecket gar /

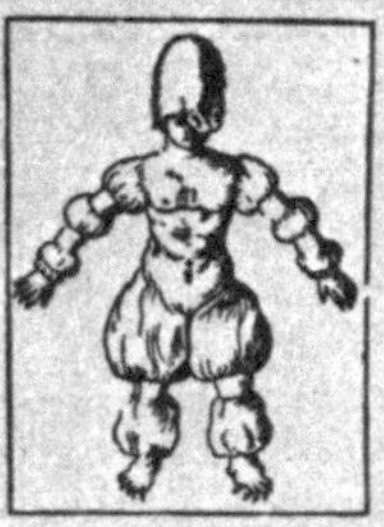

Vnd anzusehen schröcklich war /
Man sach keins menschen aug / nas noch mund /
Weil man aber auff heben kund /
Die Pferdes Nas / drunder man sach /
Eins Menschen Mund / Aug vnd Nasloch /
Auff der recht seit ein öhrlein stund /
Sonst man gar nichts erkennen kund.
Merck nun was man weiter thet sehn /
Auff seinem Kopff allda thet stehn /
Der langen spitzigen Hüte einr /
Der jetzunder will entperen keiner /
An seinen beyden ärmelein /
Zeigts auch der Welt Hoffart gar fein /
Denn jeder Arm sich drey mal war /
Geschobn / als denn gefützet zwar
Es hatt kein Händ / sondern Affen klaubn /
Drüber die krollin sich thetten schraubn /
Sein Bein waren gantz wunderlich /
Vnd anzůsehen erschröcklich /
Mit Pluderhosen angezogn /
Auch Pluderhosen vnter den Waden /
An stadt der Füß auch Kleüblein stůndn /
Daran die Pluderhosn gebundn /
Was solchs bedeüt / weißt allein Gott /
Der solch Zeichen gegeben hat.

Christliche Auslegung erstgesetzter Wundergeburt.

ACh ach / du werder frommer Christ /
Schaw vnd bedenck zů diser frist /
Was Gott doch allhier meynen thůt /
Denn jhm gefelt kein vbermůt /
Man sicht an allen orthen zwar /
Wie die Welt thůt ersauffen gar /
Inn Vbermůth / Stoltz vnd Hoffart /
Darob man keinen kosten spart /
Es ist kein Gessel jetzt so klein /
Will haben ein spitzigs Hütlein /
Pluder vnd auch zerschnitzte Hosen /
Darinn sie sich gar sehr auff blasen /
Gar ergerlich Jungfrawen vnd Weiben /
Ihr schand / vnzucht vnd hoffart treiben /
Sehr wenig achtens sünd vnd schand /
Vnd sonderlich der Adelstand.
IN disem Bild vier Stend gemein /
Meins achtens / darinn bedeütet sein /
Das Haupt bedeüt die Obrigkeit /
Die Ermel / Burger vnd Edelleüt /
Die Beine / den gemeinen Mann /
Die Füß / den Priesterlichen stam /
Das nun das Haupt bedecket ist /
Mit einer Viehs Nas zů der frist /
Zeigt an das Viehisch Sewisch lebn /
Zů Hoff / dardurch sie ergernis gebn /
Mit Sauffen / Fressen vnd Hoffart /
Welchs bey vilen nicht wirdt gespart /
Solch Laster vil Obrigkeit verblende /
Dardurch Gottes Gnad wirdt geschende /
Die gröst Hoffart geht da im schwang /
Tragn Hüt fast einer Elen lang /
Wo hört man grösser flůchen vnd Schweren /
Denn ja zů Hoff bey Knecht vnd Herren /
Das aber das recht Ohr nicht bedeckt /
Zeigt an / das Gott auch fromme erweckt /
Die da anhörn Gottes Wort /
Ein Christlich Regiment füren fort /
Regieren weißlich / vnd mit that /
Vnd straffen Viehischen vnflat /
Thůn auch die Armen hören gern /
Vnd volgen Gott dem höchsten HERRN.

DIe Arm vnd Hend bedeüten fein /
Die Edelleüt gantz in gemein /
Dartzů in Stetten die Burgerlein /
Die wöllen auch nicht die gringsten sein /
Ihr Wammes vnd Ermel seind gefalten /
Geschobn / gefützt / vnd auch zerspalten /
Vnd sonderlich der Jungfraw stande /
Gros Hoffart an Arm vnd Leibe hangt /
Wie man in diser Figur das sicht /
An Hoffart jhn gantz nichts gebricht /
Was da thůt fürn der Fürsten Stam /
Das will ein Graff zůgleich auch han /
Wie sich der Graff schön zieren thůt /
Bald wechst dem Edelmann sein můth /
Prangt vnd stoltziert gantz vbr dmassen /
Das will der Burger auch nicht lassen /
Es můs nur alls verbremet sein /
Gefalten vnd durchlöchert sein /
Manch Rock / Hembd / Brüst / die kosten mehr /
Denn der Alten gantz Hochzeitlich zier /
Vnd wie der Affen art stets sicht /
Alles nach zů thůn was er sicht /
Drumb Gott die Klauen hieran gestelt /
Das wir doch sehn wie man sich helt.

DER Leib vnd Bein bedeüten thůn /
Den nider standt vnd gemeinen Mann /
So sicht man auch wie sie sich halten /
Nicht mehr sich kleiden wie die Alten /
Die Pluder vnd zerschnitzte Hosen /
Die jetzt der Teüffel hat außgelassen /
Will jemand scheinbar jederman /
Entperen nicht / vnd eilends han /
Vermeinen es sey ein köstlich tracht /
Ob dem der Teüffel selber lacht /
Wie solchs dem lieben Gott gefelt /
Ist die hie für die Nasen gstelt.
DIS es nun an der Füsse stat /
Kurtz Verschen vnd auch Kleüblein hat /
Bedeüt jetzunde zů diser frist /
Wies Predigampt verletzet ist /
Durch falsche Lehr vnd durch gewalt /
Die Kirch zertrennet manigfalt /
Der reissend Löw einbrechen thůt /
Reisset nach der Christen Seel vnd Blůt /
Mit seinen Kleüblein also gschwind /
Fromb Prediger sehr betrübet sind /
Die Ohrenkrawer kommen sein /
Geschlichen in die Kirchen ein /
Die Lehr sie felschen gar manigfalt /
Ach lieber Gott / vns du erhalt /
Gantz vnuerruckt bey deinem Wort /
Das wir dich preisen hie vnd dort.

MErck auch mein lieber Christ vnd freünd /
Dieweil die Zeichen komm herein /
Inn diser Nacht / da wir als morgn,
Thůn predigen gentzlich vnuerborgn /
Das jherlich Euangelion /
Im einvndzwentzigsten Luce stahn /
Von Zeichen vor dem Jüngsten tag /
Vergeblich die nicht gschehen mag /
Wölln wir nicht glauben seiner Lehr /
Thůt es Gott für die Thür bescheren /
Ob er durch solch vnd ander Zeichen /
Das hart hertz in vns künde erweichen /
Das wir von sünden abelan /
Vnd ware rew vnd Bůsse than /
Im rechten glauben all zůgleich /
Gott helff vns in sein Himelreich /
Vnd stehe vns bey in aller not /
Bitt ich Johan Gölitz frů vnd spat.
Amen / es gschech vnd werde war /
Wünsch hiemit einem jeden zwar /
Ein frid vnd seligs newes Jar.

Oratio Ioannis Goseli.

O Lieber Gott in Ewigkeit /
Behůt vns heüt vnd allezeit /
Durch dein Gnad vnd Barmhertzigkeit /
Vor Sünd / Jammer / vnd Hertzleid.

Der Christen algemeine Regel / für jr gantzes leben vnd wandel Paulus zun Philip. IIII.

Lieben Brüder / Was warhafftig ist / Was erbar / Was gerecht / Was keüsch / Was lieblich / Was wollautet / Ist etwan ein Tugent / Ist etwan ein Lob / dem dencket nach.

PSALM XXXII.

Seidt nicht wie Roß / vnd Meüler die nicht verstendig seind / etc.

Gedruckt zů Straßburg / bey Thiebolt Berger. 1564.

Abb. 30

Abreissung eines vngestalten Kinds/ so am Neuwen Jars abent/ M. D. Lxxviij. geborn. Auch eines vngestalten Kalbs/ von einem Kü geworpffen/ damit ein Spanier vorhin zu thun/ vnd sein vnzucht getrieben hat. etc.

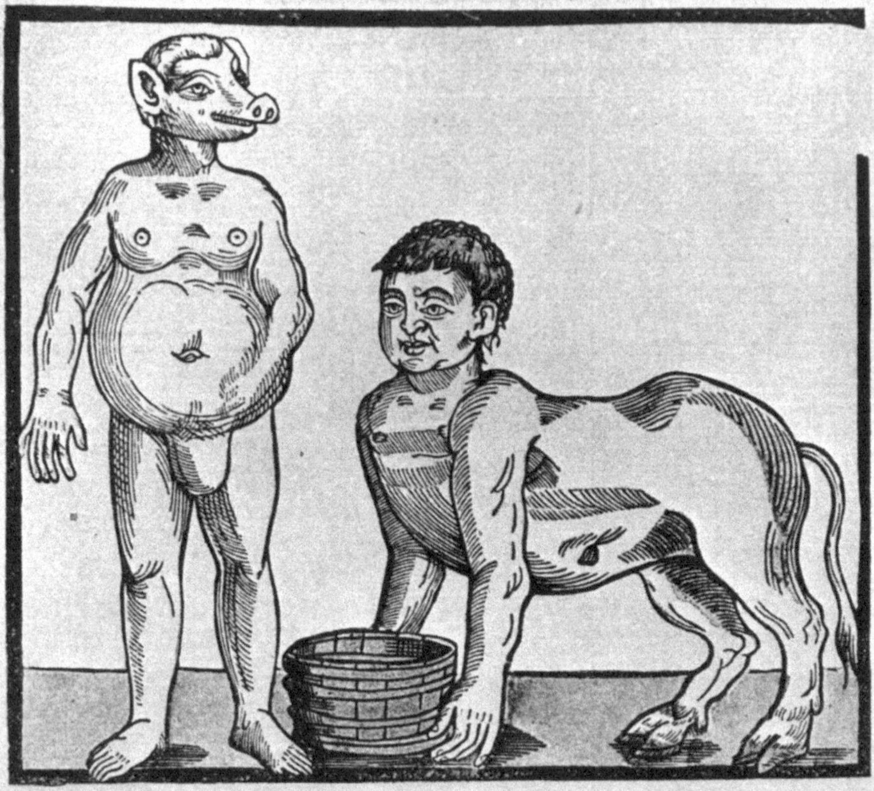

AM Abent dieses Neuwen Jacrs M. D. Lxxviij. ist diese mißfellige vnd vngestalte Monster eines Kindes/ in dem Lande Cleeff/ in ein Dorff genennet Praest geborn/ in form vnd gestalt/ wie alhie vor augen zu sehen/ nemblich/ mit einem Schweinßmaul/ vñ einem grossen Bauch wie ein Trum̃/ darinnen der eine handt vnd Arm inwendig vermischt vnnd ingewachsen/ an die ander Handt sechs Finger/ an beiden Füssen sechs Tehen/ ein Gemacht wie ein Blaß/ ist gestorben auff den Newen Jars tag/ vnd heimlich begraben vnd hingesticktworden

Diese vnd ander dergleiche Monstra vnd vngestalte Mißburten geschehen fest viel vnd allerley dieser zeit/ vnd seind nicht dann ernstlicke warnungen/ darmit alle Schwangere Frauwen verursacht mochten worden/ zu Gott den Allmechtigern Schepffer aller Creaturen mit dem gebete/ in warer Gottes fruchten stets an zuhalten/ daß er sie gnedichlich/ wenn die zeit da ist/ erlöse/ vnd mit rechtschaffene Leibes Frucht begnaden wölle/ damit sein heyliges Nam gelobt vnd gepreist mocht werden. Ist auch ein erschrecklich fürbildt allen liechtfertigen Frauwen/ die sich dann offtmal mit Buben vnd Gesellen in vntucht anlegen/ vnd wenn sei alßdenn bekom̃en/ darnach sie selber geringt haben/ sich vnd jhrem frucht mit grosser vngedult erschrecklich verfluchen vnd verschweren/ vnd damit offtmal verursachen zu sulchen mißstalten geburten.

Diß ander vngestalte Kalb/ mit dem halben Leibe einem Menschen gleich/ ist vorgangener zeit im Lande Berge/ damals da die Spanier dat Stettlin Hernberg in hetten/ von einem Kü geworpffen/ vnd ist vielen leuten ennlich/ daß ein Spanier mit derselben Kü sein vnzucht solte gedreuen haben.

Abb. 31

Ein wunderbarliche seltzsame erschröckliche Geburt/ so zů Lautterbrunnen/ drey meyl von Augspurg hat zůgetragen/ in disem 61. Jar/ den 18. tag Decembris.

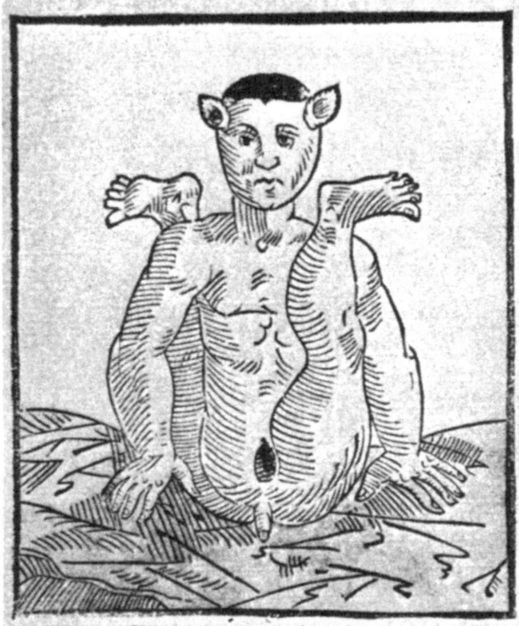

IN disem ein vnd sechtzigisten Jar/ den 18. tag Decembris/ hat ein Jüdin/ Reitlin genandt/ deß Tefelins Juden wonhafft zů Lautterbrunnen drey meyl von Augspurg/ (dem Herren von Bapenheim zůgehörig) dises Monstrum oder wunderbarliches Kind/ mit grossem schmertzen geboren (wiewol zů gedencken.) Dann das Kind tod gewesen/ vnnd hat ein solliche gestalt/ wie oben verzeichnet/ hat zwey Kelber ohren gehabt/ der ein Fůß ist vornen vbersich gewachsen/ der ander hinden vbersich gewachsen/ vnnd an statt des Nabels/ ist ein groß Loch gewesen/ sonst hat es eines Manns scham oder zeichen gehabt/ Auß disen vñ andern vorgehenden zeichen/ die yetz etliche Jar mit hauffen gangen/ vnnd noch (wie täglich vor augen) gehn werden/ Die alle seind warnungen/ das wir bůß thůn/ vnnd von sünden sollen abstehn/ wie vns vnser Herr Jhesus Christus gantz trewlich warnet/ Matthei am 24. Luce am 17. vnd 21. Die welt werde in sicherheit stecken/ da werde man Bawen/ Pflantzen/ Heüratten/ biß sie das verderben schnell vberfallen werde/ wie der schmertz ein schwanger Weyb/ vnnd wie zů der zeit der Sündtflus/ vnnd der zeit Lothes/ wie zulesen ist Genesis am 6. vnd 19. Vnnd wie der heilige Petrus sagt/ 2. Petri am 2. vnd 3. Es werden spötter auffstehn/ vnnd sagen/ Wa ist die verheyssung seiner zůkunfft/ vnd werden den Jungsten tag tausent Jar weg werffen/ dann die gottlosen ohne das sagen/ Es seind wol mehr zeichen geschehen/ vnd dannoch der Jungste tag nit kommen/ schlagen also alle straffen/ zeichen/ vnnd warnungen in wind/ Aber ware Christen/ werden sich nach der lehre vnd vermanung vnsers Herren Jhesu Christi wol wissen für zůsehen/ vnnd sich vor Fressen vnd Sauffen von allem argen/ da die welt in ligt/ hůtten/ wie Johannis in seiner ersten Epistel sagt am fünfften/ Damit sie würdig sein mögen/ zů entpfliehen disem allem/ vnd zůstehn vor des menschen Son/ Gott der Herr sagt/ Johelis am 2. Actorum am 2. Er werde zeichen vnnd wunder gehn lassen/ ehe das der grosse offenbarliche tag des Herren kompt/ Gott der Allmächtig wölle vns vmb seines lieben Sons willen/ durch mitwürckung des heiligen Geistes vnsere Sünden zůerkennen geben/ damit wir bůß thůn/ vnnd nicht mit der gotlosen Welt (die im verachtung götliches Worts ligt) verdampt werden.

Bey Michel Moser Briefmaler.

Abb. 32

Warhafftig vñ

erschreckliche newe Zeitung/vnd vor nie erhörete Wundergeburt/welche sich zugetragen hat am 23. Septembris diß verflossen 76. jars/im Voitland/ in einem Dorff/Franckenaw genannt. Im Thon:

Hilff Gott daß mir gelinge/etc.

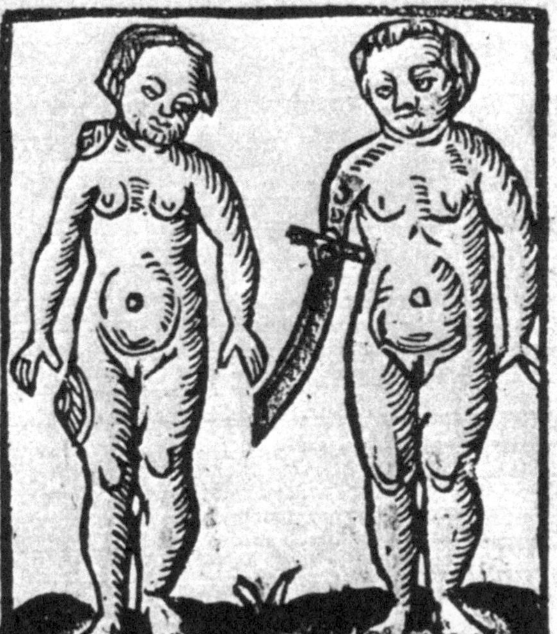

ANNO M. D. LXXVII.

Abb. 33

Anzeygung wunderbarlicher geſchichten vnd geburt/diſes XXXI. Jars zu Augſpurg geſchehen/ꝛc.

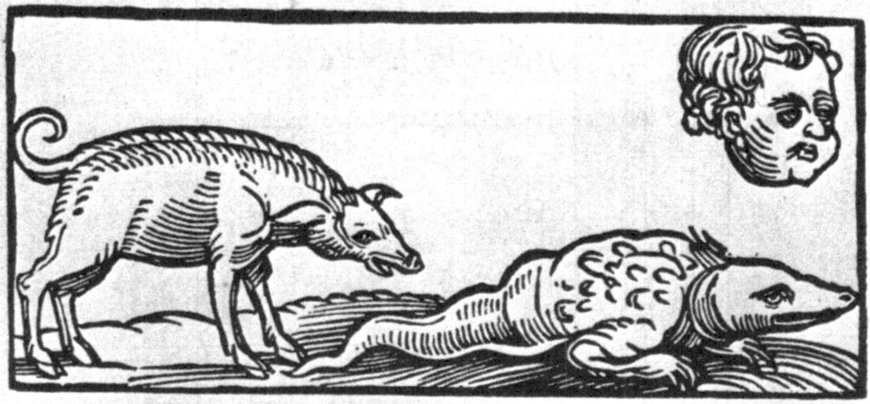

ZV wiſſen/das newlicher tag zu Augſpurg ein ſchwangere fraw/ ſo zur geputt nider kumen/drey wunderbarlicher/vnnatürlicher/ ſeltzamer/vngewönlichen/vnd vormals vnerhörten/ noch der gleichen vnförmlichen geſtalt/geſehener früchten/ auß irem leyb in diſe welt geboren vnd gebracht hat.

Die erſt creatur vnd geburt/ ſo auß irem leyb kumen/ iſt geweſen ein ainich menſchen haubt/one leyb/hende/vnd füß/in einem heütlin/oder belglein gelegen/Wie dañ diſe figur zu erkennen gibt vnd anzeygt/ꝛc.

Die ander vnnatürlich / vngeſtalt geburt vnd figur vbertreffenlich wunderbar/hat ein haubt vñ mund zugleich einem fiſch/Nemlich wie ein Hecht/ſeinen von aller glidmaß gantzen leib/auff form vnd gleychnus eines Froſchs/vñ vor ſeinem hindern/als ein Eder/einen ſchwantz gehabt.

Die drit vnförmlich geburt/ſo von der frawen leyb komen/iſt gleich geweſt einem jungen ſchweyn/ Vnd iſt diſe vnd auch die andern/ als pald ſie an tag komen/geſtorben.

Was aber diſe Monſtra vnd widernatürliche früchten vnd wunder bedeütten vnd anzeygen/ das wayß allein Got im himel/ Der wende alle ding durch ſein götliche barmhertzigkeit zum beſten/ꝛc.

Abb. 34

Das Bergiſche Monſtrum/das iſ

Ein wunder ſeltzame vñ erſchröckliche Geburt: welc
zu Berg für Magdeburg/ im Land zu Sachſen er
pfangen/ vnd zu Dreßden in Meiſſen / anno 1 5 8 0. ans liecht g
boren/vnd an vielen orthen/von mennigklichem geſehen worden:
wie nachfolgende Contrafactur/warhafftiglich anzeiget:
ſambt kurtzer erklärung/was diſe Mißgeburt
bedeute vnd anzeige.

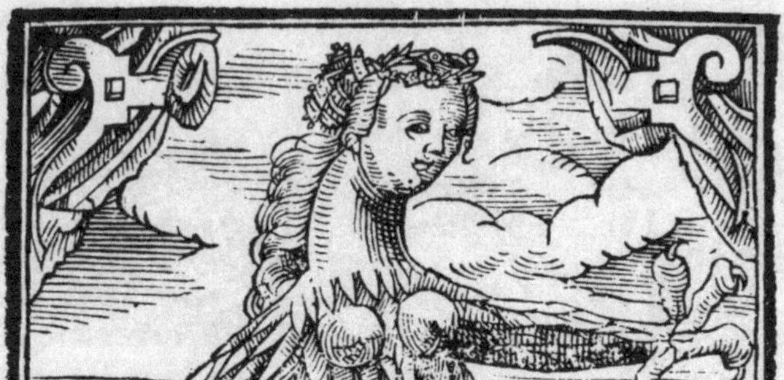

Durch Thidarium Bethabarenum.

Getruckt zu Guntzenhauſen / durch Azbetachum
Vtopium

Abb. 35

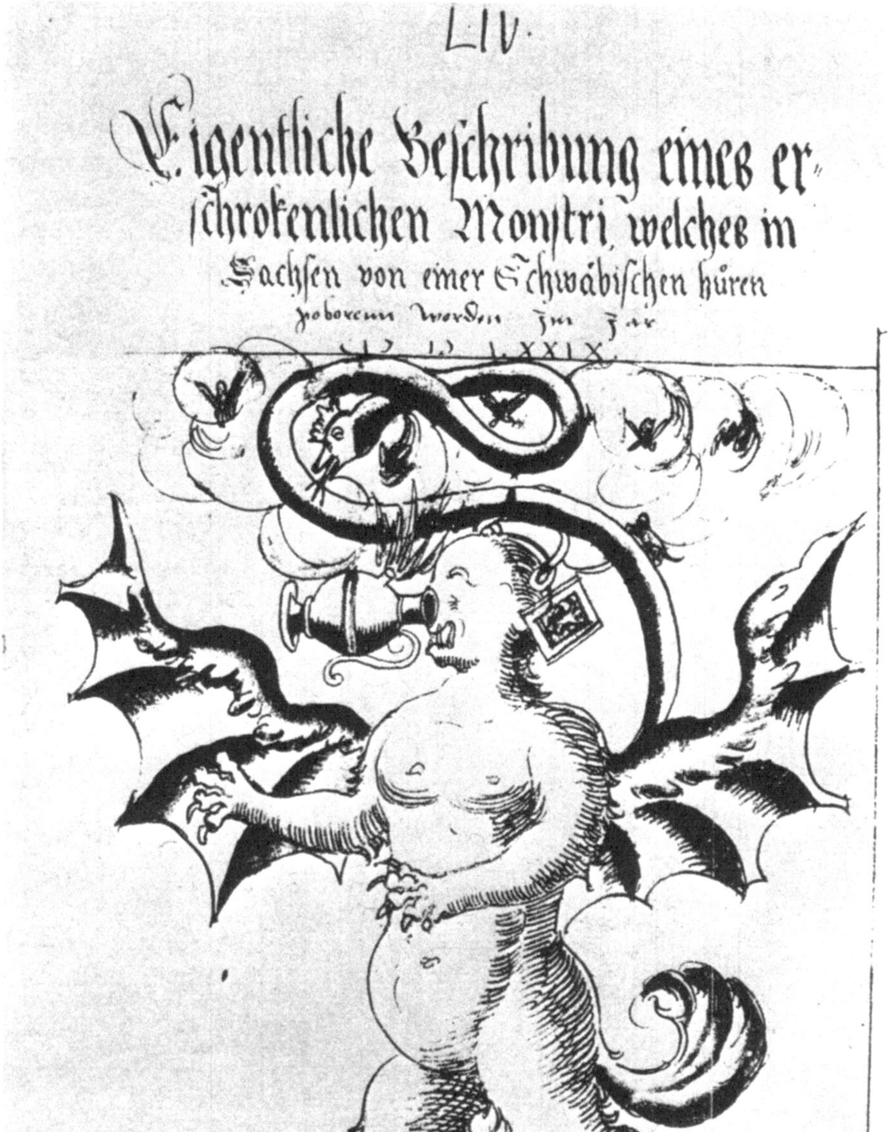
LIV.
Eigentliche Beschribung eines er-
schrokenlichen Monstri, welches im
Sachsen von einer Schwäbischen huren
geborenn worden im Jar

Abb. 36

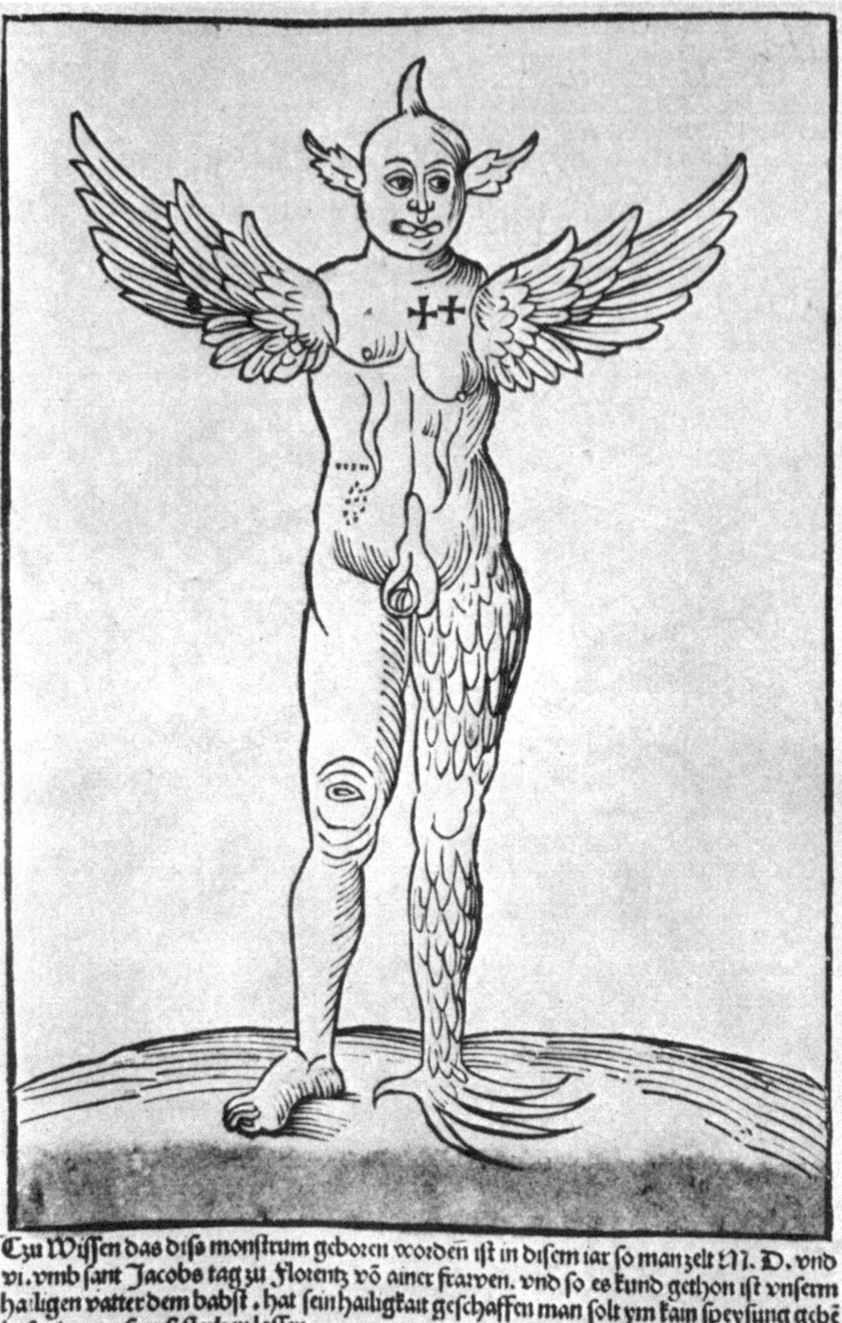

¶ Czu Wiſſen das diſs monſtrum geboren worden iſt in diſem iar ſo man zelt M. D. vnd vi. vmb ſant Jacobs tag zu Florentz võ ainer frawen. vnd ſo es kund gethon iſt vnſerm hailigen vatter dem babſt. hat ſein hailigkait geſchaffen man ſolt ym kain ſpeyſung gebē beſunder on ſpeyß ſterben laſſen.

Abb. 37

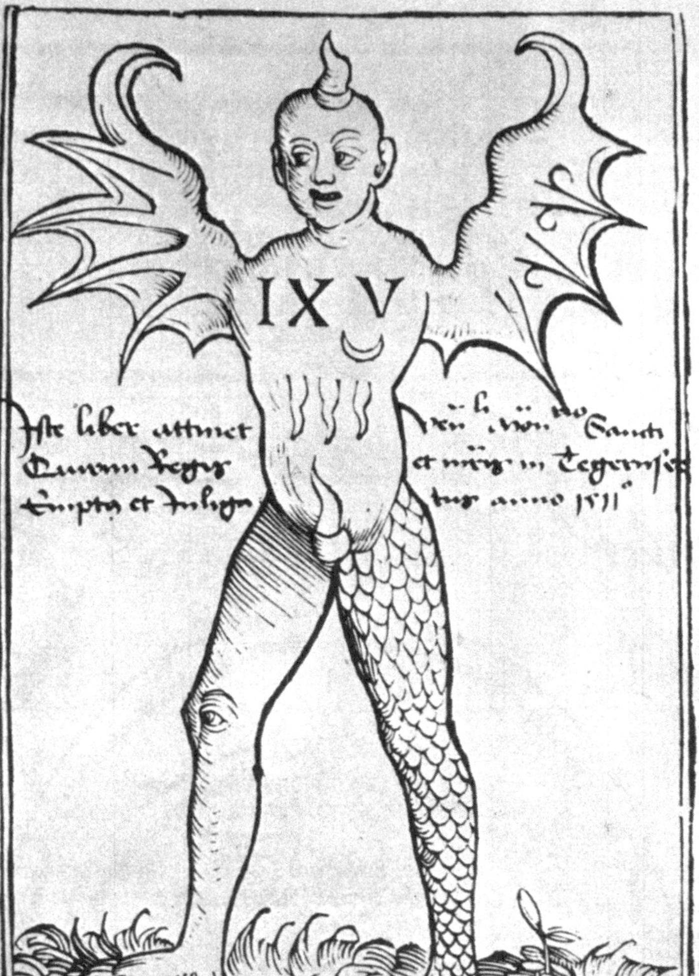

Zu wissen. Ein wunderparlichs vñ erschrockēliches ding/das dyser zeyt in Welschen Landen. Als man Zalt nach Christi vnsers herren gepurt Funfftzehenhundert vñ zwelff Jar. An dem. xvij. tag In dem Monat des Hornungs. Ein kynd geporen vō einer Closter frawen bey der Stat Florentz/in einem Closter genant Aurea/vñ ist bey anderhalber meyl vō Florentz. Vñ das selbig kynd hat hendt wie ein Fledermauß/vñ ein angesicht wie ein mēsch. Aber doch ist es also gestalt/das Im der mund weyt offen vñ groß ist/vñ zway oren wie ein mensch. Vnd auff dē haubt hat es ein horn als Moyses zway het. Vñ drey püchstaben auff dē hertzen/mit namen. I. X. V. vñ ein man scheyn vnder dem. V. vñ drey flāmen vnder dem hertzen/vñ hat ein payn wie ein mensch/vñ auff dem selben payn vnden auff dem knye/ein Aug/wañ sich dz selbig Aug vmbkert So keren sich die im angesicht auch vmb. Darnach hat es ein payn wie ein Fisch daran hat es einen fueß der hat drey Spitzen/vñ nyemāt kan erkēnen ob es ein meydlen oder ein knab ist. Vñ hat gelebt Viertzig tag. Vñ ist gestorben am Aylfften tag In dem Aprill/an dem tag Guperti genāt. Dyser seltzamen gepurt hat sich menigklich verwundert/vñ nyemant kan das wunderliche ding/vñ sonderlich die drey püchstaben außlegen/we der doctor/geschrifft gelert/vñ vngelert/vñ man kan auch nit wissen ob das gūt oder pöß bedeüt. Vnd das kyndt hat keyn leipliche noch menschliche speyß gessen/Sonnder süssigkeyt von zucker vñ andern süessen dingen. Auch hat es kayn lernen künnen noch mögen Sewgen/als die schrifften vñ erfarung auß Welschen Landen anzaygen.

Abb. 38

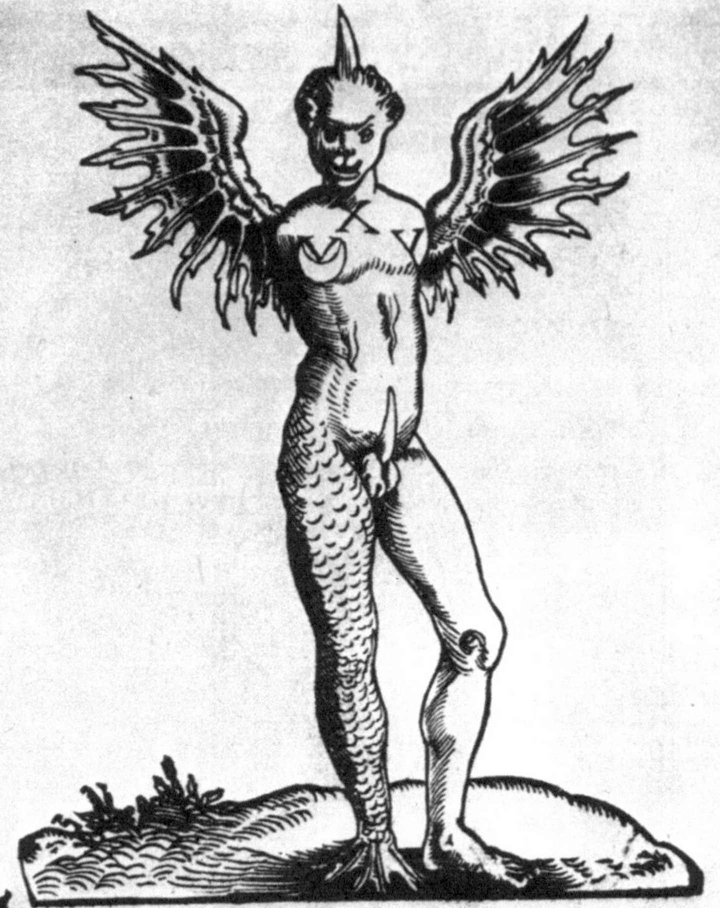

ANno .M.D. XII. poſt immanē Brixianę Vrbis cladem: ſpirantibus adhuc Gallorum cruentatis in Venetos armis: Monſtrum hoc horrēdum & informe/ ex monacho (vt aiunt) & veſtali fęmina Rauennę editum. Mandante Iulio ſecundo pontifice maximo: Romā (exangue tamen) defertur. Subſequutuſq; mox inſignis ille partium inter ſeſe diſſidentium/haud longe a Rauenna conflictus: & ſtrages ingens. Alia deniq; per Italiam mala plurima & multifaria portendūtur. Dij prohibete minas & triſtia fata ſeruenoent.

Diſe ſeltzam gburt wart offenbar
Do man zalt fünfftzehen hundert jar
Vnd zwölff jar\jnn der vaſten zyt
Nach dem zů Preſſa bſchach der ſtryt\
Zů Rauenna diß geboren wart
Von einem münch vnd Nunnen zart\
Babſt Julius ließ bringen das gen Rom
Dar vff beſchach die ſchlacht vnd nom
Mit angriff todtſchlag vnd gerenn
Vnfer von bmelter Statt Rauenn
Zwüſchent dē Frantzoſen vn̄ Spanyeſken
Venedyern vnd Türſch kriegs geſellen
Do mänig Redlich man̄ wart erſchlagen
Witers gebürt mir nit zů ſagen
Was mer künfftig\weißt gott der herr
Ich ſorg für Criſten glaubens ere
Das der werd lyden ſchand vnd natt
Got geb das es alles wol geratt.

Abb. 39

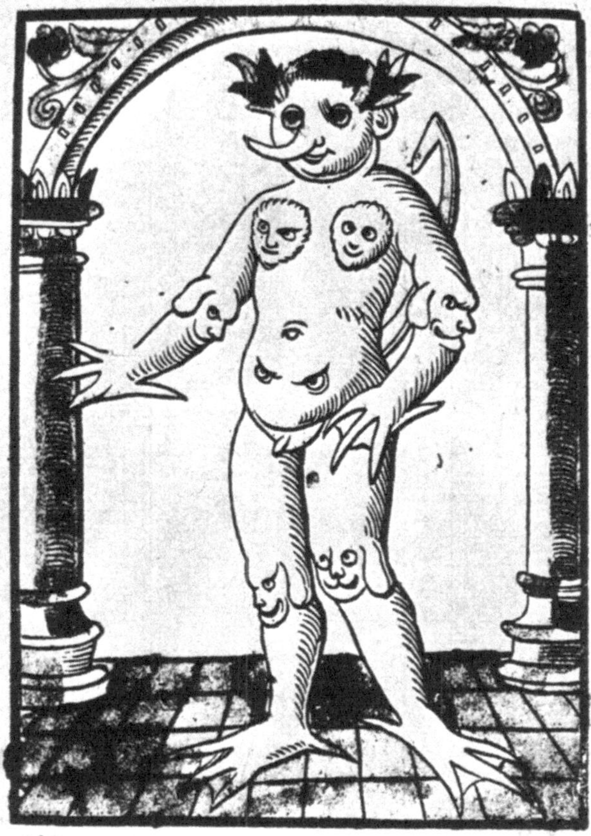

ANno taußendt fünffhundert viertzig vnd drey Jar/ auff Sanct Paulus bekerung tag/ist ein wunderbar- lich geburt geboren worden/zů Wynserßwick im Niderland gelegen/von Herrn Lasingers schwester/Der Vatter heyßt Conradt Configes/ Das Kind hat runde augen wie fewr- flammen/sein Naß vnnd Mundt wie ein Ochßenhorn/ An seiner brust zwey Affen angesicht/ Vnder dem Nabel zwey Katzen augen/an denen Elenbogen vnd Knewen grausam lich Hundsköpff/ mit Maul vnd Augen/ Arm/ Händ/ vnd Füssen gleich einem Schwanl/ein schwantz mit einem Fen derhacken/ einer halben eln lang/ Sein ruck rauch/ wie ein schwartzer hund/ Hat gelebt vier stund/vnd gerüffen/ oder gesprochen. Wachendt/ ewer Herr ewer Gott der kumpt/ darnach gestorben/rc. Hat es Martin von Rossen lassen Balsamieren.

Hyemit vns der Almechtig Gott vngezweyfelt größ- lich wil gewarnt haben/vns zů bessern/der vns al- len gnädig vnd barmhertzig sein wölle/Amen.

Abb. 40

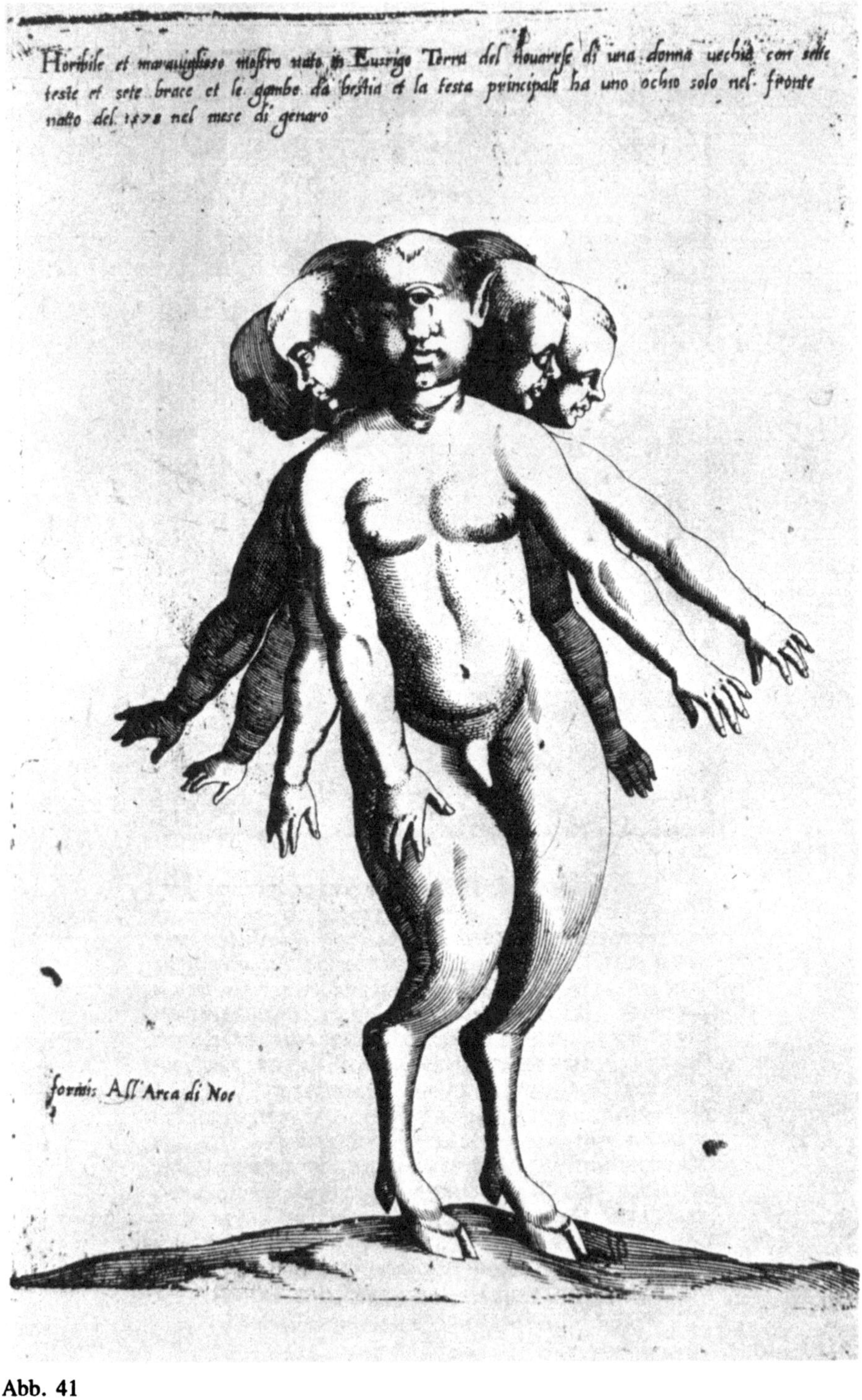
Horibile et marauiglioso mostro nato in Eusrigo Terra del Nouarese di una donna uechia con sette teste et sete brace et le gambe da bestia et la testa principale ha uno ochio solo nel fronte natto del 1578 nel mese di genaro
formis All'Arca di Noe

Abb. 41

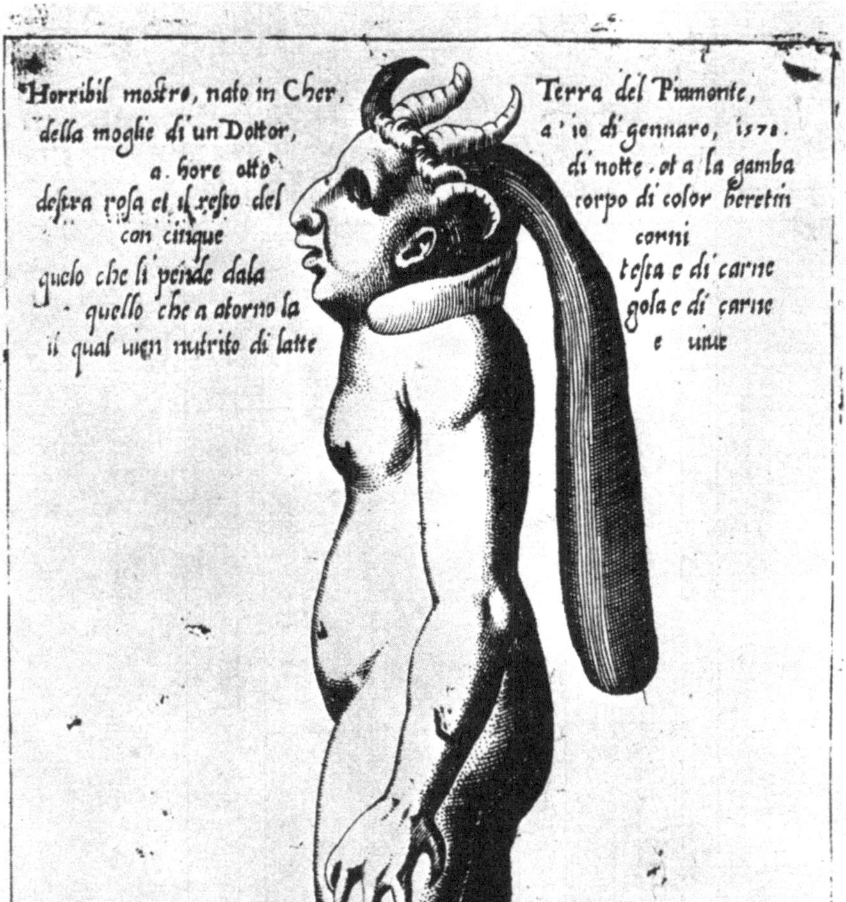
Horribil mostro, nato in Cher, Terra del Piamonte,
della moglie di un Dottor, a' 10 di gennaro, 1578.
a. hore otto di notte. et a la gamba
destra rosa et il resto del corpo di color beretin
con cinque corni
quelo che li pende dala testa e di carne
quello che a atorno la gola e di carne
il qual vien nutrito di latte e vive
formis
All' Arca di Noe.

Abb. 42

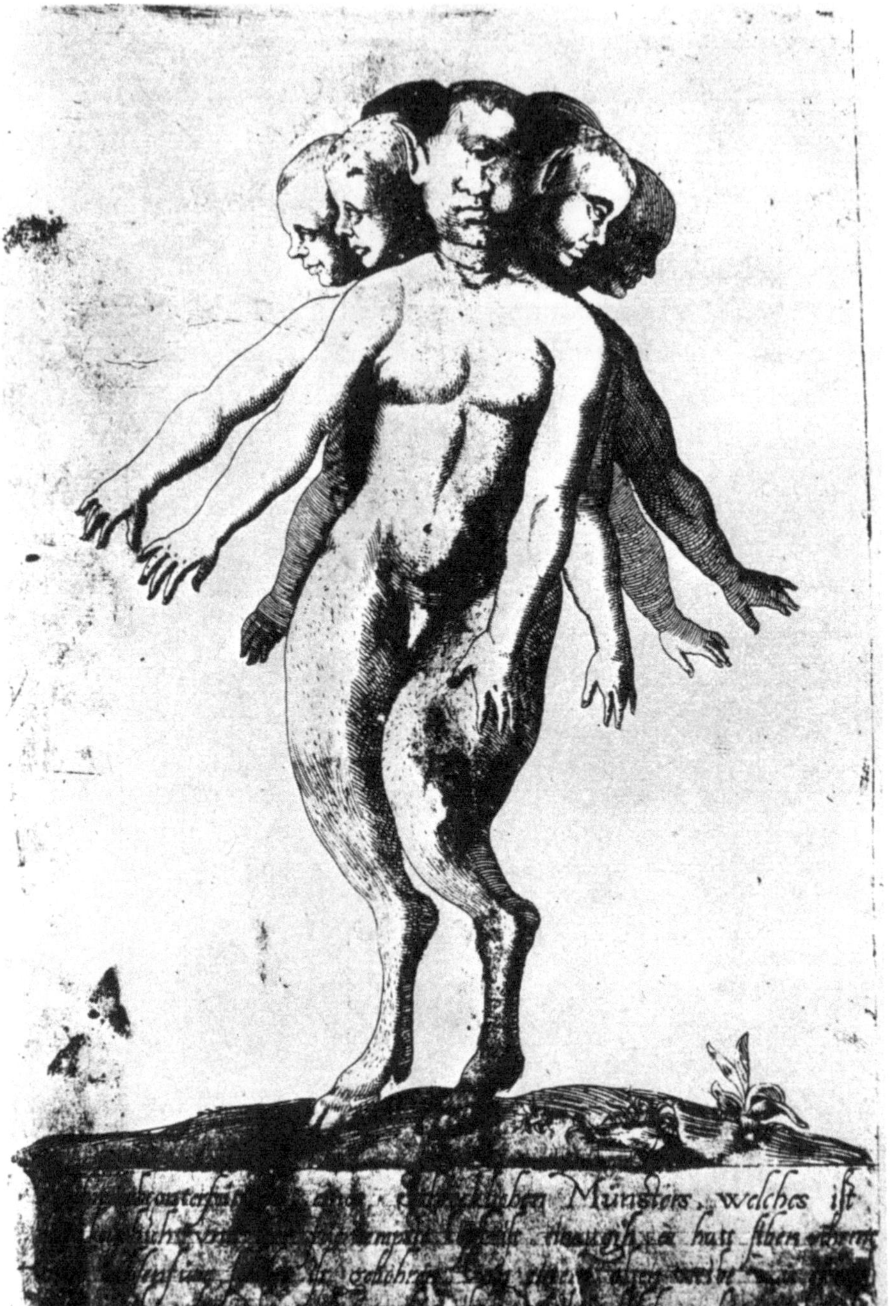

Abb. 43

Warhaftige vnd schröckliche bildnuß vnd gestalt zwoer newer leydigen vngewonlichen Mißgeburt/ dises gegenwärtige Jar außkommen. Sampt der beschreibung des Erbärmlichen Wassergusses/ jüngst zu Horb im Land Wirtenberg/ den 15. Tag May/ dises LXXVIII. Jars vorgangen

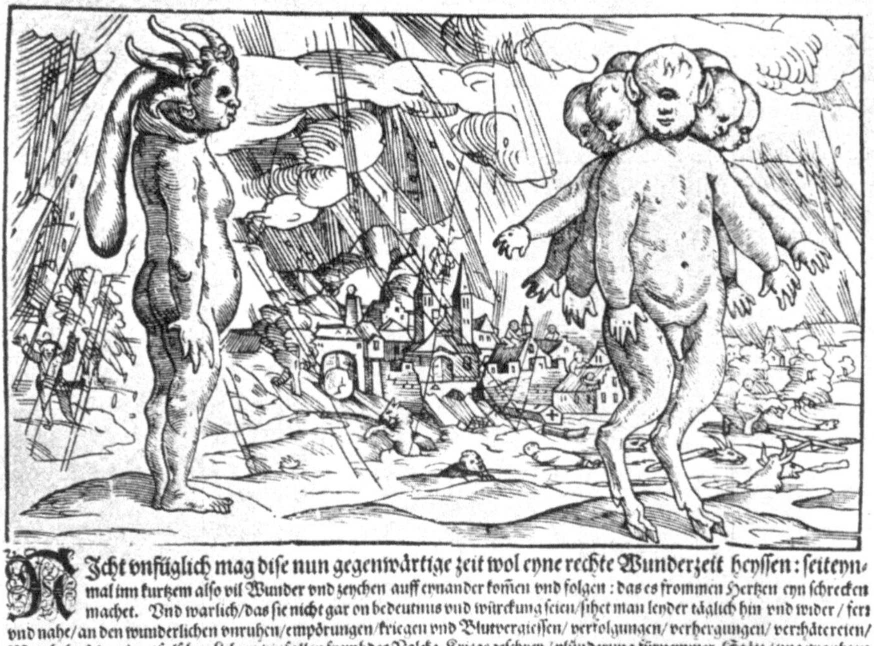

NIcht vnfüglich mag dise nun gegenwärtige zeit wol eyne rechte Wunderzeit heyssen: seiteynmal inn kurtzem also vil Wunder vnd zeychen auff eynander kommen vnd folgen: das es frommen Hertzen eyn schrecken machet. Vnd warlich/ das sie nicht gar on bedeutnus vnd würckung seien/ sihet man leyder täglich hin vnd wider/ fern vnd nahe/ an den wunderlichen vnruhen/ empörungen/ kriegen vnd Blutvergiessen/ verfolgungen/ verhergungen/ verrhätereien/ Meuchelmördereien/ falschen Lehren/ einfallen frembdes Volcks Kriegsgeschrey/ plünderung fürnemmer Stätt/ vngewonhten kranckheyten vnd Seuchen/ absterben hoher Leut/ Vngewittern/ wütenden Winden/ schwären Wassergüssen/ Mißgewächssen/ vnd endlich allenthalben vmm sich herumm an der Vnmenschlichen vntreu vnd mißtrauen/ an den vnchristlichen händeln/ dem vbersatz/ schinden/ Judentzen vnd Vorkauff/ an allerhand schand vnd lastern/ Gottslästerungen/ verachtung vnd verkerung GOttes Worts/ verspottung fromer Leut warnung/ vngehorsam gegen Obern vnd Fürgesetzte/ vnd kurtzum/ an heutiger grosser sicherheyt/ vnd erkaltung aller Lieb. Vnd das man nun der jüngstvergangenen Wunder/ die doch auch noch jre würckung zuvollrichten haben/ geschweige/ Als der erscheinung frembder Sternen/ Cometen/ Wundergesicht/ vnd Himelsflammen/ der verfinsterung Sonn vnd Mons/ der Erdbidem/ vnd anderer schröcklichen fällen.

So besehe vnd erwige man alleyn dise beyde hie vorgebildete scheutzliche Wundergeburten. Deren die eyne des nächsten verschinenen Jenners/ dises gegenwärtigen Jars 78. zu Evorigo/ im Novareser Land/ des Meyländischen Gebiets/ ist von eyner zimlich gestandenen Matronen an die Welt gebracht worden/ oberhalb mit siben händen/ sampt so vil Köpffen gestaltet/ vnter welchen der fürnemst Kopff nur eyn Auge mitten inn der stirn hatte/ vnd zwey Schweinsoren daran. Vnterhalb aber hat es Füs wie eyn ander Viech oder Thier.

Die ander Mißgeburt oder Scheusal ist gleichsfals auch im Jenner/ dises 78. Jars/ inn gestalt/ wie hie im gemäl angezeygt/ geboren worden/ vnd dasselbig von eynem Weib inn Piemont.

Es hat auch der Ehrwürdig vnd Hochgelehrt Herr Doctor Simon Pauli/ Superintendens zu Rostock/ inn der jüngstverloffenen Franckforter Fastenmeß/ auch eyn dergleichen erschröcklich vnnatürlich Geburt/ so bald zu angang des Neuen Jars zu Grevesmülen im Land zu Mechelburg von eyns Schneiders Weib an tag gebracht worden/ inn truck ausgehn lasen/ vnd darbei eyne schöne Erinnerung vnd vermanung angehenckt/ dahin wir dan die Leut wöllen gewisen haben.

Vber diß haben wir auch neulich den 15. tag des Mayens/ inn der Statt Horb am Necker gelegen/ eyn Erbärmlich Gewässer erfaren/ allda es durch eyn Wolckenbruch von den nächsten Bergen grose Steyn gerissen/ vnd durch die Statt gefüret/ vnd alles/ was es angetroffen/ hinweg geschwället vnd geflöhet hat. Auch/ als man im etwas zuwehren/ die Statthor zusperzte/ hat es durch die Maur hinder dem Spital eynen einpruch gethan/ vnd also vnversehen/ Leut vnd Viech/ Getreyd vnd vnd frucht verfürt/ zwölff Häuser gar hingeflößt/ die andern verterbt/ das Wisenthal gantz zerrissen/ die Bronnen eingeworffen/ die Grabsteyn vor der Statt aufgehebt/ vnd sie inn die Statt geschwemmet/ also das die Todten vnter den Lebendigen sind geschwommen/ sonderlich hat man vnter denselbigen eyner Kindbetterin wargenommen/ die man kurtz zuvor begraben hatte. Auch hat es andern jamer mehr angericht/ der hie zu lang wer zuerzelen. Aber aus erzeltem hat man genug den zorn Gottes zuersehen/ wie schwärlich es abgange/ wann er eynmal entbrinnet: Derhalben wer es grose zeit/ solche warnungen bußfärtiglich zuerkennen/ ehe man noch greulichers erfahre/ vnd Gott bewegt werde/ seinen Grimm gar vber vns auszuschütten: Darvor vns Gott gnädiglich beschirme. Amen.

Getruckt zu Straßburg/ Anno M. D. LXXVIII.

Abb. 44

Warhafftige Contrafactur einer erschrecklichen Wundergeburt

eines Kneblein/welches recht am newen Jarstage dieses jetztlauffenden 1578. Jars von einer alten Frawen in Eurigo Terra del noua rele, ist geboren worden.

IM anfang dieses jtztlauffenden 1578. Jars / recht am newen Jars Tage / ist dieses grewliche vnd schreckliche Monstrum / von einer Frawen im Niderland geboren worden. Ist seines geschlechts ein Kneblein gewesen / mit sieben Heuptern / welche jedes nur ein Auge gehabt: desgleichen mit sieben Armen vnd zwey Füssen / gleich eines wilden Thiers oder Bestien Füssen.

In diesem Monstro mahlet vns one zweiffel Gott vnsere Sündliche natur / vnd Epicurisch / Cyclopisch vnd Viehisches leben abe / weil die Cyclopes vnd Menschenfresser einzugig beschrieben / vnd daher auch Cyclopes geheissen werden. Welcher jtzt die gantze Welt voll ist / vnd jtzt einer den andern für geitz vnd beyde frist vnd auffreibet. So zeigen die Centaurischen vnd Viehischen Füsse / vnserer Centauren viehisches vnd Vnmenschliches leben vnd wandel an / darin die Leute mehr den Centauris Satyris vnd wilden Leuten / ja mehr den wilden Thieren vnd Bestien / denn den Menschen gleich sehen / stehen vnd wandeln / wie leider zu tage ist.

Es bedeuten auch die viel zertheilte vnd mannigfeltige Heupter vnd Arme one zweiffel künfftige zerrüttung vnd spaltung im Geistlichen vnd Weltlichen Regiment. Denn es bewerens die Historien / vnd gibts die erfarung / das wenn Monstra mit mehr als einem Heupt geboren werden gemeinlich trennung vnd spaltung darauff erfolgen.

Im Jar Christi 596. ist zu Constantinopel ein Kind mit zwey Heuptern vnd vier Füssen jung worden / Bald folgends Jars darauff ist in Arabia geborn Machumetes ein vrsach des Türckischen Gotteslesterlichen aberglaubens vnd alles vnglücks / dadurch die liebe Kirche getrennet / vnd das gantze Römische Reich von den Mahometisten vnd Türcken noch heutiges Tages zerrissen vnd verheeret wird.

Kurtz zuvor ehe der Ketzer Arrius / der die Gottheit Christi geleugnet / auffgestanden / ist ein Kindt jung worden / welches zwey Meuler / vier Augen / vnd zwene Zeene gehabt / vnd sind Cometen vnd Erdbiben zugleich mit vorher gangen / welche alle die greuliche zerrüttung vnd trennung der Kirchen / so durch Arrium geschehen / bedeutet haben.

Der barmhertzige Gott verleihe das wir diese Zeichen vnd warnungen / zu Hertzen nemen / vns bessern vnd Busse thun / vnd ablenung oder ja linderung vorstehender straffe dadurch jm erlangen mögen / vmb seines geliebten Sons Jhesu Christi willen / Amen.

Erstlich durch Johan Sadeler excusum zu Campen / vnd jtzt newlich aus Niderlendischer sprach ins Deudsche gebracht.

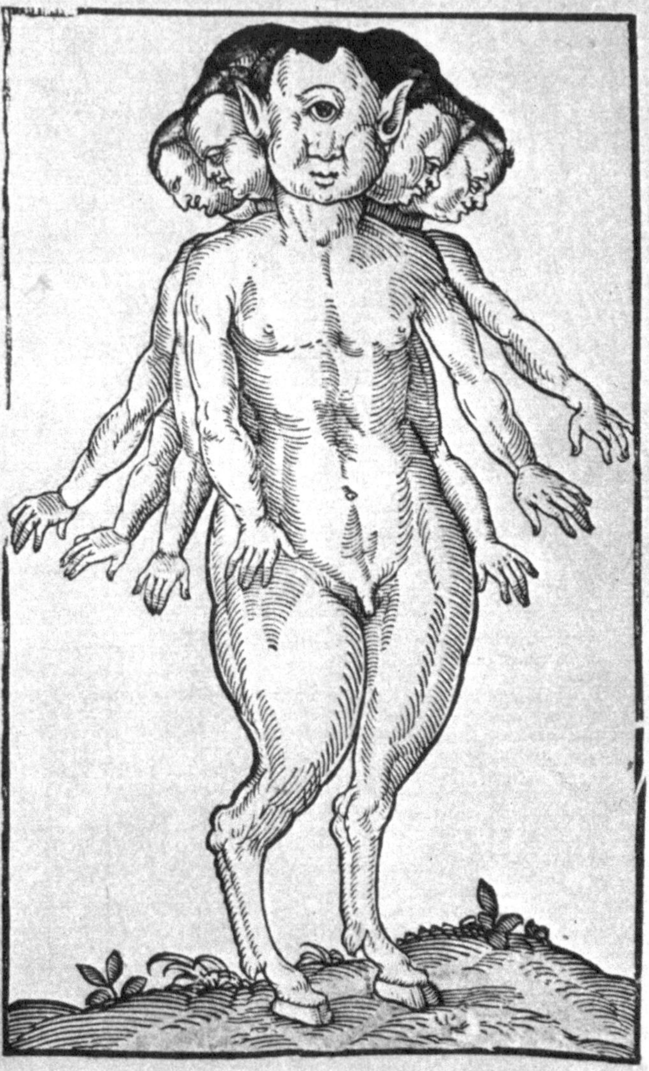

Abb. 45

Ein Warhafftiges Monstrum.

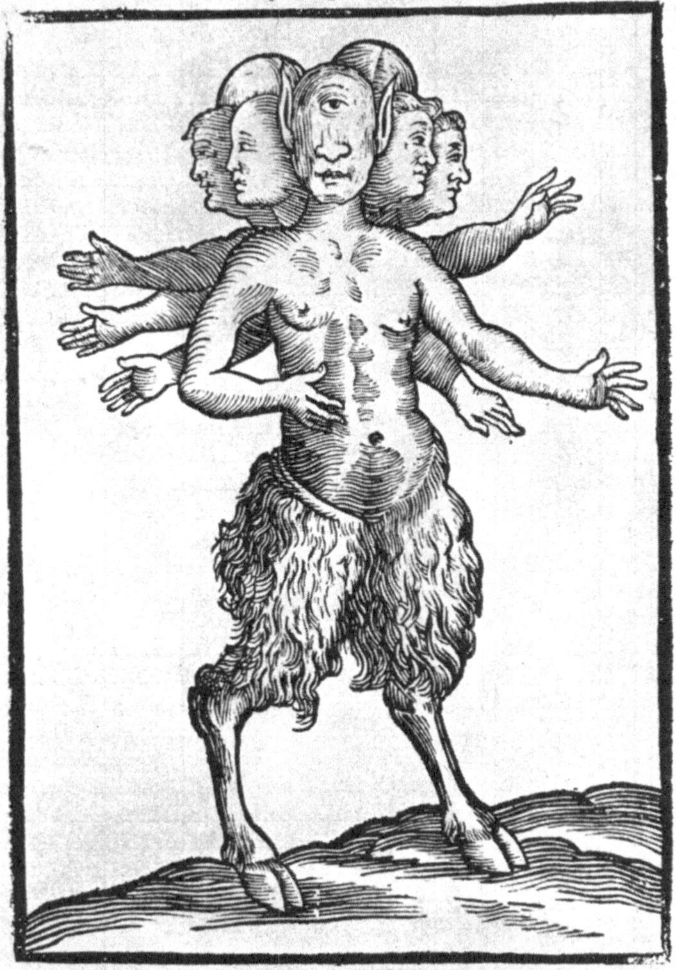

ANno 1654. im November / ist in dem Königreich Catalonien auff dem Gebürg gegenwertiges Monstrum / von den Spanischen Soldaten ohne sonders grosse mühe gefangen nach Madritt gebracht / vnd auff deß Königs in Spania Befelch ins Kloster Escurial gelüffert worden. War ein kurtz braun dicker Mensch / mit siben Köpffen / daran der fordere mit welchem er isset vnd trincket / wie ein Ochs brüllet / aber damit nicht reden kan / hat daran nur ein Aug an der Stirn / vnd zwey Esels Ohrn. Die andere 6. Köpff aber / hat jeder 2. Augen / an jhren natürlichen Ort stehend / ingleichem 7. Menschen Aerm vnd Händ / deren aller er sich bedienen vnd gebrauchen kan / scheinet eines 14. Jährigen Alters / ist oberhalb ein Mensch / vnder dem Gürtel aber wie ein Geiß gestalt / mit haarigen Schenckeln / vnd gespaltenen Geißfüssen / gehet sonsten auffrecht / wie ein Mensch / murbelt vnd schreyet abschewlich / Ob es von Menschen oder Thier an die Welt kommen / mag man nit wissen. Die Bedeutung ist GOtt bekandt.

Zu Augspurg / bey Boas Ulrich Brieffmaler / den auffm Brotmarckt den Laden.

Abb. 46

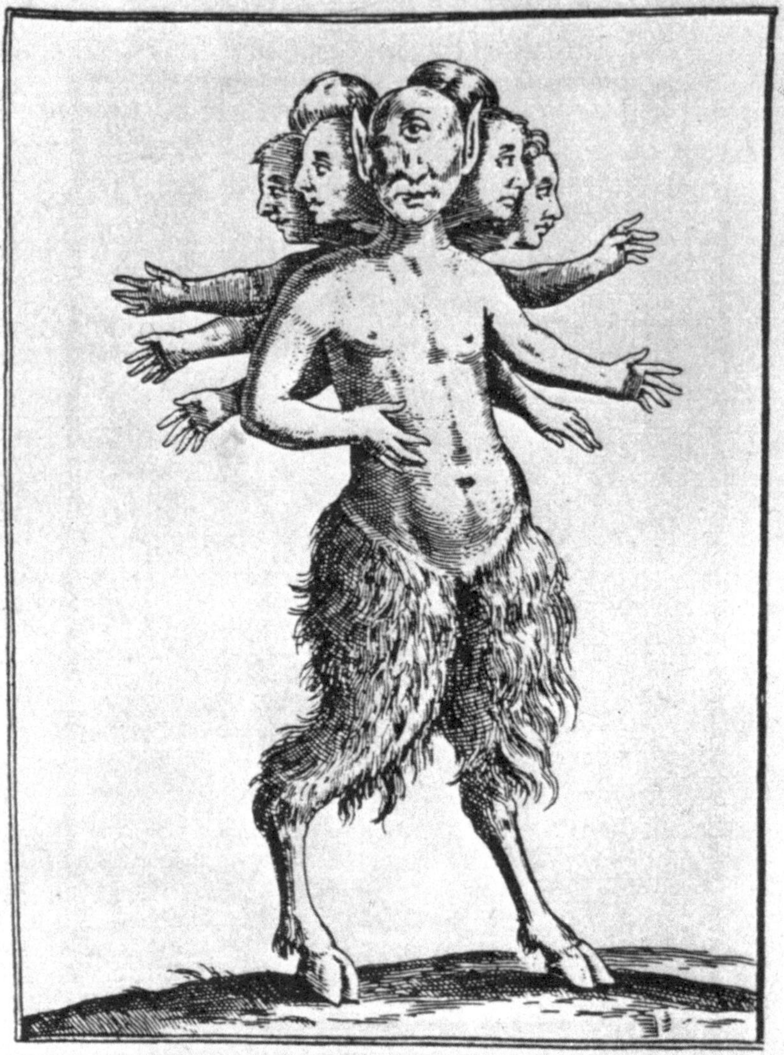

DJses Monstrum ist das abgewichene 1654. Jahr in Catalonien auffm Gebürg Cerdagna von den Spanischen Soldaten / so auff ein Französisches Quartier zu marsiert / mit gar geringer Mühe gefangen worden hat siben Köpff / siben Aerm vnd Händ wie ein anderer Mensch / vnd bedient sich deren allen / sechs Köpff / haben jeder zwey Augen / der sibende aber mit welchem es isset vnd trincket / hat nur ein Aug mitten an der Stirn / vnd Esels-Ohren / scheint eines 14. Jährigen Alters / ist oberhalb ein Mensch / vnder dem Gürtel ein Satyrus, mit härigen Gaißfüssen / gehet auffrecht wie ein Mensch / murmelt vnd schreyet abschewlich / ob es von Menschen oder Thieren an die Welt kommen / mag man nicht wissen dises Monstrum wird auß Befelch deß Königs in Spania im Closter Escurial bey Madrit auffgehalten.

Zu Augspurg / bey Raphael Custodes Kupfferstechern.

Abb. 47

Anno à Christo nato 1543. sexto Februarij matutina hora quinta, eademq; minuta, Scaffhusiæ Heluetiorum nati sunt infantes duo, uterq; fœminei sexus, capitibus duobus, brachijs quatuor, totidemq; pedibus disiunctis, uno uero solido corpore à collo ad umbilicum usq;, umbilici subtus uinculo propendente, ut apposita figura repræsentat, Patri autem dui eius urbis Ioannes Duner, matri uero Elizabeta Hügelini nomen est.

I. R.

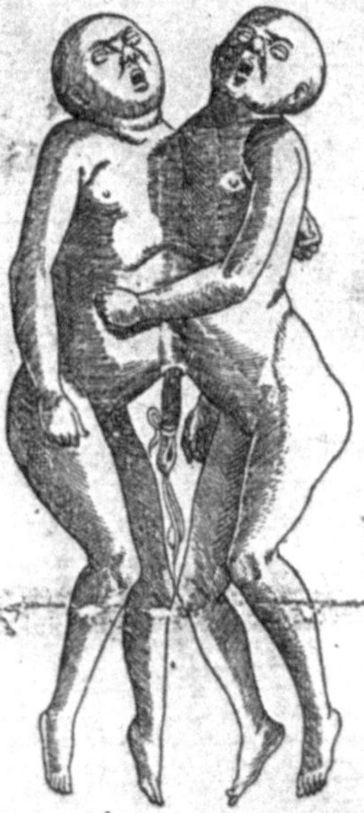

QVEMADMODVM LACTI SVPERINDVCTA CONCRETA PINGVEDO FACILI CASV AVT MOTV dissoluta, nulla prorsus ratione ad integrum statum reduci potest, tenellis, maturis tamen arborum floribus simillima, quos leuis aura, & quiuis imber facillime deijcit, & in nihilum redigit: ita etiam conceptum in utero materno uirile semen, huic arborum tenero flori, lactisq; concretæ pinguedini similitudine adprime respondens, pauore, metu & gaudio repentino, uarijsq; casibus, naturis item medicinarum diuersimodis, in primo, debili & tenero initio, post conceptum statim ruptum, diffusum & distractum in matricis domicilio, nulla ratione conglutinari & in idem redigi potest, in eum statum scilicet in quem opera naturæ ipsius à primo statim initio diffusum & distributum fuit. Sequatur ergo monstrum, uel prodigiosus partus aliquis, omnino necesse est, etiam citra uulgarem naturæ cursum. Cæterum omnipotẽs & misericors Deus ex gratia sua fieri hæc permittit, nec abs re sane: sicut enim prodigia, ostenta & miracula omnis generis, cometas, aliasq; consimiles aëreas & igneas impressiones, haud aliter merito interpretari licet, quàm ex mera Dei gratia paternam admonitionem, ut pœnitentiam agamus uitæ prioris, quod nisi fiat, iuxta pœnam præparatam uideamus, ad eundem modum hæc monstra etiam haud aliud portendere, cuiuis apud se priuatim æstimare licet. Qua porrò ratione talis fœtus editus, naturale testimonium suppetit ipsa partus hora, articulus adeoq; momentum temporis. Capricornus enim Saturni domus in ascendente duodecima deprehenditur, eleuatione sua Aquario in prima, unà cum suis cohabitatoribus, Mercurio, Venere, Capite draconis, Sole & Luna, qui hunc fœtum fœmineis membris, & uita à Deo profecta donarunt, non parua Martis ui & adminiculo, in Ariete & tertia ascendentis, & meridiani, qui excitatis inter pocula uel alibi rixis, discordijs & conflictibus, fœmineæ naturæ aliàs contrarijs, sua natura conceptum & distinctum semen commouit, ut gemini existentes in matricis domicilio confluerent, & sic duo corpora in unum coalescerent. Cæterum quia Saturnus in nona, signo Scorpionis & Martis domo tum temporis extitit, uiuum in lucem edi curauit & uera religione consignari. Postea Iuppiter in octaua, signo Libræ & domicilio Veneris existens, hunc fœtum uita spoliauit. Proinde quælibet politiæ & Respublicæ sibi summa diligentia prospiciant fidelibus medicis, huius artis doctoribus, & obstetricibus peritis, ut laborantibus partus tempore fœminis, quibus hoc monstrum supra modum dira minatur, succurrere & subuenire queant.

Tiguri apud Eustachium Froschouerum.

Abb. 48

Bildniß vnnd Abcontrefeyung einer Wunder oder Mißgeburt/ so in der Freyen ReichsStatt Straßburg dieses 1606. Jahr zur Welt geboren worden/ wie in folgendem Bericht nach eines Berümbten Medici anleitung zuvernehmen.

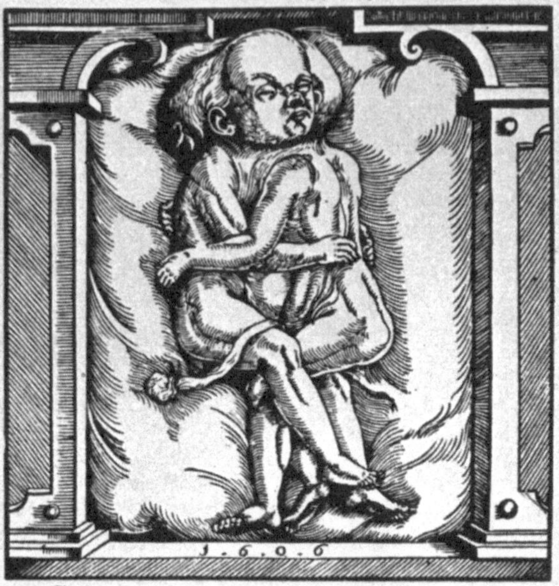

CHristlicher/Gottsfürchtiger Leser/ wir sehen vnd erfahren vil vnd mancherley Zeichen Göttliches Zorns/ die vns billich solten zu wahrer Buß vnd Bekehrung Erinnern: wenn vnsere Hertzen nicht so gar mit Sicherheit verstockt weren.

Also ist gegenwertige Mißgeburt vnd Monstrum jetzt lauffendes 1606. Jahrs/ den 3. Januarij altes Calenders/ des Nachts zu Zwölff vhren/ von Stephan Schwartzen Burgers vnd Schreiners zu Straßburg Ehlichen Haußfrawen Anna/zur Welt bracht worden: welche geburt zwey Megdlin gewesen: vnd Anna Maria/ in der Nottauff genennet worden ist; auch folgende gestalt ghabt. Erstlich ein Häuptlin doch gleichsam auß zweyen Häuptlin zusamen gewachsen: an welchem ein Feines/ Liebliche/ Natürliche angesichtlein/ mit einem Mündlein/ Näßlein: vnd beyden äuglein vnd öhrlein jedes an seim gebürendẽ orten. Zu hinderst am Häupelein neben einander zwey öhrlein hart zusamen rührent/ doch jedes besonder vnderschieden. Item ein Hälßlin/ vnd dañ beyde Leiblein mit der Brust vnd Bäuchlein zusamen gewachsen biß an den Nabel/ da eine Nabelschnur außgehend: als dann sich beyde Leiblein scheiden/ vnd daß es beyde Weibliche Geschlechts/ wol zuerkennen gewesen. Weitter hatt es vier ärmlein vnd Händlein subtil vnd wol formiret; wie auch vier Schencklein/ mit vnderschiedlichen Knielein vnd Füßlein. Auch hett es sich mit den ärmlein vmbfangen/ vnd die Füßlein ineinander geschrenckt/ wie allhier vorgebildet/ vnd es in der Geburt der gstalt auch auff die Welt kommen. Es hat aber etwan bey einer halben stunden gelebt/ damn die Mutter noch ein gantz viertel Jahr zum Natürlichen Ziel der Geburt gehabt: vnd als es verschieden/ hat es sich wider der gestalt/ wie es zur Welt kommen/ mit seinen ärmlein vmbfangen/ vnnd die Füßlein geschrenckt: Hat auch das Leiblin auff der Lincken seiten sich im hinziehen lenger beweget/ vnd gereget. Inwendigs Leibs soll sich in eröffnung funden haben ein Schlund/ zwo halbe Lungen/ zwo Lebern daran die Gall an einem vbersich/ am andern vndersich zusehen: zwey Hertzen/ zwey Mäglin/ vier Nierlein: das Miltzlein hat nicht gespüret werden können.

WAs nun dieß vnd dergleichen Monstra mit sich bringen vnd deuten: wiewol vielerley Judicia vnd meinungen erfolgen möchten: Ist doch diß die Gewissest/ daß wir dadurch vnsers Sündhafften Lebens Erinnert/ zur Buß vermahnet/ vnd für der Straff gewarnet werden. Darumb wir auch solche Mißgeburt nicht in Wind schlagen/ noch verächtlich darvon reden solten. Sondern in wahrer Gottesfurcht vnd Erkendniß Buß thun: damit wir im wahren Glauben durch Christum selig werden möchten. Darzu vns GOTT allen mit gnaden helffe/ Amen.

Gedruckt zu Straßburg bey Jost Martin am Kornmarckt/
Im Jahr nach Christi Geburt/ 1606.

Abb. 49

Wahre vnd Eygentliche Contrefactur einer wunder

geburt/mit einem Haupt/einem Mund/einer Nasen/zweyen Augen/vier öhrlein/vier Armen vnd Händlein/auch vier Schencklein vnd Fußlein/von dem Haupt oben an/Halß/Brust/vnd Leiblein biß auff den Nabel ein Leib/vnder dem Nabel aber zwey Leiblein habend/beyds Meydlein. So in der Statt Straßburg im eingang gegenwertigen 1606. jahr auff diese Welt geboren worden. Durch N. N. Doctorem Medicinæ kürtzlich beschrieben.

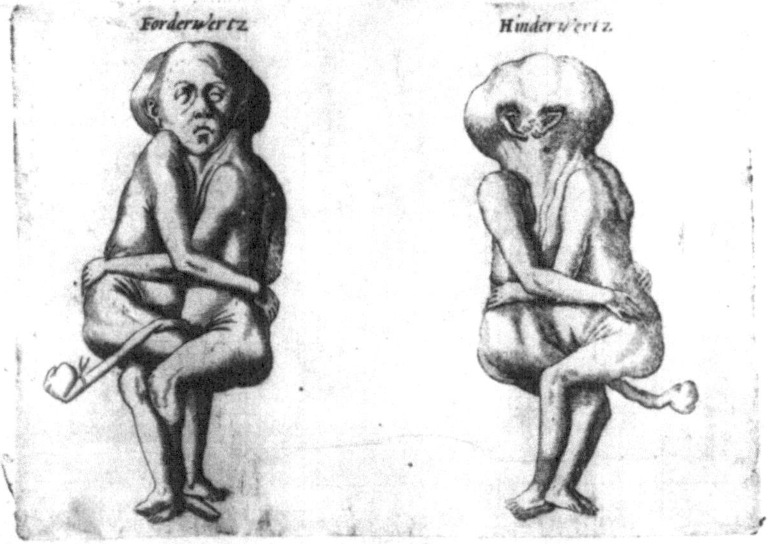

OS hat zu eingang dieses Newen Jars nach Christi geburt ein Tausent Sechshundert vnd Sechs den dritten tag Monats Januarij nach dem alten/den 13. aber nach dem newē vnd Gregorianischen Calender vmb Mitternacht zu 12. vhren/in der Statt Straßburg/Anna/Siessen Schwartzen des Schreiners vnnd Burgers daselbst eheliche haußfraw/hienach abgerissene wunder geburt auff die welt gebracht. So vngefärlich auff ein halbe stundt gelebt/wegen seiner schwachheit getäufft/vnd weil es zwey Meydlein gewesen/Anna Maria genent worden/die waren also gestaltet.

Erstlichen die Häubtlein/so zusamen gewachsen erschienen/wahren/gleichsam sie in die breit gedrückt weren/hat auff der einen seyten/ein feine erhabene Stirn/ein Näßlein mit seinen zweyen Naßlöchlein/ein Mund/auff jeder seyten ein öhrlein/einen Halß der zimlichen dicke/vrsach beyde Hälßlein zu einem gewachsen waren/forder die Brüstlein vnnd Leiblein biß ahn den Nabel/von dem die Nabelgert (wie mans nennet) heraußer gieng gegen vñ aneinander ein leib/hat vier vnderschiedliche wol Proportionirte ärmlein mit seinen handlein. Jngleichem von dem Nabel vnderwarts zwey vnderschiedliche Leiblein/mit seinen hinderthellen/Weiblichen glidlein/vier vnderschiedliche Schienbeinlein/mit seinen fueslein in rechter volkomenheit vnd disposition/das klar zuerkennen/das es zwey Kinderlein weiblichen geschlechts sein sollen. Daß auff der rechten seiten hat sein rechtes ärmlein vber dz lincker Seiten linckes ärmlein geschlagen/vnd desselben Leiblein/wie auch daß lincke mit seim ärmlein das rechte vmbfangen. Es hat auch das auff der rechten seiten/sein rechtes Schencklein zwischen des lincken Meidleins beyden Schencklein liegen/daß deß lincken linckes Schencklein oben lage.

Auff der anderen seiten/wahr das Haubtlein dem vordern theil in der breite gleich/vnd deß rechter seiten Kindleins linckes öhrlein/vnd des auff lincker seit rechtes öhrlein zusamen/das doch ein jedes sein absonderlich erschiene/vnd anders nichts dan das die öhrleplein vnden an fast zusamen stiessen/das haubtlein sonsten vberal haarig mit schwartzen härlein das Leible aber hat/wie die Kinder auff die welt zubringen pflegen weissen härlein/Lanuginem.

Daß Hälßlein wie auff der andern/gantz aneinander/auch als die Leiblein biß an den Nabel wie auff der andern seiten/vnd hat daß Kindlein auff der lincken seiten sein rechtes ärmlein vber des andern auff der rechten seiten linckes ärmlein geschlagen/vnd also beide Kindlein ie eins das ander mit beyden ärmlein vnd händlein vmbfangen. Deßgleichen hat des lincker seyt Kindlein auch sein rechtes schencklein/zwischen des andern auff der rechten seiten schencklein ligen/also das deß rechter seit linckes schencklein/vber des lincker seiten rechten schencklein war/vnd also auff einer seiten wie auff der andern vber einander geschrencket lagen/wie dan der Abriß vnd Contrafait klärlich vnd deutlich vor augen stelt.

Jn jhrer offnung vnd Section hat man befunden/das sie zwey Mägelein/zwey hertzlein/zwey leberlein der eines die gall vber sich wider die Natur/das ander aber vnder sich. Jtem vier Nierlein/einen schlund/auch jedes nur die halb lung/vnd kein miltzlein gehabt haben.

Die leng der geburt von haubtlein oben an/biß zu ende des fußlein/wie das geschrenckt lage/hat diser Linien viere.

Wan aber auch solche wunder Geburten/neben andern vngewöhnlichen zeichen vnd wunderwercken nichts weniger vnder die zeichen Göttlichen zorns vnd vngenade/gezelt werden/vnd in warheit zuzehlen seind/So haben wir Menschen jung vnd alt/hoch vnd nider/Weib vnd Mann solches alles wol zu gemüt zuziehen/zu wahrer rewe vnd buß vns zu keren/von Sünden abzustehen/vnd ein bußfertiges Gott wolgefelliges leben zuführen/desto mehr vrsach vnd anleitung. Der liebe getrewe Gott wölle vns sein gnad vnd guten Geist verleihen/daß solche vnd dergleichen wunder/als zorn zeichen/wahre Gottes forcht vnd frucht der Gottseligkeit bey vns wircken vnd verbringen mögen Amen.

Erstlich Gedruckt zu Straßburg/Nachmals zu Cöllen Bey Johann Bussemacher.

M. DC. VI.

Abb. 50

Warhafftige Contrafactur oder abbildung der wunder barlichen/erschrecklichen/vnd zuuor nie mehr erhörten vnd geschenen geburt/ welche in diser namhafften vnd weit berhümbten Reichstatt Cölln am Rhein auff die Welt kommen/vnd von jedermeniglich/ so darnach gegangen hat mögen gesehen werden also das dises Wunderwerck Gottes/vil lebendiger zeugen von Rathsverwandten/Burgern/ vnd sonst Einwohnern diser gemelter Statt zu finden seind. Geschehen im Jar M. D. XCVII. Den 2. Mey. stylo nouo.

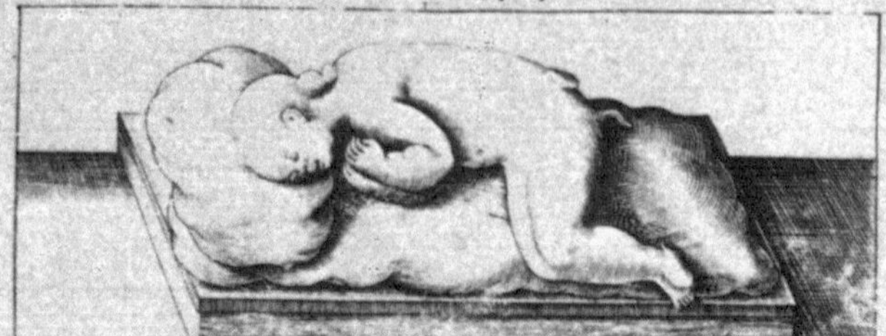

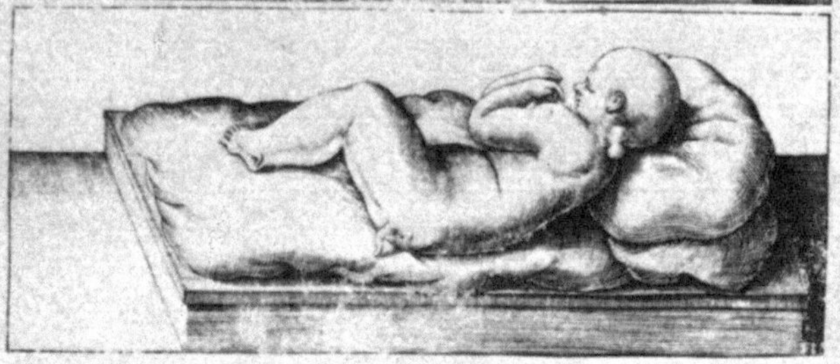

ES spricht/günstiger Leser/der hocherleuchte Philosophus Aristoteles: Nihil tam secundum naturam quàm generare sui simile. Das ist: Es ist nichts der Naturen/oder ordnung Gottes/ähnlicher dann das ein jedes geschöpff seines gleichen zeuge. Wie dann solches nicht allein an den Menschen vñ gethierden/sonder auch an allen gewächsen des Erdtreichs zu sehen ist. Vnd folget hierauß/das alles was nicht also in dem gang der Naturen sich erzeiget/dasselbige entweder ein vnordnung/oder aber ein Wunderwerck vnd Mirackel genennet werden. Dann zwar allerley frembde geburten für kein wunderzeichen können gehalten werden/ob sie schon vnnatürlich seindt/dieweil dieselbe zum offtermal durch vnordentliche Coniunctiones der Thieren vnd gewächsen geschehen. Wie ich dann persönlich an den Seefischen gespüret/deren ich in Norwegen vor etlich jahren manche vnbekante vnd abschewliche art/mit dem Angel hab helffen außziehen. Sondern kan dises allein für ein rechtes vnd wares wunderzeichen erkandt vnd gehalten werden/dann rechter gehaltener ordnung der Naturen/gleichwols durch schickung oder verhengnuß Gottes/ein andere substantz/form/art/vnnd wesen/sich in der generation erzeiget/als die Natur vnd gemeine von Gott erschaffene ordnung mit sich bringt. Wie man auß solches hie in diser Reichstatt Cölln vernommen hat. Vnd im fall gegenwertige Bildenuß in weitgelegene vnd frembde örter Teutscher vnnd Welscher Nation verführet würde/vnd jemandes dise zeitung von wegen des weitgelegenen orths/das es soll geschehen sein/verdächtig halten würde/wöllen wir jm alle circumstantias vnnd vmbstende der sachen so klärlich darstellen/das/wo schon vber zehen/zwentzig oder mehr jaren darnach gefragt würde/er gleichwol alle gelegenheit im grund werde erfahren können. Nemlich es ligt ein Reichstatt am Rein Colonia genant/alda ist für gedachtes wunder geboren worden/im jar Christi 1597 den 2. tag Meyens stylo nouo/des abents zwischen siben vnnd acht vhren/ in der Hundtsgassen/welche nahe bey der Weyerstrassen gelegen. Die Eltern dauon seind Ehleuth gewesen/ nemlich Herman Rein Weingartner vnd erbarer Burger allhie/vnd Catharina sein ehliche Haußfraw. Die gestalt deß Kindes aber war also: Von angesicht/armen/vnnd oberm theil des leibs ists zwar ein wolgestaltes Kind gewesen. Doch hat es oben in dem nacken/oder hinden am hals auff der Achsel zwo [illegible] der beinen gehabt/von farben vnnd gestalt anders nicht dann wie sich die Pest an einem menschen erzeigt/oder gleich wie der Kropff an einem Calecutischen Hanen. Vnden an dem Bauch erzeiget sich kein zeichen Männliches oder Weiblichs geschlechts/sondern ist gantz flach. Dergleichen hats auch hinden keinen natürlichen außgang/sonder ist gantz rundt/also das man keine verscheidung [illegible] hat spüren können. Darneben so hat es hinden auch einen stertz oder schwentzlein gleich einem Schwein/vnnd auff demselbigen schwentzlein war ein kleine gleichnuß eines ärßlems/doch nicht fast kendtlich vñ oben demselbigen Arß hat es noch einen knüblein sitzen allergestalt gleich die am Halß/jedoch nit so groß. Die Bein waren von oben ahn biß vor den fuß aneinander gewachsen/doch das man die fügungen hat verstehn können. An dem rechten fuß hat es siben zehen gehabt. Der lincke fuß aber stund jm gantz verkehrt/also das die versen vornen nach das angesicht stund/vnnd hat am selbigen fuß nur einen zehen der hinden nach dem rucken stund/vnd war aller dings gestalt/gleich das die Calecutische Hanen auf dem schnabel haben/vnnd hieng jhm auch also lodern/gleich es den Hanen vber den schnabel hengt. Hie hastu nun günstiger Leser/die gestalt des gebornen Kindes/welches doch den zweiten tag nit erlebet hat. Welcher nun etwas tieffsinniger oder embsiger in betrachtung der wundern Gottes ist/der mag seinem verstande vnd gutdunckel nach darauß erlehrnen was Gottes gericht er will gegen das Menschlich geschlecht sete. Dann ob es schon nach vorgeben der Mutter dises Kindes (wie es dann ein gemeiner vnnd offtkommender vnfal ist) sich also begeben/das sie im tragen der frucht ein schrecken von Calecutischen Hanen bekommen/vnd alßbald auß vnbedacht an verscheidene örther jres leibs gegriffen: so will doch der Allmechtig Gott jmmerdar mit solchen vbermäßigen mißgeburten/vns ein gewisse warnung vnd zeichen seines gerechten zorns wider die Sünde sehen lassen/damit wir nit zu gar sicher inn den lusten diser Welt fort fahren/vnd darüber dann die ewige lust vnd freud in dem künfftigen leben verlieren müssen. Dann gewißlich hat er seines eigenen knechtes Dauid nicht verschonet/da er jhm auß gnaden die kuer gab/von dreien eine zu wehlen/Krieg/Pestilentz/oder Thewrung/so wirdt er vnser immer so wenig schonen werden/wo wir im nit bey zeiten in die Ruth fallen/vmb gnad bitten vnd vnser leben bessern. Vnd lässt sich ansehen/als ob schier durch gantz Teutschland noch einige Bußfertige vnnd Gottsförchtige leuth gewesen/ welche den Herren mit dem Dauid vmb die lindeste straff vber jr Vatterland gebetten/dieweil es vil verträglicher ist in die hände Gottes dann in die händ der Menschen zu fallen. Der gütige Gott gebe vns allen erkäntnuß vnnd rew vnserer Sünden/besserung vnsers lebens/vnd endtlich nach disem leben das ewig leben/Amen.

Zu Cöllen bey Johann Büssemacher/vnd Conrad Goltzius. Im Jar 1597.

Abb. 51

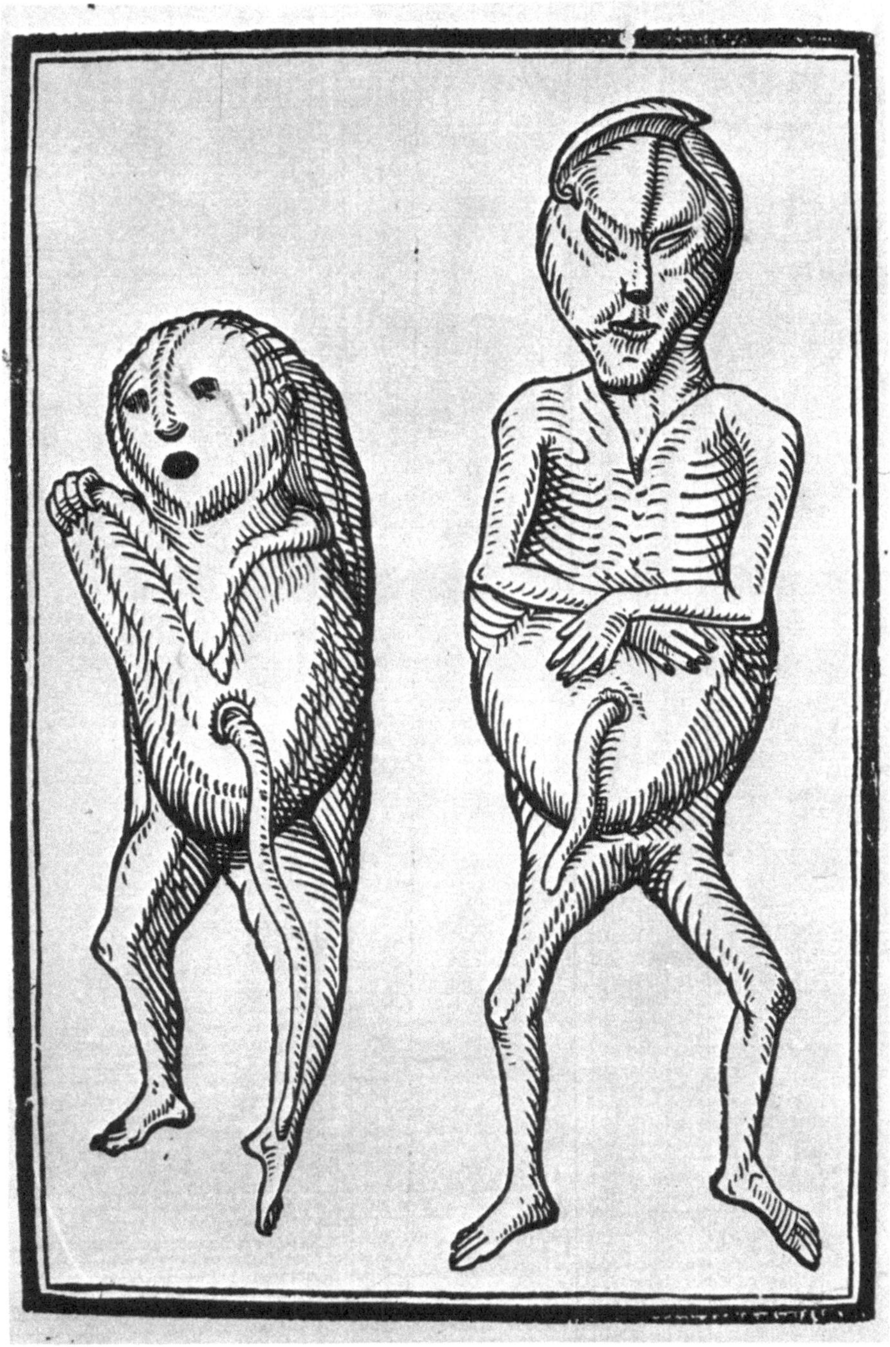

Abb. 52

Von einer Warhafftigen/ doch erschrecklichen vnd nicht bald erhörten Misgeburt/ Welche geschehen ist von eines Hirten weibe/ drey Meilen von Königsperg/ Bowten genant/ wie aus folgender Figur zusehen/ vnd in folgendem Text zulesen/ vnd zuverstehen ist.

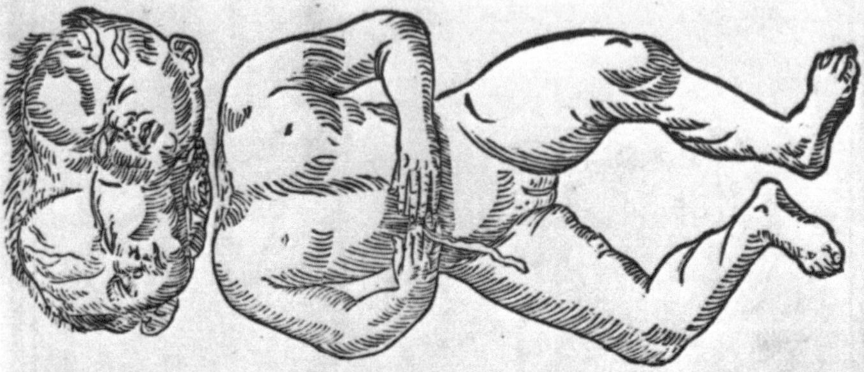

ANno 1581. den 15. Aprilis zwischen 8. vnd 9. vhr nach essens auff den Abend/ ist im Land zu Preussen auff Sambland drey Meilen von Königsperg auff dem Dorff Bowten genant/ ein halb Meil von der See/ ein Megdlein mit einem Kopffe/ daran zwey Angesichter/ das ist vier Augen/ zwo Nasen/ zwey Meuler vnd doch nur zwey Ohren/ die fast nidrig am Heuptlein gestanden/ geboren worden/ von einem Weibe/ mit namen Catharina/ des alten Popken eines Kopfferschmides Tochter von Elbingen/ derer Man heist Claus Eyff/ welcher zu Dantzig vnter des Heuptmans Lemcken Fehnlein für einen Landsknecht gedienet/ vnd demnach er vor Dirschaw dauon komen/ vnter des Osterreichs Fahnen geschrieben worden/ da er für der Weissel Münde auffm Bolwerck von einem Heyducken an der rechten faust lahm geschlagen/ vnd hernach seiner redligkeit halben im obgemeltem Dorffe Powten ein Vihehirte worden. [illegible] der Mut-[illegible] gewesen/ vnd die benachbarte Frawen sich gesamlet/ das jrer vierzehen zusamen komen/ Ist das Kindlein mit den Füssen vnd Leibe vorkomen/ vnd auch was die Mutter vnd andere Frawen dazu geerbet/ also doch stehen blieben/ vnd gar nicht mit dem Kopffe folgen wollen/ sind derhalben die Frawen rats worden/ vnd haben dem Kindlein ein Handtuch vmb den Leib gethan/ vnd mit gewalt denselben/ der mit zweyen Henden vnd zweyen Füssen/ als sonst eines einigen Kindes Leib gantz volkömlich gewesen/ von dem Hälslein abgerissen/ vnd in solchem reissen/ dem Kindlein beyde Schenckel vnten vnd oben zerbrochen. Das Heuptlein/ damit es auch von der Mutter gebracht/ ist also zerknirschet vnd der Hirnschedel also zerbrochen/ das derselbe als Scherbel vom zerbrochen Topffe/ vnter dem Heutlein/ das zusamen gefallen/ als ein zusamen gebalgetes Feel/ im Kopffe gelegen. Ist den 17. Aprilis vom Heuptman zum Grünen Hofe (welcher jm ein suptil Särglein hat machen lassen) in die Stad Königsperg geschickt/ da es auff Befelh F. D. Marggraff Georg Friedrichs/ rc. Hertzogs in Preussen/ rc. abgemalet/ von vielen hundert Menschen gesehen/ vnd hernach zu Königsperg auff den Steintham zu S. Nicolaus begraben worden.

Darumb lieben Christen/ weil wir frisch vnd gesund sein/ vnd den rechten brauch aller Gliedmassen haben/ bedencken wir nicht/ was es für eine hohe vnd edle gabe Gottes sey/ vmb gesunden Leib/ So offt wir aber diese oder andere Misgeburten ansehen/ sollen wir GOTt dem Allmechtigen von Hertzen dancken/ das er vns vnd die vnsern/ frisch vnd gesund/ vnd mit anzal aller Gliedmassen/ vnd förmlicher gestalt derselben hat lassen geboren werden/ Wenn wir das trawrige vnd elende Bilde dieses Haupts ansehen/ sollen wir Gott dancken/ das er vns ein wol formirtes Haupt/ Sinn/ witz vnd verstand bescheret/ damit wir sein heiliges Göttliches Wort erforschen vnd betrachten können/ Wenn wir einen blinden Menschen sehen/ sollen wir Gott hertzlich dancken/ das er vns das Gesichte gnedig geben/ damit wir seine herrliche Creaturen anschawen/ vnd in betrachtung derselben zu hertzlicher danckbarkeit erwecket werden/ Wenn wir einen tauben sehen/ sollen wir Gott mit hertzlichem seufftzen dancken/ das er vns das gehör gnedig verliehen/ das wir sein heiliges Göttliches Wort hören/ vnd jn daraus können erkennen lernen/ Sehen wir einen Stummen/ haben wir abermals vrsach Gott vnserm Schöpffer zu dancken/ das er vns die Sprach geben/ das wir jn können anruffen/ loben vnd preisen/ Also wenn wir andere brechligkeit an andern sehen/ sollen wir zu hertzlicher danckbarkeit gegen Gott erwecket werden/ das er vns nicht gleicher gestalt/ von wegen vnser Sünde gestrafft/ da wir es doch nicht weniger als andere verdienet hetten/ Daneben sollen wir Gott dem Allmechtigen teglich mit hertzlichen seufftzen anruffen/ er wolle vns vnd die vnsern bey gutem verstand vnd gesundem Leibe gnedig erhalten/ wolle dem leidigen Teufel nicht vber vns verhengen/ das er vns vnser Vernunfft/ oder des rechten brauchs vnserer Gliedmassen beraube/ Sonderlich sollen alle frome Christliche Frawen vnd Matronen/ wenn sie befinden/ das sie Gott der Herr mit Leibes Früchten gesegnet/ teglich zu Gott ruffen vnd bitten/ das Gott der Allmechtige/ sie nicht allein/ für aller anfechtung vnd schrecken/ dadurch vielerley Misgeburten verursachet werden/ behüten vnd bewaren/ sondern auch die Frucht jres Leibes selbsten formiren/ vnd jr beydes eine vernünfftige Seele/ vnd einen gesunden Leib/ sampt dem rechten brauch der Gliedmassen gnedig geben vnd bescheren/ vnd sie auch zu einem Kinde vnd Erben vnd Miterben des Herrn Christi auffnemen wolle. Dieweil aber in diesem Leben noch allerley schwacheit an Leib vnd Seel mit vnterlaufft/ vnd wir von wegen der Sünde allerley Kranckheit vnd gebrechligkeit vnterworffen/ sollen wir ein hertzliches sehnen vnd verlangen haben nach dem ewigen Leben/ mit welchem wir mit volkomener Warheit/ vnd vnaussprechlicher Herrligkeit werden gezieret werden/ da das verwesliche das vnverwesliche/ das sterbliche die vnsterbligkeit wird anziehen/ vnd werden die vnverwelckliche Kron der Ehren empfahen/ Gott von Angesicht zu Angesicht anschawen/ vnd jn in alle Ewigkeit loben vnd preisen/ das verleihe vns gnediglich Gott Vater/ Son vnd heiliger Geist/ hochgelobet in Ewigkeit/ AMEN.

Abb. 53

ELEGIA

DE PVERO BIFRONTE, QVI IN PAGO POWETEN TRIBVS MILIARIBVS A REGIOMONTE BOrussorum distante natus est xv. Aprilis, Anno M. D. Lxxxj.

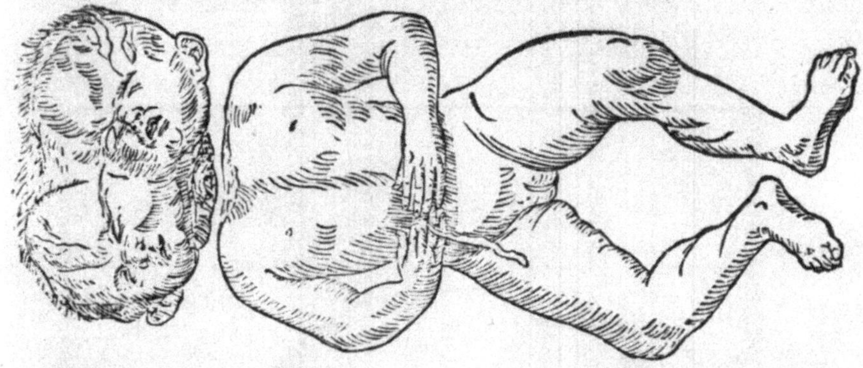

M. Laurentio Pantæno amico ac conterraneo suo cariss: S.

QVAE Pantæne tibi promisi carmina dudum,
O mihi dilecti fratris amande loco:
En cape: læta quidem misissem, tempora mœstum
Sed poscunt, lacrymis tristibus a[...] melos.

I. C.

PLVribus inuitat nos cœlica gratia signis,
Vt melius uitæ suscipiamus iter.
Prodigia in rutilo modò conspiciuntur Olympo,
Et portenta modò subdita terra refert.
Sed quotus est moueant quem talia? nostra ueternus
Occupat, & lucri pectora cæcus amor.
Afficitur nemo metuendi numinis ira,
Hei adeo in uitium pendula turba sumus.
Vidimus elapsis mortales uidimus annis
Crinitas ferri tot per inane faces.
Quæ quanta attulerint cunctis incommoda terris,
Credo equidem sensit corpore quisq; suo.
Dum partim pestis, satis & non cognita partim
Abripuit nuper corpora multa lues.
Nec dum finis adest, grauiora pericula restant,
Cùm uicia accrescant accumulata magis.
En iterum nobis mitißimus arbiter orbis
Venturi monstrat nuncia signa mali.
Pertæsi ut sceleris, uitæq; enormiter actæ,
Discamus superis quisq; placere fide.
Non procul hac etenim, quam Bregela stringit, ab urbe
Mons cui Regalis nomina clara dedit:
Editus est nuper uisu mirabilis infans.
Cui duplex facies, truncus at unus erat.
Quæq; suis membris constabat, nasus utriq;
Osq; suum & mentum, fronsq; decora fuit.
Vtraq; iuncta fuit, colloq; insedit eidem,
Sed caruit cranei uertice & occipite.
Namq; pilis hirsuta cutis subsiderat intus
Extima quæ capitis cingere membra solet.
Adfuit & cerebri nihil, imò hoc claudere testa
Quæ solet, illa instar concaua uasis erat.
Ecquis adhuc ducens securo pectore uitam
Huic nullum ostento pondus inesse putet?
Durior est scopulis, hominis nec nomine dignus,
In tantis rebus qui leue pectus habet.
Nos exempla docent annalibus eruta priscis,
Quod graue portendant talia monstra malum.
Nec sine clade abeant, sed multa incommoda secum
Et regno & populis exitiosa trahant.
Quicquid erit, seu fatali iam lege ruina
Instet, & hoc mundi flamma uorabit opus.
Aut trucis inuadat nos sæua licentia ferri,
Siue (quod heu metuo) nos premat atra lues:
Ad tua confugimus conuerso numina corde
Et tibi uota pio fundimus ore, DEVS.
Poscimus & ueniam culpæ, peccasse fatemur,
Placari hac, alia nec, ratione cupis.
Tu dabis à cunctis tutos nos esse periclis,
Et metus in uentos noster ut omnis eat.
Sic grata semper tua nomina laude uehemus,
Dum calor in uegeto corpore uiuus erit.

M. Ioach. Cindarsus.

Abb. 54

Ware abcontrafactur vnd bericht eines kindes/welchs eyner wunderlichen vnd erschrecklichen gestalt/ Denn vierden december zunacht/sampt andern Zweyenn kindern geborn ist worden/zu Breslaw.

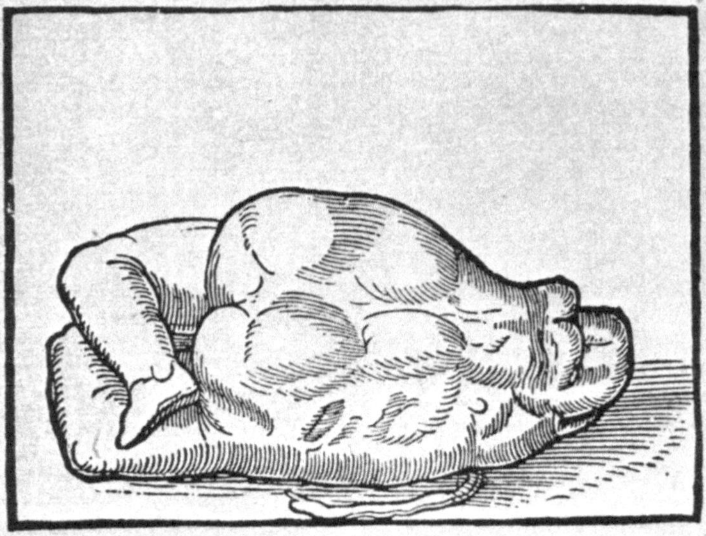

IM Jar Tausent Fünffhundert vñ einvndfunfftzigstē/den nechstē freytag nach Andree des heyligen Apostels/den Viertē December zunacht/Sint zu Breslaw/Im newen Hospital/so zu allen Heiligen genent wirt/von einer Mutter/mit namen Vrsula Valtē Horspergin/eines Fleischers weib drey Kinder geborn/das eyne welchs eyn Kneblein gewest/vnd bald nach der Tauffe gestorben. die ander zwey sind Meidlein gewesen/ vnd das eine ist nicht volkomlich gewest vnd tod. Das dritte welchs alhie abcontrafect stehet/einer wunderlichen seltzamen vnnd erschrecklichen gestalt/ Dan es weder Kopff/hend nach arm hat/es ist nur der leib vnd füslein zuerkennen gewesen/doch nicht volkomlich vnd tod. Dieweyl aber solche erschröcklich wunder vnd monstra antzweyffel gemeinlich Gottes zorn anzeigen/So sollen billich alle Christliche hertzen zu Got dem ewigen Vater vnsers lieben Herrn Jhesu Christi seufftzen vnd bitten/er wolde sein straff vnd zorn so itzt vorhandē/greifflich vñ augenscheinlich vormärckt/Durch seine große barmhertzigkeit gnediglich abwenden/vmb seines gelibten Sons Jhesu Christi willen/ Amen

Gedruckt zu Breslaw.

Abb. 55

Diß künd ist geboren worden zu Tettnang

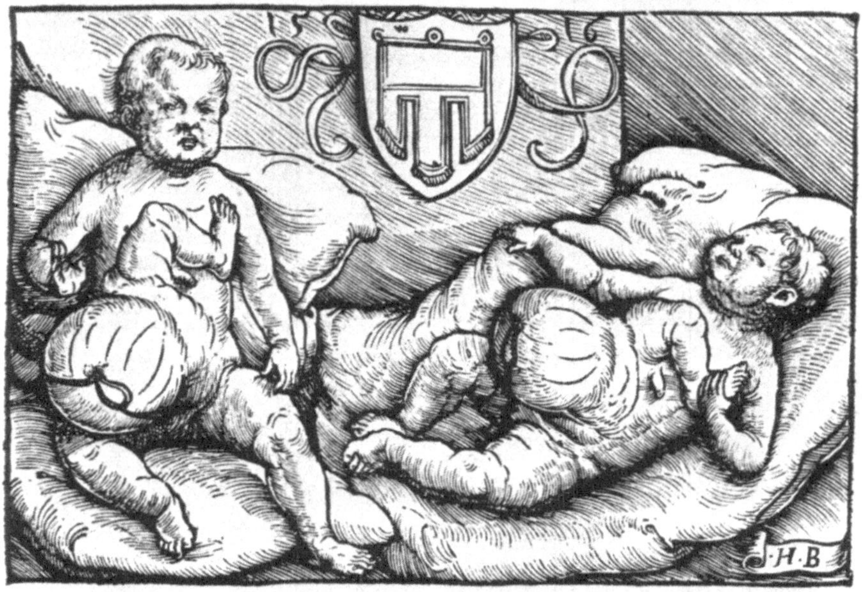

Vff den Achten tag des monats Appzillen von der geburt Jhesu Christi/ als man zalt/fünfftzehenhundert vnd Sechtzehen Jare/jnn der halben stunnd als nach mit nacht die glock ains geschlagenn hat ist in des wolgebornenn Herren herrn Vlrich Graue zu Muntfort vnnd stat Tettnang vonn ainer frawen mit namen Anna Bingerin / Conradenn Millers da selbs Eewirtin ain solch künd wie ob stet/mit dem fießlin vnnd schwentzel an seiner prust auch grossem plafarben gewechs an seinem bauch aussen her vm Ain Ketin vñ Rotfarbe straumen darüber wie ain geschwer geborn worden/So des/selbig künd wachend/seine Bain von ain ander/vnnd so es schlaffend auch der massen gelegen/aber alwegen das fießlin in der hand haltend vnd ist ain döchterlin vnnd biß an/ den Neünden tag lebendig gewesen/solich künd hat der ob bestimbt Herr vnnd Grauff seinen maller Mayster Matheysen miller Maler burger zu Lindaw mit fleyß haysen verzaychnen oder konterfenn vnd zu trucken v r ortnen wie oben gesehen wirt.

Abb. 56

Im.M.CCCCC.vnnd.xviij.iar.

am.xxv.tag des Mayen/das was an sant Vrbans tag/zwischen.x.vnd xj.vor mittag/
nach der halbe vr: hat ein fraw irs alters.xviij.iar:in der Fürstlichen stat Lanndßhut/
gelegen im lanndt zu Bairn.ij.schön zwilling(doch nit volkumlich)dyser figur gleich ge=
porn vnd lebendig auff dise welt gepracht:bey einer halben stund gelebt/das auff der rech
ten seyten vor gestorbē:die mutter noch lebt.ij.haupt.ij.hertz.ij.lebern/doch oben an ein..n
der gewachsen.ij.lungen.ij magen.ij.miltz.ij.gall volkumlich gehabt.ij.dü.lein/ nür ein
weyplich heimlich glid/ein nabel/herdurch hangē die sam.iiij.arm/mit.iiij.volkumlichen
henden.ij.hinten heruber an einander gewachsen/vñ eins auff yetlicher seyten ein.ij.päin/
mit.ij.volkumlichen füssen:in der gemain:sein sie von der schaytel biß zu dem nabel.ij.kin
der gewesen/vom nabel biß auf die füß eins.. Dyse alle ich Wilhelm Rosenzweydt.yetzit
wonhafft zu Landßhut/der syben freyen kunst vnd beyder ertzney Doctor/personlich ge=
sehen/ vñ durch ein wundartzt zerschneyden/zerlegen anathomisirn genant hab lassen:spre=
chen(mit gnad der geletten).ij.seel da gewesen sein.

Also rücklich. Also furfich.

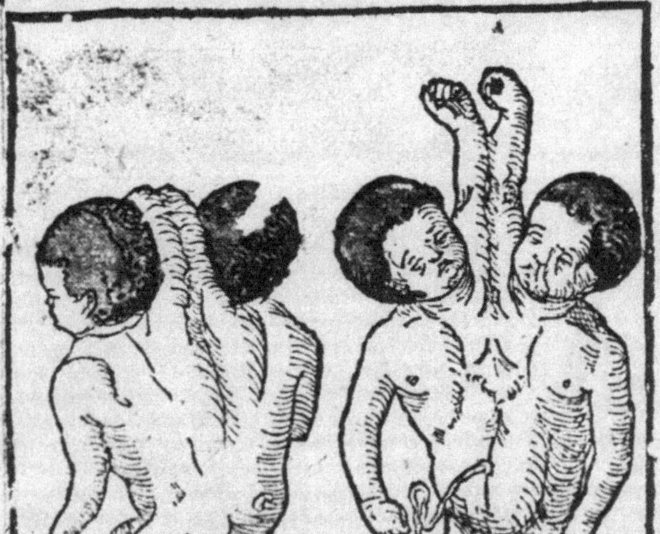

Abb. 57

Abriß vnd Contrafactur/einer Wundergeburt/so in disem 1606. Jar/den 13. Januarij/nach dem Newen/oder den 3. diß/nach dem Alten Calender/zu Straßburg/auff dise Welt geboren worden.

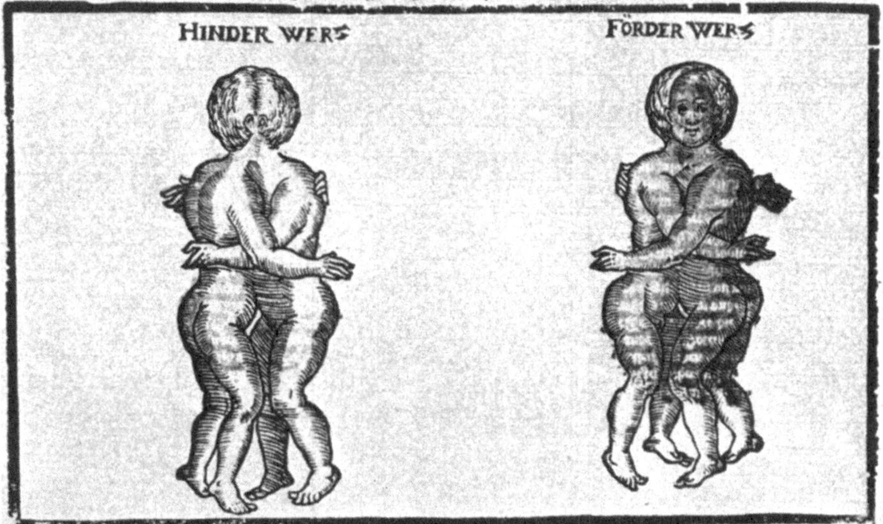

JNder andern Wunderwercken vnnd Zeichen/so vor dem End der Welt her gehn sollen/wirt auch gemeldt/das zeichen an den Menschen geschehen werden. Vnd ob wolen etliche Jar hero vilerley an vilen orthen/vnd an mancherley Creaturen sich erzeigt/wie solche dann häuffig an tag gegeben vnd für augen gestelt werden: So ist doch dises daruon jezo meldung geschicht/auch nit das geringste/so sich in disem gegenwertigen 1606. Jar/nach Christi vnsers Seligmachers geburt/den 13. tag deß Monats Januarij/nach dem Newen/oder den 3. diß nach dem alten Calender/in der Statt Straßburg zugetragen/Dann daselb eines Schreiners oder Kistlers/deß Nammens Stephan Schwartz/bey dem guldin Apffel wohnend/Weib/ein solche selzame Geburt/wie die allhie abgebildet/auff dise Welt lebendig gebracht/so ein Mäidlin/vnd Anna Maria in der Tauff genant worden/so aber länger nit/als ein viertel einer stund gelebt. Vnd weillen man außwendig fast alle Glidmassen/als zweyer vnderschidlichen Personen gesehen/also hat man auch/wie solche Mißgeburt innwendig beschaffen/erfahren vnd bescheyd einnemmen wöllen/Derowegen man solliche geöffnet/alles fleissig durchsucht/vnd befunden/das solche Geburt nur ein Hertz/ein Lungen/einen Magen/zwo Lebern/vnd vier Nieren gehabt/sonst ist sie in allem diser Contrafettischen Figur vnd Bildnuß gleichmessig gewesen. Solche Geburt ist von vilen fürnemen Personen in der Statt Straßburg/mit grosser verwunderung angesehen/vnd ermeldtem Stephan Schwartzen/von einem Ersamen Rath daselb/ein ehrliche verehrung gegeben worden.

Was nun der Allmechtige Gütige Gott/mit disen vnnd dergleichen Wunderwercken andeutten wölle/ist jhme allein am besten bekandt/Wir aber mögen es wol für Vorbotten vnd Vorläuffer deß Jüngsten tags erkennen/vns darab spieglen/vnnd zu einem bußfertigen Leben schicken/damit wir/wann der Herr mit seinem Tag plötzlich kommen wirdt/zu einem seligen abscheid gefaßt seyen. Dann alle die wunder/so vor dem letsten Tag her gehen sollen/in völligem schwanck/dann man da höret/das Krieg vnd Kriegsgeschrey inn allen Landen/dann ein Königreich wider das ander/ein Volck vber das ander/ein Potentat wider den andern/der Vatter wider den Sohn/die Tochter wider die Mütter sich empöret. Man erfähret es/sihet es/vnd greifft es an vilen vnderschidlichen orten/daß den Menschen bang vnnd vberbang ist/deren vil von Hauß vnnd Hoff/Haab vnd Gut/Weib vnd Kind vertriben/ellendigklich gefangen/vnd in schwere Dienstbarkeit geführt werden/oder sonsten jämmerlich vmbkommen. So geschehen auch am Himel/auff Erden/in Wassern/vnnd andern Creaturen grosse Wunder/vnd vnerhörte Thatten/die vns billich die augen auffzuthon/in vns selb zu gehen/vnsere sünden zubereuen/die Werck der Liebe mit mehrerm ernst zubeweisen/ein bußfertiges Leben fürzunemmen/vnd vns zu Gott zubekehren/vrsach geben vnd bewegen solten/damit wir deren malen eins/als getrewe Haußhalter/wann der Herr kommen wirdt/erfunden/vnd auß diser zergencklichen/arbeitseligen/vnruhwigen/mühsamen Haußhaltung erlediget/vnd vber andere Herrlichere Gütter darbey Ewige Frewd/frid/rhu/vnnd seliges Leben/in alle Ewigkeit sein wirdt/gesetzt werden/vnd also bey Gott/durch vnsern Herren Jesum Christum Ewig leben mögen/Amen.

Zu Augspurg/bey Tobias Negele Brieffmaler vnd Formschneider im kleinen Saxen geßlin.

Abb. 58

Ware Abcontrafactur einer missgeburt/ so zu BrottRoda den 8. Augusti dieses 1566. Jhars/ Tod auff diese Welt geboren ist.

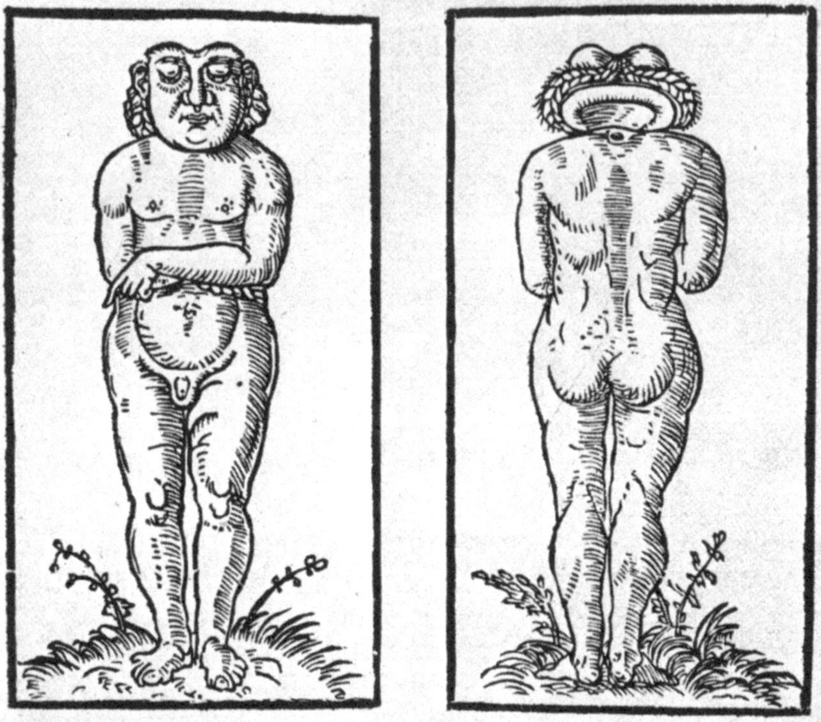

Als man zalt nach der geburt unsers Erlösers und Seligmachers Jhesu Christi/ Tausent/ Fünffhundert/ Sechs und sechtzig/ am achten tag Augusti/ umb sechs uhr vor mittage/ ist volgende Geburt zu BrottRoda/ anderthalb meil wegs von Schmalkalden gelegen/ von Margreta Wolff Brands Hausfrawen geborn worden/ Nemlich: An Armen/ Beinen/ und andern Gliedmassen/ war es eim Kneblein ehnlich/ Hatte aber keinen gantzen volkomlichen Kopff/ auch keinen Hals. Oben an der Stirn hatte es zwey grosse auffgeworffene Augen/ als ein Has. Uber den Augen war es schwartz braun fleisch/ anzusehen wie Bender. Hinder demselben war Rot braun fleisch wie zöpff/ die da geflochten und auffgesetzt sind. Und hinder den zöpffen war ein loch ins heupt hinein.

Und wie mich die Wehmutter/ welche solche Missgeburt/ aus befehl irer Oberkeit/ zu mir anher gehn Schmalkalden bracht/ berichtet/ Sind Vatter und Mutter Arme/ frome/ und Gotfürchtige leute/ Und ist die Mutter fur nichts erschrocken/ Hat sich auch nach nichts/ als etwa Schwangerer Weiber art ist/ gesehnet.

Das solche Missgeburt etwas bedeute/ ist kein zweiffel/ Was sie aber bedeute/ weis Gott allein. Ohn zweiffel straffet Gott damit die ubermachte pracht und Hoffart der Welt/ die von tag zu tag steiget/ und uberhand nimbt/ welche er auch Isai. am 3. hefftig straffet/ und warnet uns/ das wir dauon abstehen/ oder seiner ernsten ungnedigen straffe gewertig sein sollen. Weil aber solche Weibische tracht an einem Kneblein gesehen worden/ Deucht mich/ doch niemands hiemit vorgegrieffen/ Gott drewe uns damit/ das er uns ein Weibisch/ verzagt/ und flüchtig hertz geben wolle/ Wie denn albereit zu sehen/ wie eine grausame furcht in diesen sterbens leufften alle Menschen eingenomen. Gott wölle es zum guten ende keren/ und die wolverdiente straffe unser Sünden gnediglich abwenden/ oder zum wenigsten lindern/ Uns auch ein Busfertig hertze/ damit wir der straffe Gottes vorbeugen/ verleihen/ Amen.

M. Christoff Vischer.

Zu Schmalkalden/ bey Michel Schmuck.

Abb. 59

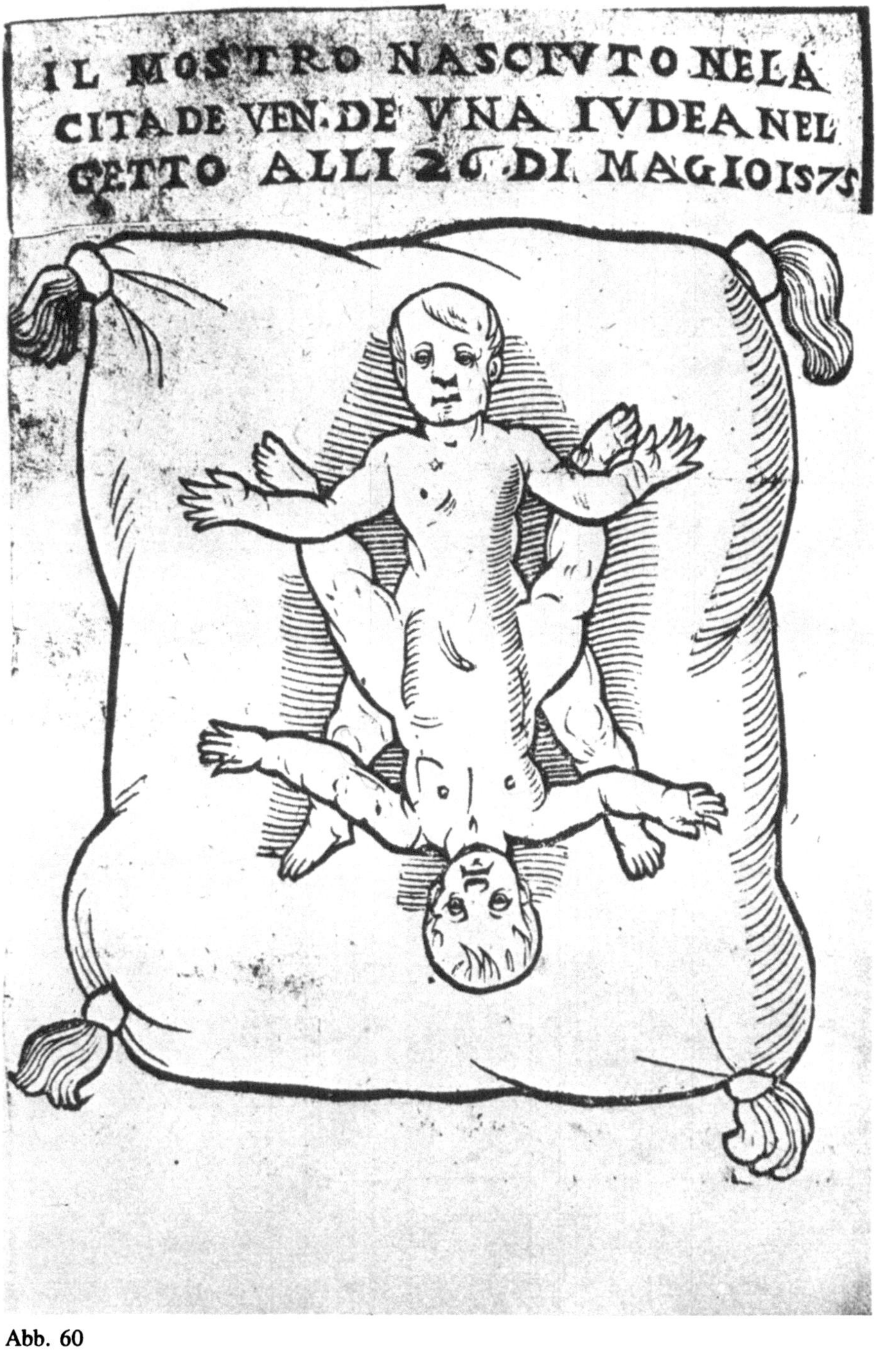
IL MOSTRO NASCIVTO NELA
CITA DE VEN. DE VNA IVDEA NEL
GETTO ALLI 26 DI MAGIO 1575

Abb. 60

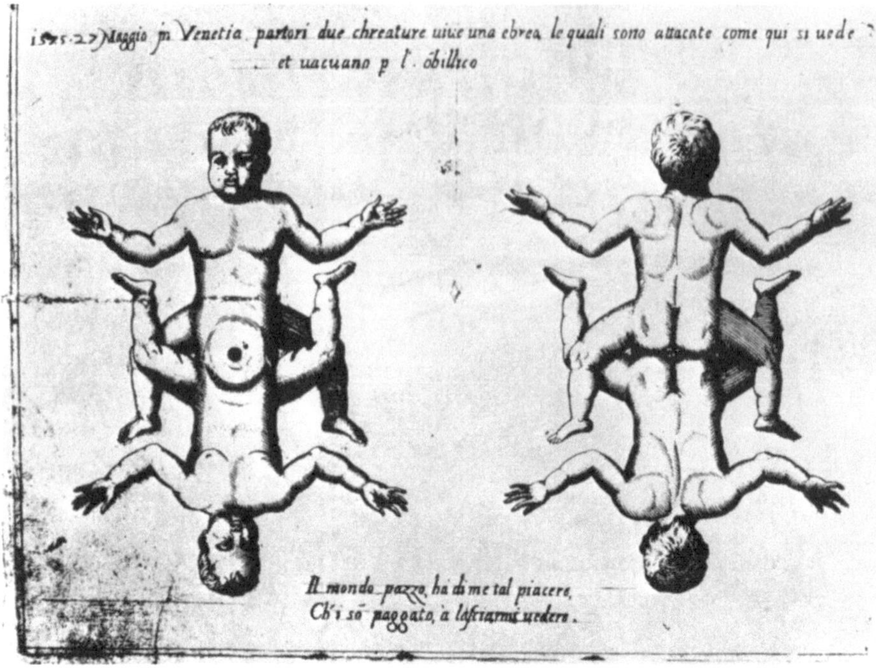
1575. 27 Maggio in Venetia. partori due chreature uiue una ebrea le quali sono attacate come qui si uede
et uacuano p l'. obillico
Il mondo pazzo, ha di me tal piacere,
Ch'i sõ paggato, à lasciarmi uedere.

Abb. 61

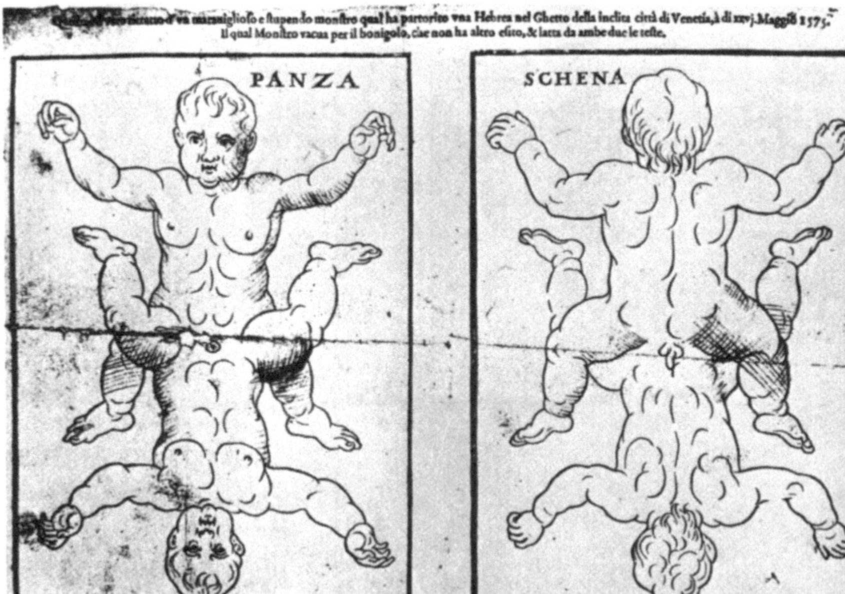
vero ritratto d'vn marauiglioso e stupendo monstro qual ha partorito vna Hebrea nel Ghetto della inclita città di Venetia, à di xxvj. Maggio 1575.
Il qual Monstro vacua per il bonigolo, che non ha altro esito, & latta da ambe due le teste.
PANZA
SCHENA

Abb. 62

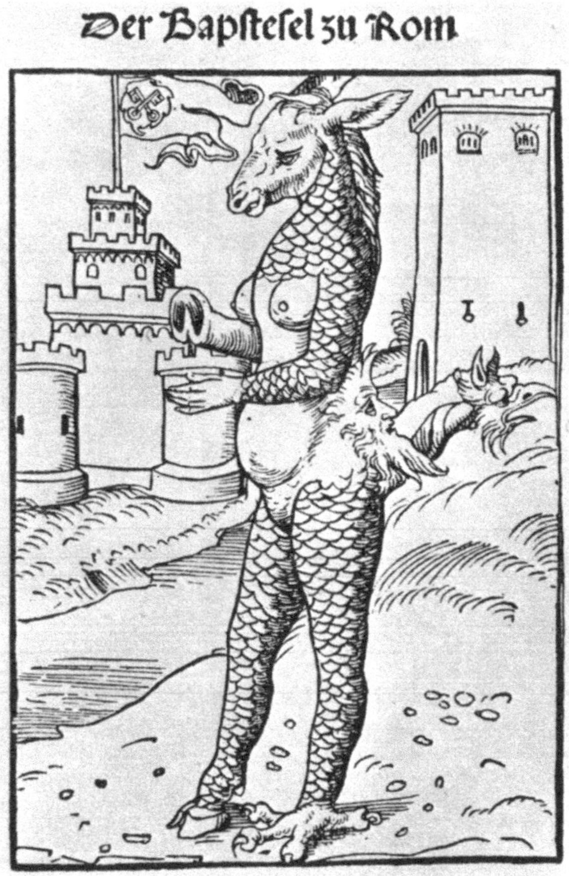

Abb. 63

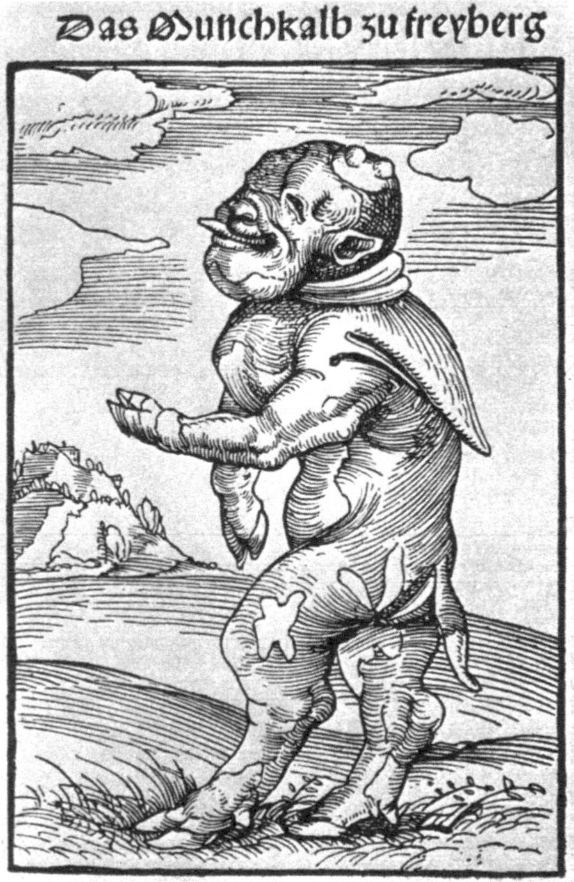

Abb. 64

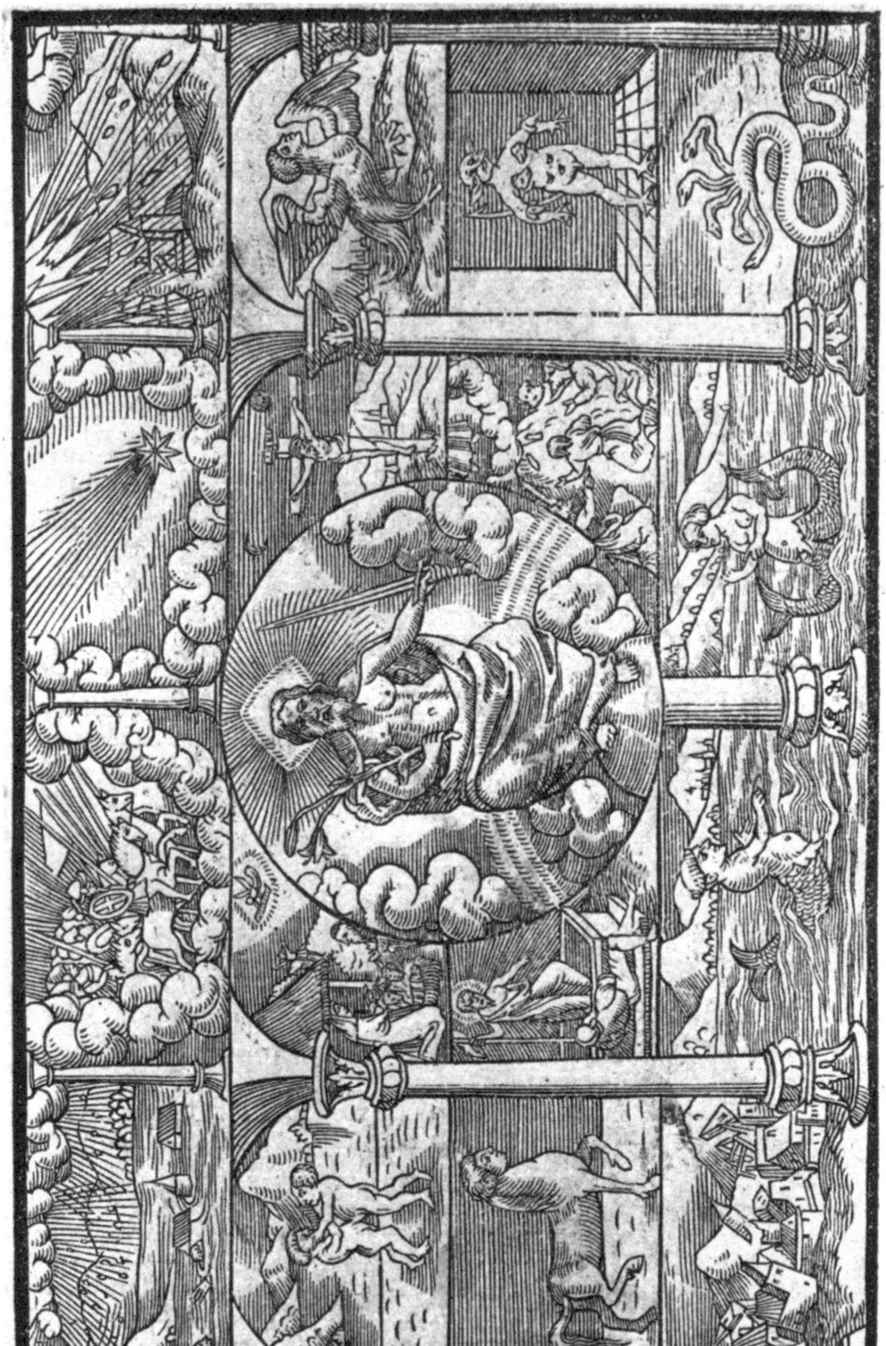

Abb. 65

Das feindtselig laster/der heymlich Neyd/mit seinen zwelff aygenschafften.

¶ Eins nachts ich lag vnd mir gedacht
Von wann doch kem so vil zwitracht
Bey Fürsten vnd bey grossen Herren
In allen landen nach vnd ferren
Des gleich bey dem gemeynen man
Als ich der vrsach lang nach san
Zü letz in den gedancken tieff
Ich also senfftigklich entschlieff
Da erschyn ein feindselig bild
Mir gleich eim alten weyb gantz wild
Het grab har auff seim haubt zwey hören
Sein augen im verplendet woren
Het flügel als ein Fledermauß
Sein leyb gantz nacket war durchauß
Gerunzelt mager dürr vnd gelb
Sein lincke hand fraß es im selb
Darvon das blüt kam abgeflossen
Sein rechter hand het es frey offen
Auff seiner rechten prust saß ein spinnen
Auß der lincken ward ayter rinnen
Mit dem rechten füß thet es stossen
Von im ein trewe züsam geschlossen
Setünd mit dem lincken auff einer schlan(gen
Die im sein schenckel het vmbfangē
Vnd es heckt mit wütigem zoren
Hinder dem bild lag new geboren
Ein herb vergiffter Scorpion
Ich erschrack/doch ein hertz gewon
Vnd sprach wer bist/es antwort/ich
Bin das/nach dem du fleyssigklich
Geforschet hast auff dise nacht
Das auff erd macht so vil zwitracht
In geystlich/weltlich regimenten
In hohen vnd in nidern stenden
Ich sprach wie heyst du mich bescheyd
Es sprach/ich bin der heymlich neyd
Vom teüffel ich geboren warde
Darnach das bild mir all sein art
Durch die zwelff aygenschafft erklert
Wie ir sie hernach hören werdt.

Die erst aygenschafft.

Erstlich das bild ist grab vnd alt
Bedeut wo der neyd mit gewalt
Dem menschen in sein hertz einwurtz
Lest er sich nit außreyben kurtz
Sonder wechset nur teglich seer
Vnd nymet zü ye lenger mer
Als dann des nechsten lieb erkaltet
Wo neyd in dem hertzen eraltet.

Die ander aygenschafft.

Des bildes hörner auch bedeuten
Das sich der neyd gen frummen leuten
Empöret vnd sie machet stürzig
Böckisch/hörnisch/stöfiche/vnd dutzig
On allen verstand vnuerschembt
Alls güt im ergsten er auffnembt
Vnd kan sich gar nit moderieren
Gleich den wild gehürneten thieren.

Die dritt aygenschafft.

Das dises bild auch ist gantz blinde
Deut wo der neyd merckt vnd empfinde
Das sein nechster zü nemet seer
An wolfart/glück/kunst/güt/vnd eer
Das thüt im in die augen stechen
Im möcht sein pitter hertz züprechen
Wyl er niemandt keins güten gan
Sicht er auch niemandt frölich an.

Die vierdt aygenschafft

Des bilds Fledermauß flügel weyst
Deut der neyd ein nachtuogel ist
Der nur heymlich vnd dückisch fleügt
Bey dem tag sich tücket vnd schmeügt
Lest sich frey offen sehen nicht
Allein vnter dem hütlein sticht
Wil seiner dück kein wort nicht han
Weyl neyd mit recht nit mag bestan.

Die fünfft aygenschafft.

Das aber das bild steet gantz nacket
Bedeut das neyd teglichen zwacket
Sein nechsten durch heymliche dück
Mit wort vnd wercken hinder rück
Die er übet nach seiner art
Damit er sich selbs offenbart
Kan sich nit leng verbergen nicht
Dadurch sein schand kumbt an das liecht

Die sechst aygenschafft.

Das bild sein lincke hand frist selb
Vnd ist von leyb mager vnd gelb
Deut das der neyd nit grünen mag
Er frist sich selber vber tag
Er wachet/trawert/seüfftzt/vnd wüt
Macht gantz vnrüwig das gemüt
Vnd leyt offt willigklich ein schaden
Damit der nechst auch werdt beladen.

Die sybend aygenschafft

Des bilds rechte hand offen stat
Bedeut das der neyd nichtzet hat
Das doch an im zü preysen wer
Er ist gantz alles güten ler
On eer/nutz/freüd/wollust/vnd kunst
Ein schendtlich laster gar vmb sunst
Bey Got vnd bey der welt veracht
Das sich on nutz feindselig macht.

Die acht aygenschafft.

Des bildes rechte prust vergifft
Deut wo der neyd ein hertz betrifft
Das vergifft er vnd macht es wunde
Vergifft die zungen vnd den munde
Das er sein nechsten letzt geferlich
An glimpff vnd eer/mit nachred schwer(lich
Gen ander leuten mit argwon
Sein gifft vergifftet yedermon.

Die neünd aygenschafft.

Des bildes lincke brust hat eyter
Bedeut der neyd beschedigt weyter
Sich selb/ist schwermütig vnd schwinig
Schwindsüchtig vnd allzeyt begirig
Des nechsten vnglücks schand vnd schade
Wenn der nechst wirdt damit beladen
Das ist sein freüd/vnd lacht nit er
Ein schiff mit leuten vntergee.

Die zehend aygenschafft.

Das bild mit dem ein füß onschew
Steet auff einer verschlossen trew
Bedeut das der neyd alle zeyt
Wider recht vnd die billigkeyt
Eer/gwalt/trew/tugent/glück vnd kunst
Vnd alles was ist löblich sunst
Mit seinen füssen vntertrit
Verschonet keines güten nit.

Die eylfft aygeschafft.

Das bild sein lincken füß aufstrecket
Auff ein schlangen/vnd wirdt gehecket
Bedeut so der neyd fürher dritt
Sein nechsten zü beschediing mit
List/im ein grüben richt vnd stelt
Das er darein doch selber felt
Das vntrew iren Herren trifft
Vnd sich mit eygnem gifft vergifft.

Die zwelfft aygenschafft

Endtlich das von dem bild ist woren
Ein giffug Scorpion geboren
Bedeutet wo der neyd regiert
Er eytel teüffelisch früchte gepirt
Nachred/eer abschneyden vnd liegen
Verreterey/todtschleg vnd kriegen
Auffrür/vnd fal der regiment
Neyd gepirt ein verderblich endt.

Der beschlus.

Auß dem ein weyser merck hie wol
Das er sich fleyssig hüten sol
Vor dem heymlich verflüchten neyd
Weyl er bringt heymlich hertzenleyd
Vnd ist ein eyter dem gebein
Wie Salomo bezeuget fein
Vnd ist so gantz teüffelischer art
Helt allem güten widerpart
Vnd alles argen ist ein gsel
Des ist der neyd ein rechte hell
Ein finster hauß vol trawrigkeyt
Von dem Ouidius vns seyt
Der gleich schreyben auch Tulius
Athensius Virgilius
Des neydes art wie oberzelt
Er sey ein kranckheyt die hart quelt
Des König Saul hat wol empfunden
Kain/Esau/het er verschlungen

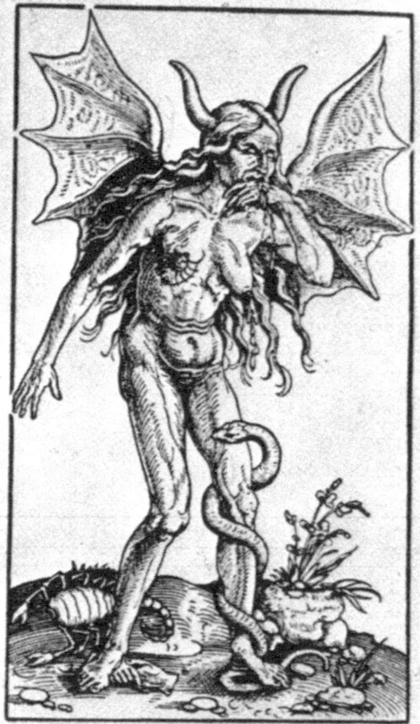

So hat er noch kein rast noch rhü
Er richtet alles vnglück zü
Bey allen stenden hoch vnd nider
In allen landen hin vnd wider
Das wol der neyd ist ein anfanck
Aller zwitracht/hader vnd zanck
Des yetzt die gantze welt steckt vol
Ein yeder sichts es leyder wol
Das wenig güts zü hoffen ist
Weyl neyd durch sein vntrewe list
Die lieb außtreybet mit gewalt
Welche schier bey vns ist erkalt
Wo Got nit selber sicht darein
Hab wir zü warten hie allein
Vnglücks dort ewigs vngemachs
Vor dem bhüt vns Got/wünscht Hans
(Sachs

Wolffgang Resch Formschneyder. 1534

Abb. 66

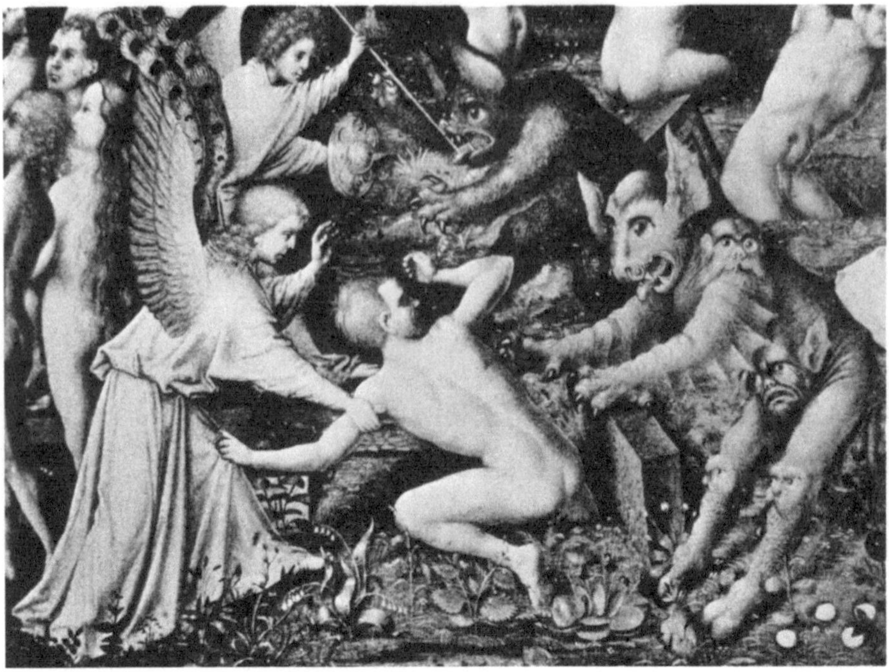

Abb. 67

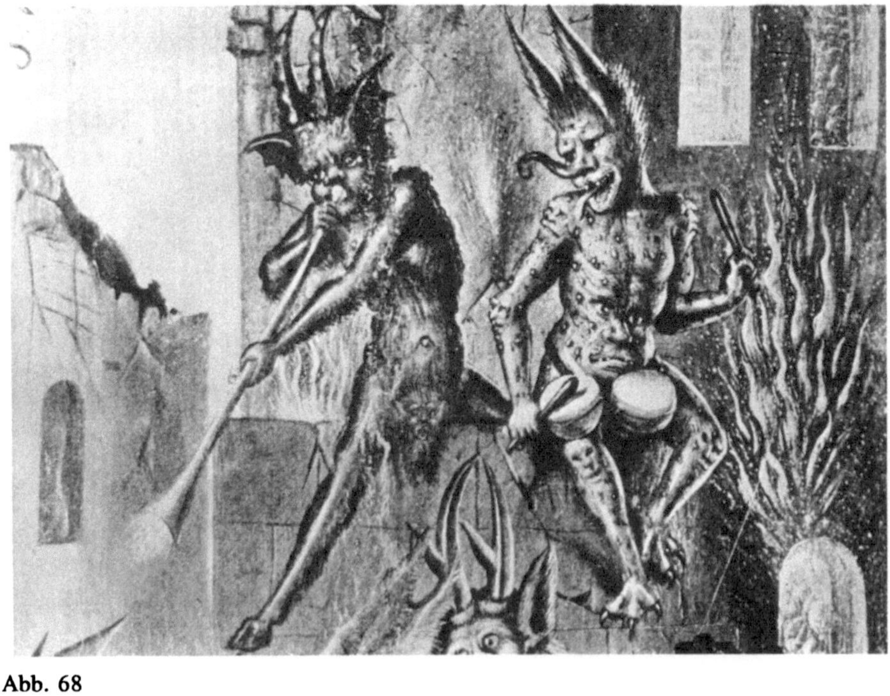

Abb. 68

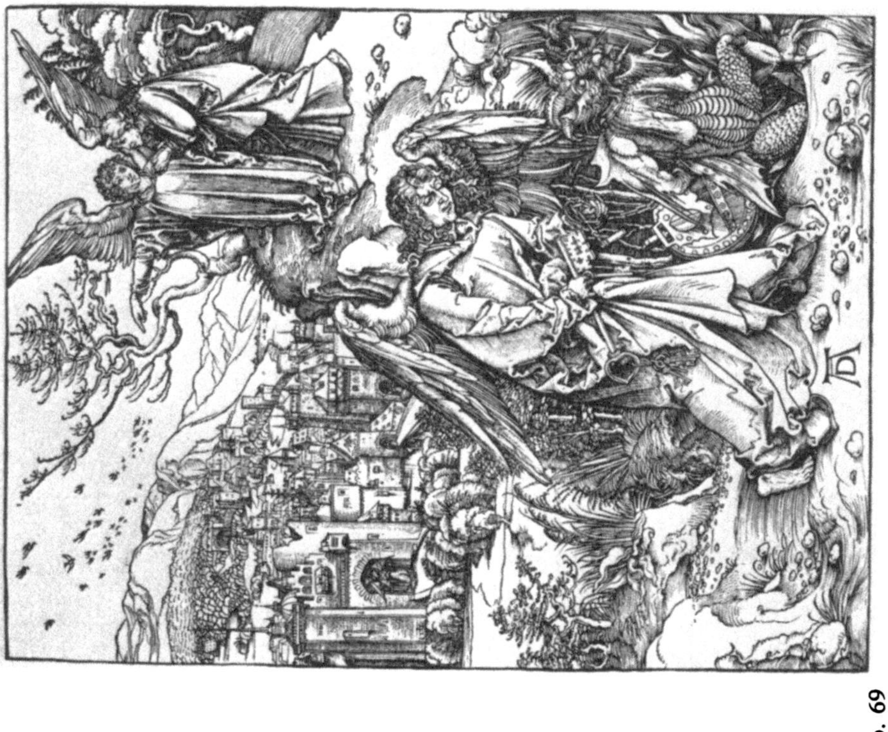

Abb. 69

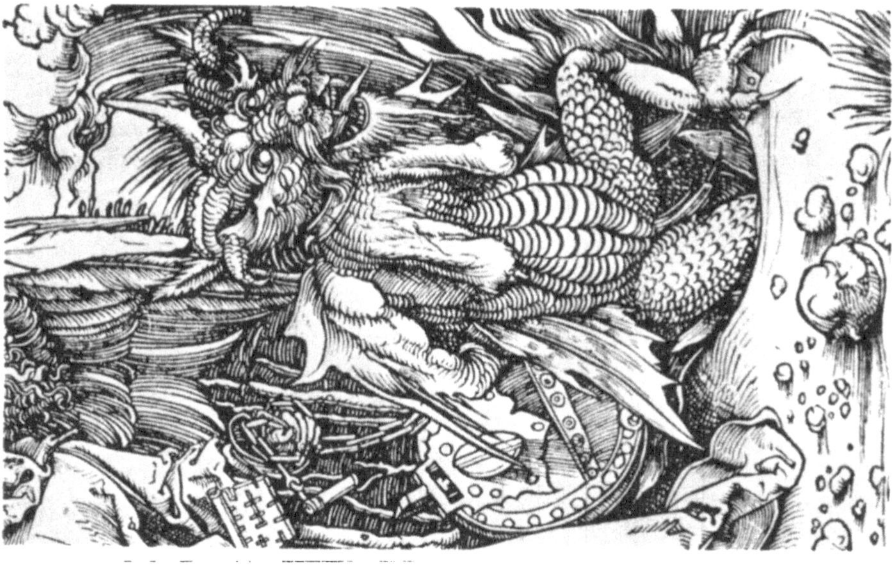

Abb. 70

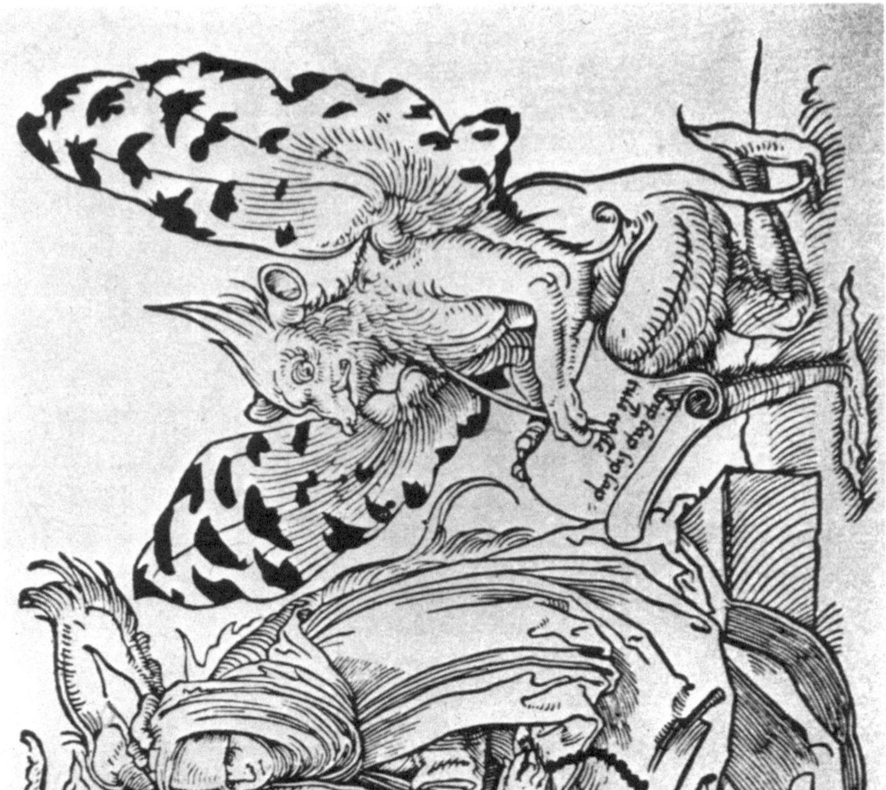

Abb. 71

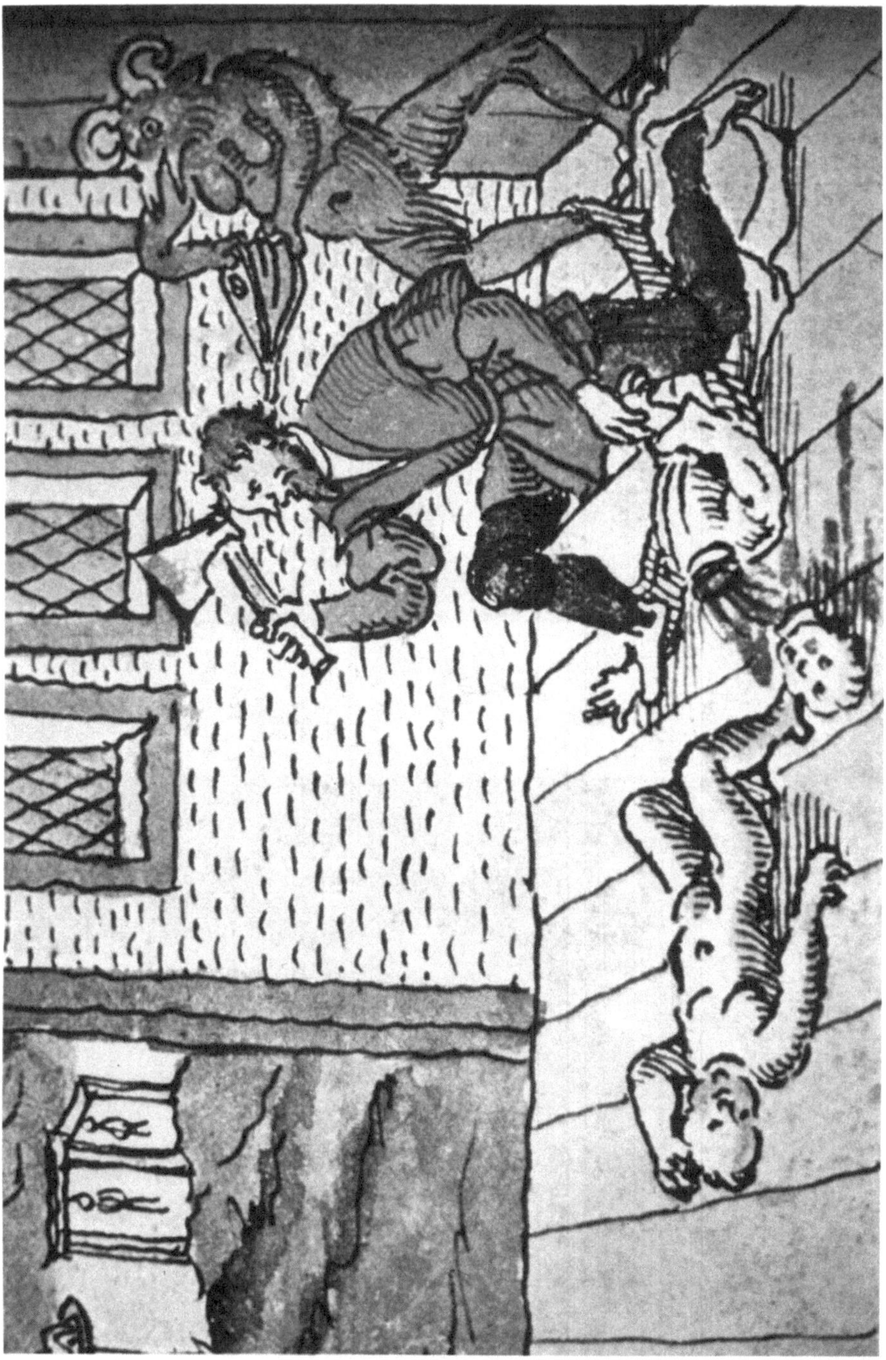

Abb. 72

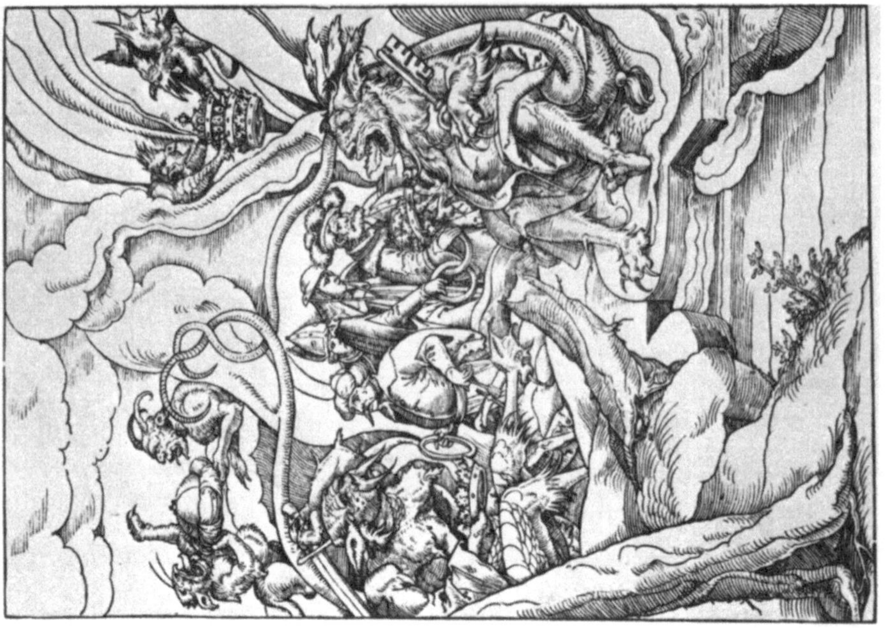

Abb. 74

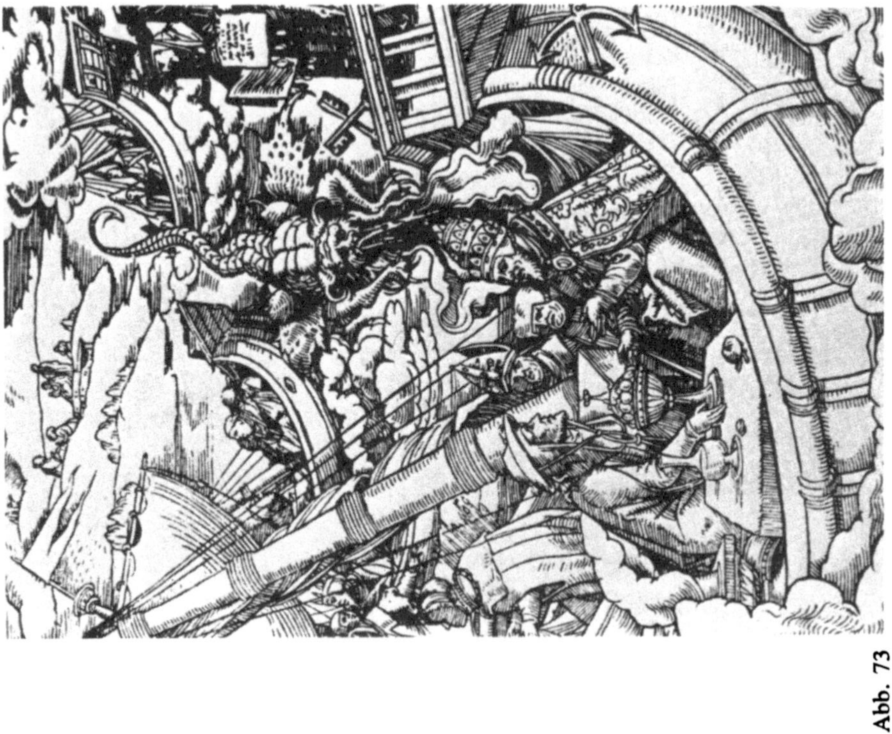

Abb. 73

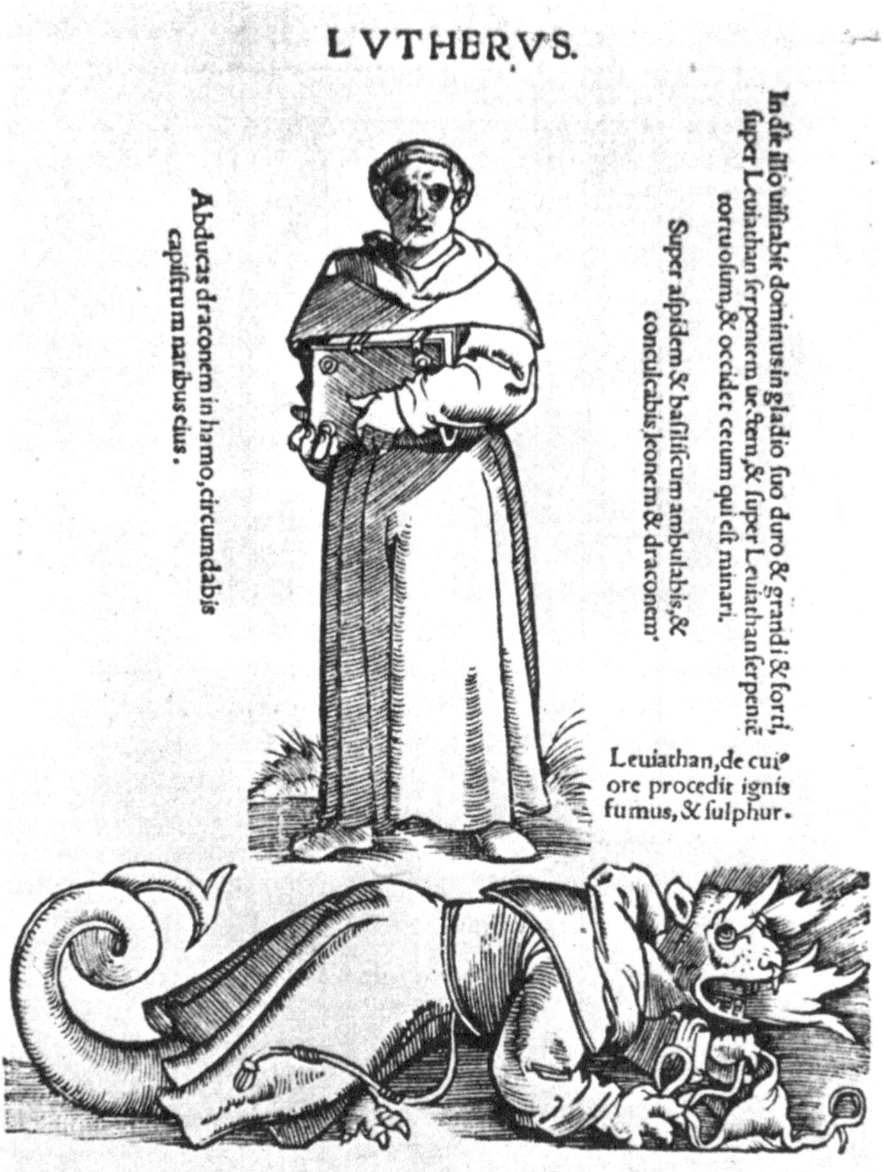
LVTHERVS.
In die illo visitabit dominus in gladio suo duro & grandi & forti, super Leuiathan serpentem uectem, & super Leuiathan serpentē tortuosum, & occidet cetum qui est in mari.
Super aspidem & basiliscum ambulabis, & conculcabis leonem & draconem.
Abducas draconem in hamo, circumdabis capistrum naribus eius.
Leuiathan, de cuius ore procedit ignis fumus, & sulphur.

Abb. 75

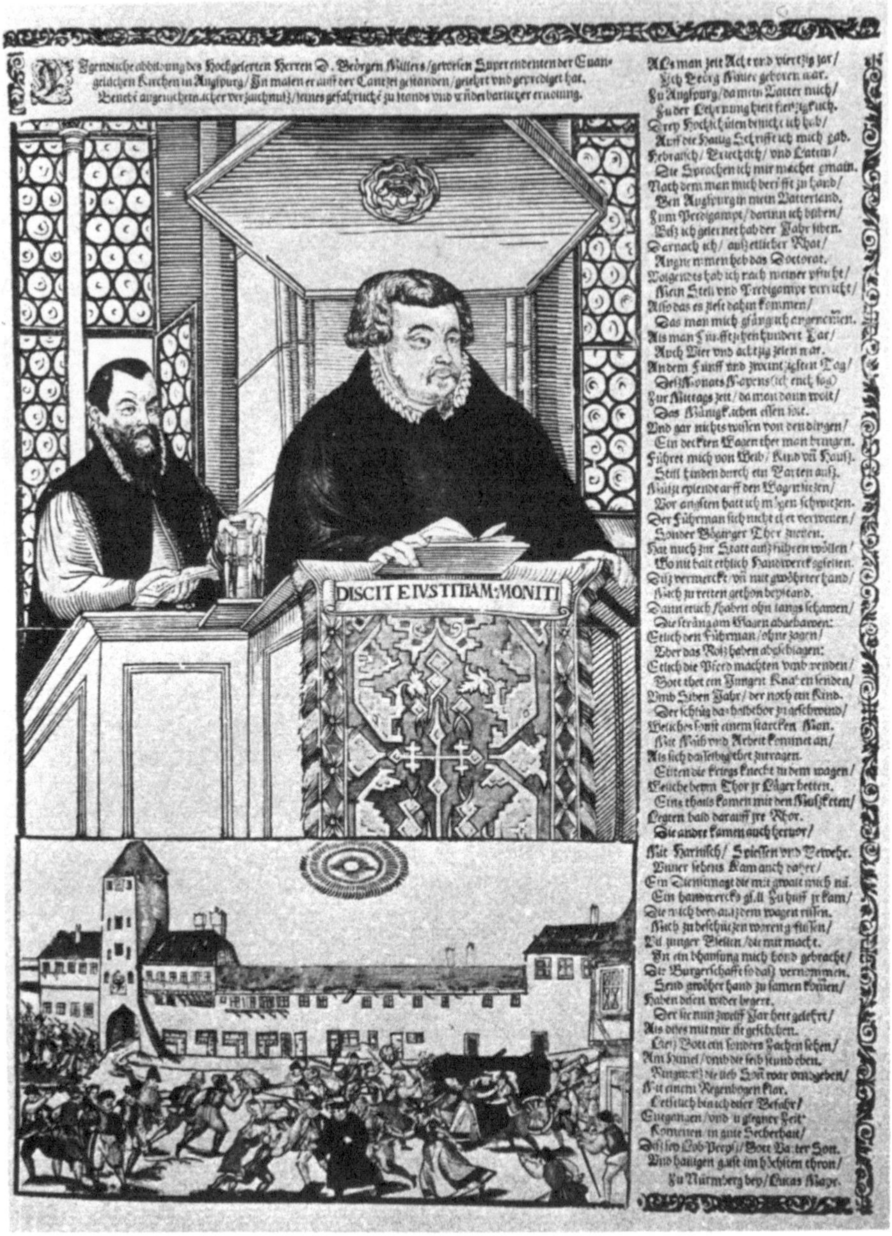

Abb. 76

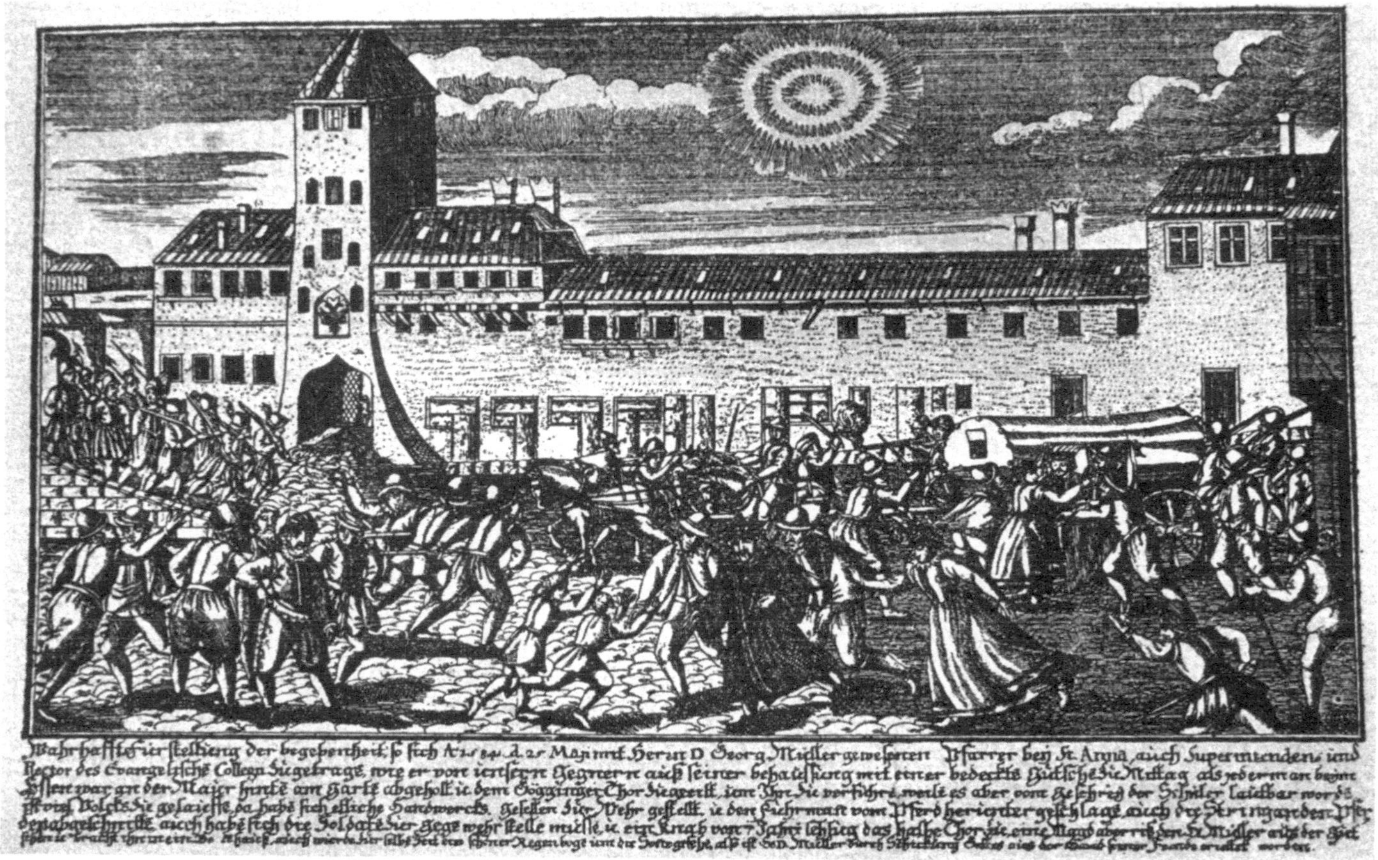

Abb. 77

Zeittung aus Wittenberg Dieses 1593. Jars den 25. Januarii seindt dise Drey Regenbogen Sampt Dreyen Sonnen vmb 3. vhr Nach Mittag gerad Ob der Statt stehendt gesehen worden.

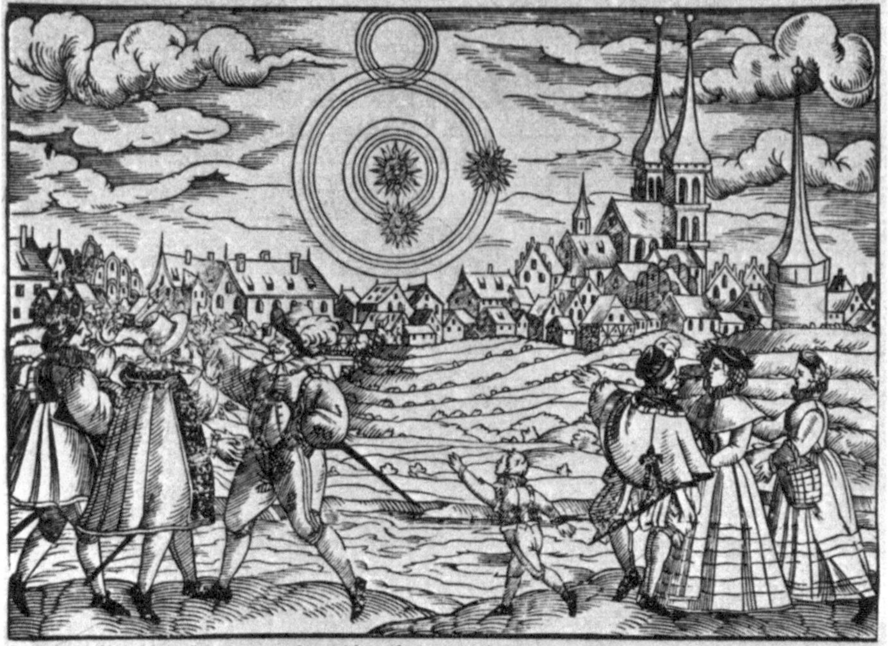

WJewol es nichts newes noch vnerhörts ist das zwo/drey/oder mehr Sonnen am Himel gesehen werden/ sonder Ver offt geschehen/ vnnd die Naturkundiger auch Ihre vrsachen/ woher es kumt/anzuzeigen wissen: So darff doch niemand gedencken Das sie drumb ohn bedeutung sind. Deñ sie beide was die Witterung belangt/ Vil darauff Folgende Regen vnnd Näße/sonderlich wenn sie Gegen Mittag stehen/anzeigen/vnnd sonst auch grosser wichtiger zukunfftiger ding Vorboten sein/wie die Folgenden Exempla bezeugen

Nach erbawung der Stat Rom 710 hat man drey Sonnen gesehen/ darauff große Lärmen erfolgt/Denn als Julius Cäsar zu Rom verrhäterisch erstochen war/Rissen sich ihr drey/nemlich Octauius hernach Augustus genant/ Vnnd Antonius vnd Lepidus/die zuuor Bundsgenoßen waren/vmbs Reich. Aber es blib endtlich auff Augusto allein/die zween neben Jhm musten gleich wie die zween schein neben der Sonnen verschwinden vnd vergehen.

Nach Christi geburt 1157. Jar hat man Im Herbstmonat drey Sonnen/ vnnd vber wenig tag auch drey Mond/vnd im mittlern derselbigen ein weisses Creutz gesehen/darauff ist große vneinigkeit der Cardinäl in Erwehlung des Patsts/ Vnnd der Churfürsten des Reichs in des Römischen Königs Wahl entstanden.

Vor dem Bündnuß zwischen dem Kaiser Maximiliano dem 1 Vnd Pabst Julio vnd König in Franckreich wider die Venedigeriso Anno.1508 auffgericht worden/aber nicht lang bestanden ist/haben Albrecht Dürer vñ herr Wilibald Pirckhamer 3 Sonnen/welche zusamm gelauffen/aber bald widerumb verschwunden/gesehen.

Im jar 1520 sind zu Erffurd 3 Sonnen gesehen worden, darauff inn nechsten Jarn der Turck Vngern angegriffen/vnd die Stadt Griechisch Weißenburg eingenommen/ Doctor Martinus Luther auch zu Worms seiner lehr halbn für dem Kaiser vnnd Reichsständen fürgestanden: vnnd die Statt Maylandt den Frantzosen vom Keiser genummen worden.

Anno 1525 hat Man in Vngern kurtz Vor dem Todt König Ludwigs 3 Sonnen gesehen/die ohn zweiffel bedeut/das sich drey Potentaten/nemlich K. Ferdinandus vnnd Johan Waywoda in Sibenbürgen/vnnd der Turck vmb das Reich annemen würden.

Im jar 1551. sind auch zu Wittenberg/den 21 Tag Martii in der 3 Stund Auff den Tag 3 Sonnen erschinen darvon Herr Melanchthon seliger sein bedencken in Lateinische vers gestellet/ vnd vnter anderm sich vor Verfelschung der Reinen Lehr vnnd newer zwitracht besorget. Haben auch darauff etliche Teutsche Fürsten mit dem König in Franckreich sich verbunden/ vnd Hertzog Moritz Churfurst von Sachsen ein zug wider den Keiser furgenummen.

Anno 1556 sind auch zu Wittenberg/Eben an dem Tag vnd stund/da Doctor Pomeranus seliger das Euangelium des Andern Sontags im Aduendt von den Zeichen an der Sunnen/ Mond vnd Sternen außgeleget/ drey Sonnen / auff der Seiten gegen der Elb zu/ Wie auch im folgenden Summer widerumb erschinen. Was darauff im 57. Jar mit Mancherley sachen/ Vnnd Insonderheit/mit verhindrung des nutzlichen Colloquii zu Wormbs zwischen den Gelehrten vnsers vñ der Papisten theils furgeloffen / ist noch vnuergessen.

DJeweil nun aus disen Exempeln Kund vñ offenbar ist/das solche zeichen nicht Vergebens geschehen/sonder Gott neben seim wort auch dardurch vom Himel herab Predige vnnd zur Buß vermahne/ so sollen wir Sie Billich auch nicht verachten/sonder eine warnung daraus nemen/von Sünden Abstehen vnnd Gott mit Ernst Bitten/das er Vmb seines Lieben Sons Jesu Christi Willen vnser Schonen/ vnd die Wolverdienten Straff Genediglich abwenden wöll Amen. ANNO 1593

Gedruckt zu Nürnberg bey Georg Lang Formschneider in der Judengassen.

Abb. 78

Eigentliche Abcontrofetung

einer seltzamen erschrecklichen Wundergeburt zu Rhena/ vier Meilen von Schwerin / vnd eines vngewöhnlichen Regenbogens zu Schwerin im Mechelburgerland den 24. Tag Christmonats/ Anno 1589. geschehen.

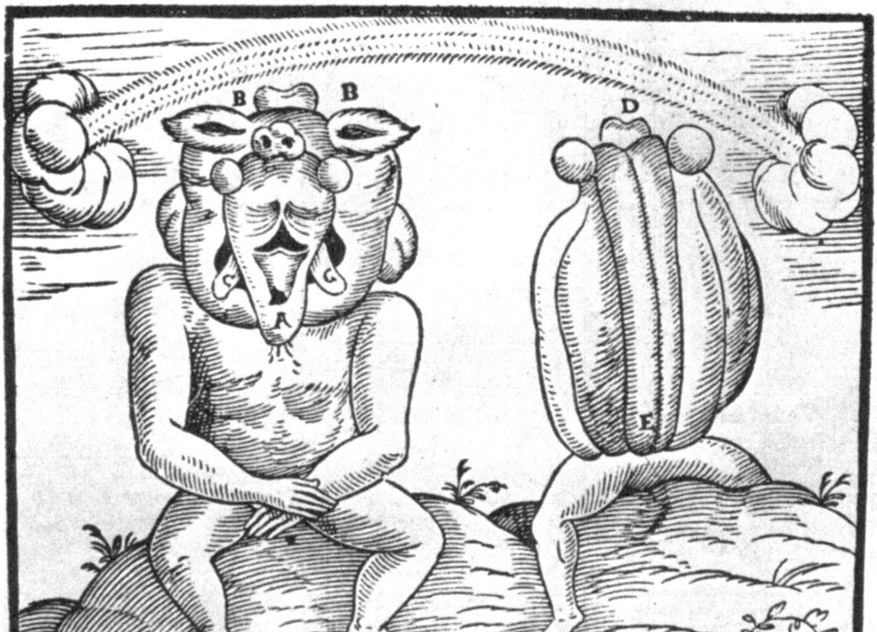

Gedruckt in verlegung Johannis Bassaei.

1590.

Abb. 79

Die Zeichen an der Sonnen/ist zu Wittembergk/am anndern Sontag des Advents/gleich vnter der Predigt des Euangelij Luc: 21. Es werden Zeichen geschehen an der Sonnen/Mond/vnnd Sternen/geschen worden/Anno 1556.

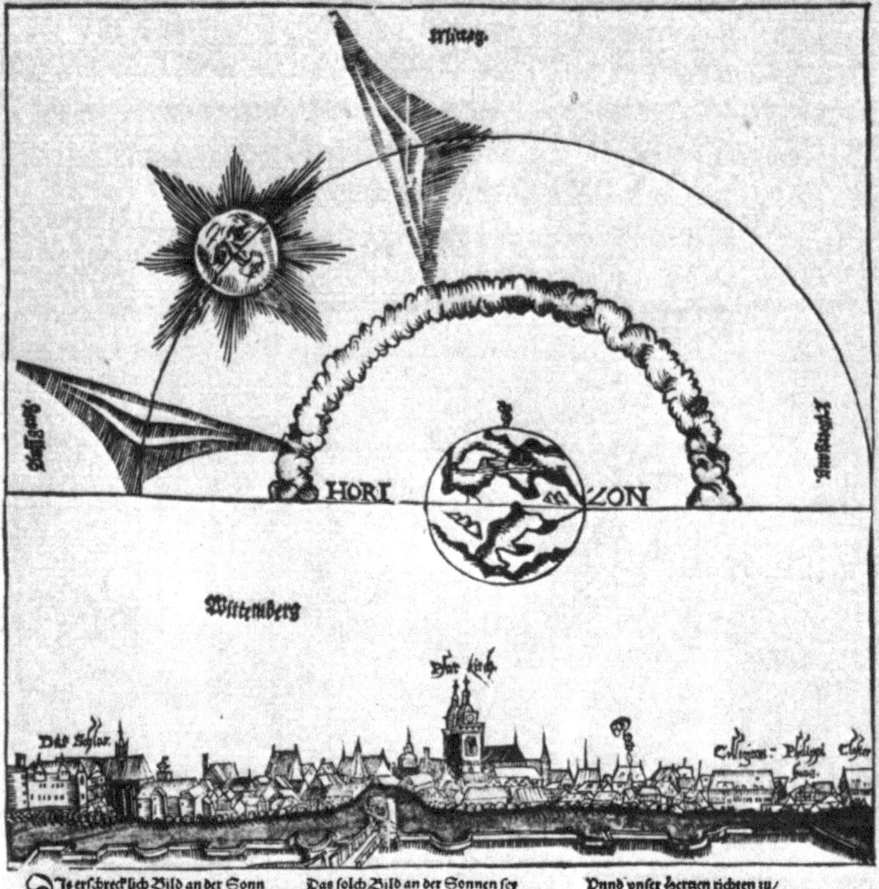

DJs erschrecklich Bild an der Sonn
Man hat am Himel sehen stan/
Welchs sich hernach verwandelt hat
In balcken/die da warn blut roth.
Solchs alles eben zu der stund/
Ein jeder Mensch sein sehen kundt/
Als des HERRN Jhesu Christi wort
Dem Volck fürgepredigt ward/
Da Er selber die Kirche fein
Mit diesen worten anredt fein:
Es werden viel Zeichen geschen/
An der Sonnen/Mond/vñ den Stern/
Den Menschen wird sehr bange sein/
Werden allzagen in gemein.
Solche vnd andere zeichen mehr
Werdē für dem Jüngsten tag gehn her/
Als denn sol Himel vnd Erden
Mit fewer verzeret werden.
Ob gleich jr viel verlachen das/
Vnnd mit spot dürffen sagen. Was
Magstu doch so vnnütze wort
Verlieren/vnnd das ist sagen fort/
Das solch Bild an der Sonnen sey
Ein Zeichen? Es ist Ketzerey/
Das du dich für der Sonne fürchst/
Vnnd meinst das du nu sterben must/
Du bist trawen ein rechter Bachant
Ich wais nicht komen aus wes land/
Das du hierauff gros achtung gibst/
Vnnd so vberaus forchtsam bist: etc.
So wird doch eine grausam straff
Von Himel einst komen herab/
Vber so stoltze Spötter all/
(Ob jr gleich sey ein grosse zall.)
Welche sie wird erinnern fein/
Was für Herrn sie gewesen sein/
Das sie alles veracht hetten han
Was des Herrn Christi wort zeigt an.
Wir aber wöllen den HERRN Christ/
Mit ernst bitten zu aller frist/
Das er wöll selbst ein Hüter sein
All seiner Christen in gemein/
Die wir lernen sein heilge Wort/
Vnd das durch sein Gnad pflantzen fort/
Vnnd vnser Hertzen richten zu/
Zu seinem Tempel/spat vnnd frü/
Wöll vnns behüten für Müncherey
Vnnd aller ander Abgötterey/
Vnns auch selber scheinen allein/
Vnnd verhindern der Menschen schein/
Denn er allein zu aller frist/
Die Sonn der Gerechtigkeit ist/
Vnter welches Flügeln man find
Leben vnnd Heil zu aller stund.
Drumb bitt von hertzen den Herrn Christ/
Der allein vnser Mitler ist/
Das Er erhalt sein Wort aus gnad/
Welchs Er vnns wider geben hat/
Vnnd das es fort gepflantzet werd/
In viel mehr Lender hie auff Erd/
Damit vieln kund werd Gottes Namen/
Wer das begert der spreche Amen.
Bey Gabriel Schnelboltz/zu Wittemberg in der Töpfergassen.
1556.

Abb. 80

An den aller durleichtigiste groß mechtigistē herrn Maximilianū Römschen künig: von der wundbaren geburt des kinds bey wurmß Deß jares. M. CCCC. XCV auff den. X. tag septembris geschehen. Ein außlegung. Sebastiam. brand.

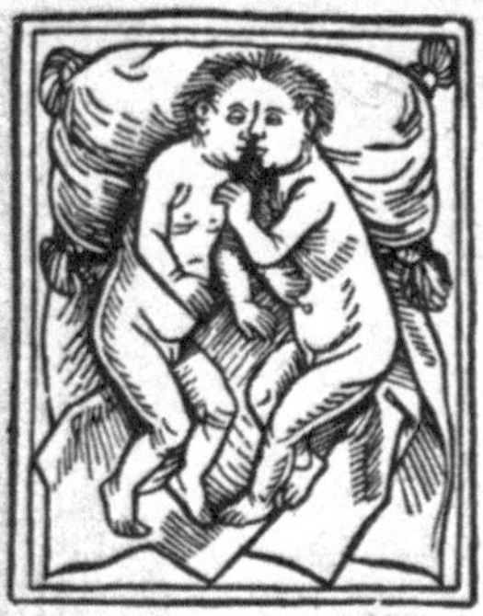

Got ordenklich gesetzet hatt
All ding jn wesen. zyl vnnd statt
Vnd do der natur eyn lauff verlan
Dar jnn sy sol on mittels gan
Vnd den dem besten nach vollenden
Der gütig schöpffer tůt mit wenden
Leichtlich - den selben laßt er still
Es sey dann das er wircken will
Etwas vast groß verborgen datt
Die er im vorbehalten hatt
So laßt er etwas wunder sehen
Das nit gemeinlich sey geschehen
Als von Jherusalem. Josephus
Zerstörung schreibt. Valerius
Sagt - das in Xerxis höre schar
Eyn freysam roß, ein hasen gebar
Bedeüt - das er greülich zůg zů streit
Ward fliechen wie eyn has verzeig
Hanibal. Saguntum brach
kind von můter leib man sach
Wider in můter leib sich keren
Bedeut - das er würd die stat zersterē
Auch do der selbig Hanibal
Die Römer brachem vngelucks fal
Wurden vil wunder werck eraygt
Wie vns das. Liuius anzaygt
Wañ die haiden söllich wunder sah
Detten si sich jren göttern nahen
Die wurden schon von jnen geert
omit das böß in gůts verkert
Wurd - oder doch sich myndren solt
Sy merckten das got wurcken wolt
Durch söllich fremod wūder frōmbd
Zů rom hat mā ain eige berck - werck
Dar auff Sibillen weissaglag
Zů lesen man die allzeit pflag
Wann man etwas sölich wund sach
Vu wo die selb geschrifft auß sprach
Das hielten sy von wort zů wort
Wir kristen setzen auff ein ort
All gottes dienst, ere, vnd gebot
Des kumbt gar offt vnß rew zů spat
So got vnß manet vor der zyt
Vnnd wir sein warnung achten nit
Last er vnß sein straff vñ gaissel gan
Die er vnß vor hat kunt getan
ann wunder zaigt wunder an
Als Statius von Theba sagt
Do er die siben kunig klagt
Als Lucanus von. Römern seit
Do Julius sy über streit
Als Maro schreibt des wunders art
E das Cesar erstochen wart
Als do der wütrich Attila
Die welt verwůst vnnd Tottila
Sach man vil wunder vor vñ nach
Dar mit verkündt got straffvñ rach
Auch da d schantlich Machmet solt
Den glauben trennen - als got wolt
Zeygt die natur das vor hin an

Ein kind vier hend. vier fůß gewan
Eyn kind zwen köpff auff einer brust
Vnd ander wunder zaychen sust
Als do der. Türcken anefang
Auß Caspiis den bergen trang
Als do die Tartaren auß brachen
Vnnd on zal cristen erstachen
Als do zů letst das heilig land
Solt kömen auß der cristen hand
Der got durch wund werck dz bedeite
Darnach zů küng Růdolfs zeiten
Vō habspurg - ward ein kind geborē
Bey Eßlingen zům selben jaren
dz hat zwai hapt - vier hend zwo brust
Bey Costentz ward geboren sust
Eyn kind von einer edlen frawen
Mit menschen kopf, all glid ein schlawē
Als Oto der drit teilt das reich
Den kurfürsten, sach man deß gleich
Ein geburt. vom nabel sich auffspielt
Zwů brüst. vier. hēd, zwē. köpf. es hielt
Vnnd wann ir einß aß oder wacht
Schlief das ander, do bey ich acht
Dz sölich werck hab die fürstē gstraffi
So ainer wacht der ander schlafft
Jr köpf mit teylung vast erscheynt
Sy wurden seyd nie gantz veraint
Byß yetz jm nüntzig funfften jar
Zů wurumß am rein. hör ich für war
Sei ein sölich kreftig meinūg geschehē
So ma im reich vor nie hat gesehen
Danck hab dz haupt d Römischē kron
Der künig Maximilion
Dem got der her sölich heyl eracht
Das er die einung hat gemacht
Die ob got will lang wirt bestan
Der vnß zaygt durch sein wunder an
Eyn groß vereinung in dem reich
Durch seltzen würckung wunderlich
Als zů Rottweil ist langst geschehen
Das kind man offenlich hatt gesehen
Das zwen köpf trug auff einem leib
Das mir an zaygt wie ich obē schreib
Die kurfürsten hie vorzertrennde

Wurden in einen leib verwendt
Vñ das beyd haupt der welt gemeyn
Zů samen söllen kummen eyn
Vnd in ein leib sambt werden bracht
Das ich in sunders dar auff acht
Dañ yetz bey wurmß gleich an d stat
Do man sölich ding beschlossen hat
Die der gemainen kristenhay
Zů frid helffen vnnd eynikait
Jst yetz jm herbstmonet wie ich sag
Warlich auff den zehenden tag
Eyn kind mit zwayen leib geboren
Das vier fůß hat. vier hend vier oren
Zwen münd. vier augen, nasen zwo
Der gantzen leib getailt also
Das er sich niendert zesame behafft
Dann oben in des haubttes krafft
Steckt ein stirn in der anderen stirn
Jch gedenck es hab allain ein hirn
Vnnd eyn verstentnuß in seim haubt
Dar auff ich warlich hab gelaubt
Das got die zeit geben wöll
Das sich das reich verainen söll
Das es eyn hellig verbunden wert
Das gaistlich vn dz weltlich schwert
Auch vnder ainn haubt samlen sich
Das Römisch vñ dz Kryechisch reich
Die yetz lang zeit zertailt sind gsein
Got geb dem edlen küng eyn
Das als das er tůt tag vnd nacht
Allain frid, eynignng betracht
Vnd das alle glider nemen gar
Sein als eins einigen haubts war
Gleich wie vil glid an disem kind
Eim haubet vndertenig sind
Das haben die fürsten yetz er scheint
Die sich mit dem haubt veraint
Vnd tretten in ein regiment
Si hand sich zů dem haubt gewent
vñ wend dē trüw vñ gehorsam bleibē
Welchs glid sich vō dē haubt will sch
Vñ maint d einūg mit zů leben - eiben
Sunder dem haubt tůt wider streben
Das wirt verderben dörren gar
Geschlossen auß der kristen schar
Vnd so vill plag jamers dulden
Als dañ sein missdat tůt verschulden
Wer oren hab der hör vnnd merck
Got würt vns zaigen wunder werck
Der gleichen vor nie sind gehört
Wol dem der sein haubt trüwlich ert
Der mag vil kranckhait wol entgan
Alle gůtte ding auß dē haubt entstan
Vnd wo daz selb ist schwach vñ blöd
So wirt der leib aller glider öd
Jch hoff ich werd kürtzlich erleben
Das got glück. hail. sig werd geben
Dem milten künig eren werdt
Got geb jm was der dichter begerdt.
Amen.

Abb. 81

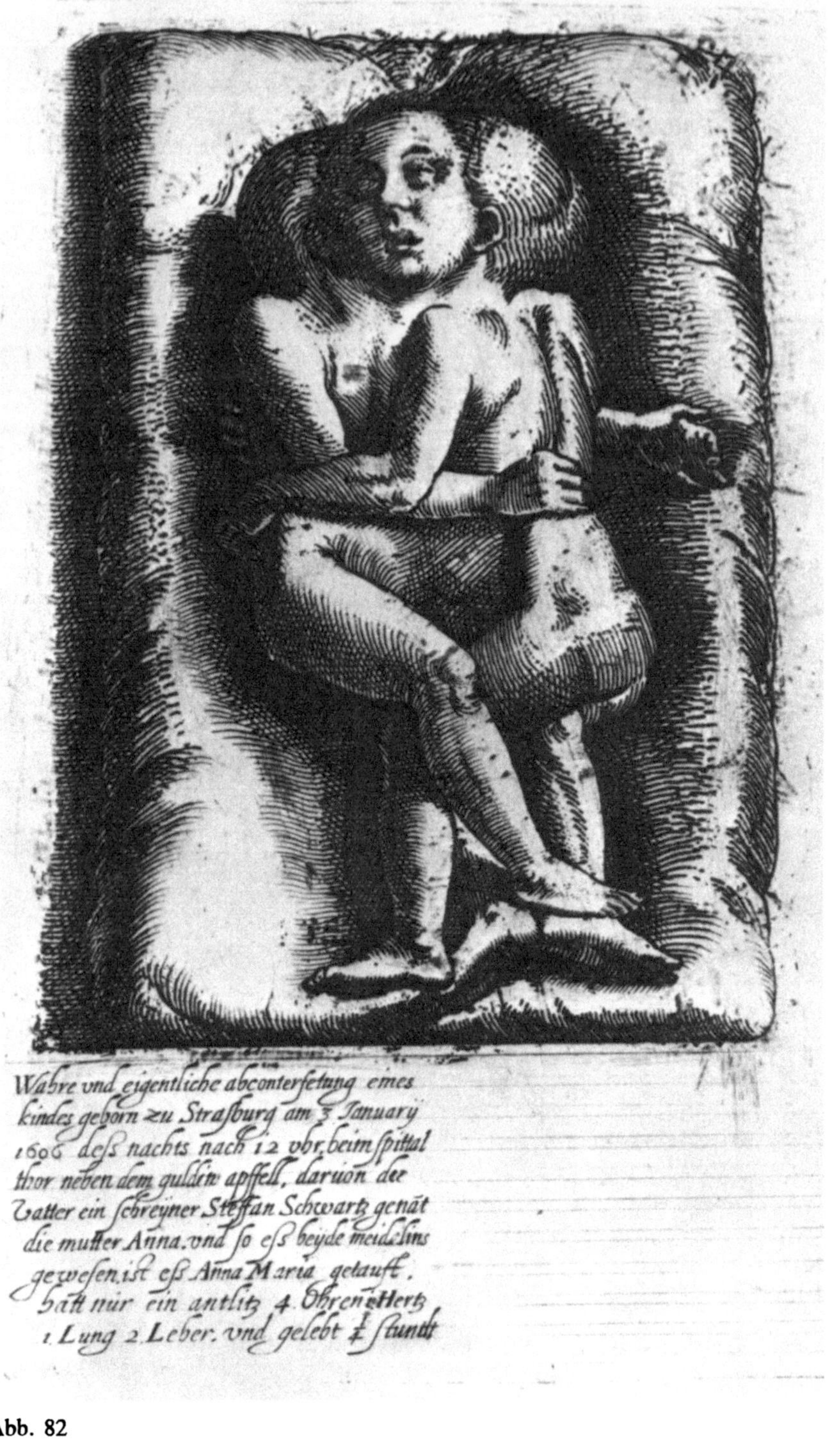
Wahre vnd eigentliche abconterfetung eines
kindes geborn zu Strasburg am 3 January
1606 dess nachts nach 12 vbr. beim spittal
thor neben dem gulden apffell, daruon der
Vatter ein schreyner Steffan Schwartz genät
die mutter Anna. vnd so ess beyde meidelins
gewesen. ist ess Anna Maria getauft.
hatt nur ein antlitz 4. Ohren vnd Hertz
1. Lung 2. Leber. vnd gelebt ¼ stundt

Abb. 82

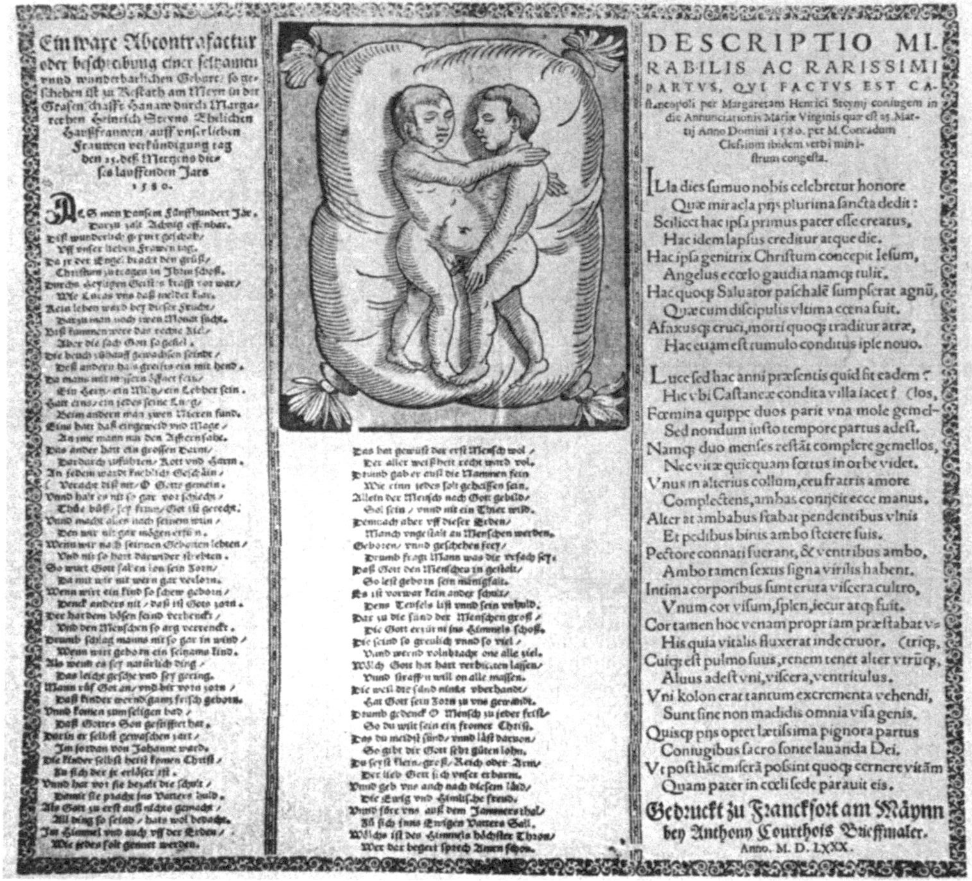

Ein ware Abcontrafactur oder beschreibung einer seltzamen vnnd wunderbarlichen Geburt/ so geschehen ist zu Bestath am Meyn in der Grafenschafft Hanaw durch Margarethen Heinrich Steyns Ehelichen Haußfrawen/ auff vnser lieben Frawen verkündigung tag den 25. deß Mertzens dieses lauffenden Jars 1580.

DESCRIPTIO MIRABILIS AC RARISSIMI PARTVS, QVI FACTVS EST Castaneopoli per Margaretam Henrici Steynij coniugem in die Annunciationis Mariæ Virginis quæ est 25. Martij Anno Domini 1580. per M. Conradum Clesium ibidem verbi ministrum congesta.

Illa dies summo nobis celebretur honore
Quæ miracla pijs plurima sancta dedit:
Scilicet hac ipsa primus pater esse creatus,
Hac idem lapsus creditur atque die.
Hac ipsa genitrix Christum concepit Iesum,
Angelus e cœlo gaudia namque tulit.
Hac quoque Saluator paschalē sumpserat agnū,
Quæ cum discipulis vltima cœna fuit.
Affixusque cruci, morti quoque traditur atræ,
Hac etiam est tumulo conditus ipse nouo.

Luce sed hac anni præsentis quid fit eadem?
Hic vbi Castaneæ condita villa iacet [illegible]clos,
Fœmina quippe duos parit vna mole gemelSed nondum iusto tempore partus adest.
Namque duo menses restāt complere gemellos,
Nec vitæ quicquam fœtus in orbe videt.
Vnus in alterius collum, ceu fratris amore
Complectens, ambas conijcit ecce manus.
Alter at ambabus stabat pendentibus vlnis
Et pedibus binis ambo stetere suis.
Pectore connati fuerant, & ventribus ambo,
Ambo tamen sexus signa virilis habent.
Intima corporibus sunt cruta viscera cultro,
Vnum cor visum, splen, iecur atque fuit.
Cor tamen hoc venam propriam præstabat vtrique,
His quia vitalis fluxerat inde cruor.
Cuique est pulmo suus, renem tenet alter vterque,
Aluus adest vni, viscera, ventriculus.
Vni kolon erat tantum excrementa vehendi,
Sunt sine non madidis omnia visa genis.
Quisque pijs optet lætissima pignora partus
Coniugibus sacro fonte lauanda Dei,
Vt post hāc miserā possint quoque cernere vitām
Quam pater in cœli sede parauit eis.

Gedruckt zu Franckfort am Mäynn bey Anthony Courthois Brieffmaler.
Anno. M. D. LXXX.

Abb. 83

Warhafftige Abbildung vnd Beschreibung einer erschröcklichen Mißgeburt/ so ein halbe Meil von Wien in Oesterreich am H. Sontag deß Advents Anno 1631. auff die Welt geborn worden.

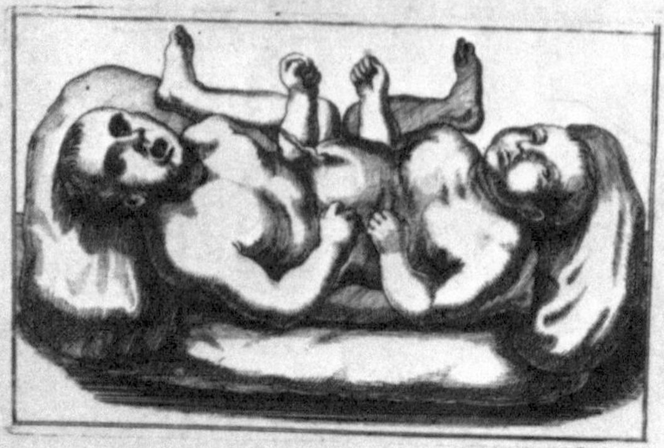

AM ersten Sontag deß H. Advents den 27. Novembr. alten Calenders dieses zu End lauffenden 1631. Jahres ist zu Weinhausen auff einem Dorff / so ein halbe Meil Wegs von der Stadt Wien in Oesterreich gelegen/ ein gantz erschröckliche vnnd abschewliche Mißgeburt auff die Welt geboren worden.

Die Eltern / von denen solche Mißgeburt erzeugt / sind zwey gantz arme vnnd schlechte Bawers-Leute / so in dem gemelten Dorff inn einem Zinß-Häußlein sich auffhalten / vnd gar sawerlich mit Müh vnnd Arbeit ernehren thun/ Die Mutter/ von der solch Mißgeburt geborn/ hat in den Kindsnöhten gantzer drey Tag nicht ohne sondere gefahr Leibs vnd Lebens härtiglich gearbeitet/ vnd solche vnglaubliche Schmertzen außgestanden / dergleichen sich sonsten bey den schwangern Weibern in den Geburten nit ereygnen. An dieser Mißgeburt siehet man erstlich wie zwey Kinder vmb den Nabel herumb zusammen gewachsen/ vnd daß sich an denenselben alle nohtdürfftige Natürliche Glieder biß an den jetzt gedachten Nabel in ihr rechter vnd gewöhnlicher anzahl auch formlicher Proportion thun befinden/ als nemlichen/ daß dise Mißgeburt vnten vnd oben einem Kind biß an den Nabel/ allen anderen Natürlichen Kindern/ so auff die Welt geborn werden/ fast ähnlich/ vnd dann deren Kinder ein jedes einen einigen Kopff/ zwo Achsel/ zween Arm/ zwo Händ/ an jeder Hand seine fünff Finger/ vnd zwey Brüstlein / jedoch haben solche zwey zusammen gewachsene Kinder nur einen Nabel mitten an dem Leib / welcher Nabel aber etwas weiters auff die eine Seiten hinauß zugehet / an welcher Seiten sich auch sehen lassen zween Füß/ die etwz sich zu derselben genähert vñ oberhalb dem Knie geschrenckt übereinander gehen : An der andern Seiten aber ist nur ein Fuß/ der vmb etwas mehrers sich dem Rucken zuwenden thut. Welcher gestalt aber die Zusammenfügung der Gliedmassen an den Füssen / vnnd dann auch diese abschewliche Mißgeburt ruckwarts gewest/ hat die Mutter/ so woln bey Leb-Zeiten/ als nach absterben dieser Mißgeburt / nit wollen zugeben/ daß man dieselbe vmbkehren/ vnnd auff dem Rucken auch besichtigen möchte / dessen ohn zweiffel die Mutter erhebliche Vrsachen gehabt/ vnd vermuhtlich selbiger Orten also muß beschaffen gewest seyn/ daß man es nicht gern vnter die Leut mag kommen lassen / jedoch hat man davon so viel gewisse Nachrichtung/ daß die Natur diese beede zusamen gewachsene Kinder an dem gewöhnlichen Ort mit dem Natürlichen Außgang nit versehen/ so hat man ferners auch kein anzeyg gehabt/ ob sie Mañ- oder Weiblichs Geschlechts gewesen/ dieweil diese zwey Kindlein an dem Nabel zusammen gewachsen waren/ wie solches Augenschein- vnnd deutlich von jedermann / der es vor dem grossen Geläuff vnnd Menge deß Volcks zu sehen bekommen / hat können vermercket werden.

Die wenig Tag über/ die diese Mißgeburt auff der Welt zugebracht/ ist sie auch erhalten vnnd gesäuget worden/ gleich wie andere kleine Kindlein pflegen erhalten zu werden/ vnnd hat man einem jeden besonders zu essen vnnd zu trincken geben müssen / vnd so bald dem einen Kopff was zur nohtdürfftigen Nahrung ist gereicht worden/ so balden hat auch der ander Kopff das Maul von einander gesperrt/ vnnd Anzeygung von sich geben/ daß er dergleichen auch begere / jedoch aber hat der eine Kopff / so etwas krumb jedesmals mehr von Speiß vnnd Tranck/ als der andere / an deme man gar keinen Hals siehet/ zu sich genommen. Weiln aber die Speiß ihren Natürlichen Außgang nicht hat haben mögen/ so ist leichtlich zu erachten gewesen/ daß solche erschröckliche Mißgeburt nicht lang hat leben können/ gestalt denn solche auch nur vier Tag gelebet / vnd den letzten deß gedachten Novembris am Tag Andreæ zu Weinhausen gestorben/ vnd ist solche Mißgeburt daselbsten von vielen tausend Menschen/ so von Wien vnnd andern Orten dahin kommen / so wol lebendig als todt gesehen worden.

Sonsten bezeugen die Historien soviel / daß dergleichen Mißgeburten je vnd allwegen ihre sonderliche Bedeutungen gehabt / vnd vieler veränderung gewisse Vorbotten gewesen: Was aber diese mit sich bringen wird/ das ist allein dem Allwissenden GOTT bewust/ der wolle nun hinfüran vor dergleichen erschröcklichen Mißgeburt ein jegliche schwangere Fraw/ vnnd vns alle vor Vnfall gnädiglich behüten/ AMEN.

In Nürnberg bey Johann Hauer zu finden.

Abb. 84

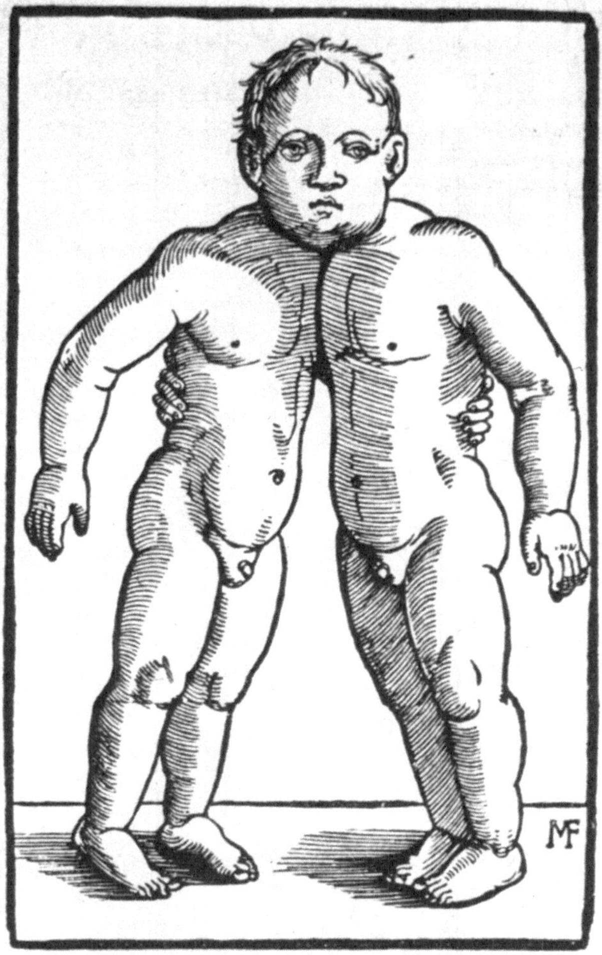

An dem achtē tag des Octobers od Weinmonats/des jars. M. D. xxix.
ist ein sollichs wunderbarlichs kindt/wie dise gegenwertige figur anzeigt/ (nit
on sunderliche fürsehung vnd ordnung gottes des allmechtigen) vff dise müse-
lige welt kūmen. Sein vater heißt Wolff Kaltēbrūn/sein müter ist des Hans
Zerrers tochter zü Grienberg/wonendt zü Lutenbach/gehört in die Pfarr gen
Oberkirch/da selbst ist auch diß kindt vff den obgenanten tag/zwischen.ix.vñ.x.
vr vor mittag getoüfft worden/vnd sein namen heißt Hans.rc.

Gott schick alle ding zum besten.

M. D. XXIX

Abb. 85

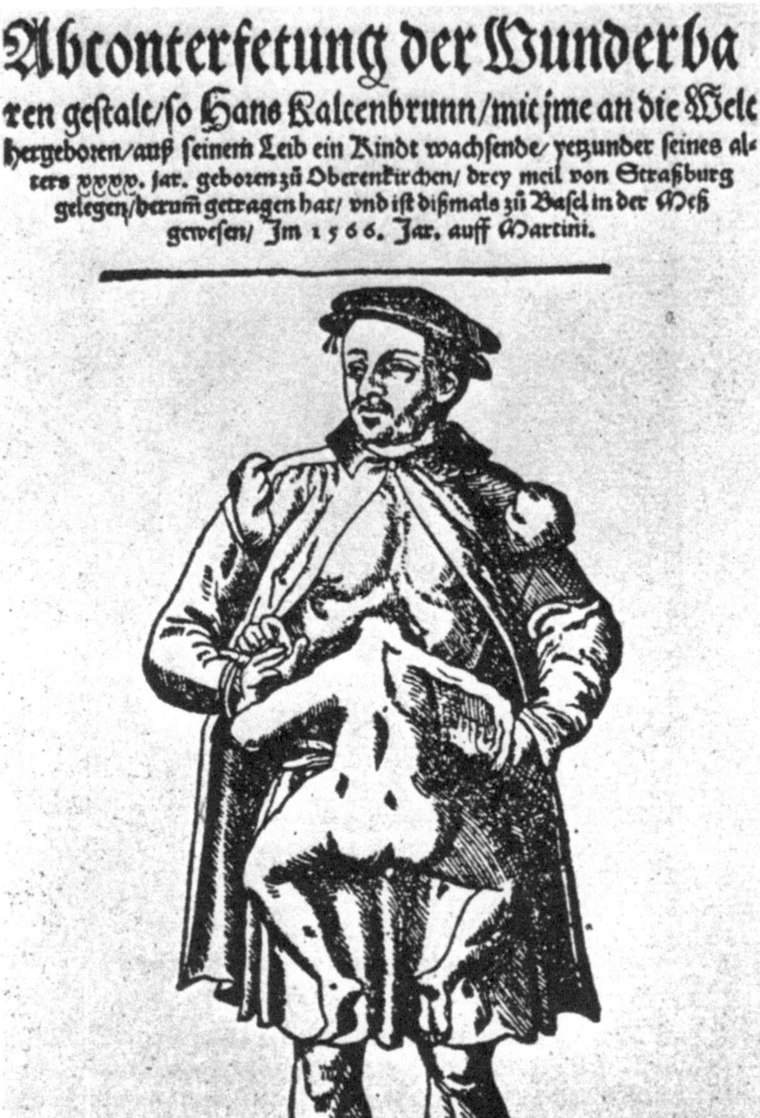

Abconterfetung der Wunderba-
ren gestalt/so Hans Kaltenbrunn/mit jme an die Welt
hergeboren/auß seinem Leib ein Kindt wachsende/ yetzunder seines al-
ters xxxv. jar. geboren zů Oberenkirchen/ drey meil von Straßburg
gelegen/herum̄ getragen hat/ vnd ist dißmals zů Basel in der Meß
gewesen/ Im 1566. Jar. auff Martini.

Abb. 86

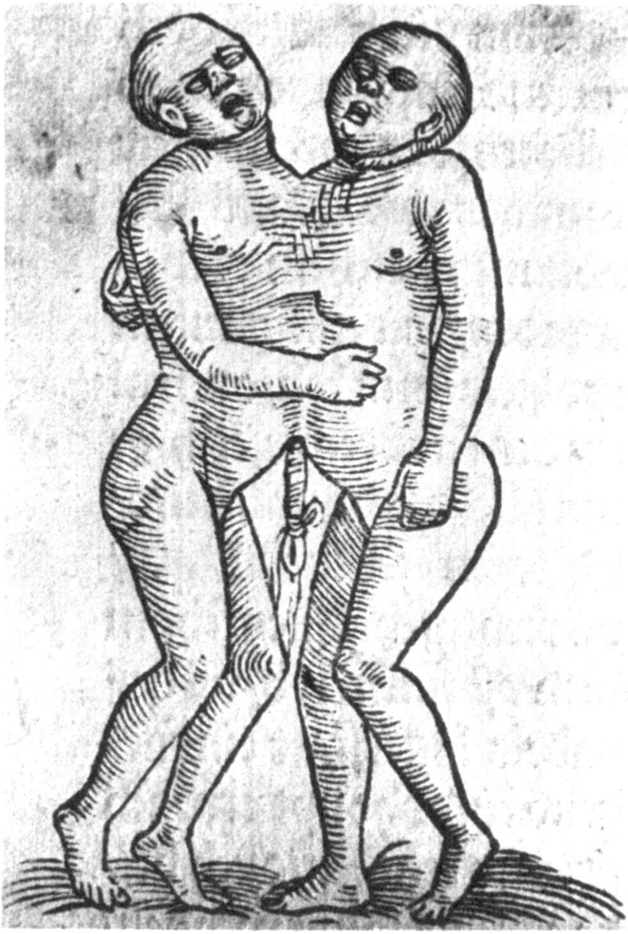

Abb. 87

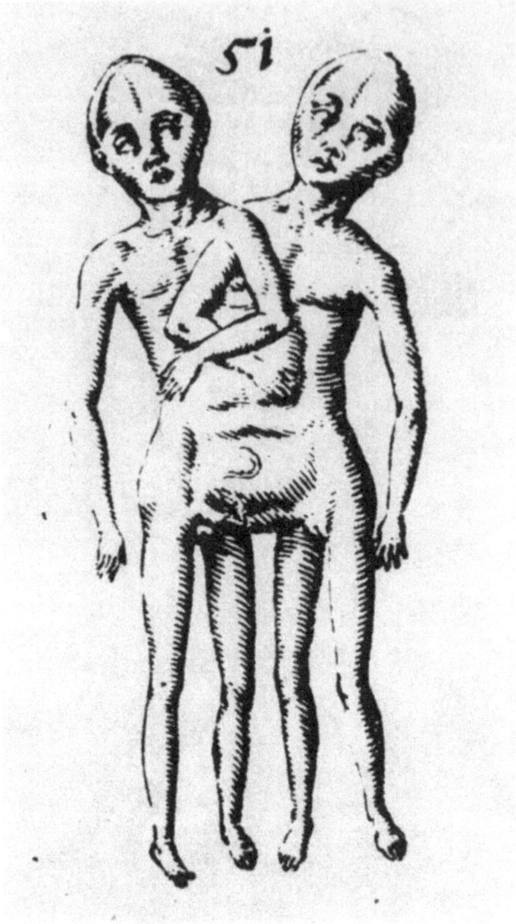

Abb. 88

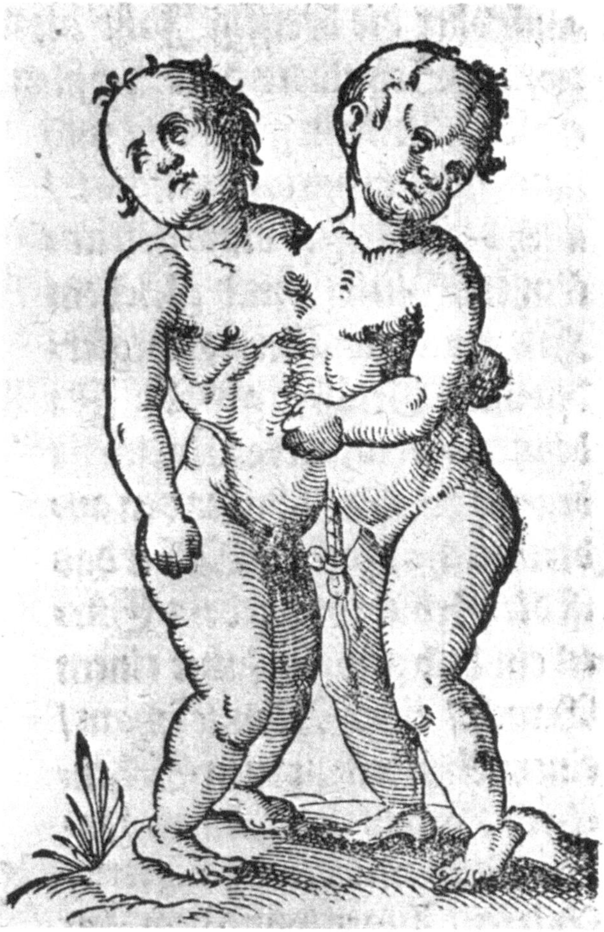

Abb. 89

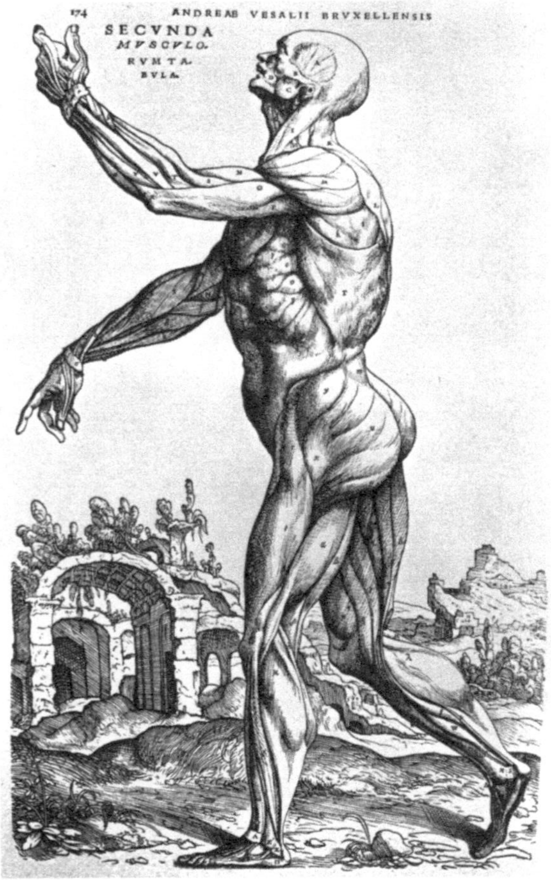
174 ANDREAE VESALII BRVXELLENSIS
SECVNDA MVSCVLORVM TABVLAE.

Abb. 90

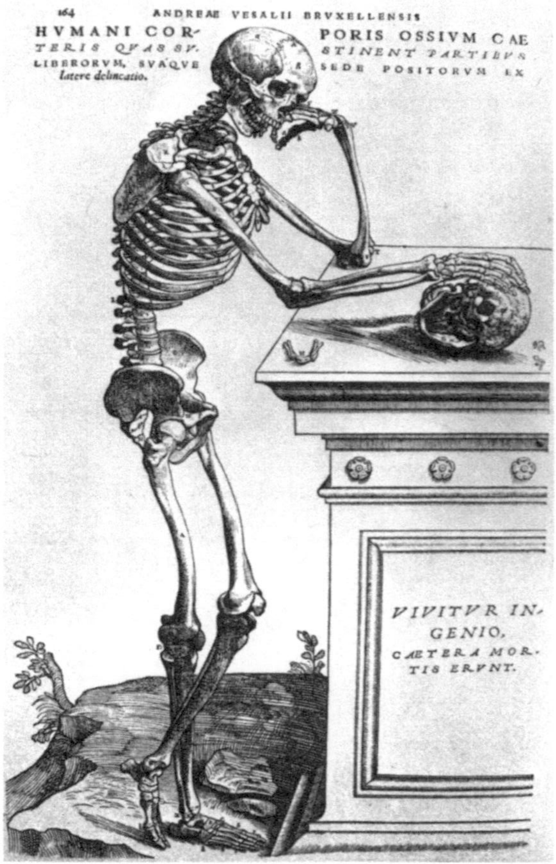
164 ANDREAE VESALII BRVXELLENSIS
HVMANI CORPORIS OSSIVM CAETERIS QVAS SVSTINENT PARTIBVS LIBERORVM, SVAQVE SEDE POSITORVM EX latere delineatio.
VIVITVR INGENIO, CAETERA MORTIS ERVNT.

Abb. 91

DJser knab unnd seltzame geburt ist geb[illegible]
land Hispania ist alt zwölff iar vnd hat in der lang de[illegible]
Rom gehebt an seinem hoff vnd hat stůlgang vnd geharnett

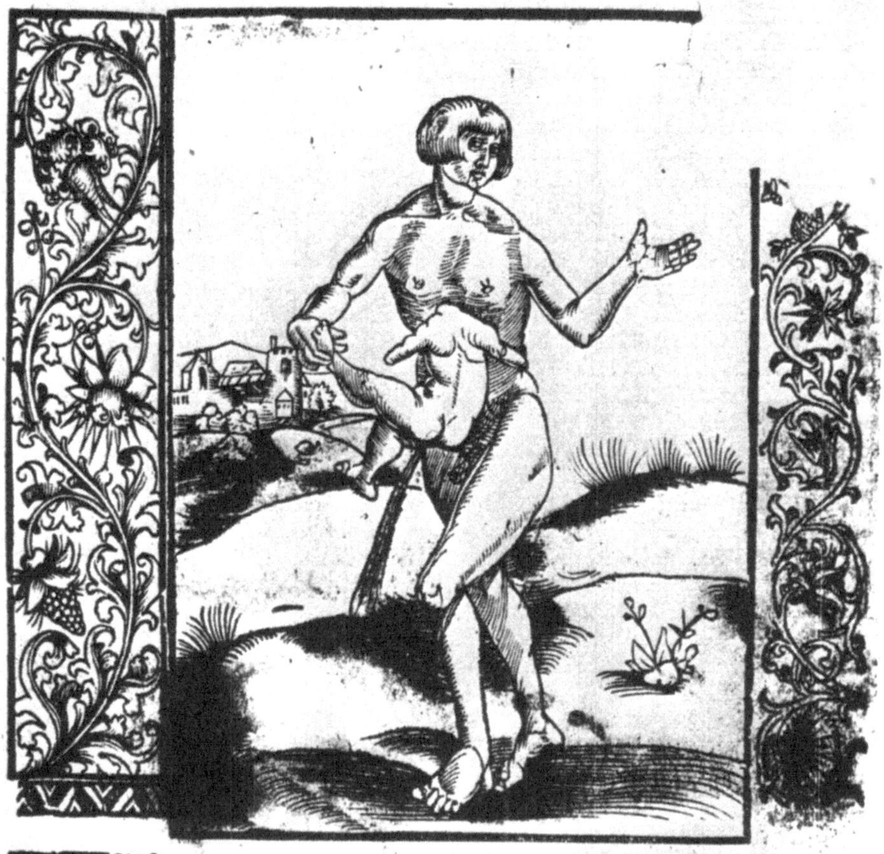

DJß kind vñ noch vil andre kindt
Jch in geburt der menschen find
Erboren also wunderlich
Das vestigklich můß glaubē ich
Das solch grausam wunder sachen
Zů letst ein iamer werden machen
Dañ wo in alten tagen was
Ein wunder/so ertzeyget das
Vngehört vnd frembde thaten
Darauß man weder schwimmen watten
Mocht/vnd kam in grosse not
Etliche in ellenden todt
Mit solchen zeichen warnt vns gott
Wiewols natürlich gboren werden

Noch deütens grausam ding vff[illegible]
Das handt wir vß erfarenheit
Vnd handts die alten vns geseit
Als dise gburt ist kōmen har
Ein knab wol vmb sein zwölfftes [illegible]
Jn Hyspanien kam in leben
Gen Rom dem langen ward gege[illegible]
Der yetzundt ist ein Cardinal
Der solchen wunderli[illegible] sal
Jn seinem hoff lang hat [illegible]
Gott wöll das zů dem be[illegible]
Der krüg so lang zům b[illegible]
Biß er zů letst di[illegible]

Abb. 92

Wahre Abbildung zweyer Zwilling:

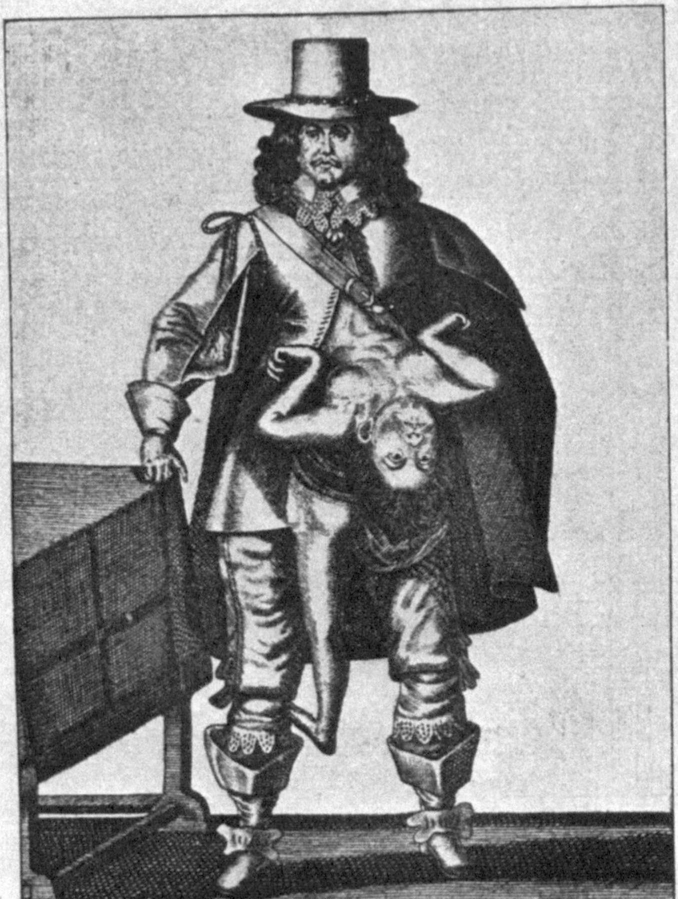

Welche zu Genua in Italia 1618. an diese Welt gebohren vnd getaufft worden: Vnd ist der Grosse genannt Lazarus Coloreda/ Gräfflichen Stands: Der Kleine aber/ so dem Grossen auß dem Leibe gewachsen/ ist auch getaufft/ vnd Johann Baptista genannt worden. Deren Mutter nach der Geburt 3. Jahr noch gelebet. Der Grosse kommunicirt auch vor den Kleinen. Der Kleine hat sein Leben so wohl als der Grosse/ doch ohne Verstand/ Stimm vnd Red. Seine Augen seynd nur vnderweilen offen. 2. Arm die sich regen. An der rechten Hand 2. Finger: An der lincken 3. Finger. Hat nur einen Fuß/ welcher vngestalt/ vnd nur 3. Zehen dran. Die Natürlichen Durchgäng gehen durch den Grossen. Hat auch sein Membrum Virile. Diese Wunder-Geburt ist von jederman zu Straßburg gesehen worden/ im Augstmonat Anno 1645.

Abb. 93

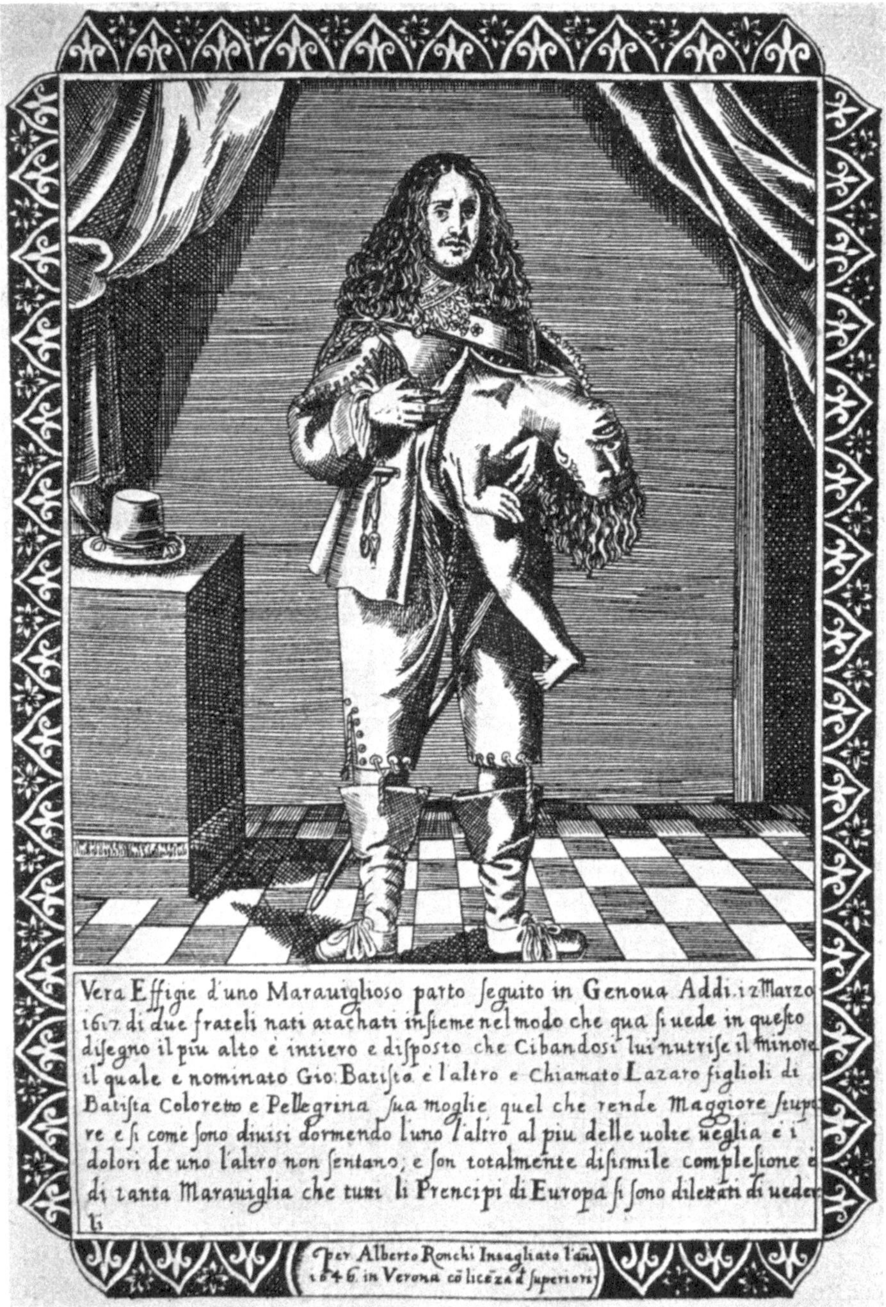
Vera Effigie d'uno Marauiglioso parto ſeguito in Genoua Addi. 12 Marzo
1617. di due frateli nati atachati inſieme nel modo che qua ſi uede in queſto
diſegno il piu alto è intiero e diſposto che Cibandosi lui nutriſe il minore
il quale e nominato Gio: Batiſta e l'altro e Chiamato Lazaro figlioli di
Batiſta Coloretto e Pellegrina ſua moglie quel che rende Maggiore ſtupo
re e ſi come ſono diuisi dormendo l'uno l'altro al piu delle uolte ueglia e i
dolori de uno l'altro non ſentano; e ſon totalmente diſsimile compleſsione è
di tanta Marauiglia che tutti li Prencipi di Europa ſi ſono dilettati di ueder
li
per Alberto Ronchi Intagliato l'ano
1646. in Verona cō licēza d'ſuperiori

Abb. 94

Newe Zeitung von einer Frantzosen /

Wunderbarliche Mißgeburt / so sich begeben vnd zugetragen hat / in der Stadt Paris in Franckreich / eben da der grosse Comet ist zusehen gewest den 2. November / Anno 1618. da ist dieser Knab ge-

boren worden / vnd heist derselb mit Namen Lazarus Kalen / vnd sein Bruder Johan Batiste Kalen / Auß seinem Bäuchlichen Leib gewachsen / mit einem lahmen Arm vnd lincken Fuß wie allhie augenscheinlich zusehen / vnd in Figur gemahlet ist / sein Vatter Lorentz Kalen / vnd sein Mutter Susanna / welche nur drey Jahr nach seiner Geburt gelebt / welche Mißgeburt an vielen Orten zusehen gewest / als in Spanien / Engeland / Holand / Dennemarck / Holstein / Hamburg / Lübeck / Stettin / in Pommern / Dantzig / in Preussen / Königsberg / vnd gantz Preussenlandt / Also hab ich nicht vnterlassen können / solches widerumb in Truck zugeben / vnd wird gesungen / im Thon wie man den Grafen von Serin singt / Jetzt im Jahr 1658.

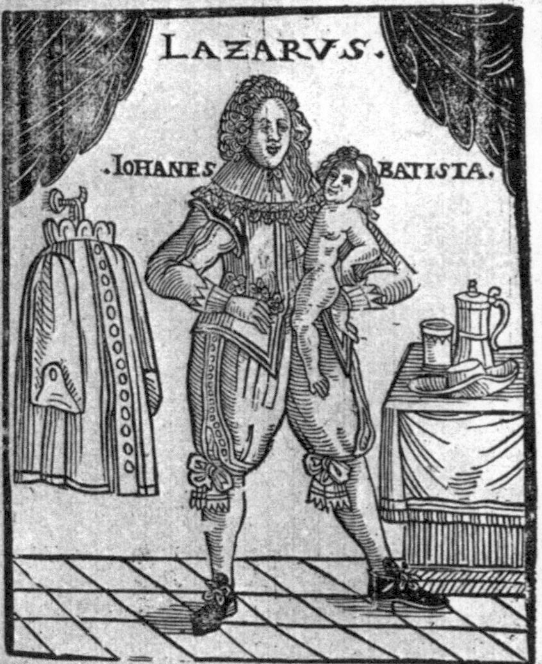

1.
MErckt auff jhr Christen alle / habt acht auff diese Zeit / in diesem Jammerthal / Gottes Straff die ist nicht weit / wir habens wol verdienet / mit Sünden mannigfalt / groß Zeichen haben wir gesehen / mit wunderlicher Gestalt.

2.
Schröckliche Mißgeburt an Kindern / welchs zu erbarmen ist / vnd thut sie noch nicht lindern / viel wundern zu der frist / ein jeder woll es betrachten / das schröcklich Miracket allein / vnd dasselb nicht verlachen / sondern drumb traurig seyn.

3.
Mich dünckt es ist vorhanden / daß Gott wird halten Gericht / Zeichen geschehen in allen Landen / niemand thuts bedencken nicht / darumb thut vns vermahnen / die gantze heilige Schrifft / ein jeden allesamen / thut Buß mit gantzer Pflicht.

4.
Mehr soll ich euch anzeigen / mein fromme Christen all / vnd thu fürwar nicht liegen / habt acht drauff allzumal / was hat sich zugetragen / das mag nicht schweigen sein / vnd ist warlich nicht erlogen / nembt es zu Hertzen fein.

5.
Wol in Franckreichen Landen / in einer Stadt so fein / Pariß ist wol bekandt / vernemmet Leut groß vnd klein / wie sie allda gelegen / an wol bequemen Ort / da hat sich thun begeben / die erschröckliche Mißgeburt.

6.
Da ist dieser Knab geboren / von vornemen Eltern fein / von Gott also erkoren / wir sollen wol betrübt seyn / wann wir die Mißgeburt anschauen / allhier zu dieser frist / so mag vns zwar wol grauen / merck auff mein frommer Christ.

7.
Sein Leib ist schön formieret / wie er zu der Welt kam / von Gott also gezieret / wie hie vor Augen thut stahn / wol an der lincken Seiten / thut er noch ein Mensch seyn / wie jhr allhie thut sehen / ein Knäbl klein so klein.

8.
Es bleibt darbey nicht bewendet / es war an seim Leib so schön / gewachsen ein lahmer Arme / ein lincker Fuß daran / der Leib thut gleichwol leben / mit einem Hertzen fein / Augen vnd Mund kan es regen / an seinem Köpfflein.

9.
Noch mehr muß ich anzeigen / von diesen Kindelein / vnd thu es auch nicht liegen / von seinem Leben klein / was sein Bruder thut essen vnd trincken / daran sich erhalten thun / daß es sich auch ersettiget / ist zu erbarmen nun.

10.
Wann es ist Zeit zu essen / so gibt es keinen Fried / gantz schröcklich thut es weinen / vnd murrt gleich wie ein Vieh / so muß sein Bruder essen / ob ers gleich nicht thut gern / Rauchtaback darff er nicht brauchen / denselben muß er entbern.

11.
Drey Menschen thu ich sagen / essen nicht so viel als er / groß Schüssel voll muß man auftragen / er macht es alles leer / die Speiß wann ers thut essen / so kumpts ins Brudern Leib / nicht lang kan er drauff fasten / muß essen in kurtzer Zeit.

12.
Weil die Welt ist gestanden / ist gewest kein solche Geburt / das in so viel Stätt vnd Landen / herumber wandern thut / viel Volck solchs zu ein Spiegel / solchs gesehen han / Es ist fürwar kein Lügen / das gedenck Frauen vnd Mann.

13.
Also habt jhr vernommen / von dieser Mißgeburt allein / viel hundert habens gesehen / in mancher Stadt groß vnd klein / darumb jhr lieben Christen / betracht das Wunderwerck / seydt fromb ohn arge Listen / daß euch Gott hierinn stärck.

14.
Last vns thun Buß bey zeiten / gedenck an Jüngsten Tag / er wird bald herein brechen / darumb beret vnd wache / der HErr der wird bald kommen / der Tag will Abend han / wir habens wol vernommen / bessert euch nur allsam / Amen.

Erstlich gedruckt zu Ambsterdam in Holland / bey Johann Janst / hernach zu Emden / wider zu Hamburg auff Hochteutsch bey Johannes Rebelin / vnd Heinrich Werner / zu Lübeck bey Valentin Schmalherts / zu Rostock bey Johannes Reisner / zu Stettin in Pommern / bey David Rheten / zu Dantzig bey Georg Rheten / zu Elbing bey Wendel Bodenhausen / zu Königsberg in Preussen bey Lorentz Segenbarten / zu Dorn bey Frantz Schnellbolts, Polnisch vnd Teutsch / zu Berlin bey Niclauß Zipsern / Jetzt im Jahr 1658.

Abb. 95

Was wunders Gott mit seiner Hand
Zu würcken pflegt/ in jedem Land/
Das wird gerhümt vnd hoch gepriſen/
Als darob Gott sein macht bewisen.
Nun sich dich jetzt ein wenig vmb/
Vnd merck auch/ lieber Leser frum̃/

Was hie zu Hall in diser Statt/
Gott seltzam Wunder gschicket hat:
Allhie drey Schreiber wunderbar/
Dergleichen kaum gesehen war/
So lang die weite Welt gestanden/
Keim Menschen kom̃en sind zu handen/

Die haben all drey nur zwo Händ/
Schreiben doch fertig vnd behend.
Den zweyen hat das vnglück gnommen
Die lincken Händ/ hab ich vernommen/
In eim Scharmützel durch das Schwert/
Wie solchs offt gschicht on als geferdt.

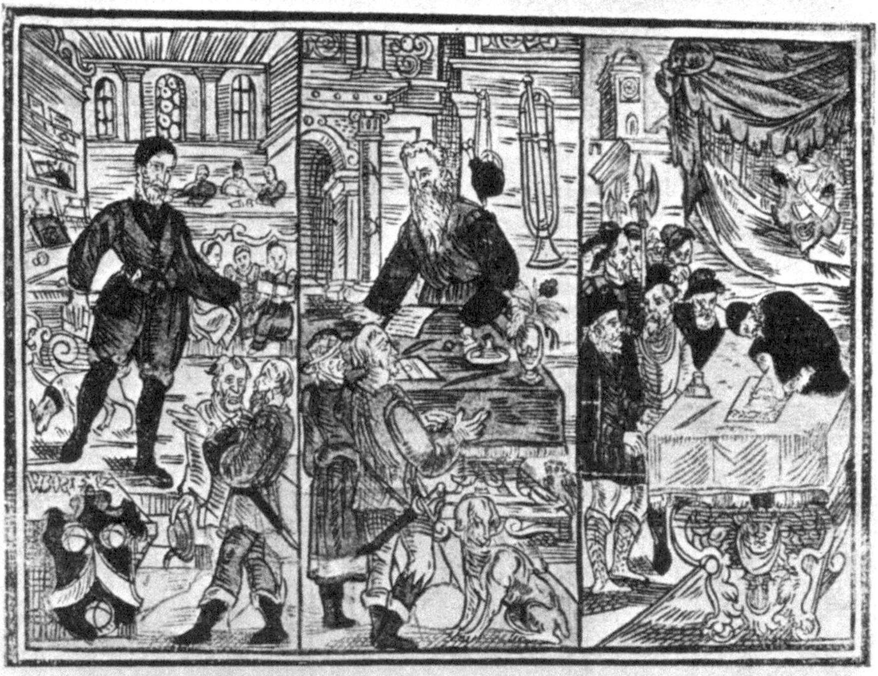

Extollunt alij, patrias quæ mira per oras
Munera mirificus contulit ipse Deus.
En res mira tibi, totum vix visa per orbem:
Laudatur Scribis nobilis Hala tribus:
His partim casus, partim fortuna sinistras
Abstulit: huic genitrix brachia neutra dedit.

Ambo pares primi dextris; feliciter ambo
Describunt causas Rustica turba tuas.
Cetera dissimiles: virtutibus, artibus, annis,
Officijs. Curæ est huic Schola, & huic lituus.
Qui minor est annis, qui primus in ordine, sculpsit
Effigiem hanc; læva nil operante manu.

Tertius hos superat, Dictu, & mirabile visu:
Quod manus ipsa negat, pes facit officium.
Vidit eum Cæsar: Ludovicus & accola Rheni:
Augustus Saxo: magnanimiq; Duces.
Et plures alij Scribis, an non memorandum:
Quod tantùm geminæ sint tribus hisce manus:

Der erst/ so dise ordnung fürt/
Helt teutsche Schul/ wie sichs gebürt/
Derselb hat dises Werck gemacht/
Zu Gottes ehr vnd lob volbracht.
Die Bauren suchen bey im rath/
Sein schreiben in offt hülffe that.

Der ander ist sehr wol bedagt/
Schrifftlich zu dienen keim versagt.
Wie solchs die Aduocaten thon/
Darumb sie nemen iren lohn.
Wenn im kein schreiben ist im laun/
Bläst er zur kurtzweil die Posaun.

Der dritt ein mercklich wunder ist/
Vnd doch darbey ein frommer Christ.
Der ist ohn Arm von Mutter leib
Geboren: mit den Füssen schreib.
Wie solches Kayserlich Maiestat/
Vnd mancher Fürst gesehen hat.

Beschluß.

Auß disem allem wird man gwar/
Wie Gottes gab seind wunderbar.
Für welch im billich gdanckt soll werden
Von menniglich auff diser Erden.
Biß daß wir in volkommen gleich
Dort werden loben ewigleich. Amen.

Wilhelm Boß/ Burger
vnd Teutscher Schulmeister/
zu S. Hall.

Abb. 96

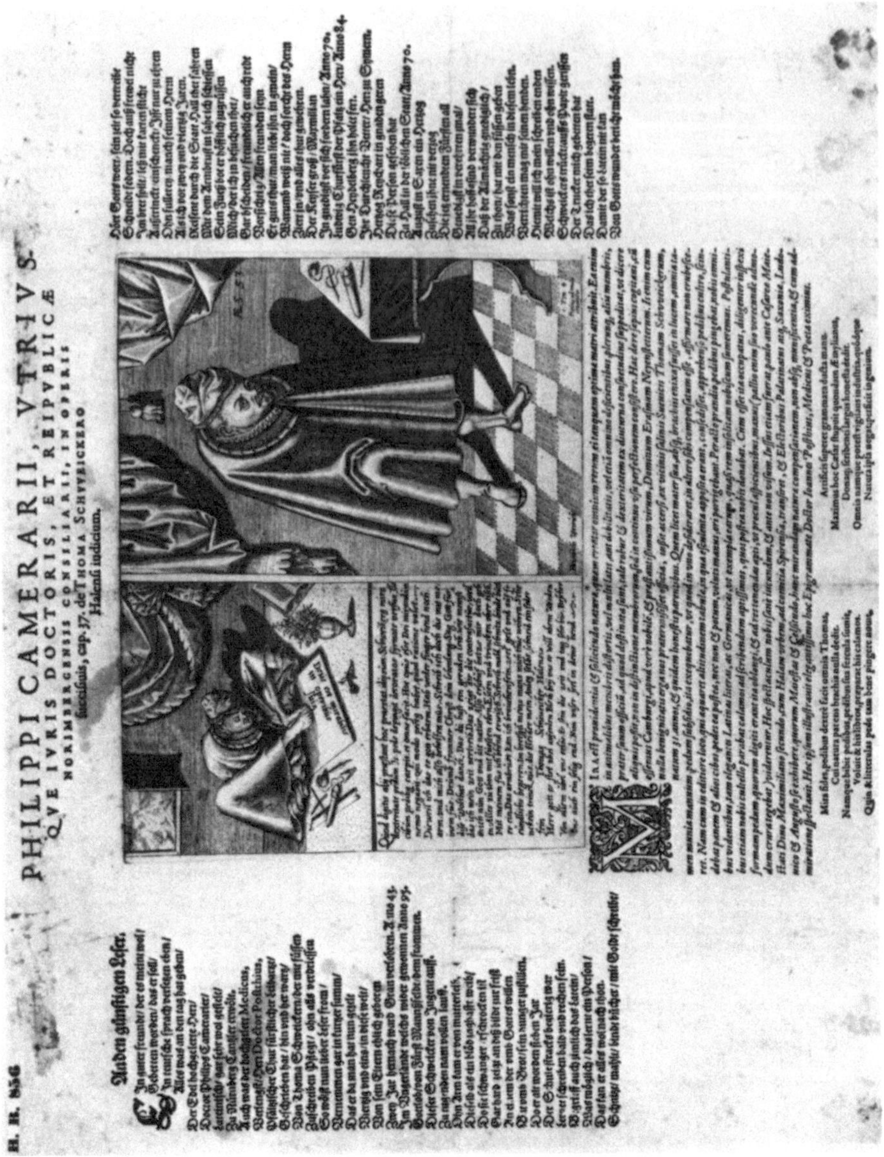
H. B. 856
PHILIPPI CAMERARII, VTRIVS QVE IVRIS DOCTORIS, ET REIPVBLICÆ NORIMBERGENSIS CONSILIARII, IN OPERIS succisivis, cap. 37. de THOMA SCHVVICKERO Halensi iudicium.
An den günstigen Leser.

Abb. 97

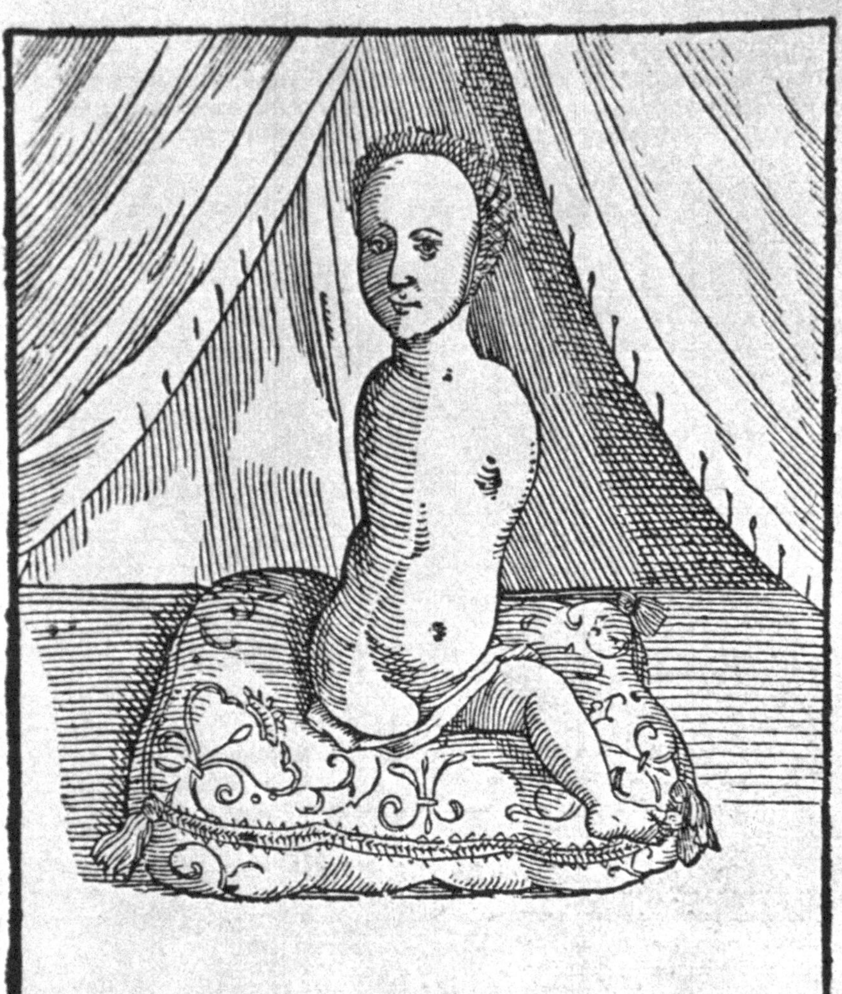

IM Jahr 1596. Ist diß Kindt durch Got-
tes Wunderwerck vnuerlohren / in Ostfrießlande
geb ohren / vnd ist gut von Verstandt / kan hören / spre-
chen vnd sehen / vnd ist gebohren sonder Armen / vnd
mit einem Beine / das mag ein jeglicher allhie lebendig besehen /
vnd ist 5. Jahr alt.

Abb. 98

Abbildung einer Jungfrawen / so nunmehr etlich Jahr alt / aber ein Mißgeburt / so auff einem Dorff ein meyel wegs von Embden in OstFrießlandt gelegen / zur Welt gebracht / mangelhafft etlicher Gliedtmassen / doch hat sie Gott begnadiget / daß sie etliche Geschäfft verrichten kan / als hie-vnden bericht darvon folget.

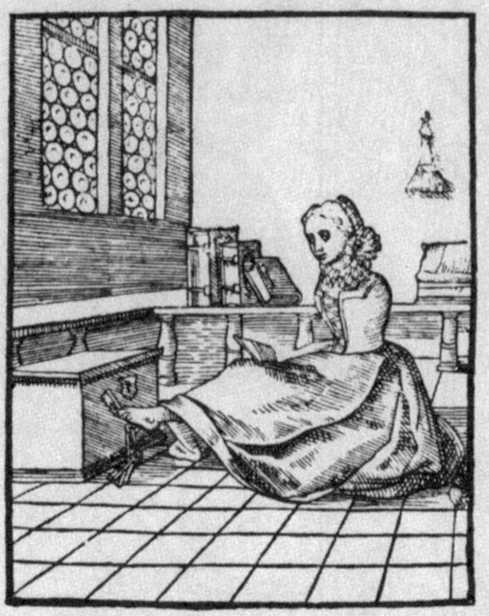

OB wol Gott beyd an arm vnd reich /
Der Menschen Leib erschafft vngleich /
Den einen geradt / gesundt formirt /
Vnd in allem sehr wol geziert /
Den andern aber vngestalt /
Gibt er doch jedem vnderhalt /
Vnd sorget für jhn steriglich /
Darmit er könn erhalten sich.
Mit Gaaben so vns Menschen kindt
Zu vollführn grosse Wunder sindt /
Wie Gott dann täglich solchs läst sehen /
Daß manch Mißgeburt thut geschehen /
Ebenmässig vnnd der gestalt /
Jst euch hie eine vorgemahlt.
Nemblich / ein Weibsbild welch dann /
Als ich euch recht wil zeigen an /
Kein Händt noch Ohren bracht zur Welt /
Nur einen Fuß / daran ich meldt /
Nur vier Zähen finden sich /
Wie sie sich läst sehen stätiglich.
Damit sie aber doch voran /
Gar artig Schloß auffsperren kan /
Auch Gelt auffheben auff der stätt /
Als ob sie Händt vnd Finger hett /
Nicht weniger ißt / vnd trinckt allein /
Nach aller Notturfft ins gemein.

Jn vier Spraachen sie besteht /
Mit Antwort oder Gegenredt /
Vornehme Spraachen dieses seyn /
Die gantz gangbar sind vnd gemein /
Nemlichen Jtalianisch /
Frantzösisch vnd Niderländisch /
Darzu das Teutsche auch voran /
Sehr lieblich sie auch singen kan /
Ernehrt sich also in dem Landt /
Vnd macht solch Wunder selbst bekannt /
Mit anschauwung dessen Elendt
Ein Mensch ohn Ohren vnd Händt /
Vnd doch vier Spraachen wol kan /
Jst wol zu wundern jederman /
Wirdt doch wol ernehrt durch Gottes Rath /
Als der so all Gliedtmassen hat /
Welchs wir vor Augen stellen solln /
Vnd vns darbey erinnern wolln /
Wie Gott kein Menschen lassen wil /
Ob wir wol sorgen offt vnd viel /
Auch offtmals murren wider Gott /
Vnd achten als seys vns ein Spott /
Wann wir nicht sind wie Absalon /
Vnd mit der stärck gleich dem Samson /
Die aber mit Gedult gern trägt /
Was jhr von Gott ist aufferlegt /
Lebt ja so frewdig dieser zeit /
Vnd wirfft jhrn vnmuth von sich weit.

Getruckt im Jahr / 1616.

Abb. 99

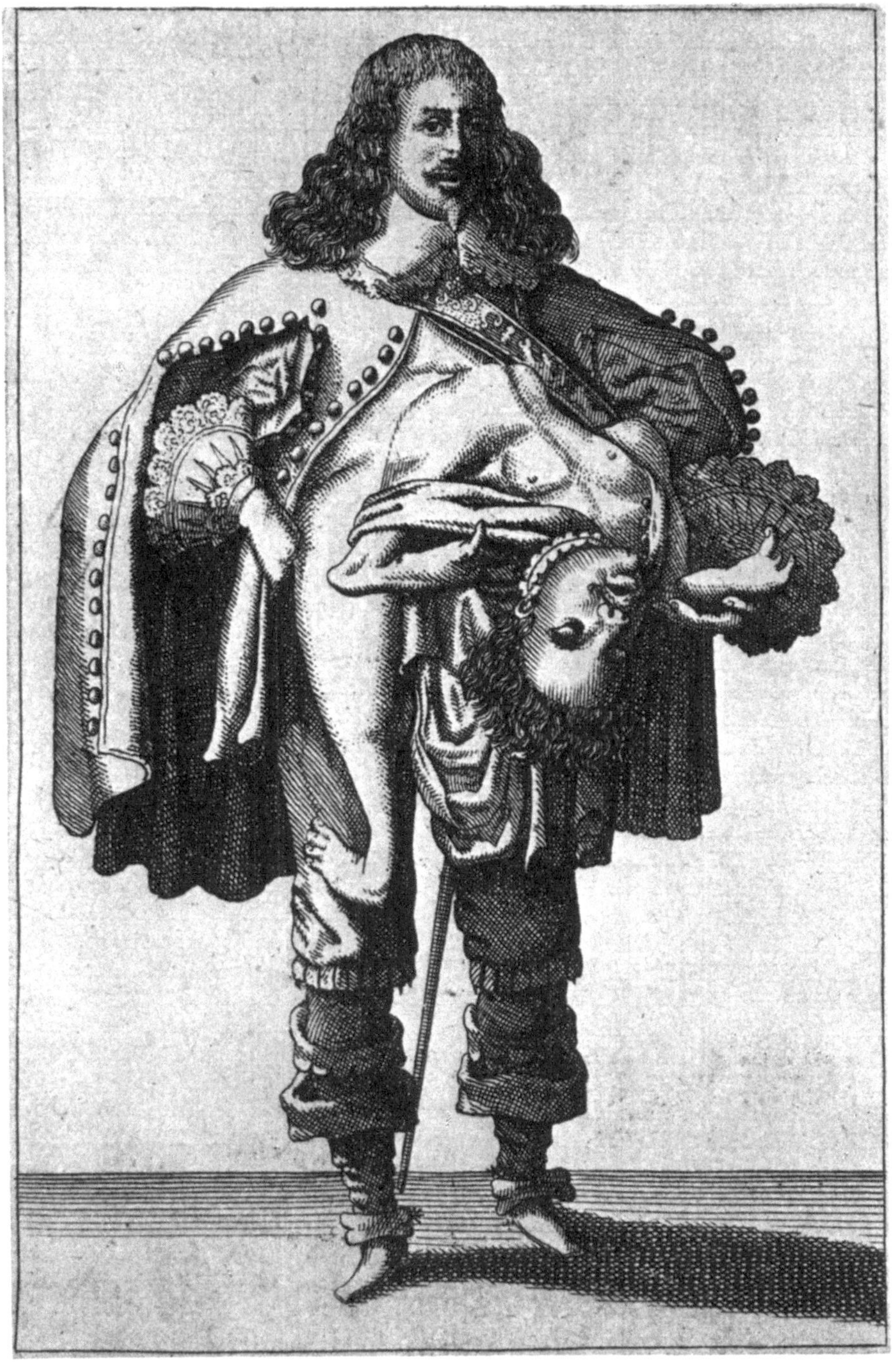

Abb. 100

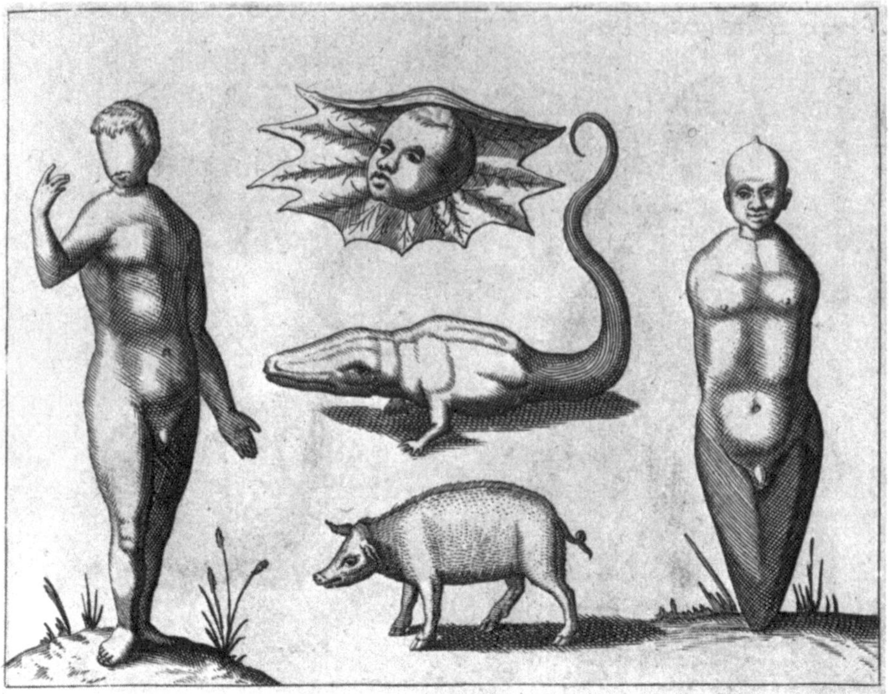

Abb. 101

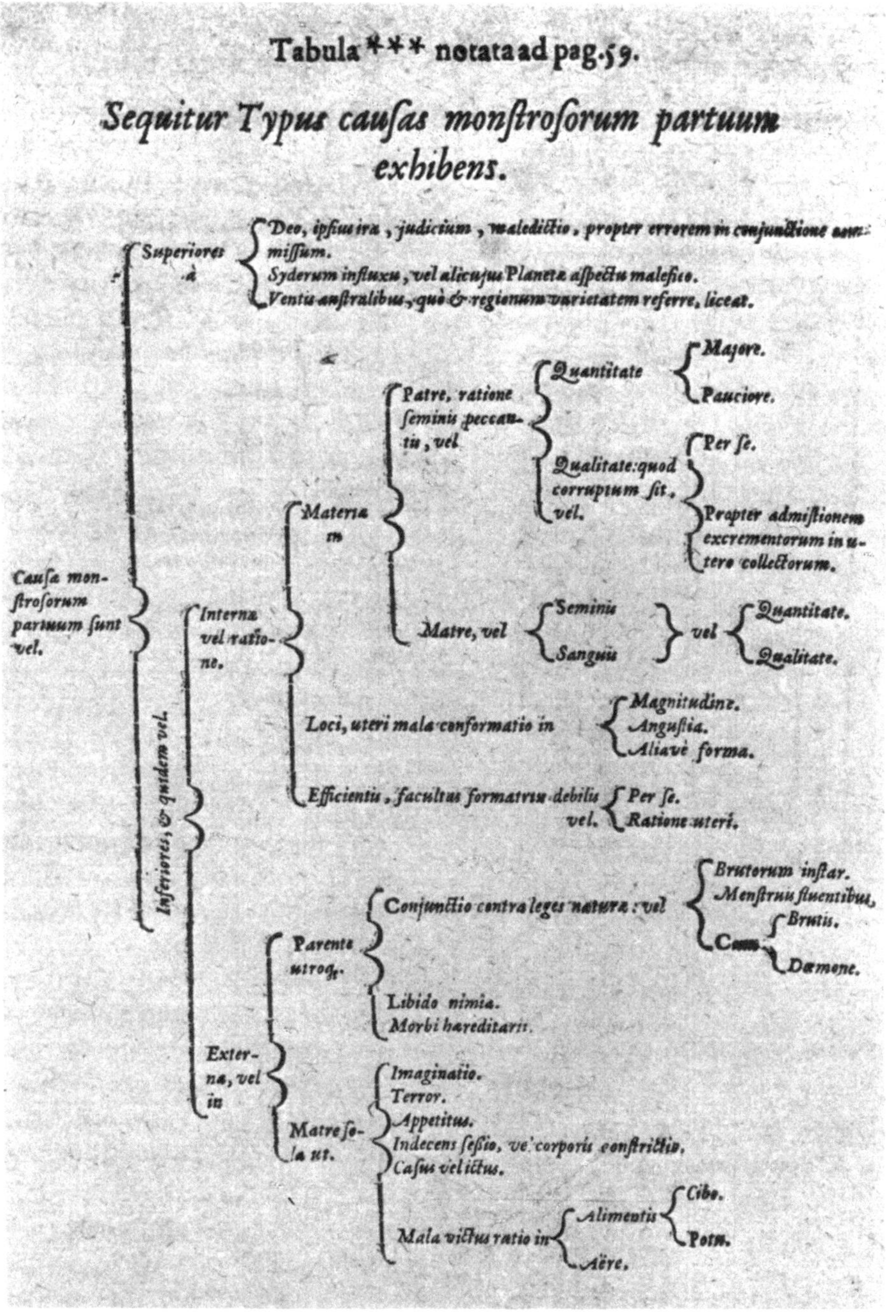

Tabula *** notata ad pag. 59.

Sequitur Typus causas monstrosorum partuum exhibens.

Abb. 102

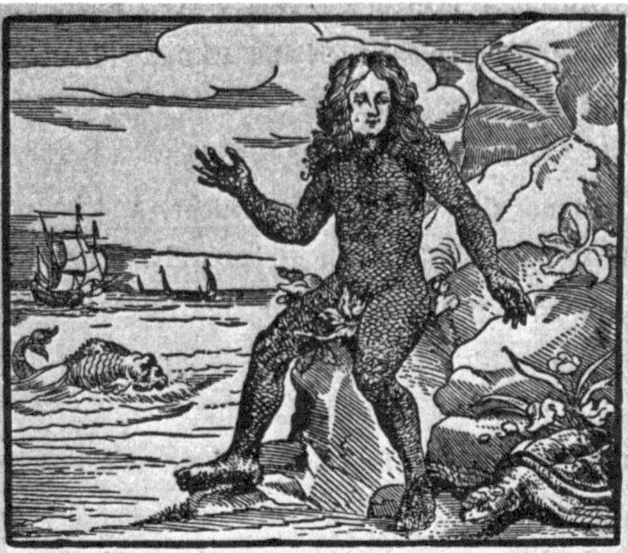

Beschreibung eines Wunder-Menschen / zu diesen unseren Zeiten entsprungen in der Neapolitanischen Landschafft.

DAß der gar zu grosse Weibische Fürwitz jederzeit seinen Frevel gebüsset hat/ gibt dessen klar Zeugnuß Elisabetha Risina Petri Antonii Consiglio Eheliche Haußfrau/ wohnhafft in der Stadt Bigliani in Apuglia. Nach dero dann selbst eigener Aussag ist von diesen beyden armen Leuten dieses Wunderseltzame Kind auf diese Welt herfür komen. Seiner Monstrositdt oder Abscheulichkeit soll ein Ursprung gewesen seyn folgendes: Die obgesagte arme Elisabeth begabe sich zum öfftern hinaus an das Gestade des Meers / umb allborten nothwendiger Lebens-Mittel Aufenthalt zu erheischen; Diese aber gemeldte Gegend oder Ende des Meers dieser Landschafft ist begabt mit einem grossen Uberfluß der Meers-Ottern/ Meer-Schnecke oder Schild-Krote/ wie auch Fischen/ (gleich den jenigen/ so man Rochen nennet/) von einer Haut rauh/ und hart/ wormit man wol auch Holtz und Helffenbein reiben kan. Diese dann erstgedachte Meer-Wunder waren der urspringliche Zweck und Vorbild des gar zu grossen Weibischen Fürwitzes/ so sich in dero Speculation/ oder Nachsinnen und Anschauen kaum zu Genügen ersättigen kunte/ zu welchem dann der Einflus von obenher das Seinige bey zu thun nicht unterlassen hat. Auf diese dann und solche Weiß ist Krafft gewöhnlicher Generation / und Menschlicher Geburt dieses vernünfftige Meer- und Wunder-Kind auf die Welt komen. Das Angesicht dieses Wunder-Kinds ist einer genugsam proportionirten Form und Gestalt/ zum Theil braun/ die Haar aber etwas sichtiger und der weise nächner/ der übrige Leib aber vom Haupt und Hals mit schwartz-fleischlichen Schlair bekleidet/ schier gar/ als ob er von gantz Seiden wär/ zum Theil mit weissen Sternlein in etwas difformiert/ und verungleichet / die Gestalt der Händ einer unmenschlichen Organization und Geschaffenheit/ die Füß weiß/ beschüppet/ unterschidlich/ und auch nicht gar zum annehmlichsten coloriert und gefärbet/ nicht fast ungleich gemeldten Meer-Schnecken oder Schild-Kroten; und was das Abscheuhen und Schrecken an diesen Wunder-Kind vermehren kan / ist / daß er nemlich (durch Symphitische Eigenschafft mehr gemeldter Wunderwerck nicht unbillig also gearthet / und naturiret) bey dem Meer und Wasser sich befindente in dasselbige hinein stürtzte/ wofern es nicht mit Gewalt darvon abgehalten wurde. Seines Alters in dem 14. Jahr/ in der H. Tauff genannt Bernhardinus. Die Mutter dieser wunderlichen Frucht / förchtende / daß auff selbige eines sträfflichen Fürwitz billicher Argwohn möchte geworffen werden / hat solche biß anhero vor des Lands Erkänntnuß in einen stillen Arrest verborgen gehalten. Gleich wie aber nichts so klein gespunnen / es kommet endlich an die Sonnen / ist auch dieser Menschliche Meer- und Wunder-Mensch endlich dem Liecht der Menschlichen Augen unterschiedlichen Provintzen zu Theil worden. Auf daß/ welches Menschliche Aug in der Sach selbsten dergleichen obgesagten Meer- und Wunder-Thier niemals ansichtig worden / an diesen Monstrosischen Kind/ und Kindischen Monstro ein lebendiges Contrafet gehaben möcht. GOtt gebe/ daß nicht verificiert und wahr werde/ was von einem Monstro und Wunder-Thier zu seiner Zeit gesungen hat Marcellinus.

Viel Wunder-Ding hat die Natur
Zu jeder Zeit ersunnen/
Diß zeigt uns diese Creatur/
So klar/ als selbst die Sonnen.

CUM LICENTIA SUPERIORUM.

Gedruckt im Jahr Christi / 1688.

Abb. 103

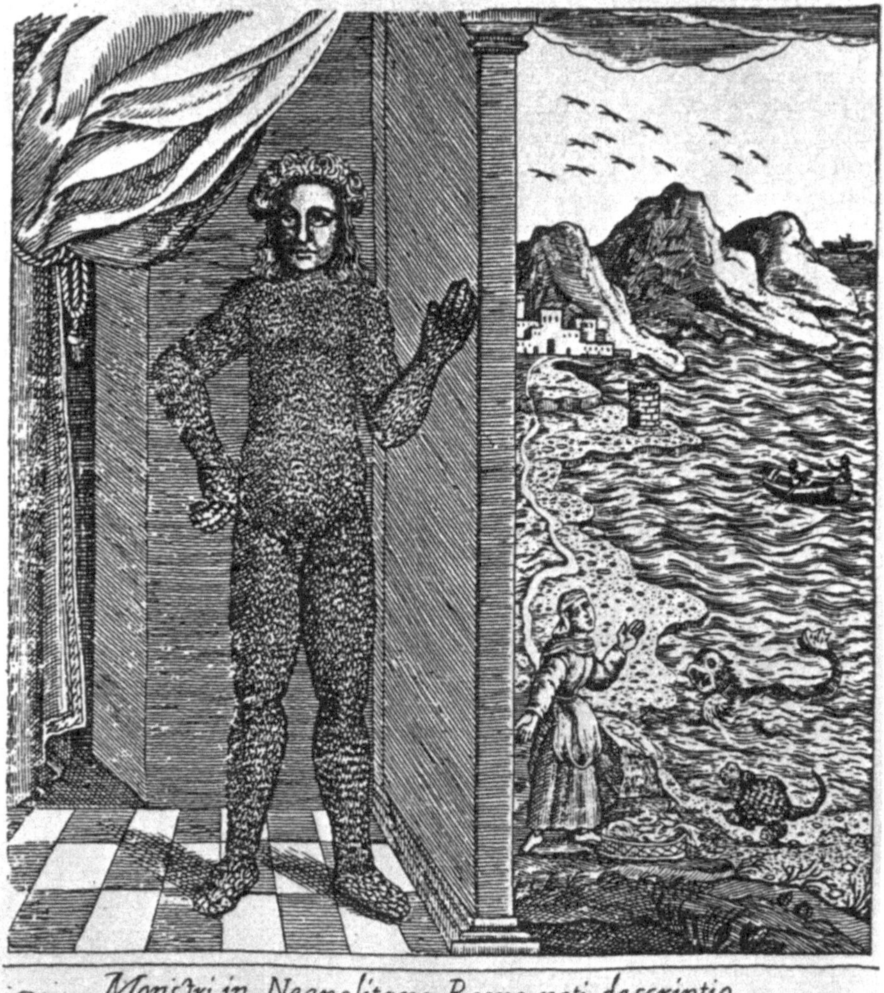

Monstri in Neapolitano Regno nati descriptio

Ex miseris Parentibus, Petro Antonio Consiglio, et Elisabeth Risina vocatis in Civitate Bigiliani in Apulia (pro eo ac a vulgus asseritur) ortus est Fuer hic: cuius Portetationis Causa narrant fuisse sequentem. Ad Maris ripam paupera Elisabetta saepe saepius referre solebat, eius inopem vitam suis laboribus substinendi causa, Illius Regionis maritima Cancrorum seu testudinum et squatinarum faecundissima. Idearum confusionem in fonte Originali admirantis intellectus mulierculae; et in ipso affixis (Astrorum concurrentibus influxibus) effecerunt quod ex commercio inter Virum, et Uxorem hic sit conceptus cum similitudine Squatinae et Testudinis. Natus est ergo hic, cum vultu proportionate formoso, colore parvum fusco, et electro colore capillis; sed totum a vertice corpus induitur pelle nigra, paucis minus holoserico, pro parte aliquarum stellularum maculata alborum: inhumana Organizationis forma manus, et pedes albi, sunt Squamasi, et diversis inquinati coloribus, partis similes a Testudine marina; et plus terroris est, quod per naturale Genus Mare videns, (nisi detineretur) in ipsum se praecipitem mitteret: Novem iam completannos, et nomen in Sacro Lavacro Bernardini obtinuit. Prodigiosi usque adhuc, cuius Mater suspiciosa, et zelotypa cum celatum habuit a Regionis cognitione; sed illico observatus, mundanis exposuere oculis, ut in Orbe Naturae Prodigia homini Squatina, et Testudine insiti perspicerentur: Velit Deus, ne verificetur de Portento sui temporis quod cecinit Marcellinus.

Nam parenta id genus comparent saepius, sed rerum eventus variarum indicant fere

Abb. 104

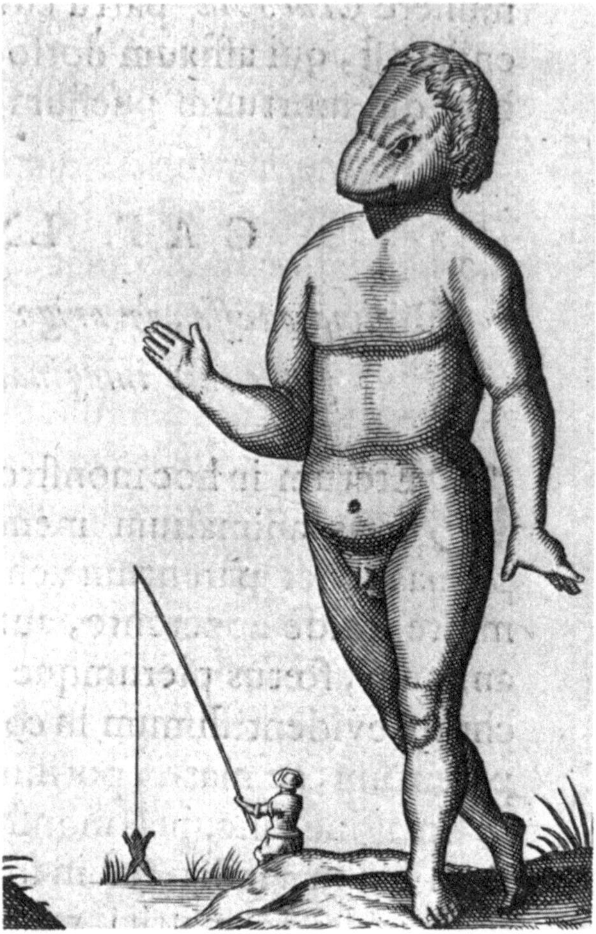

Abb. 105

The backe partes of the .ij. Chyldren.

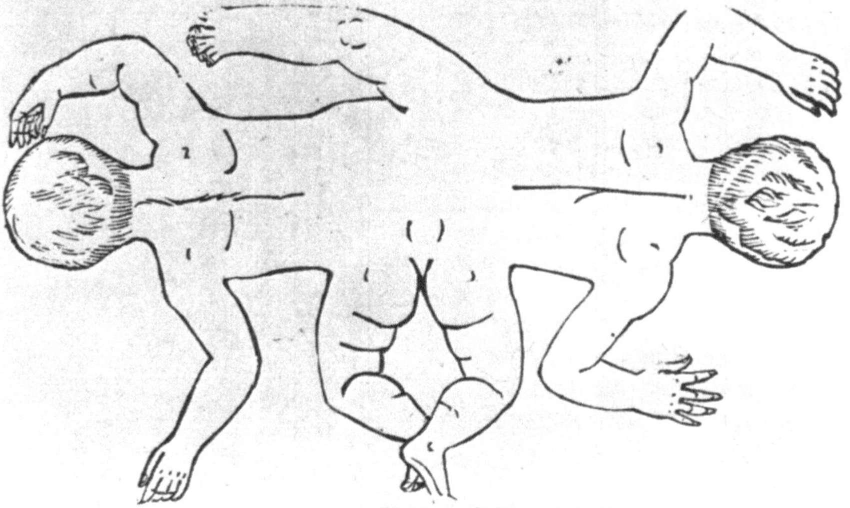

Quisquis in hanc flectis mirantia lumina chartam
Attonite pauidum discute mentis onus.
Hæc est altisoni diuina potentia Iouæ:
Hec tibi ubratæ uirga timenda manu.
Ne fias animo qui non es corpore monstrum:
Mensue sit horrendis contaminata notis.
Iam sæpe, monstrosã fugiendo relinquito uitam,
Atque uias uigili dirige mente tuas.

Such as we be, such is this age
Behold and you shal se.
So far in vice, do men outrage
That monsters they may be.
Our bodies growe, al out of kinde
Our shape is straunge to syght,
So Satã hath drawẽ mãs mõstrous mynd
From God, from truth and right.
Wõder no more, make straight your waies
Stand fast and feare to fall,
The Lorde hath sent vs in these dayes,
An Image for you all.

Thou shalte vnderstande (Chrysten Reader) that the thyrde daye of August last past. Anno. M.CCCCC.Lii. betwene the houres of .x. and a .xi. at after noone in a towne called Myddleton stonye. viii. miles from the Vniuersite of Oxforde at the Jn, called the sygne of the Egle, There the good wyfe of the same, was deliuered of thys double Chylde, begotten of her late housbande John Kenner whyche is dysceased. The forme and shape of the same Children, both of the fore partes and hynderpartes, is aboue shewed, & are yet liuyng, hauing .ii. heades, ii. bodyes. iiii. armes. iiii. hands of good and parfit shape & fashion, welfauoured and faire of visages lyke vnto other children, but with one onlye belly, one nauel and one only fundiment, at which they voide both vryne & ordure. Then haue they .ii. legges wyth the feete on one syde of good reasonable forme and shape, & on the other syde but one legge wyth .ii. feete hauing but .ix. toes, monstrous both legge and feete, as ye maye perceiue by the Pycture. They were fedde .ii. dayes wyth Cow milcke, and did not suck of a woman til the thyrd day. They are of good lyking and in good possibilitye (by all mens iudgementes that haue sene them) to lyue. The face of the one wyll shewe a cherfull countenaunce on suche as looke vppon them, when the other is fast a slepe, and either of them doth syldom cry. And as thei report which kepe the Children, thei neuer slepe both at once, but whyle the one slepeth, the other is wakynge. The lengthe of them was at the thyrd day after their byrth .xx. ynches. And ther bredth was thẽ .vi. ynches. And also these sayde Chyldren were Baptised by the Mydwyfe and named John Johane, and after brought to the Church, alowed also by the Curate, and receyued by him into the Congregacion according to the order of the Kynges Maiesties booke.

¶ Imprinted at London by Jhon Daye dwellyng ouer Aldersgate beneth S. Martyns

Abb. 106

lein vnnd Bälglein / recht vnnd natürlich / aber vber beyden Bälglein außgebrochen / in Form vnd Gestalt wie ein Weibsscham / gerad vnter dem Gliedlein / darauß der Harm gerunnen / vnd nicht mehr denn das ober vnd halbe theil deß Gliedleins griffen worden / vnd keinen Harmgang noch Rörlein im Gliedlin geschē. Welchs auch für ein Knäblin / dem nun geholffen / vñ noch im Leben / ist getäufft worden. Solcher Fälle begeben sich vil mehr / welche baß mit dem Verstandt begriffen / denn an der Contrafactur geschen werden.

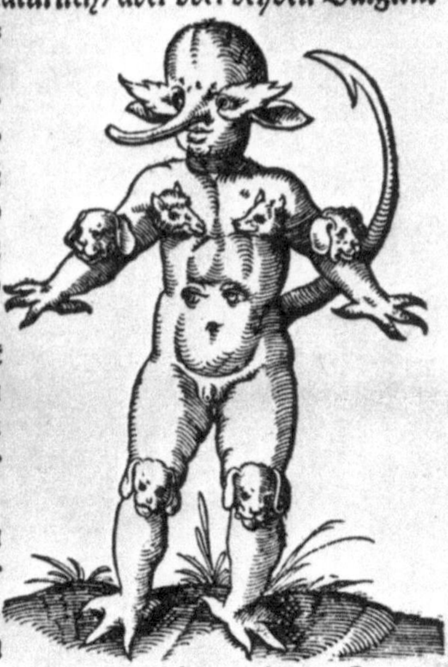

Zum fünfftzehenden / Ist ein wunderbarlich Monstrum oder Kind geborn / in der statt zu Krakaw / in Polen / im Jar als man zehlet 1547. am 4. Hornung / hat drey tag gelebt / mit so viel Köpffen

P vnd An-

Abb. 107

Zum vier vnnd zwentzigsten / im Jar als man zehlet 1512. ward zu Rauenna eine Wundergestalt geboren / mit einem Menschenhäupt / vnnd wolgeformierter Brust vnnd Leib / hatt auff dem Häupt ein Horn / keine Arm / an statt der Armen zween Flügel / Weib vnd Mañs Glieder neben einander / keine Schenckel / vnten hin außgespitzet / an einem Knie ein Aug / zu vnterst eine Klawen als ein räubischer Vogel / an der Brust aber zwey Zeichen Y vnd ✠ / wie an dieser Figuren geschen wirdt.

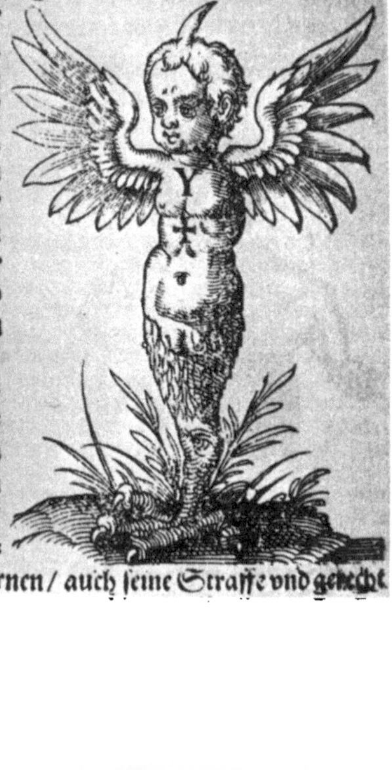

Solcher vnd anderer Wundergeburten / können wir wol gedencken / daß viel mehr geschehen vnd an tag kommen seyen / denn wir hierinnen begreiffen können / an solchē aber sollen wir deß ewigen Gottes Wunderwerck erlehrnen / auch seine Straffe vnd gerecht

Abb. 108

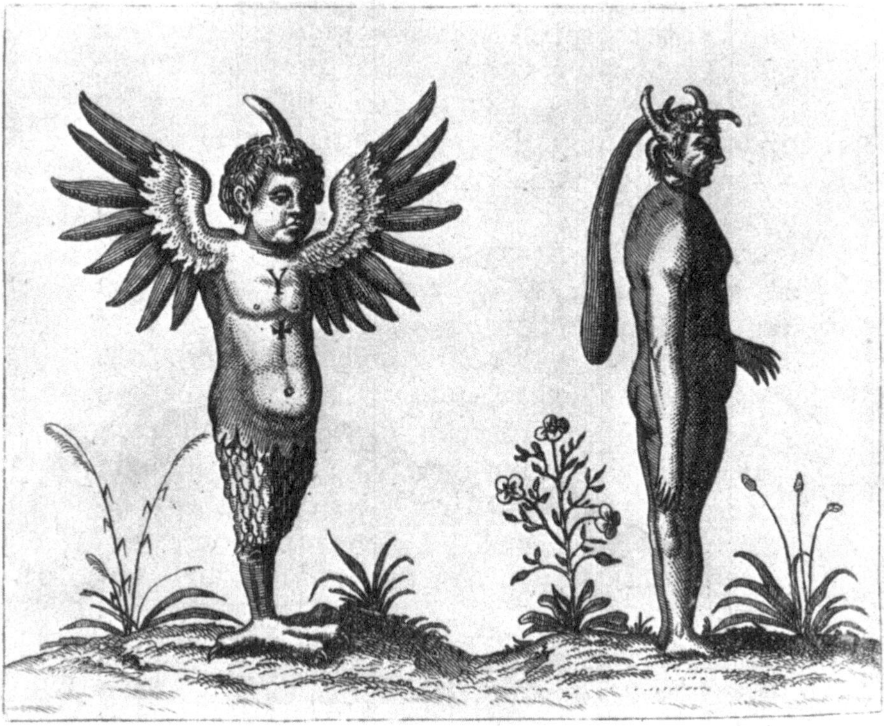

Abb. 109

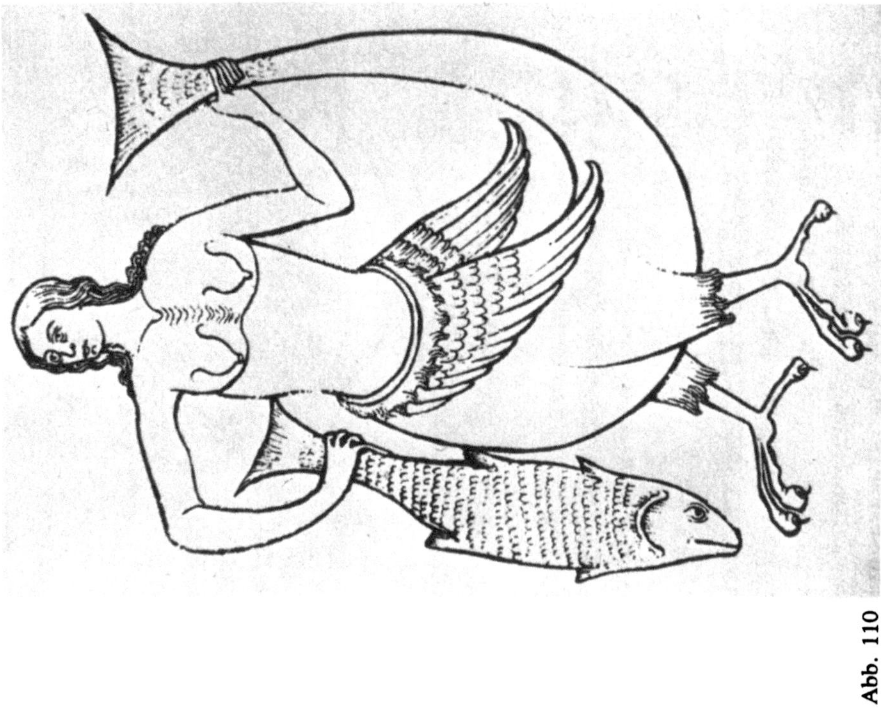

Abb. 110

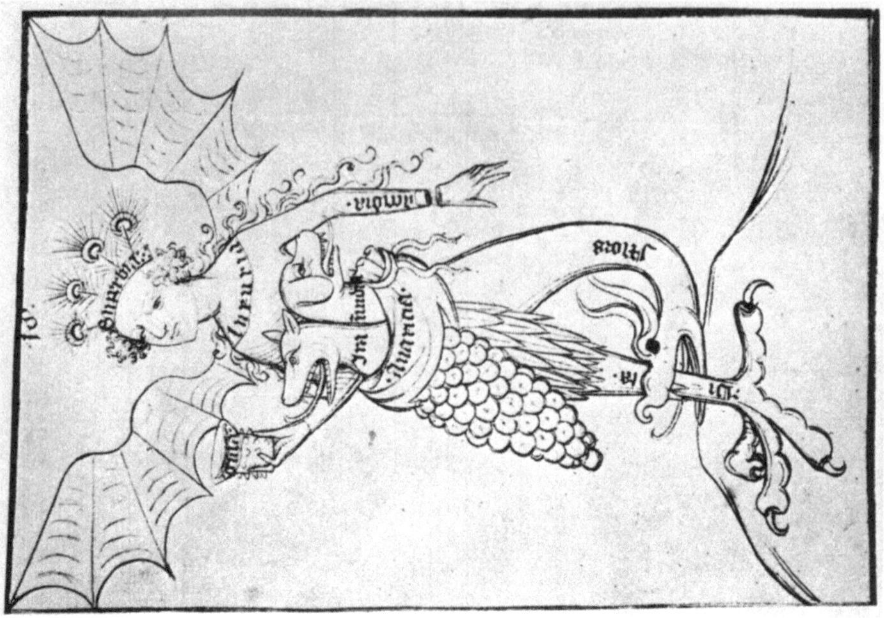

Abb. 111

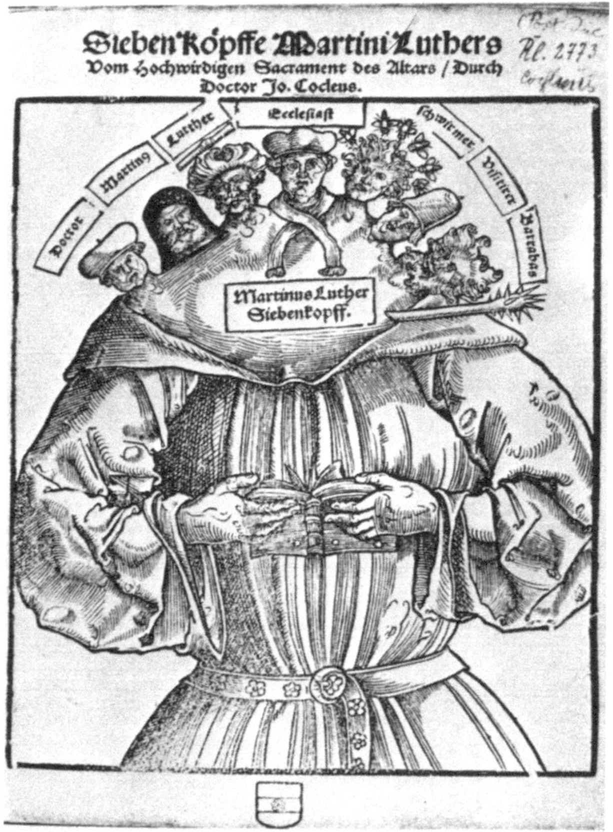

Abb. 112

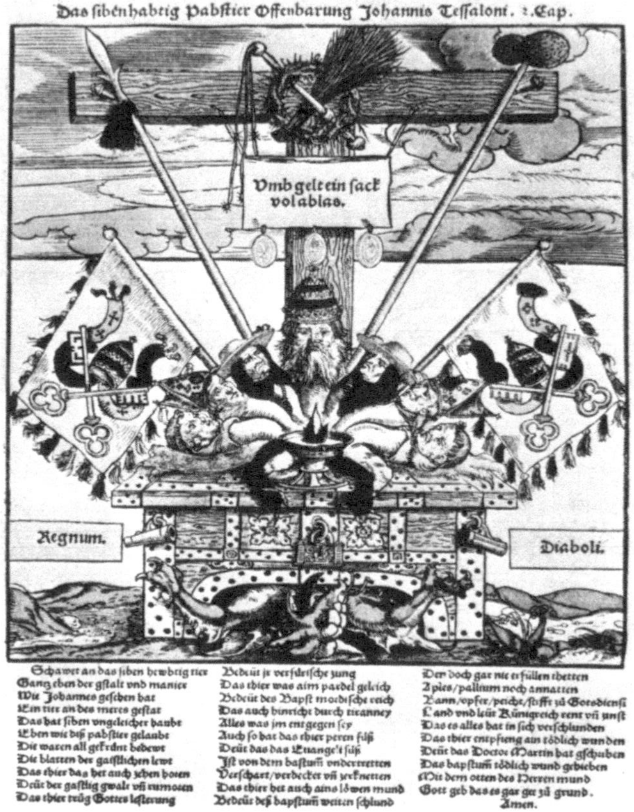

Abb. 113

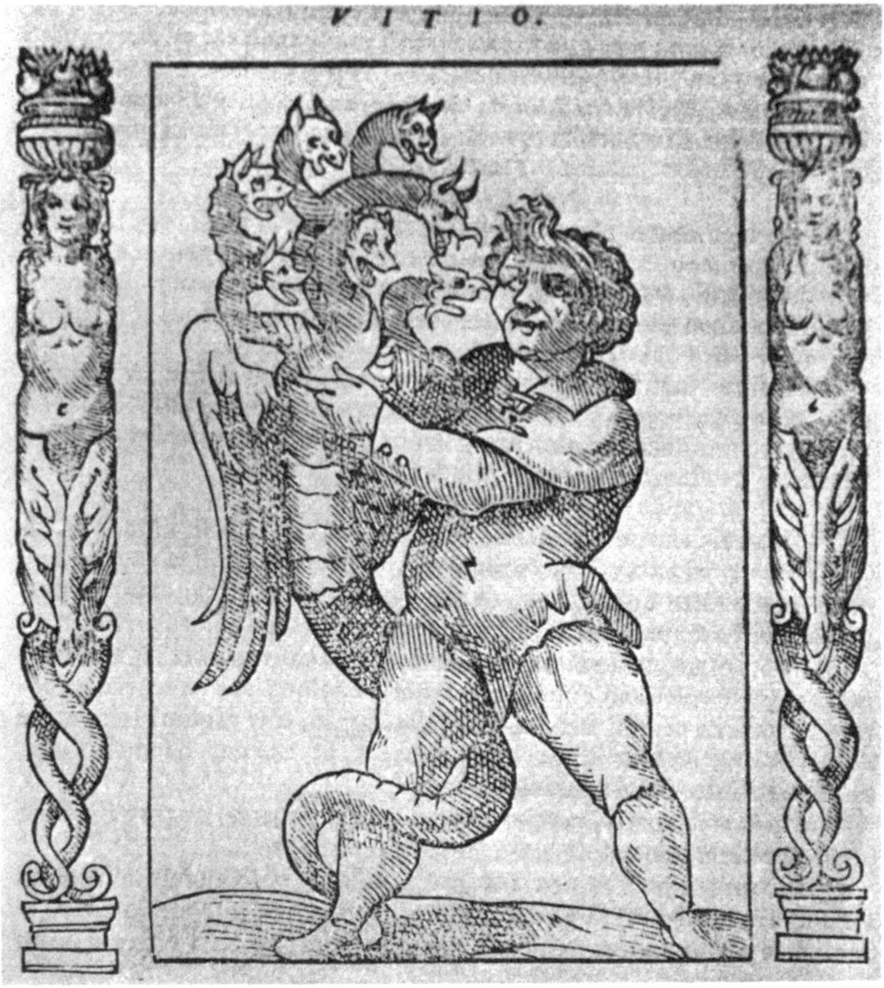

Abb. 114

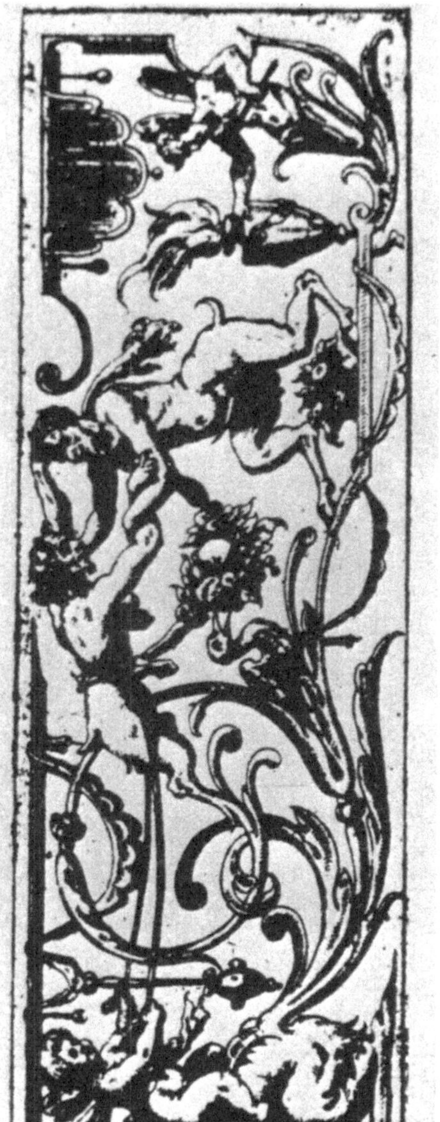

Abb. 115

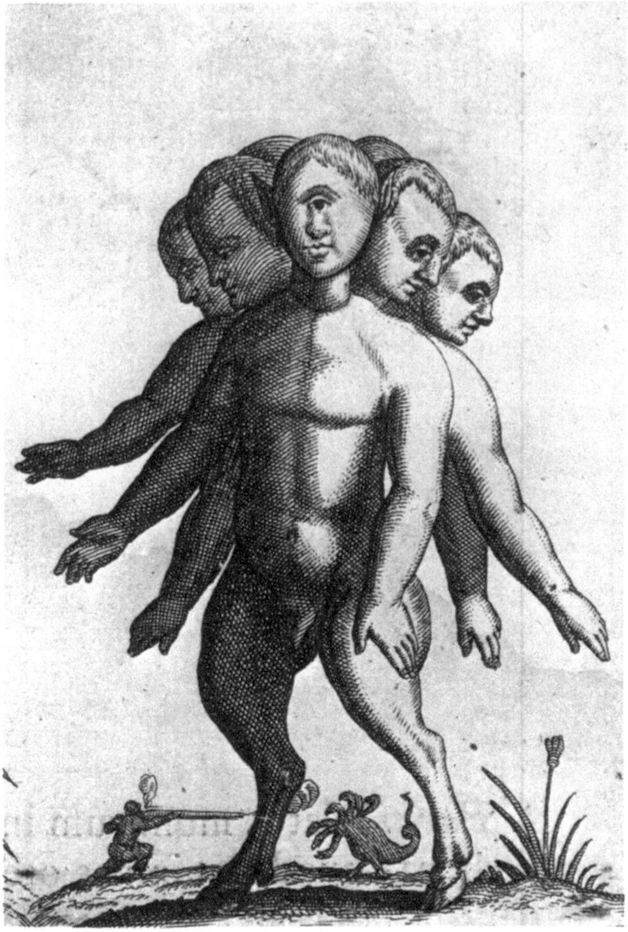

Abb. 116

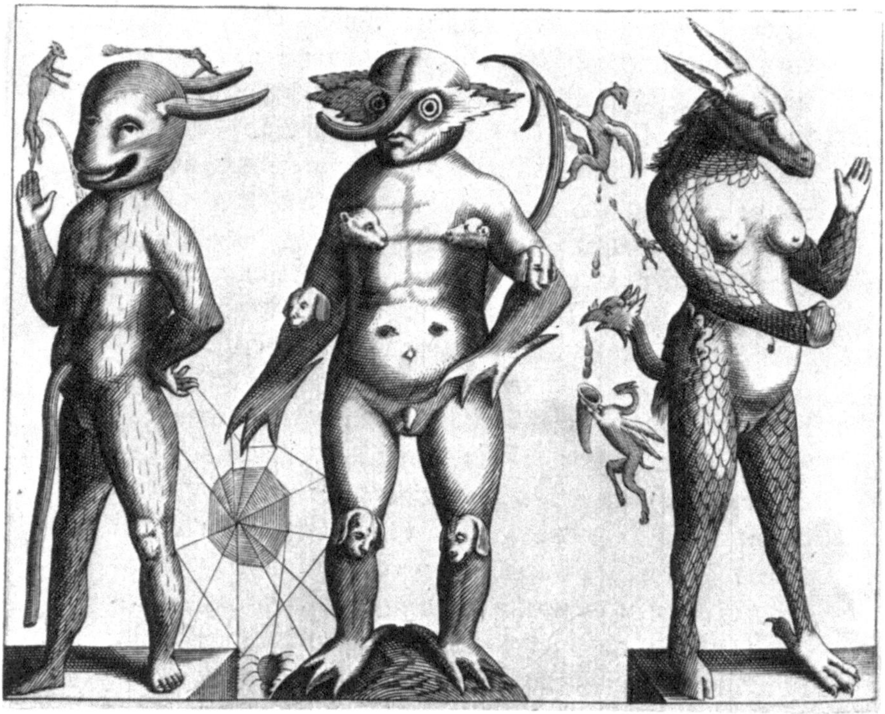

Abb. 117

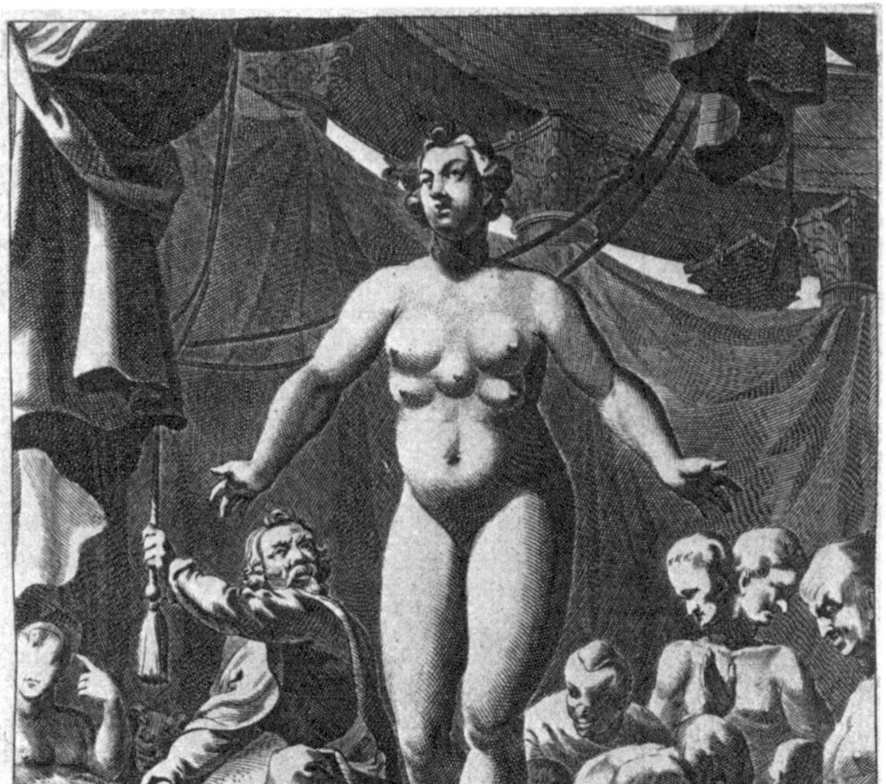

Abb. 118

Bei Fragen zur Produktsicherheit wenden Sie sich bitte an:
If you have any questions regarding product safety,
please contact:

Walter de Gruyter GmbH
Genthiner Straße 13
10785 Berlin
productsafety@degruyterbrill.com